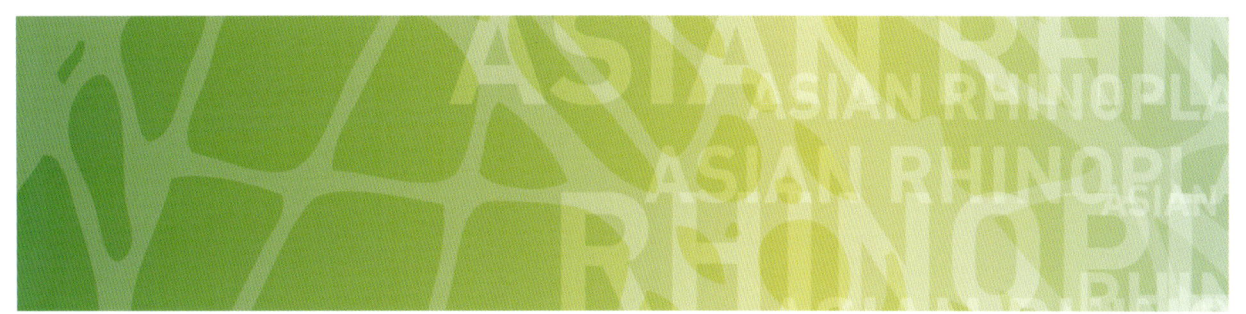

亚洲人鼻整形术
Asian Rhinoplasty

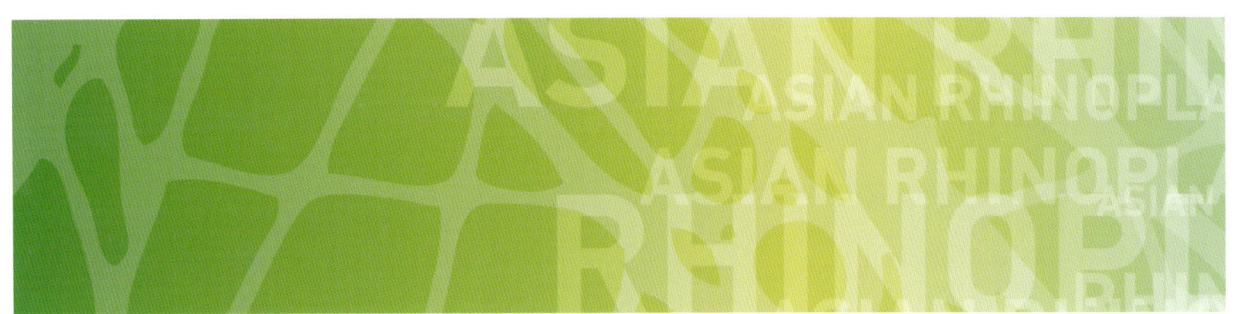

亚洲人鼻整形术
Asian Rhinoplasty

原　著　徐万群（韩）
译　者　赵广文

北京大学医学出版社
Peking University Medical Press

YAZHOUREN BIZHENGXINGSHU

图书在版编目（CIP）数据

亚洲人鼻整形术 /（韩）徐万群原著；赵广文译 .—北京：北京大学医学出版社，2015.7（2020.11 重印）
书名原文：Asian Rhinoplasty
ISBN 978-7-5659-1124-8

Ⅰ.①亚… Ⅱ.①徐…②赵… Ⅲ.①亚细亚人—鼻—整形外科学 Ⅳ.① R765.9

中国版本图书馆 CIP 数据核字 (2015) 第 113424 号

北京市版权局著作权合同登记号：图字：01-2015-2953

Asian Rhinoplasty
By Man Koon Suh
ISBN: 978-89-6278-588-3
Copyright © 2012 by Man Koon Suh. All Rights Reserved.

Simplified Chinese translation Copyright © 2015 by Peking University Medical Press, Zhao Guangwen, and Man Koon Suh. All Rights Reserved.

亚洲人鼻整形术

译　　者：赵广文
出版发行：北京大学医学出版社
地　　址：（100083）北京市海淀区学院路 38 号　北京大学医学部院内
电　　话：发行部 010-82802230；图书邮购 010-82802495
网　　址：http : //www.pumpress.com.cn
E — mail：booksale@bjmu.edu.cn
印　　刷：北京强华印刷厂
经　　销：新华书店
责任编辑：李　娜　　责任校对：金彤文　　责任印制：李　啸
开　　本：889 mm × 1194 mm　1/16　印张：19.5　字数：515 千字
版　　次：2015 年 7 月第 1 版　2020 年 11 月第 4 次印刷
书　　号：ISBN 978-7-5659-1124-8
定　　价：199.00 元

版权所有，违者必究

（凡属质量问题请与本社发行部联系退换）

译者前言

鼻整形术是整形外科领域的难点，是一项具有挑战性的手术。施术者需要有高超的手术技巧、丰富的经验，还应具备审美标准。

韩国的鼻整形技术较其他国家先进。韩国聚集了一批富有创造力的鼻整形外科医生，韩国JW整形医院代表院长徐万群医生就是其中的翘楚。徐万群医生是韩国鼻整形研究会学术理事，专门从事鼻整形，经常到韩国各大医学院校演讲、授课。

在韩国研修期间，我专门研究和从事鼻部整形手术，回国后潜心钻研，力求达到完美。经多年的沉淀，积累了一定的经验和体会。目前，有关鼻整形的医学书籍不少，但大部分是以西方人的鼻整形术为主要内容，关于东亚人鼻整形术的医学书籍很少。东西方人具有人种差异，西方人的鼻整形手术方法不适用于亚洲人。因此，我决定将徐万群医生的这本著作翻译介绍给国内的同行。

这本书从多个方面讲述了鼻整形术的手术方法、技巧及并发症处理，主要包括鼻部各种手术方法的介绍、各种假体的应用、鼻部修复案例等，并附有大量手术实例图片，以最直观的方式将鼻整形术的手术过程展现给大家。本书内容代表了目前鼻整形技术的最前沿，相信对广大整形外科医生有所帮助。

该书在翻译过程中，不可避免地存在一些不足，希望各位专家与同仁提出宝贵的建议。

最后，我要感谢我的妻子和可爱的女儿，感谢她们多年来的支持和理解。

赵广文

中文版前言

鼻整形术可以说是整形外科手术中最为困难、最具挑战性，也是最有魅力的手术之一。

近 20 年来，我一直致力于鼻整形术的研究与发展，通过大量的鼻整形临床手术积累了丰富的经验。作为鼻整形医生，出版关于亚洲人鼻整形的专著是我的夙愿。众多亚洲医生慕名来韩国 JW 整形医院进修学习，更让我认识到出版《亚洲人鼻整形术》的必要性。

近年来，我多次以韩国鼻整形专家身份应邀参加中国学术大会并讲课，与中国鼻整形领域的专家进行学术交流。这次，很高兴能向中国同仁奉献我多年总结的经验和手术技巧，希望与中国同仁共勉。

书中除文字说明外，还汇集了大量的图片和照片。相信对初学鼻整形的医生，这本书可起到引导作用；对已经从事鼻整形的医生，可起到"百尺竿头，更进一步"的作用。

在此感谢帮助我完成《亚洲人鼻整形术》的韩国鼻整形研究会的医生们，也感谢赵广文医生，是他为这本书介绍给中国医生进行了完美的翻译工作。

特别感谢北京大学医学出版社的编辑及各位工作人员。

最后，将这本书献给我亲爱的妻子和儿子，没有他们的支持，这本书很难问世。

徐万群

原著者简介

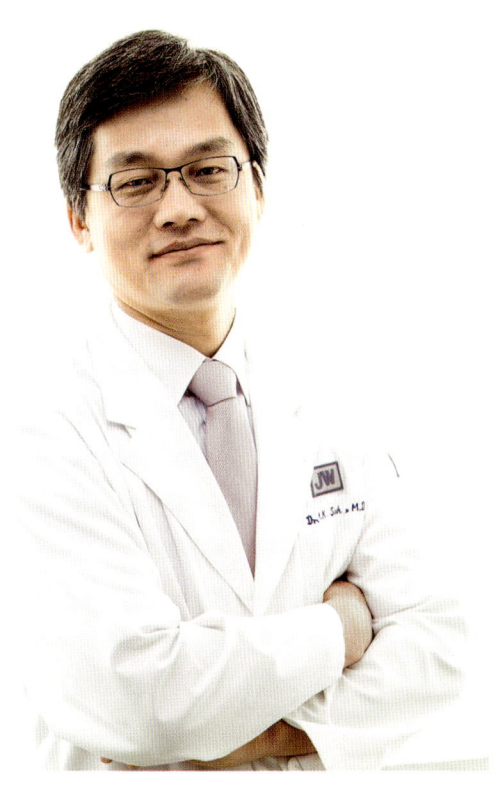

  徐万群，韩国JW整形医院代表院长，毕业于韩国延世大学医科大学，于2000年3月获得韩国整形外科专业医师执照，多年来从事鼻整形手术，擅长各种鼻综合手术，特别是各种高难度的鼻整形修复手术。

  现任大韩整形外科学会终身会员、大韩美容整形外科学会正式会员、国际整形外科学会正式会员、韩国鼻整形研究会学术理事、中国修复重建医学会常务委员、韩国延世大学医科大学外聘教授、中韩医疗友好协会副会长、首尔市江南医疗观光协会理事，并因鼻整形领域的高深造诣，多次以韩国整形外科专家代表身份应邀在国际整形美容暨皮肤抗衰老大师课程（IMCAS）及美国整形外科学会学术大会等海内外学术大会发表专题演讲，并被委任为 Aesthetic Plastic Surgery，Archives of Plastic Surgery 和 Archives of Aesthetic Plastic Surgery 等各种国际整形外科医学期刊审查委员。

目 录

第 1 章　鼻整形基础 ... 1
- 一、鼻部解剖学 ... 1
- 二、鼻整形手术用具：手术器械、缝线 ... 14
- 三、自体软骨的切取：耳软骨、鼻中隔软骨、肋软骨 ... 17
- 四、自体软组织切取：真皮脂肪瓣、颞筋膜 ... 33
- 五、鼻整形术切口 ... 37

第 2 章　鼻整形的术前准备 ... 43
- 一、术前评估及检查 ... 43
- 二、临床摄影 ... 45
- 三、手术前的准备事项 ... 53
- 四、术前消毒 ... 53
- 五、术后包扎方法 ... 54

第 3 章　应用假体的鼻背部隆鼻 ... 55
- 一、绪论及背景 ... 55
- 二、假体的种类及特性 ... 56
- 三、关于鼻假体的几种争议 ... 63
- 四、假体的适应证 ... 72
- 五、假体的雕刻及使用技巧 ... 73

第 4 章　假体的并发症及治疗 ... 82
- 一、纤维包膜和瘢痕挛缩畸形 ... 82

二、迟发的自发性血肿 85

三、钙化 86

四、皮肤变色 87

五、假体显现或皮肤变薄 91

六、假体外露 92

七、假体的移动和歪斜 94

八、感染 96

九、异物反应 98

十、呈现术后外观 98

第 5 章　利用自体组织的鼻背部隆鼻 102

一、利用颞筋膜的鼻背部隆鼻 103

二、利用真皮脂肪瓣的鼻背部隆鼻 103

三、利用肋软骨的鼻背部隆鼻 106

四、利用颞筋膜包绕切碎的软骨施行的鼻背部隆鼻 108

第 6 章　亚洲人的鼻尖整形 110

一、鼻尖整形基础 115

二、鼻尖整形应用 156

三、鼻尖整形难点：短鼻畸形的矫正 173

四、亚洲人不满意的鼻尖整形原因和解决方案 180

第 7 章　截骨术基础 199

一、驼峰截除术 200

二、内侧截骨术 203

三、外侧截骨术 205

四、截骨术注意事项 212

五、截骨术后的包扎 212

第 8 章　驼峰鼻和宽鼻骨的矫正 214

- 一、驼峰鼻的矫正 214
- 二、宽鼻骨的矫正 228

第 9 章　歪鼻的矫正 230

- 一、歪鼻的原因 231
- 二、歪鼻的类型 231
- 三、术前分析 231
- 四、手术方法 232

第 10 章　挛缩导致的短鼻矫正 254

- 一、挛缩导致的鼻畸形 254
- 二、引起挛缩的原因 256
- 三、挛缩导致短鼻的矫正 256

第 11 章　其他鼻整形 279

- 一、鼻翼缩小术 279
- 二、鼻翼退缩的矫正 284
- 三、鼻小柱整形 289

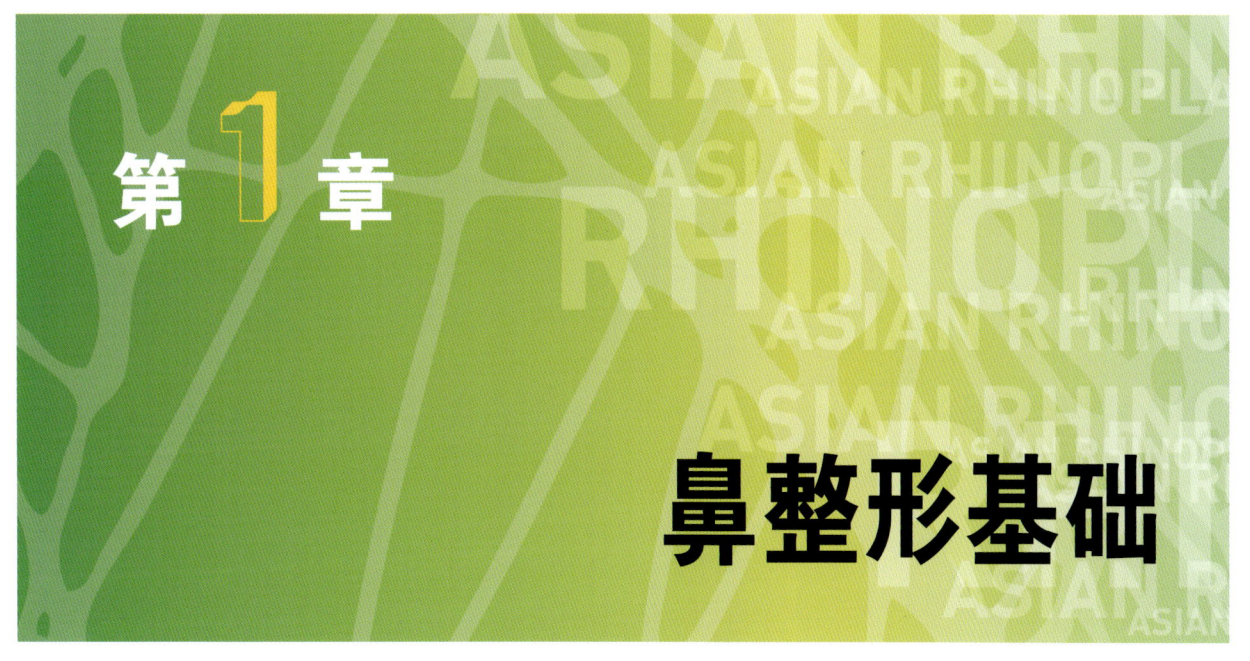

第1章 鼻整形基础

一、鼻部解剖学

要成功施行鼻整形术，应先掌握鼻部的解剖学知识。鼻是一个三维的面部结构，随人种和个体不同，其解剖结构和鼻外形差异很大。鼻整形术是通过改变鼻部的解剖结构达到期望的美学形态，所以了解鼻部解剖学知识是非常重要的。

虽然鼻部似乎是相对静止的，但实际上是一个动态器官，术中做出的任何结构改变都将带来一系列的三维变化。因此，鼻整形外科医生不仅需要深入了解鼻部的解剖和结构图，而且要熟知术中可能发生的三维改变。

（一）外鼻的解剖

在矢状面上，鼻额缝的最低点称为鼻根，其皮肤的投影点称为软组织鼻根。额部至鼻部曲线的最低点称为鼻根点，与软组织鼻根并不一定一致（图1-1）。一般以鼻根点作为鼻部的起始点。

沿着矢状面，从鼻根点向下逐渐隆起的部位称为鼻背，止于鼻尖表现点。骨性穹窿、软骨性穹窿和鼻尖上小叶构成了鼻背。鼻背在内眦水平处最窄，向下逐渐增宽，达骨、软骨接合的鼻缝点最宽，向下到鼻翼软骨穹窿部前又变窄。鼻部最突出的部位称为鼻尖。

鼻小叶以两侧鼻孔上缘连线、鼻尖上小叶转折及两侧鼻翼内侧缘为界线。鼻小叶分为鼻尖、鼻尖上小叶和鼻尖下小叶（图1-2）。

鼻小柱起始于两侧鼻孔上缘连线，向下分隔两侧鼻孔。在矢状面上，鼻小柱与上唇相接的部位称为鼻唇点（图1-3）。

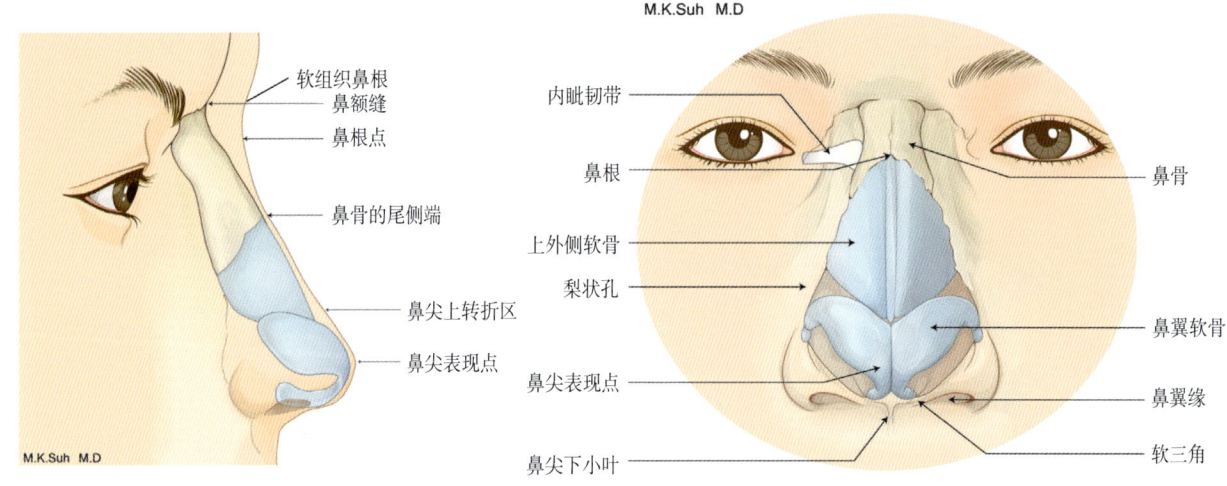

图 1-1　**外鼻**　软组织鼻根与鼻根点并不一定一致

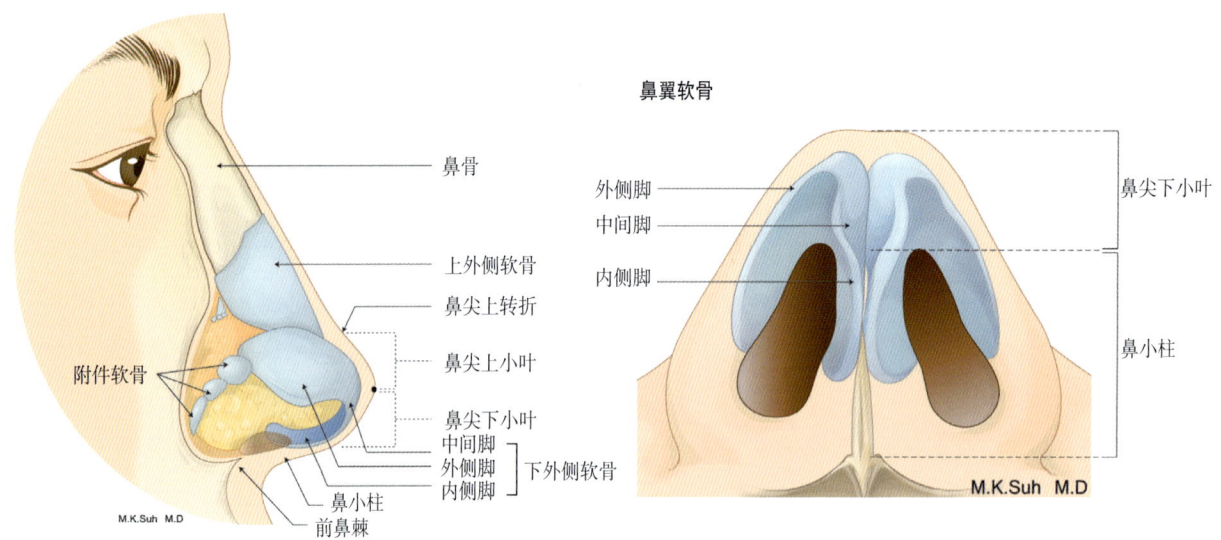

图 1-2　**鼻小叶**　鼻小叶由鼻尖、鼻尖上小叶及鼻尖下小叶构成

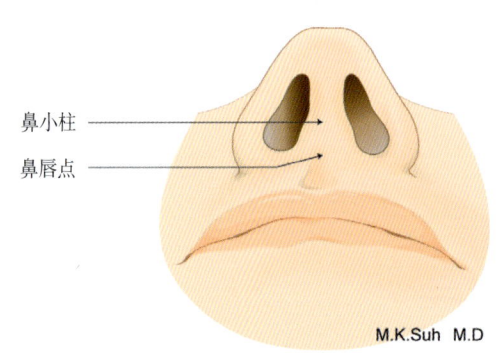

图 1-3　**鼻小柱**　鼻小柱是鼻孔上缘连线与上唇间的部分，分隔两侧鼻孔

从鼻尖向两侧延伸的部位称为鼻翼，鼻翼与颊部相接的部位称为鼻翼沟。

鼻背移行于鼻尖的部位，即上外侧软骨与鼻翼软骨的接合部位，称为鼻尖上小叶转折（图1-4、1-18）。

（二）外鼻的软组织

1. 皮肤及软组织

外鼻的被覆组织包括皮肤、浅表脂肪层、纤维肌肉层、深层脂肪层及软骨膜（骨膜）5层结构（图1-5）。鼻部皮肤向上逐渐变薄、易推动，向下近鼻尖部则粘连紧密。鼻部皮肤在鼻额角最厚，在鼻缝点最薄，向鼻尖和鼻翼又逐渐增厚，而鼻小柱和鼻翼缘的皮肤很薄。

亚洲人的鼻部皮肤较西方人厚，有利于鼻假体的使用。大多数亚洲人的鼻部皮肤多为油性皮肤。浅表脂肪层和纤维肌肉层构成鼻部的浅表肌肉腱膜系统（superficial musculoaponeurotic systerm，SMAS），使鼻部皮肤具有移动性并为鼻部皮肤提供血液供应。这也是鼻整形术后发生软组织挛缩的主要部位。

为了避免损伤主要血管和减少出血，施行鼻整形术时应在深层脂肪层下进行剥离。鼻孔的三角形顶部没有软骨，仅由皮肤与对侧相连构成，称为软三角（图1-6）。鼻腔内切口如损伤到这个部位，会

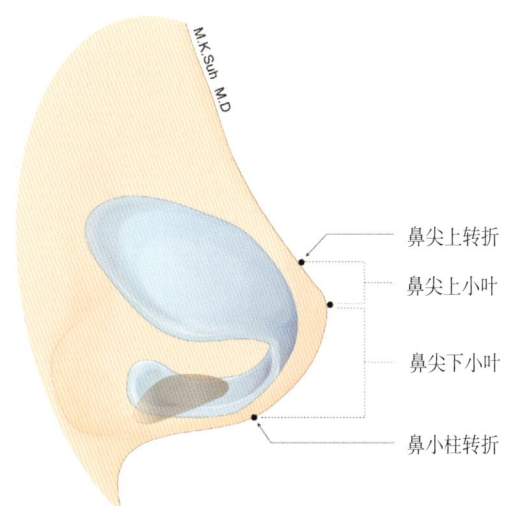
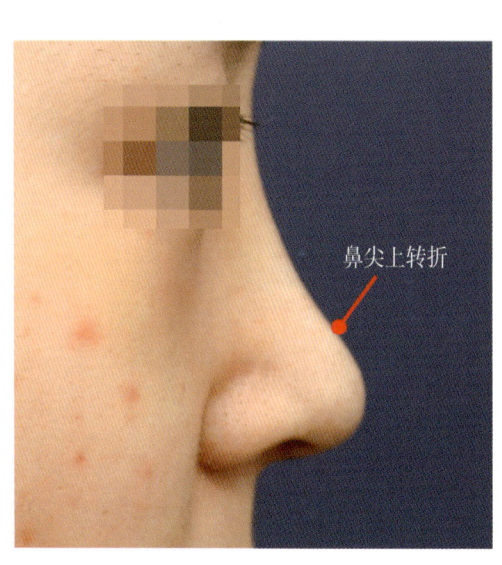

图1-4 鼻尖上转折

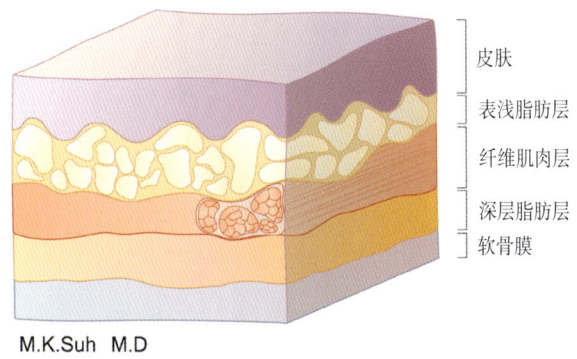

图1-5 鼻部软组织　鼻部软组织由皮肤、表浅脂肪层、纤维肌肉层、深层脂肪层及软骨膜（骨膜）构成

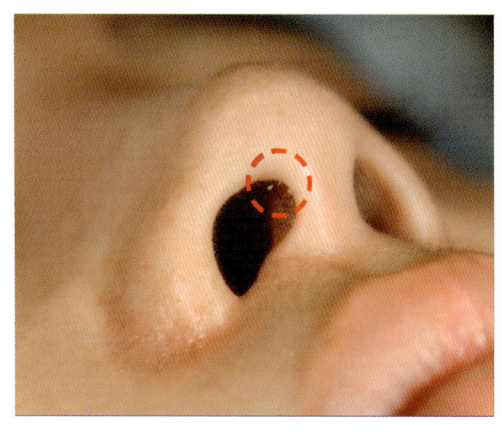

图1-6 软三角　鼻孔内侧上缘部分，不应在此处切开

因瘢痕挛缩导致开槽畸形（图 1-7）。

2. 肌肉

鼻部的肌肉参与表情动作，也影响呼吸调节。鼻部的肌肉可分为以下四组（图 1-8）：

（1）提鼻肌

缩短鼻长度，扩大外鼻孔。

降眉间肌、提上唇鼻翼肌。

（2）降鼻肌

延长鼻长度，扩大外鼻孔。

鼻肌（鼻翼部）、降鼻中隔肌。

（3）扩鼻肌

扩鼻孔前肌。

（4）缩鼻肌

鼻肌（横部）、缩鼻小肌。

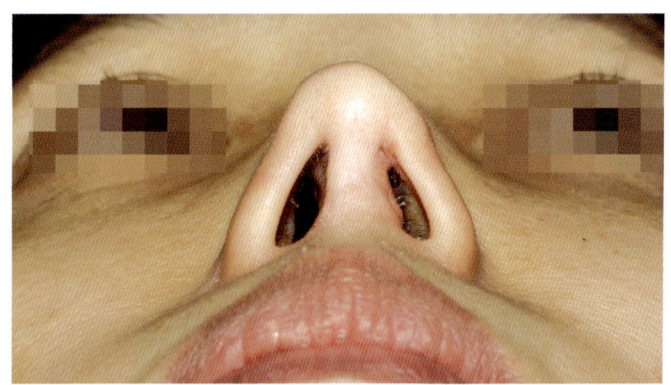

图 1-7　软三角处的开槽畸形

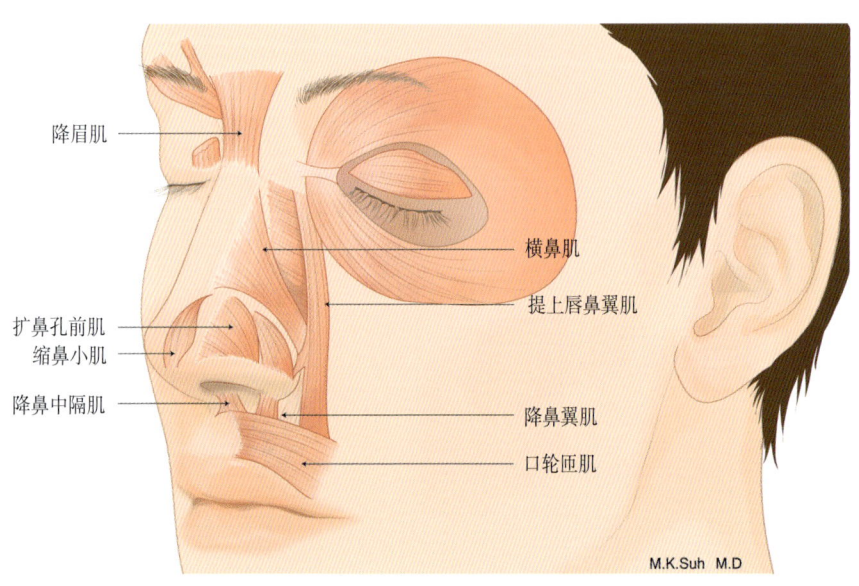

图 1-8　鼻部肌肉

(三)血管分布

鼻部血管大部分走行在 SMAS 层或其浅表层内。因此，手术时应在 SMAS 层下剥离较为安全。鼻部的血液供应主要来自颈外动脉的分支之一面动脉，但实际上，鼻部的血液供应非常丰富，其在鼻内构成了复杂而广泛的侧支循环（图 1-9）。

鼻部的主要血液供应来自颈外动脉和颈内动脉。颈外动脉的分支面动脉和颈内动脉的分支眶下动脉为鼻部提供血供。源于颈内动脉的眼动脉鼻背支和筛前动脉的鼻外支也参与鼻部的血液供应。

1. 面动脉

面动脉移行为内眦动脉，内眦动脉分出侧鼻动脉供应外鼻的下外侧部分。

2. 眼动脉的鼻背支

眼动脉的鼻背支在内眦韧带上水平出眶隔，沿鼻外侧壁向下走行，与内眦动脉形成侧支循环。

3. 上唇动脉的鼻小柱支

上唇动脉的鼻小柱支供应鼻槛、鼻小柱基底及鼻中隔尾侧端大部分的血液。鼻小柱支始终走行在

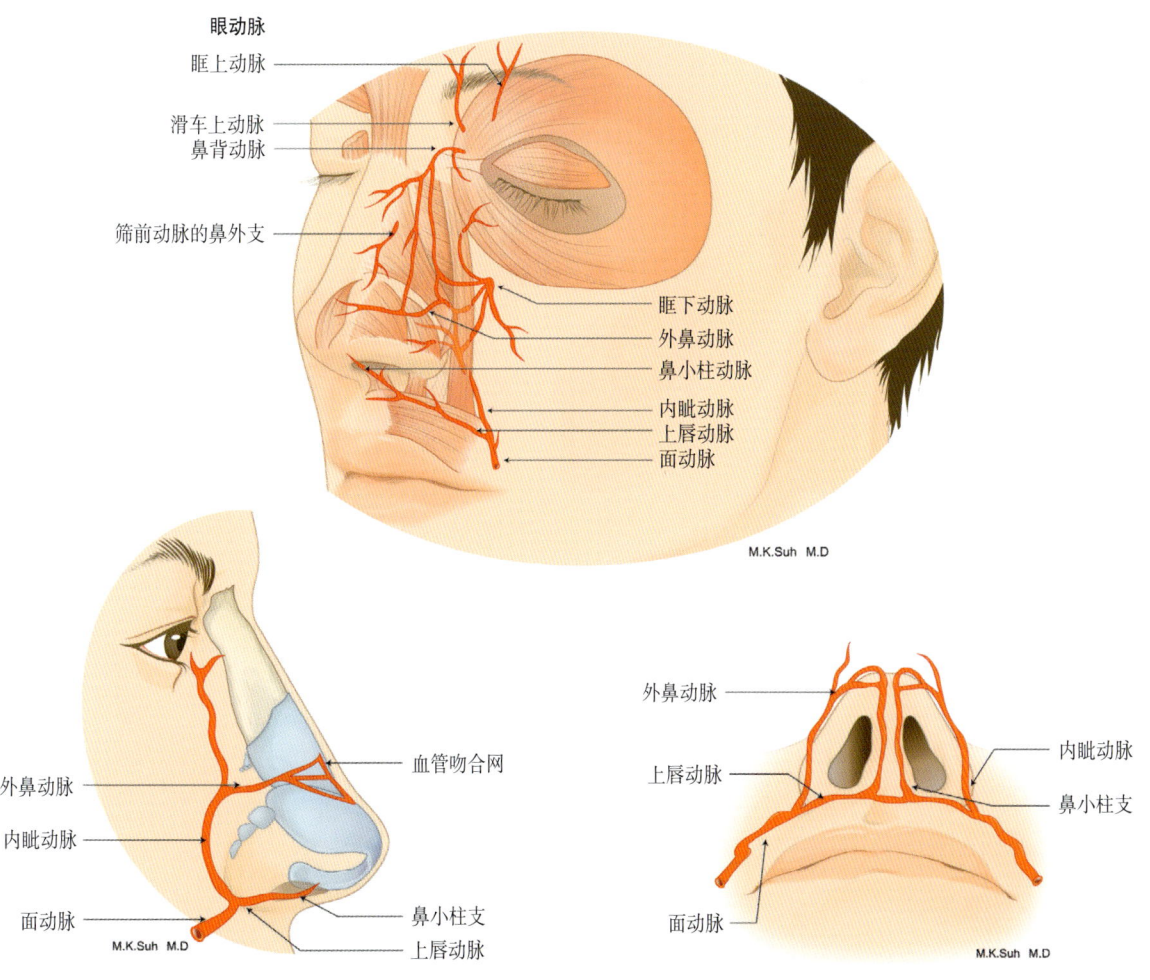

图 1-9　鼻部血供

鼻翼软骨的浅面，做鼻小柱横切口时，切断此分支。

4. 筛前动脉的鼻外支

筛前动脉的鼻外支对鼻尖的血液供应起着重要的作用。

5. 静脉

静脉与同名动脉伴行。

（四）感觉神经

外鼻的感觉受三叉神经，尤其是眼神经和上颌神经的支配（图 1-10）。

1. 眼神经

眼神经的分支滑车上神经和滑车下神经支配鼻根及鼻背的皮肤感觉。眼神经的分支筛前神经鼻外支支配鼻尖的皮肤感觉。

2. 上颌神经

上颌神经的分支眶下神经支配鼻的下外侧部分、鼻小柱及外侧鼻前庭的感觉。

（五）鼻骨

两侧鼻骨在面部正中线相接合，向上与额骨的鼻突相接，两侧与上颌骨额突相接（图 1-11）。鼻

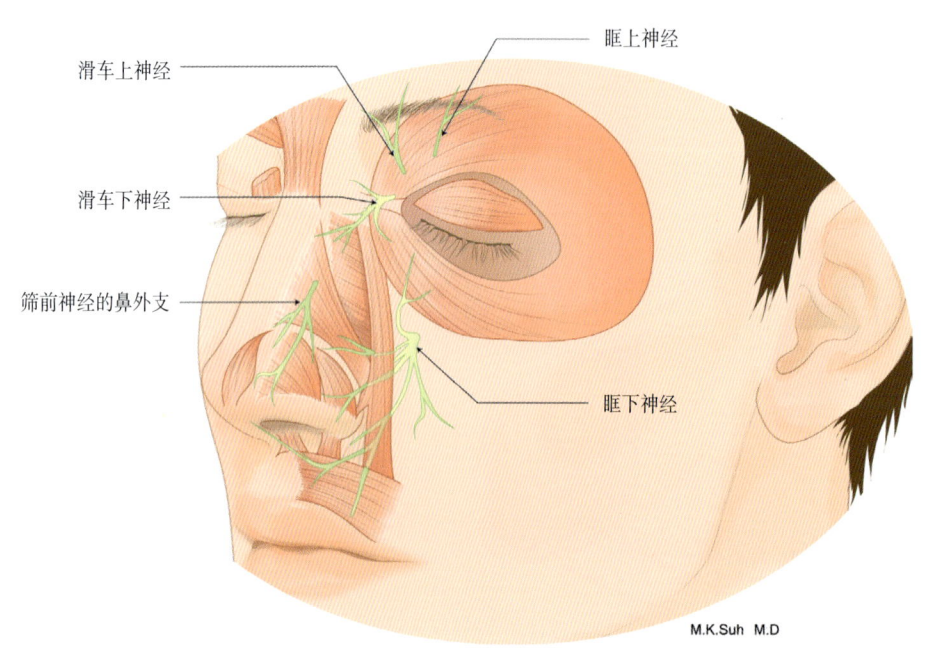

图 1-10　鼻部神经

骨的下缘和上颌骨额突的边缘形成梨状孔。上颌骨额突的背侧和泪骨共同形成泪沟，内有鼻泪管经过，低到低外侧截骨时，注意不要损伤鼻泪管。

键石区是骨性鼻中隔和软骨性鼻中隔相接合的部位，是鼻骨尾侧端与上外侧软骨重叠的部分。与西方人相比，亚洲人的键石区重叠部分很少。矫正鹰钩鼻时，过度的驼峰切除可能会损伤键石区。键石区的损伤可能导致中鼻拱的塌陷畸形（图 1-12）。

外侧截骨时，起始部过低使下鼻甲的基底部内移，可引起鼻塞症状（图 7-16）。因此，外侧截骨时，为了预防下鼻甲的内移，截骨的起点要略高于下鼻甲的基底部，因此而保留的三角形骨部位称为 Webster 三角（图 1-13）。

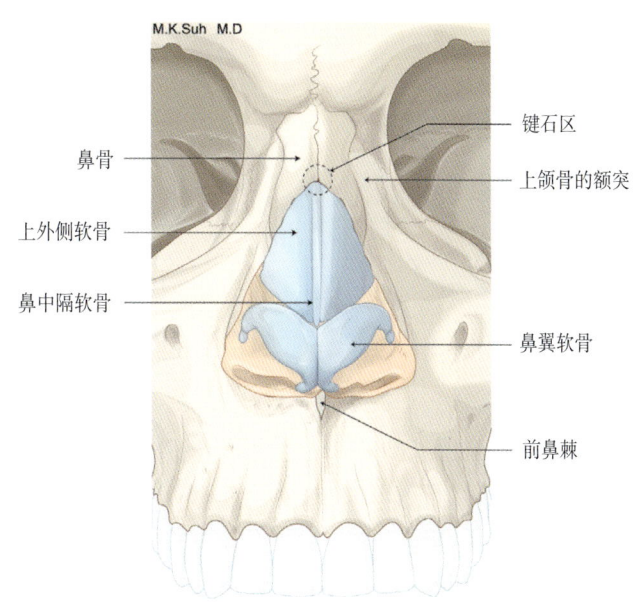

图 1-11　**鼻骨**　整形外科医生应小心避免损伤键石区。键石区是鼻骨、上外侧软骨、骨性鼻中隔与软骨性鼻中隔的接合部

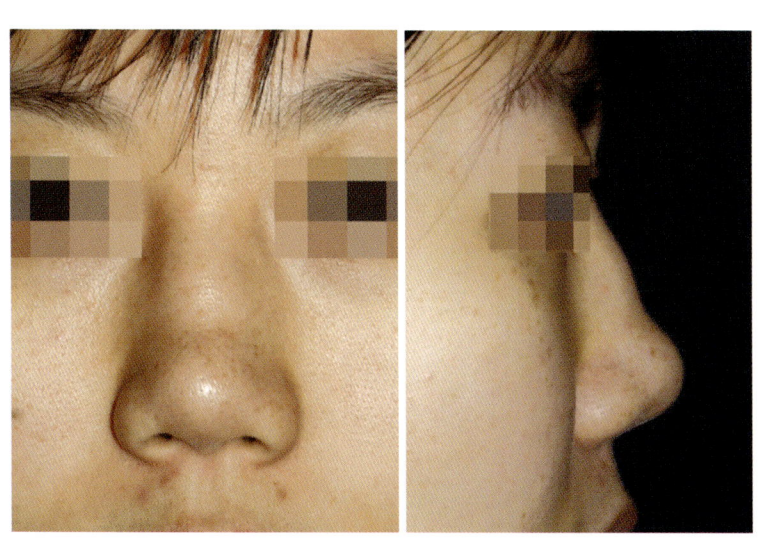

图 1-12　**鞍鼻畸形**　键石区损伤后会导致软骨性鼻背的塌陷

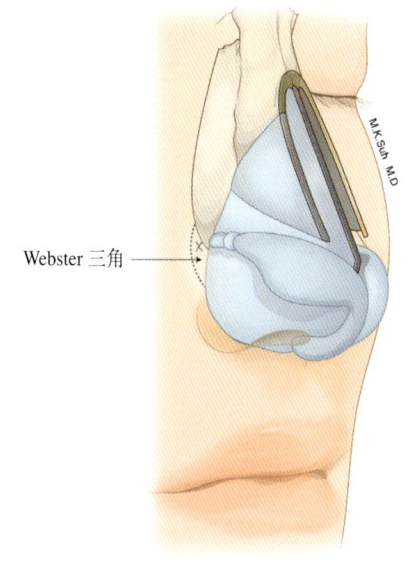

图 1-13　**Webster 三角**　外侧截骨时，被保留下的骨结构称为 Webster 三角

(六)软骨

鼻部的软骨包括一对上外侧软骨、一对下外侧软骨(鼻翼软骨)及一个鼻中隔软骨。

1. 上外侧软骨

上外侧软骨在前面观呈三角形,在键石区与鼻骨紧密接合(图1-11)。上外侧软骨与鼻中隔软骨的交界处,组织学上为软骨移行而成(图1-14)。在键石区,上外侧软骨与鼻中隔约呈"T"形直角相接,这个角度向下逐渐减小。上外侧软骨的下缘与鼻中隔相交形成的部位称为内鼻阀,对鼻的通气起重要作用(图1-15)。内鼻阀部位的上外侧软骨较薄,与鼻中隔相连疏松,吸气时内鼻阀的角度增大,有利于增加通气量。

2. 下外侧软骨(鼻翼软骨)

下外侧软骨又称为鼻翼软骨。鼻翼软骨包括外侧脚、内侧脚及中间脚三部分(图1-16)。鼻翼软骨是形成鼻尖最主要的解剖结构,对鼻尖整形术有着重要的意义。中间脚又包括穹窿部和小叶部,内侧脚又包括鼻小柱部及踏板部。两侧的鼻翼软骨呈一定角度分散(穹窿分散角),约为60度,在鼻尖表现为两个点,称为鼻尖表现点。鼻尖表现点是在侧面上最突出的部分。穹窿分散角大于60度时,称为鼻尖宽大。穹窿部的长度大于4mm伴分散角增大时,称为盒形鼻尖。穹窿部呈圆形分散时,称为钝圆鼻尖(图1-17)。

鼻尖上小叶转折是鼻翼软骨与上外侧软骨相接合的部位,为鼻背和鼻尖的界线(图1-18)。鼻翼软骨支撑鼻尖的形态。但是,鼻翼软骨未得到鼻中隔软骨的支撑,仅由周围的软组织提供支撑。内侧脚间损伤或内侧脚下方的软组织损伤会降低鼻尖的高度。

鼻翼软骨外侧脚的外侧端有多个附件软骨,与梨状孔紧密相连,对外侧脚起着支撑作用。这个由附件软骨、肌肉、纤维组织及软骨膜组成的复合组织结构称为外侧脚复合体(图1-19)。

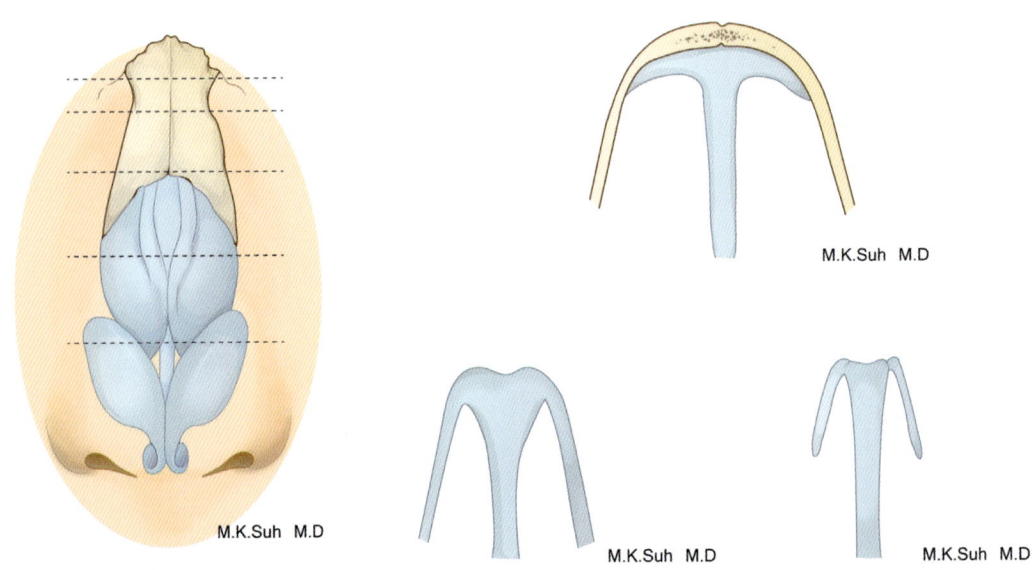

图 1-14　**上外侧软骨与鼻中隔软骨**　上外侧软骨与鼻中隔呈T形相交,这个角度向尾侧逐渐减小

鼻翼软骨的外侧脚与上外侧软骨相接合的部位称为卷轴区（图1-20）。卷轴区上外侧软骨与鼻翼软骨的外侧脚连接疏松，鼻翼软骨的外侧脚可在上外侧软骨表面滑动，卷轴区又称为软骨间韧带。在亚洲人的鼻整形术中，如切除外侧脚头侧部分或剥离上外侧软骨与鼻翼软骨的外侧脚（短鼻矫正）时，

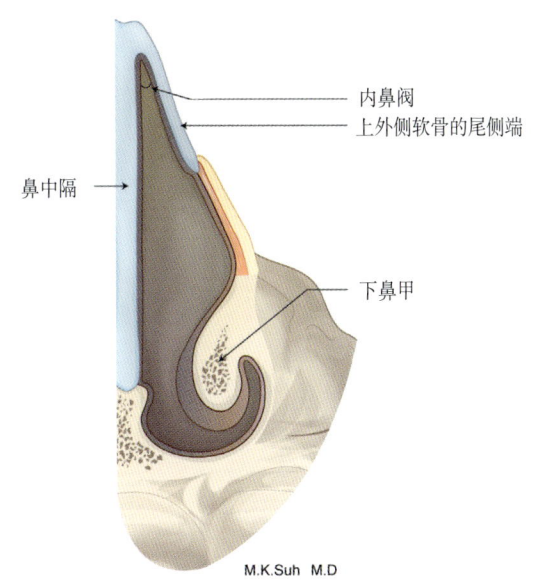

图1-15　**内鼻阀**　内鼻阀是上外侧软骨与鼻中隔尾侧端相交的部位

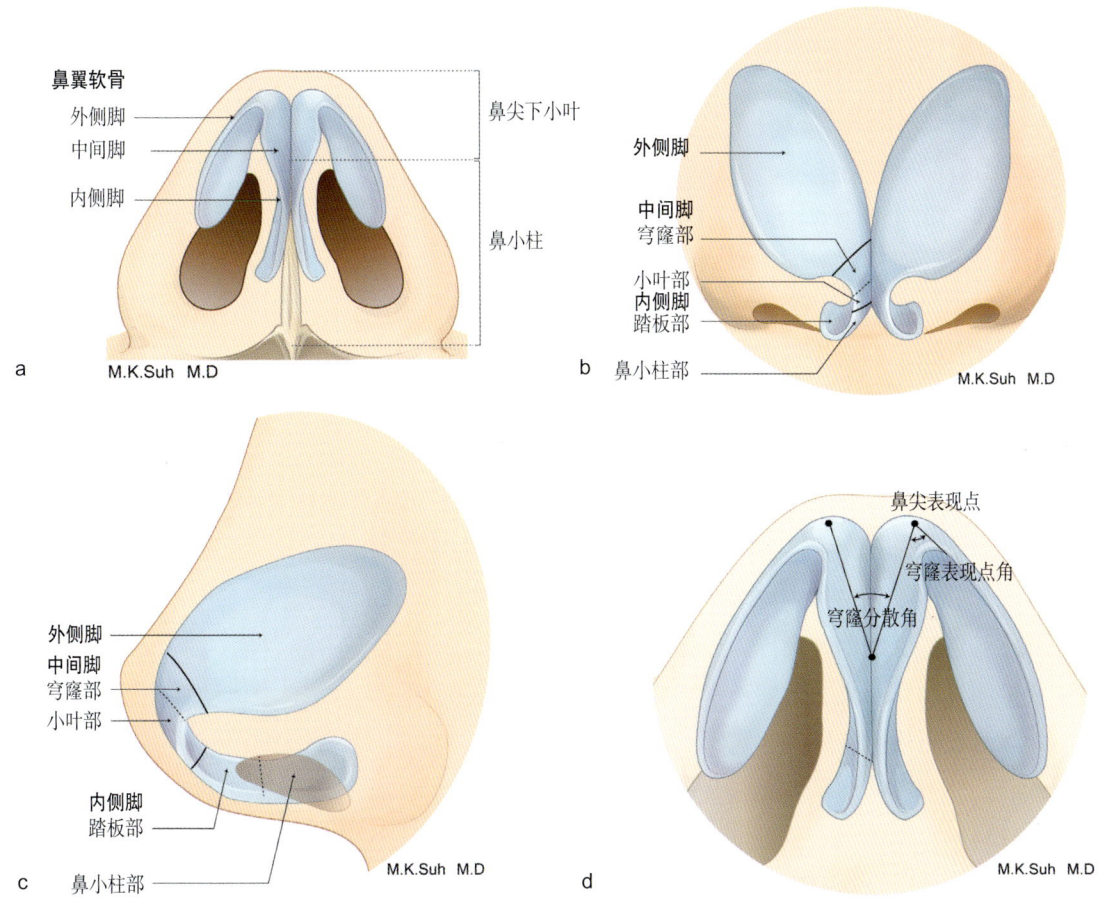

图1-16　**鼻翼软骨的解剖**　a.鼻孔与鼻翼软骨的关系；b.鼻翼软骨：前面观；c.鼻翼软骨：外侧观；d.鼻翼软骨：基底观

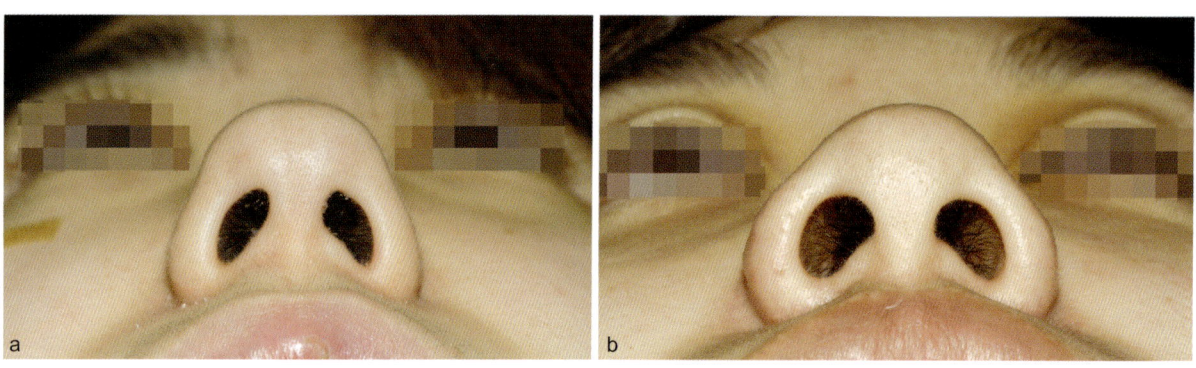

图 1-17　鼻尖肥大的两个类型　a.盒形鼻尖；b.钝圆鼻尖

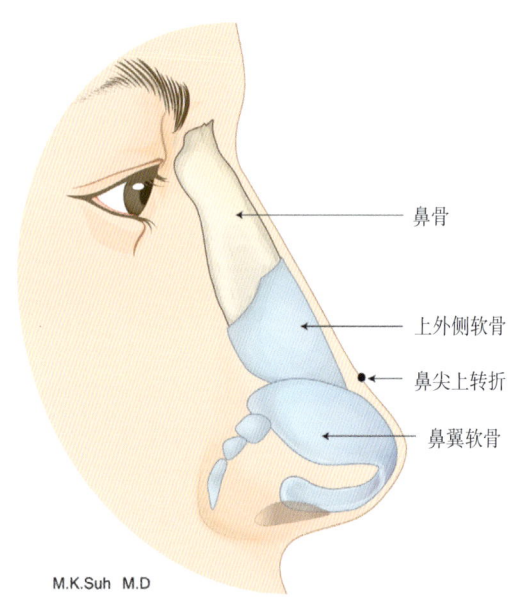

图 1-18　鼻尖上转折　鼻尖上转折是上外侧软骨与下外侧软骨的接合部，也是鼻背与鼻尖的界线

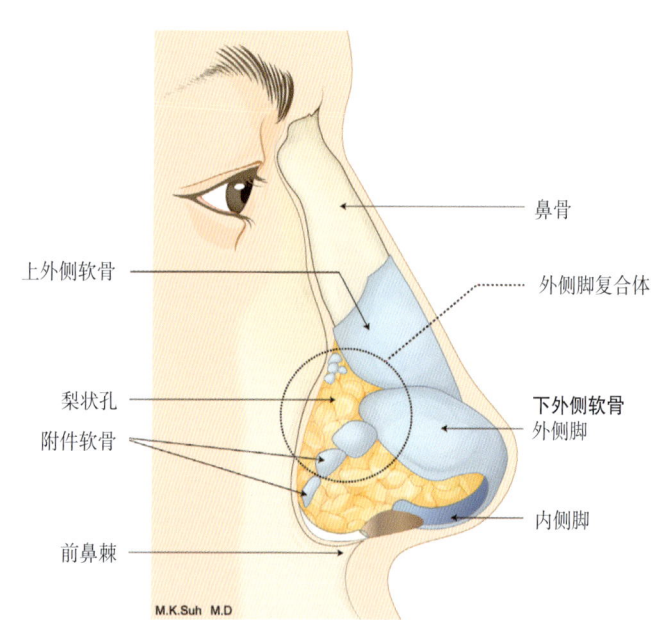

图 1-19　外侧脚复合体　为延长和增高鼻尖，亚洲人经常行外侧脚复合体的分离和切断

需要处理卷轴区，这是非常重要的解剖结构。

3. 鼻中隔软骨

鼻中隔支撑鼻背，将鼻腔分为左、右两侧。鼻中隔分为前端的软骨性鼻中隔和后端的骨性鼻中隔，由鼻中隔软骨、筛骨垂直板、梨骨、上颌骨嵴及腭骨构成（图 1-21）。鼻中隔软骨与筛骨垂直板呈端端相接，但与梨骨呈榫卯结构牢固地相接。

鼻中隔软骨的三个角部分别称为鼻中隔前角、鼻中隔中间角及鼻中隔后角（图 1-22）。

鼻中隔最下端与鼻小柱之间没有软骨，这个部位称为膜性鼻中隔，有较大的移动性。膜性鼻中隔内有降鼻中隔肌及尚未命名的内部肌肉。

鼻翼软骨与膜性鼻中隔的移动性使鼻尖具有一定的移动度，触之柔和。鼻尖整形时，应尽量避免植入坚硬的材料于膜性鼻中隔，以维持鼻尖的移动性。

鼻中隔软骨的黏软骨膜在尾侧端及下端，即与梨骨或上颌骨嵴相接合的部位粘连紧密；在背侧端、头侧端及中心部粘连较疏松（图 1-23）。剥离鼻中隔黏软骨膜时，应先剥离疏松的部位，再向粘连紧

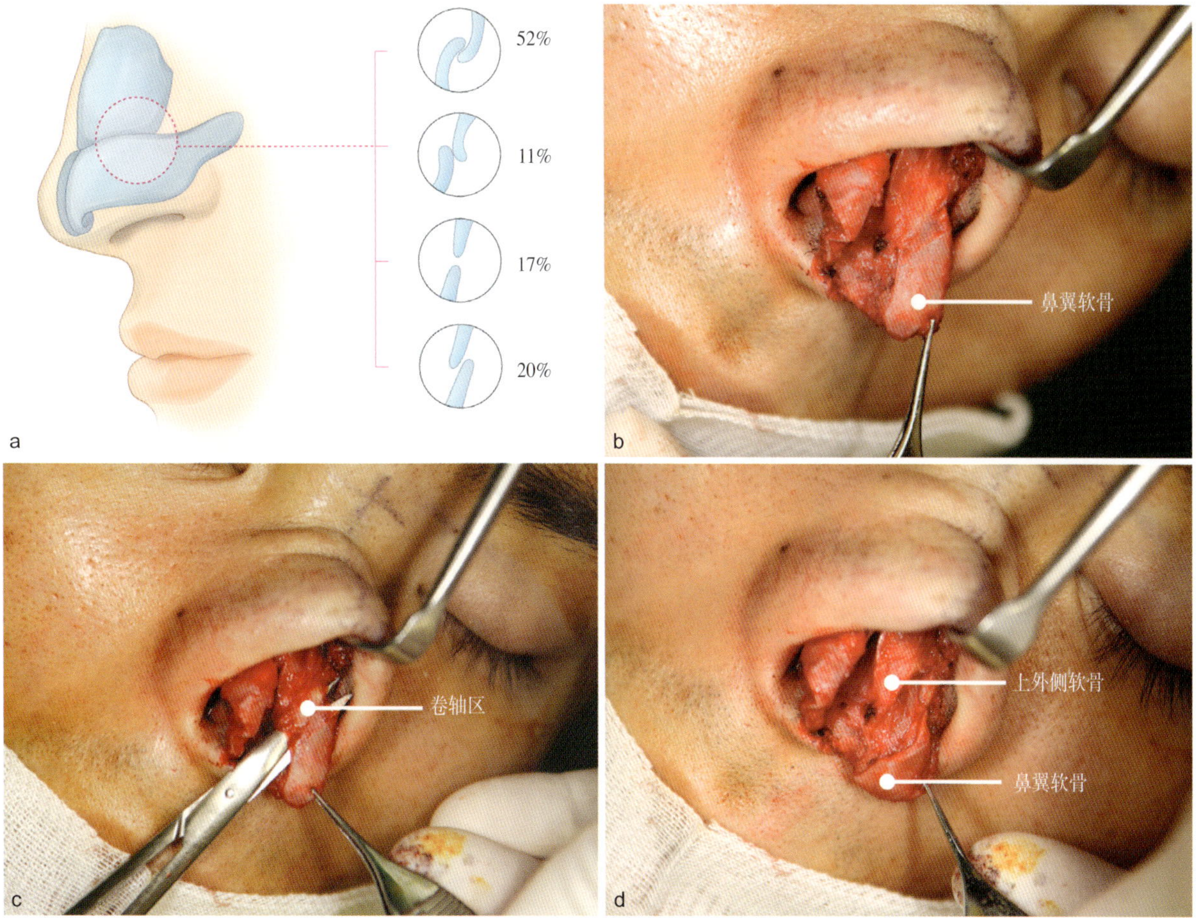

图 1-20 卷轴区 a.不同类型的卷轴区；b～d.短鼻矫正时的卷轴区

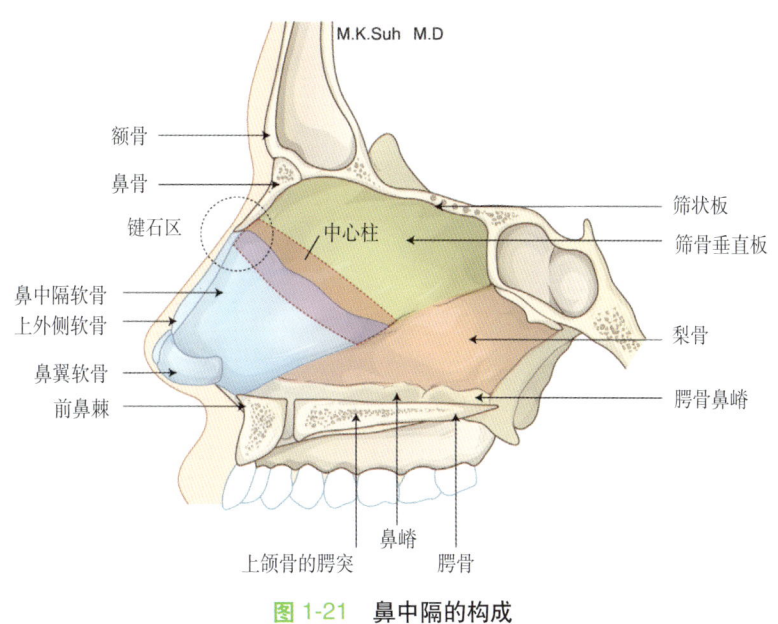

图 1-21 鼻中隔的构成

密的部位剥离，可减少黏软骨膜的损伤。

鼻中隔软骨的头侧端在键石区与鼻骨紧密相接而固定。鼻中隔软骨的尾侧端未与鼻翼软骨相接，因此有一定的移动度。鼻中隔软骨与上外侧软骨的尾侧端相交的部位称为内鼻阀，角度约为15度，是鼻腔内横截面最窄的部位（图 1-15）。

与西方人相比，亚洲人的鼻中隔软骨发育较小且薄弱。鼻中隔软骨的厚度不均，与犁骨相接的后端较前端厚。与上颌骨嵴相接的鼻中隔软骨部位较厚，称为中心柱（图 1-21）。该部位对鼻的支撑起着重要作用，仅次于键石区。

（七）与鼻塞有关的解剖学结构

在鼻部，可引起鼻塞的解剖学结构共有 4 个（图 1-24）。对伴有鼻塞的患者施行鼻整形术时，需要仔细检查以下的 4 个结构：

1. 外鼻阀

外鼻阀是鼻孔至上外侧软骨尾侧端之间的部分。过度切除鼻翼软骨外侧脚导致的鼻翼塌陷或瘢痕

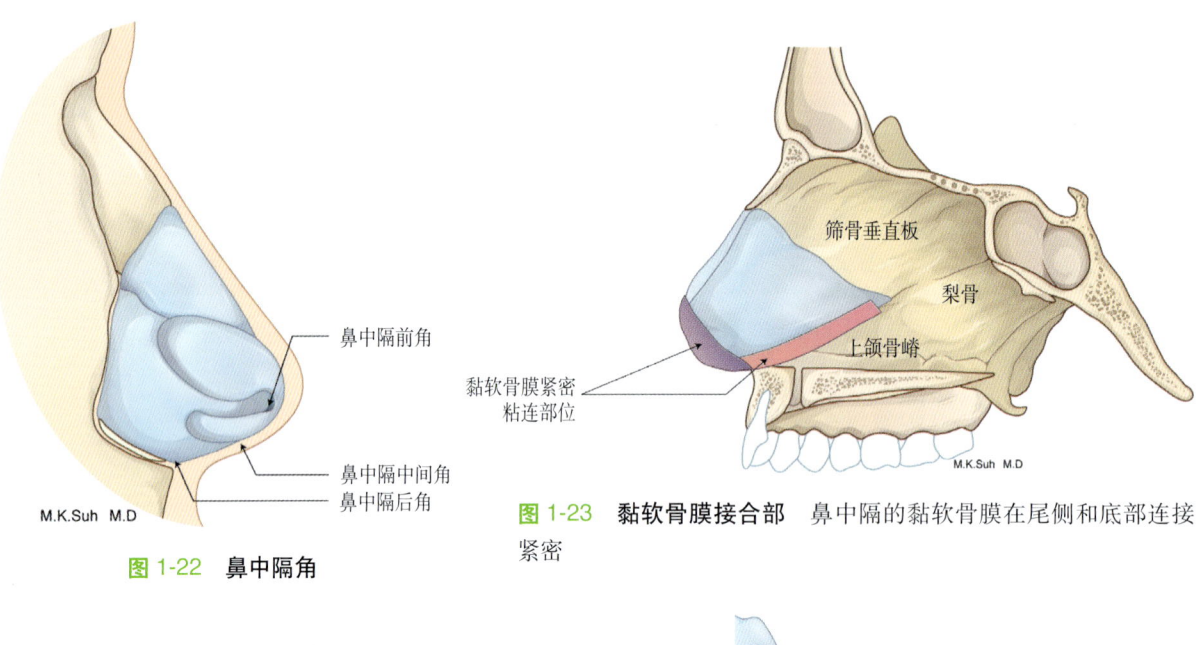

图 1-22 **鼻中隔角**

图 1-23 **黏软骨膜接合部** 鼻中隔的黏软骨膜在尾侧和底部连接紧密

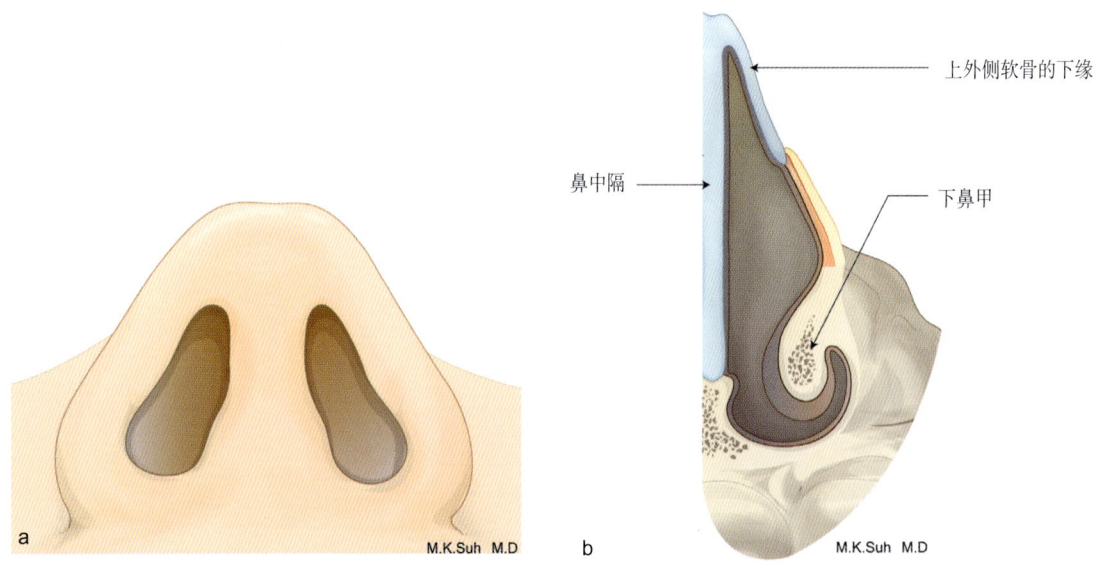

图 1-24 **引起鼻塞的四个部位** a. 外鼻阀；b. 内鼻阀、鼻中隔、下鼻甲

挛缩可引起外鼻阀的塌陷（图 1-25）。

2. 内鼻阀

外伤、软骨性驼峰切除术后或软骨间切口引起的瘢痕挛缩，可导致内鼻阀角度的缩小，进而引起鼻塞（图 1-26）。外鼻阀或内鼻阀狭窄引起的鼻塞，用棉签抬高鼻阀部位可缓解症状，可用于鉴别其他原因引起的鼻塞（图 1-27）。牵拉鼻旁颊部皮肤可缓解鼻阀狭窄引起的鼻塞症状，称为 Cottle 试验（图 1-28）。Cottle 试验在鼻中隔或下鼻甲引起的鼻塞时也可呈阳性反应，并非特异性检查。

3. 鼻中隔

大部分人的鼻中隔软骨并不平整，多伴有轻微的偏曲或凸出。偏曲超过一定程度可引起鼻塞。

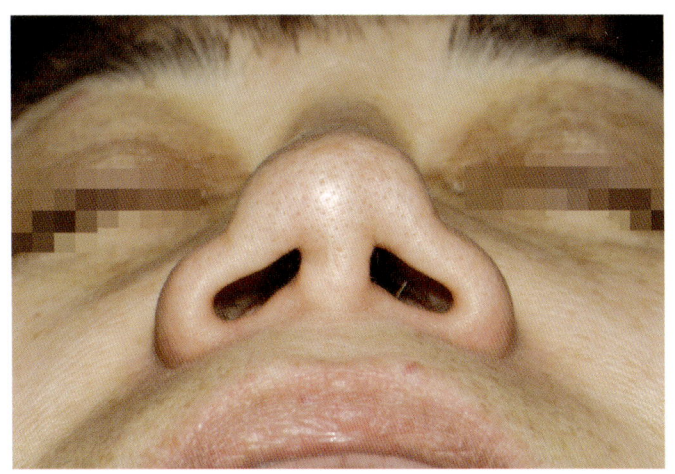

图 1-25 **外鼻阀塌陷** 既往鼻整形术中，切除过多的鼻翼软骨外侧脚可导致外鼻阀塌陷

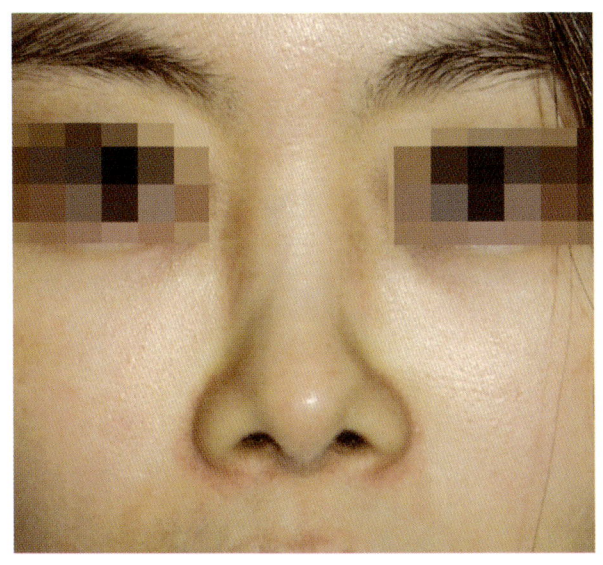

图 1-26 **内鼻阀塌陷** 鼻骨与上外侧软骨间可见倒 V 形切迹。这是由于驼峰矫正术中切除过多上外侧软骨而未行鼻中隔撑开移植物所致

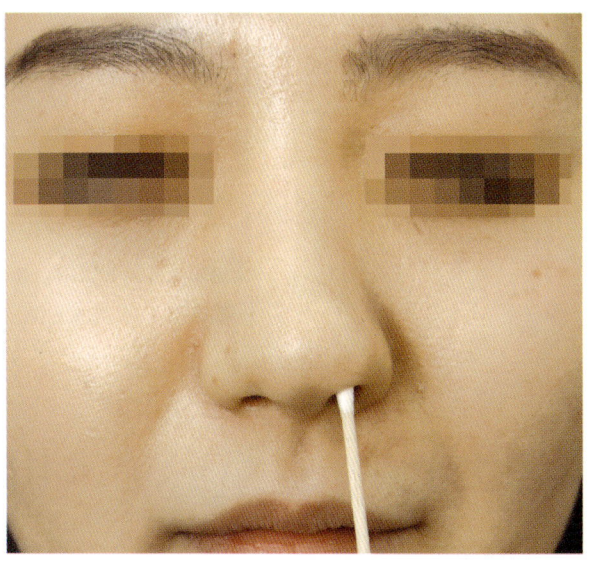

图 1-27 **鼻阀塌陷试验** 用棉棒抬起外鼻阀或内鼻阀时，鼻塞症状如果缓解，可以确定外鼻阀或内鼻阀的塌陷

4. 下鼻甲

鼻甲是位于鼻腔外侧壁的沿气流方向水平附着的 3 个突出结构，自上而下称为上鼻甲、中鼻甲及下鼻甲（图 1-29）。其中，下鼻甲最大，由骨和黏膜构成。下鼻甲调节吸入空气的湿度和温度。鼻中隔偏曲时，对侧的下鼻甲代偿性增生肥大。鼻炎患者的下鼻甲也可见到增大。对于伴有鼻塞的患者，需要评价和矫正下鼻甲（图 1-30）。

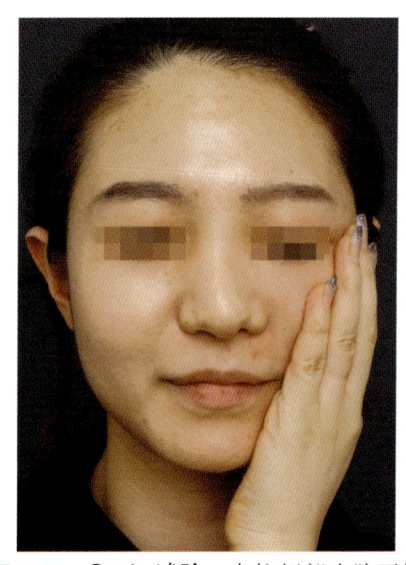

图 1-28 Cottle 试验 牵拉颊部皮肤可缓解由外鼻阀或内鼻阀塌陷引起的鼻塞症状

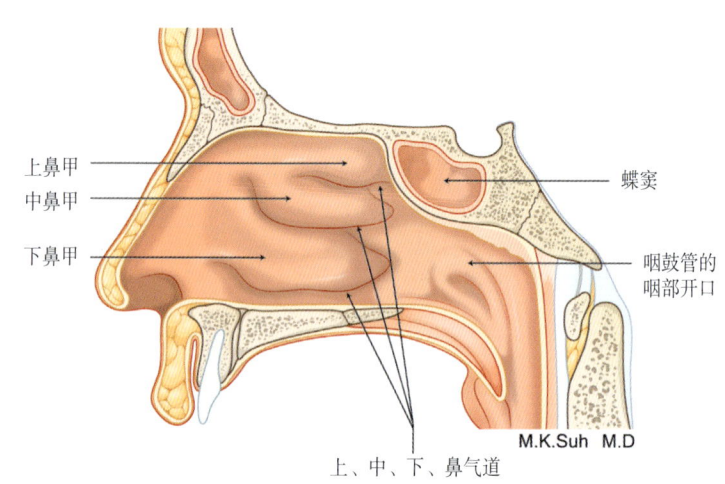

图 1-29 鼻甲的解剖

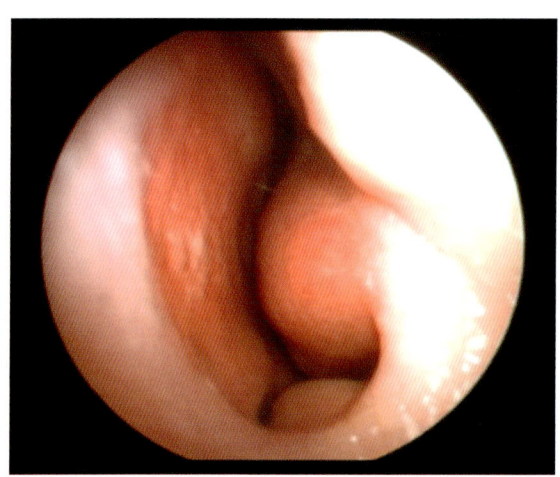

图 1-30 下鼻甲肥大

二、鼻整形手术用具：手术器械、缝线

鼻整形手术器械种类多样。鼻整形美容外科医生应了解每个器械的用途并熟练地运用。

用于鼻整形术的手术器械如表 1-1 所示：

表 1-1　鼻整形手术器械

器械名称	照片	说明
鼻镜		扩大鼻孔，以更好地观察鼻腔内部。也可用于鼻中隔切取时
鼻中隔咬骨钳		用于切除驼峰或骨性鼻中隔。便于在狭窄的孔隙内切除骨组织
Joseph 刀		用于切开鼻骨骨膜
D 形刀		鼻中隔手术时，用于分离上外侧软骨与鼻中隔
Pennington 剥离子（D 形剥离子）		用于剥离鼻中隔软骨膜
鼻中隔回旋刀		用于切取鼻中隔软骨。剥离鼻中隔软骨膜后，使用剪刀或刀片切开，再使用鼻中隔回旋刀切取后端的软骨
Joseph 剥离子		用于剥离鼻骨骨膜
Freer 剥离子		最常使用的剥离子，用于剥离骨膜或软骨膜
带导引器的截骨刀（弯、直）		用于截骨时。外侧截骨时，使用弯的截骨刀。导引器可使截骨更精确

第 1 章　鼻整形基础

器械名称	照片	说明
骨锉		用于磨除骨性驼峰
Aufricht 拉钩		用于开放入路鼻整形术时，以显露术野。角度略小于 90 度
软骨压碎器		用于压碎软骨或展平弯曲的软骨
锤		用于鼻截骨时。为了使截骨更准确，锤体较轻
Adson 镊		最常使用的组织镊，分为有齿和无齿两种
Brown 镊（软骨镊）		普通的组织镊夹持软骨易造成损伤。Brown 镊有多个细小的齿，可减少软骨的损伤
鼻科镊（枪形镊）		最常用于鼻腔深部操作
鼻中隔复位钳		用于骨性鼻中隔偏曲的矫正

缝线的种类很多，下文将介绍鼻整形术中常见的几种缝线。手术用缝线大体上分为可吸收性和非吸收性缝线、单丝和多丝缝线。

- 单丝可吸收性缝线

单乔：表面光滑、柔顺，易穿透组织，质地柔和，不易折断，是单丝缝线中便于使用的一种。

普迪斯线：表面光滑、圆顺，克服了缝合时易损伤组织的缺点，穿透性强，多用于筋膜或软骨等组织的缝合。在所有可吸收性缝线中，吸收周期最长，有利于需要长时间张力支持的切口。目前常用于鼻尖的缝合。

- 多丝可吸收性缝线

薇乔：最常使用的多丝可吸收性缝线，便于使用。新近研发的镀膜薇乔克服了缝合时损伤组织的缺点，穿透组织柔和，持结性好，线结牢固。

- 单丝非吸收性缝线

尼龙线：质地坚韧且柔软，易于加工。在组织内异物反应少，广泛用于心血管外科、眼科、神经外科等，且价格低廉，是最常用的皮肤缝合线。

普理灵线：用于皮肤或组织的缝合，呈蓝色。组织内异物反应少，持久保持。缺点是价格昂贵。主要用于筋膜、内脏、血管及硬脑膜的缝合。

- 多丝非吸收性缝线

慕丝线：使用历史悠久，组织反应较小，价格低廉，保持持久，不易折断，便于使用。缝合时会损伤组织，为了减少摩擦，应浸泡生理盐水后再使用。

三、自体软骨的切取：耳软骨、鼻中隔软骨、肋软骨

鼻整形术中常用的自体软骨并发症少、外形良好，是非常实用的材料。自体软骨偶尔用于隆鼻背，但对于亚洲人，主要用于鼻尖的整形。

最常用的自体软骨主要有耳软骨、鼻中隔软骨及肋软骨。

（一）耳软骨（耳郭软骨）

耳软骨与鼻翼软骨在组织学上最相近，都是纤维弹性软骨。耳软骨的形态和质地也与鼻翼软骨相似。耳郭软骨质地柔和，形态略微弯曲，常用于鼻翼软骨的重建和增加鼻尖突出度。耳甲腔或耳甲艇均可获取耳软骨，且双侧均可，所以可获取的软骨较鼻中隔软骨多（图1-31）。

经耳郭前面或后面的切口均可切取耳软骨。关于手术入路的选择，每个医生的习惯都不同。耳郭后入路可隐藏切口瘢痕，术后包扎的时间短，作者多选择耳郭后切口（图1-32）。切开皮肤，剥离软组织，根据需要切取大小、形状不同的耳软骨（图1-33）。切取耳软骨时，可一并切取软骨膜或将软骨膜保留在供区创面。关于这个问题，整形外科医生们有着不同的见解。切取软骨膜，可最大限度地保持耳软骨移植物的完整，有利于增加体积和维持稳定。而保留软骨膜可使耳软骨部分再生。术者应根据自己的经验选择。

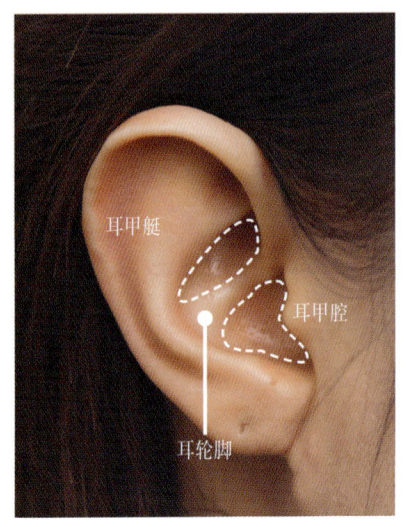
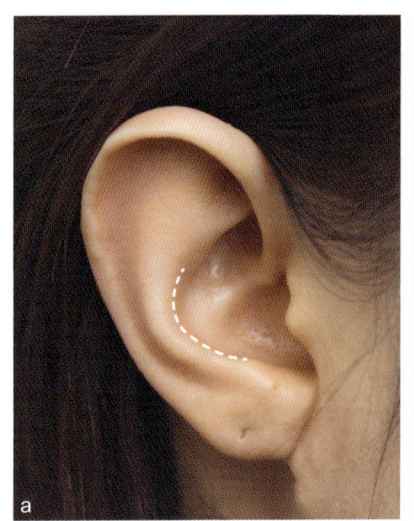
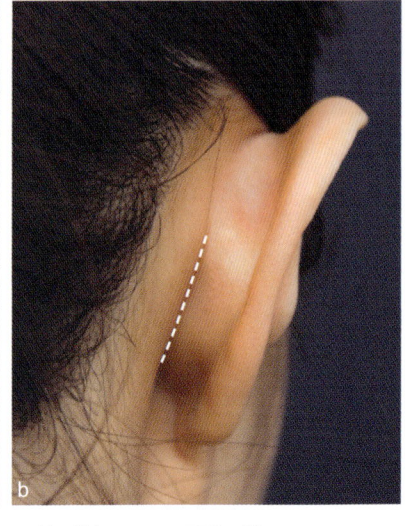

图 1-31　耳软骨切取范围　耳软骨可从耳甲腔或耳甲艇分别切取。为了预防耳郭变形，需要保留耳轮脚

图 1-32　耳软骨切取切口　a.耳郭前切口；b.耳郭后切口

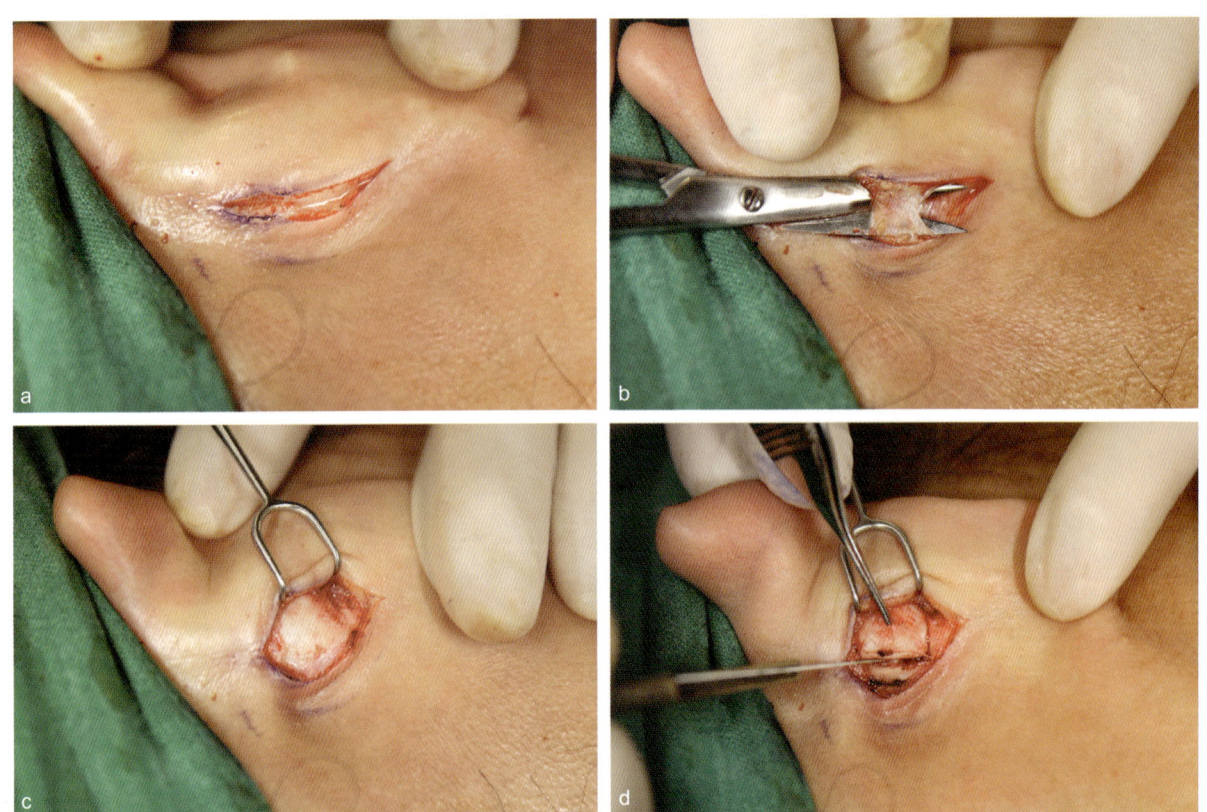

图 1-33　耳软骨的切取　a.颅耳沟的切口；b.分离皮下组织；c.保留软骨膜于移植物；d.切开软骨

切取耳软骨时，为了预防耳郭变形，需要保留耳轮脚，从耳甲腔或耳甲艇分别切取。切取耳软骨可引起耳郭的血肿。为了预防血肿的发生，术中应仔细止血，术后应加压包扎（图 1-34）。

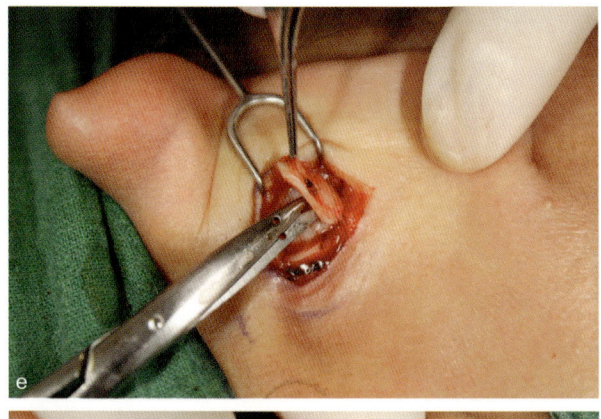
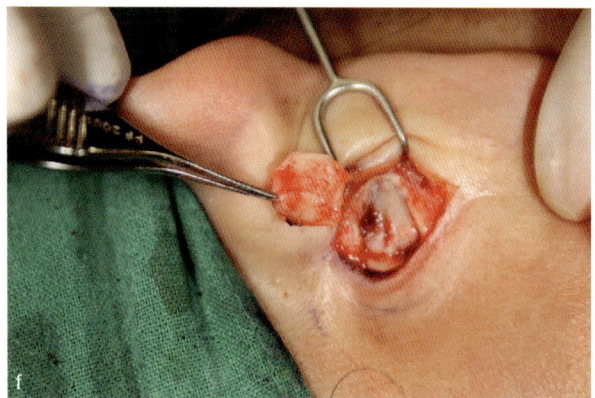
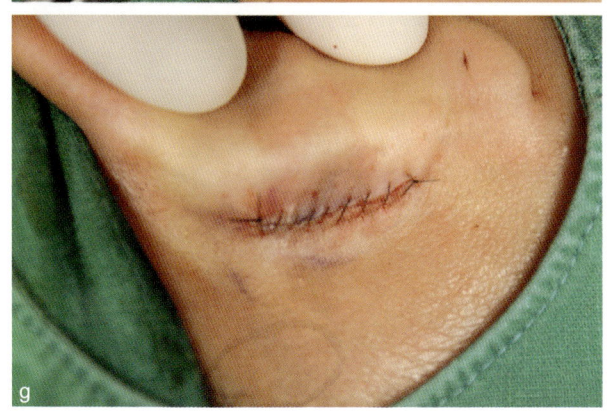

图 1-33 续　耳软骨的切取　e. 将软骨从前端皮肤分离；f. 此例中的是耳甲腔的软骨；g. 缝合皮肤

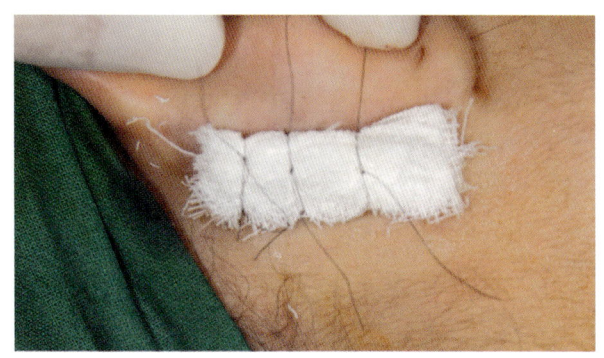

图 1-34　切取耳软骨后的加压包扎

（二）鼻中隔软骨

鼻中隔软骨可在术区内直接切取，无须辅助切口。鼻中隔软骨较耳软骨坚硬、支持力强，切取的软骨平整、无弯曲，多用于鼻尖的重叠移植物、鼻小柱支撑移植物、撑开移植物及鼻中隔延伸移植物等。

1. 麻醉

切取鼻中隔软骨时，局部麻醉不仅是为了缓解疼痛，通过麻醉也可使鼻中隔黏软骨膜形成水压分离，易于切取鼻中隔。使用牙科注射器，于黏膜下注射含有 1：10 万肾上腺素的利多卡因（图 1-35）。从鼻中隔软骨尾侧端至头侧端均匀注射局麻药，可见注射部位黏膜发白，这是因为注射压力导致黏软骨膜从软骨分离所致。除尾侧端和下端以外，大部分的鼻中隔黏软骨膜因水压分离而形成黏软骨膜瓣。牙科注射器的针头斜面应与软骨面相接。

2. 入路

鼻中隔软骨的切取入路根据路径不同，分为贯穿切口入路、Killian 入路、背侧入路及内侧脚间入路等（图 1-36），必要时可联合使用。非开放鼻整形时使用贯穿切口入路和 Killian 入路，开放鼻整形时使用背侧入路和内侧脚间入路。

（1）贯穿切口入路

贯穿切口入路适用于鼻中隔尾侧端偏曲的矫正。从鼻中隔前角至鼻前棘，沿鼻中隔尾侧端垂直切开黏膜（图 1-37），多选在偏曲侧切开。切开后剥离两侧黏软骨膜，切取鼻中隔软骨，同时矫正尾侧

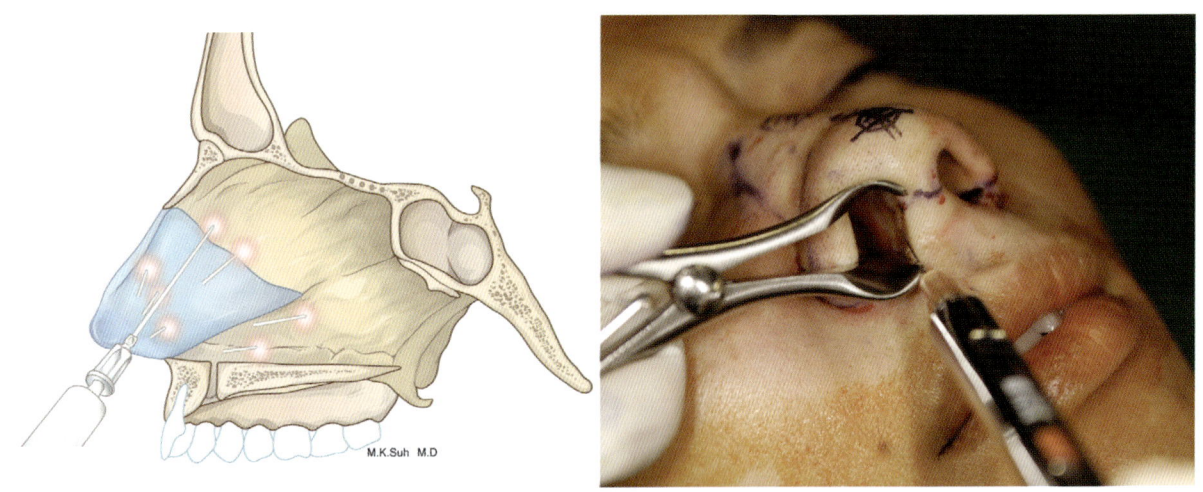

图 1-35 鼻中隔的局部浸润麻醉 鼻中隔尾侧端注射含 1∶10 万肾上腺素的利多卡因。尾侧端注射 2~3 针后向头侧延续。通过这个过程，使黏软骨膜形成水压分离

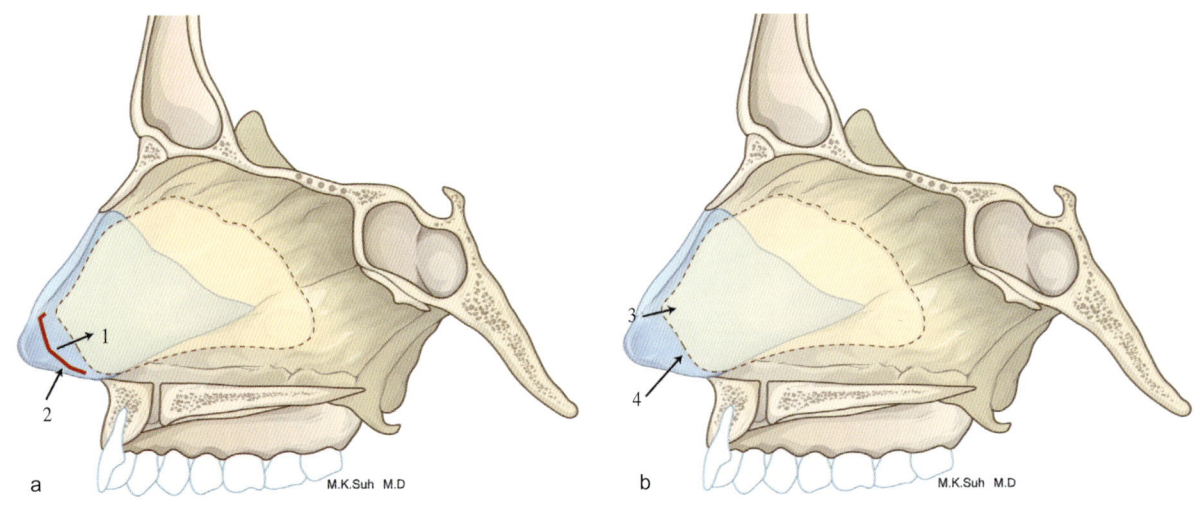

图 1-36 鼻中隔入路 a.鼻腔内入路（1.Killian 入路；2.贯穿切口入路）。b.开放入路（3.背侧入路；4.内侧脚间入路）

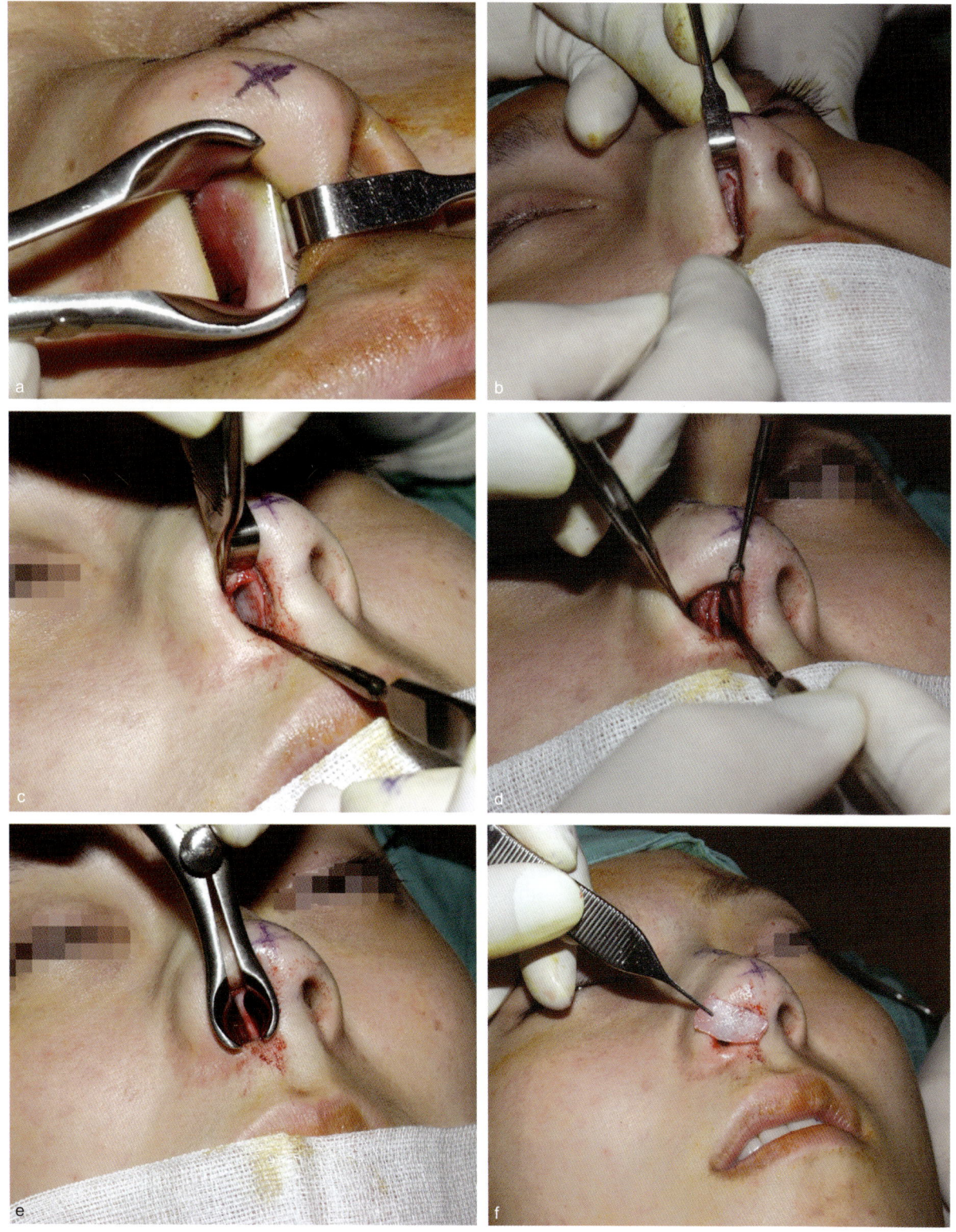

图 1-37　贯穿切口入路　a、b. 沿鼻中隔尾侧端边缘在右侧鼻前庭切开；c. 右侧黏软骨膜瓣的分离；d、e. 左侧黏软骨膜瓣的分离；f. 鼻中隔软骨的切取

端的偏曲。

(2) Killian 入路

在鼻中隔尾侧端的后方 2～3mm 处切开，称为 Killian 入路。具体切开位置因术者而有所不同，且与患者伴有的鼻中隔畸形有关（图 1-38）。手术过程如下（图 1-39）：

① 用 15 号刀片于鼻中隔尾侧端后方 2～3mm 处垂直切开黏膜（图 1-39a）。关于选择哪侧鼻腔切开的问题，每个医生的见解各不相同。作者认为，切开凸出的一侧更有利于黏膜的剥离。

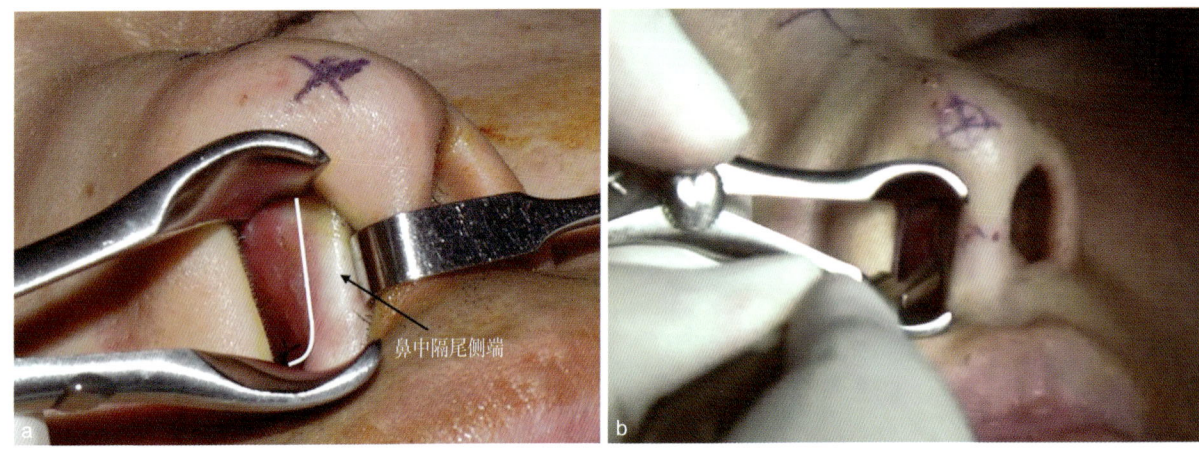

图 1-38　Killian 入路　切口通常设计在尾侧端后 2～3mm，依外科医生的习惯或畸形情况而不同。为预防黏膜的撕裂，切口延长至鼻孔底部

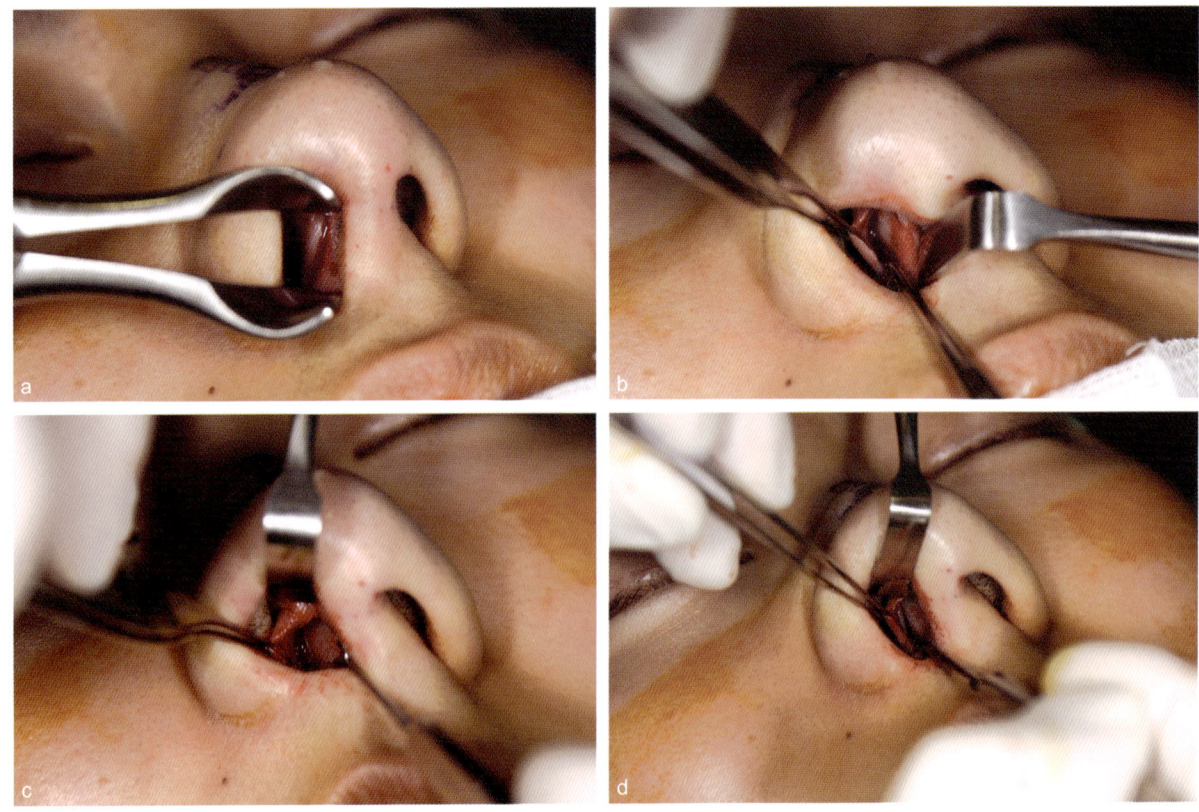

图 1-39　Killian 入路手术过程　a. 鼻中隔尾侧端后 2～3mm 的垂直切口；b. 右侧黏软骨膜的分离；c. 半切开鼻中隔尾侧端后方 10mm 处；d. 使用 D 形刀贯穿余下鼻中隔软骨

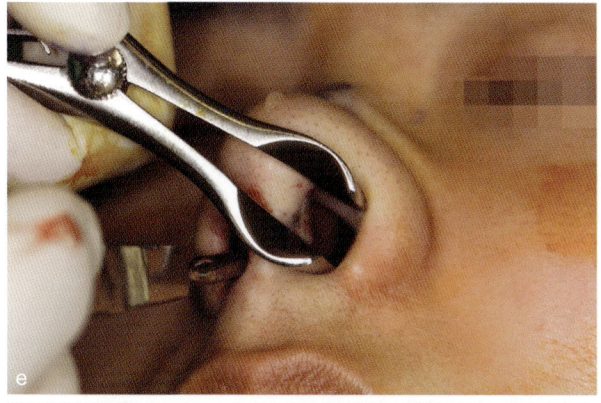
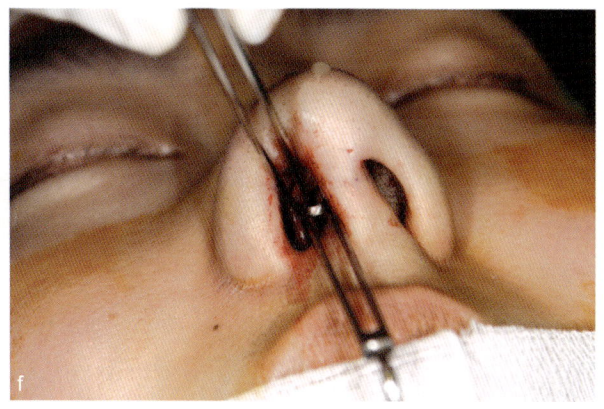
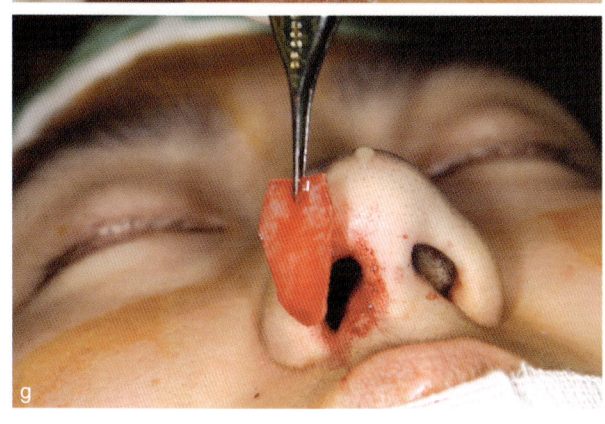

图 1-39 续　Killian 入路手术过程　e. 左侧黏软骨膜的分离；f. 使用鼻中隔回旋刀；g. 切取鼻中隔软骨

②切开黏软骨膜，显露软骨，在黏软骨膜的下方进行剥离。为防止软骨的损伤，最好佩戴放大镜进行操作（图 1-39b）。使用 D 形剥离子或 Freer 剥离子向后侧剥离黏软骨膜。使用两齿拉钩和鼻镜有助于术野的显露。施行鼻中隔成形术时，需要剥离黏软骨膜至梨骨和筛骨垂直板。单纯切取软骨时，可适当地进行剥离。

③由于术野狭窄，常引起黏膜切口的撕裂。为避免这一点，可将切口延长至鼻前庭底部。鼻前庭底部的黏软骨膜瓣与上颌骨嵴粘连紧密，应注意。

④分离完一侧黏软骨膜瓣后，为了剥离对侧黏软骨膜，用 15 号刀片于鼻中隔尾侧端的后方 10～15mm 处垂直切开一半软骨，再用 D 形刀切开另一半并向对侧黏软骨膜下进行剥离（图 1-39c）。

⑤使用 Freer 剥离子剥离对侧的黏软骨膜（图 1-39d）。

⑥切取鼻中隔软骨。尾侧端已保留了 10～15mm 的支架。背侧软骨至少需要保留 10mm 的支架，使用弯剪刀切开。底部使用弯剪刀或鼻中隔回旋刀切取。头侧端使用鼻中隔回旋刀或 Freer 剥离子分离切取（图 1-39e）。

⑦切取软骨后的黏膜切口可用微乔缝合，或为了引流不缝合。

（3）背侧入路

背侧入路是自鼻中隔前角开始，沿鼻中隔背侧和两侧上外侧软骨之间进入（图 1-40）。

优点是：不分离鼻翼软骨内侧脚，因而不损伤支持鼻尖的内侧脚间软组织，且对鼻中隔软骨的显露良好，有助于软骨切取或鼻中隔成形术。开放入路鼻整形术时，如需切取鼻中隔软骨，首选背侧入路。

手术过程如下：

①将鼻翼软骨向下牵引，自鼻中隔前角开始剥离（图1-41）。

②从鼻中隔尾侧端的背侧开始，向头侧剥离。起始部的黏软骨膜与软骨粘连紧密，谨慎地向头侧剥离，会发现黏软骨膜与软骨粘连逐渐疏松（图1-42）。

③沿鼻中隔背侧向上剥离黏软骨膜，将两侧上外侧软骨从鼻中隔背侧分离，将上外侧软骨与鼻前庭黏膜一同向两侧牵拉（图1-43）。

④接下来的剥离顺序如图1-44所示。先剥离粘连较疏松的1、2和3部位，后剥离粘连较紧密的4部位。这样做可减少黏膜的撕裂，缩短手术时间。

对于既往已切取鼻中隔软骨的患者，背侧入路也能适用。在既往的切口后侧进入（图1-45）。

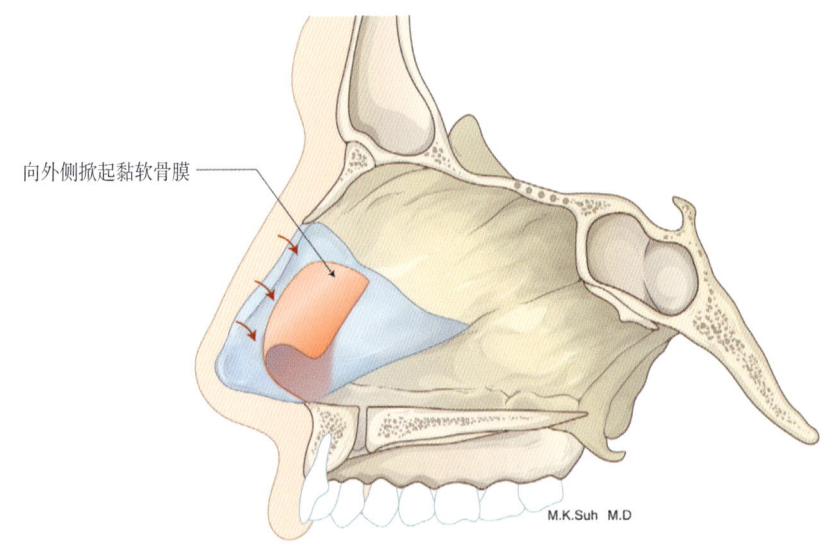

图1-40　鼻背入路　起于鼻中隔前角，沿背侧鼻中隔与上外侧软骨间显露

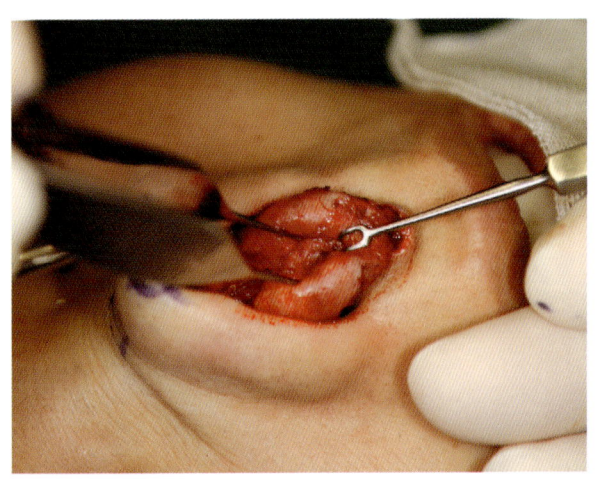

图1-41

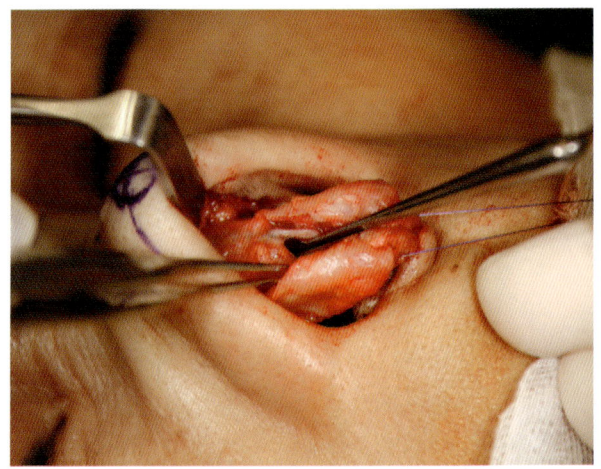

图1-42

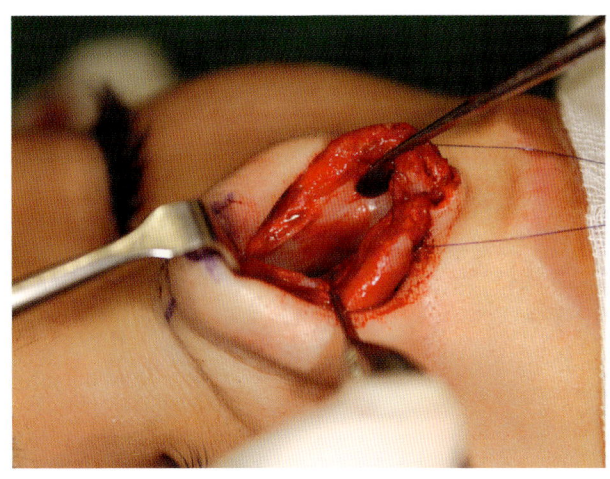
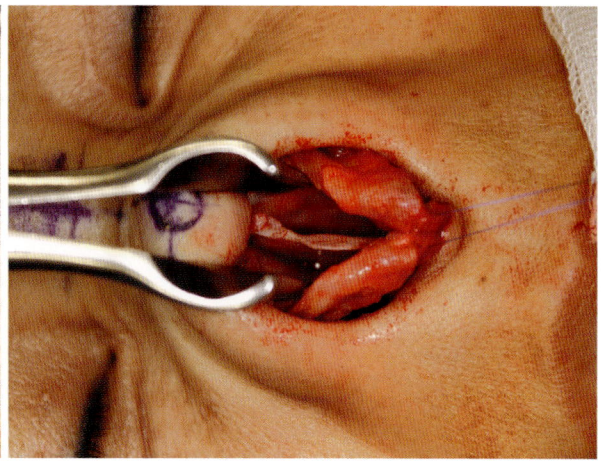

图 1-43

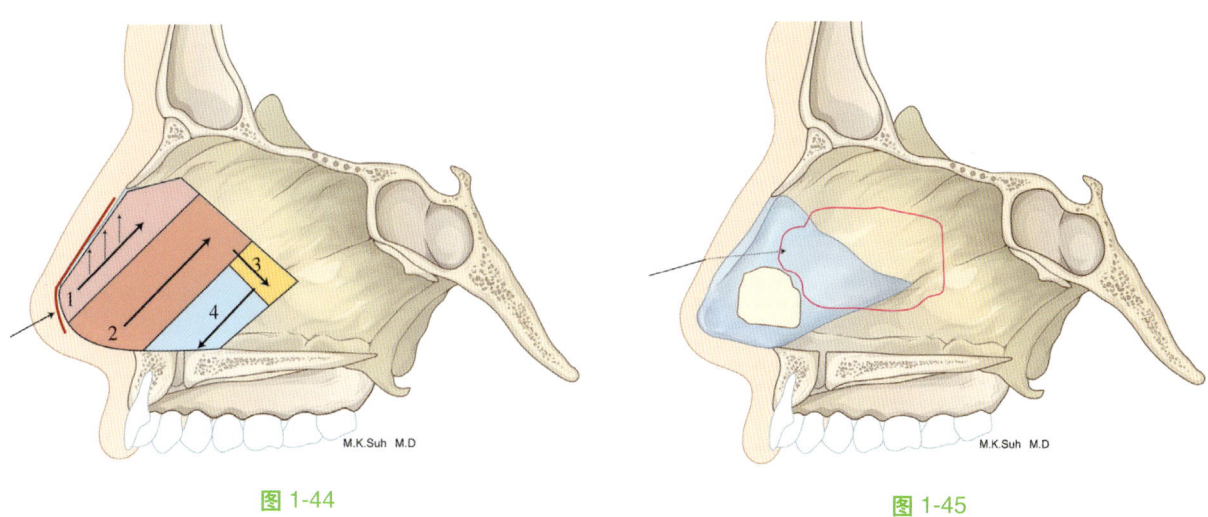

图 1-44　　　　　　　　　　　　　　　图 1-45

（4）内侧脚间入路

内侧脚间入路用于开放的鼻整形术。切开鼻小柱，经膜性鼻中隔和内侧脚间进入（图 1-46）。由于会损伤内侧脚间的软组织，所以不能作为常规使用方法。内侧脚间软组织提供鼻尖的支持和稳定，损伤内侧脚间软组织会降低鼻尖的高度。因此，内侧脚间入路只在以下情况时使用：

①短鼻畸形的矫正。

②鼻小柱退缩的矫正。

③长鼻矫正需要切除鼻中隔尾侧端或膜性鼻中隔。

手术过程为：剥离膜性鼻中隔，经两侧内侧脚间达鼻中隔尾侧端，剥离两侧黏软骨膜（与其他入路相同）。

3. 剥离黏软骨膜瓣时的注意事项

（1）两侧黏软骨膜瓣中，选择较容易的一侧先剥离。完整地剥离一侧后（例如凸出的一侧或无畸形的一侧），再剥离对侧。

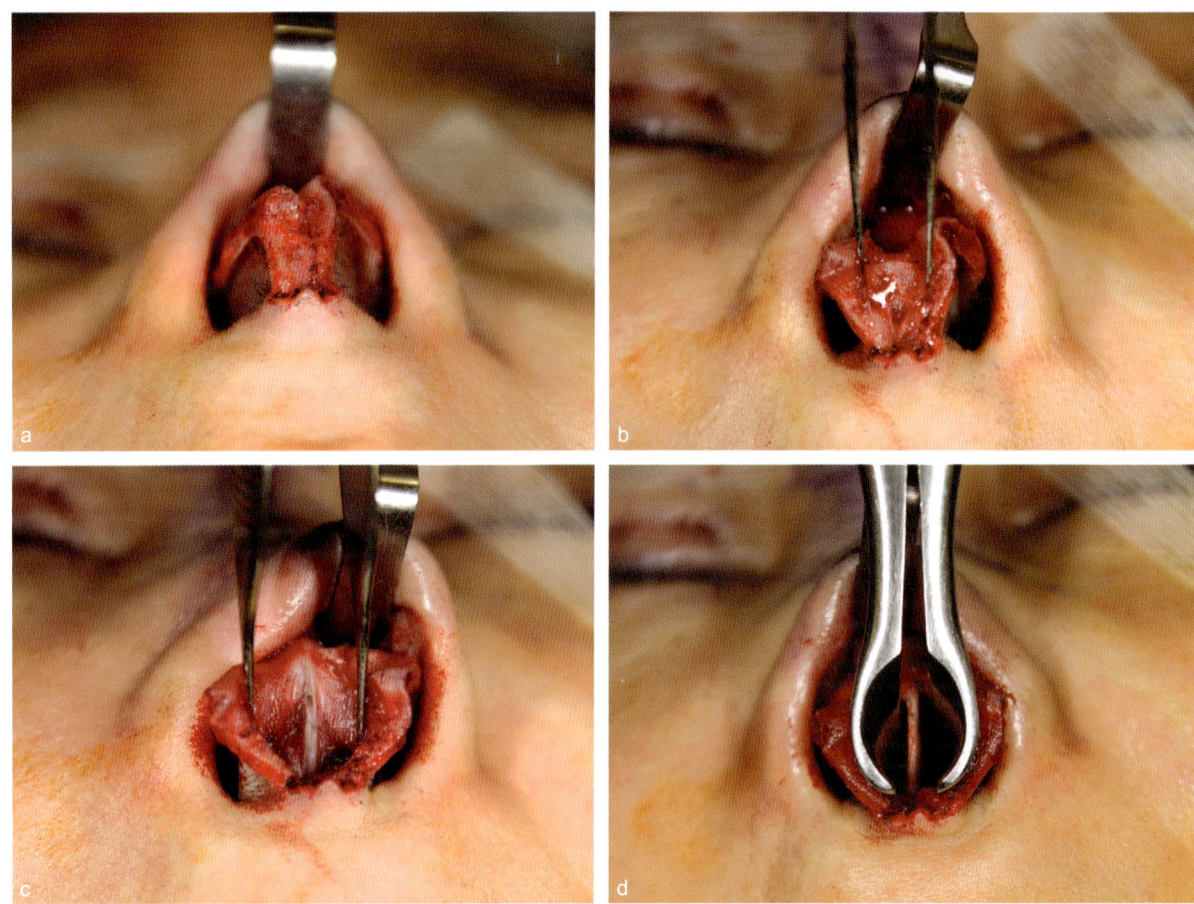

图 1-46　内侧脚入路（脚间入路）

（2）一侧黏软骨膜瓣剥离完整时，无须担心对侧黏软骨膜的撕裂。两侧黏软骨膜在同一位置都出现撕裂时，才可引起鼻中隔的穿孔。但是，黏软骨膜瓣的撕裂会引起粘连、挛缩及气道阻塞等并发症，应注意保护。

（3）两侧黏软骨膜瓣都撕裂时，至少需要修补一侧。

（4）剥离过程中，如发现黏软骨膜已撕裂，应重新寻找剥离平面。

4. 软骨切取

切取鼻中隔软骨时，背侧和尾侧至少要保留 10mm 宽的支架，以预防鼻背的塌陷（L 支架）。尤其是鼻中隔软骨的尾侧端，必须与下方的骨组织紧密粘连，以支撑鼻形态。从上颌骨嵴开始向上，于鼻中隔尾侧端后方 10mm 处平行尾侧缘切开，至背侧缘 10mm 处转折，再平行背侧缘切开。其余部分可用鼻中隔回旋刀切取，或使用 Freer 剥离子分离连接部切取（图 1-47）。

5. 鼻中隔软骨-筛骨垂直板整块切取

鼻中隔软骨与筛骨垂直板整块切取的方法如下（图 1-48）：

（1）保留 L 形支架，游离鼻中隔软骨。

（2）使用剥离子分离与梨骨的相接部，使软骨只与筛骨垂直板相连。

a

b

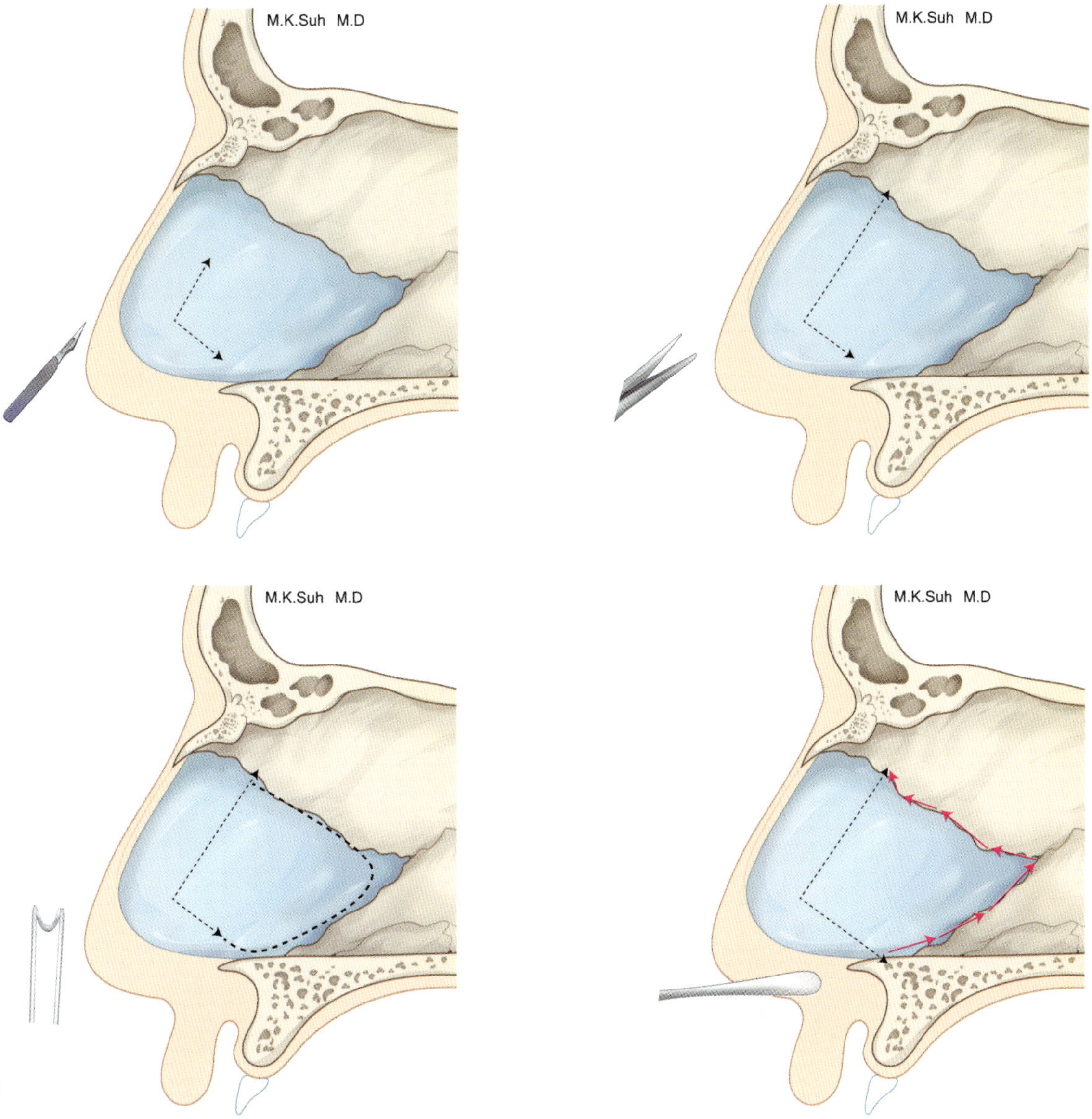

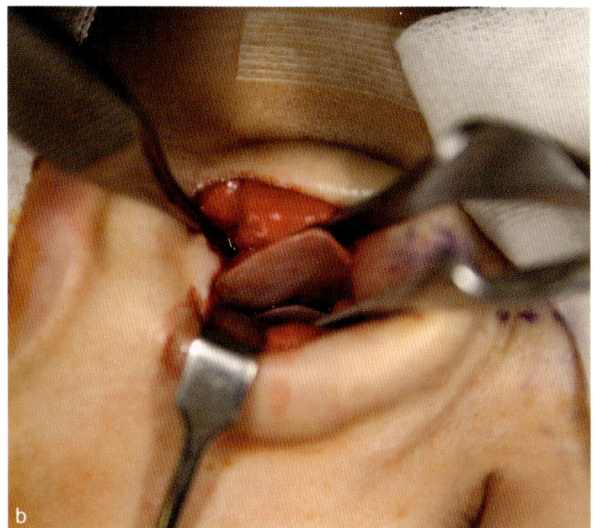

图 1-47 **鼻中隔软骨的切取** a. 鼻中隔软骨切取顺序；b. L 形支架

（3）沿背侧切口，使用鼻中隔剪剪开筛骨。必要时使用截骨刀。

（4）使用鼻中隔复位钳将鼻中隔与筛骨部整块钳夹，向两侧扭动取出。

6. 切取软骨后的处理

切取鼻中隔软骨可引起鼻中隔血肿。因此，术后需用棉球或纱布填塞鼻腔加压包扎。术后1~2天内应严密观察有无血肿（图1-49），1~3天后取出填塞的棉球。

鼻腔填塞不仅可预防血肿，也可减轻术后的肿胀。鼻中隔矫正术后鼻腔内填塞有助于维持鼻中隔固定于正确的位置。使用抗生素软膏可降低感染的发生率。

为减轻填塞引起的不适，可使用鼻内夹板或黏膜缝合法。使用适当大小的硅胶片垫在两侧鼻腔黏膜，用水平褥式缝合固定（图1-50）。一般在术后3~5天拆除鼻内夹板。也可用可吸收性缝线，将两侧黏膜连续褥式缝合（图1-51）。

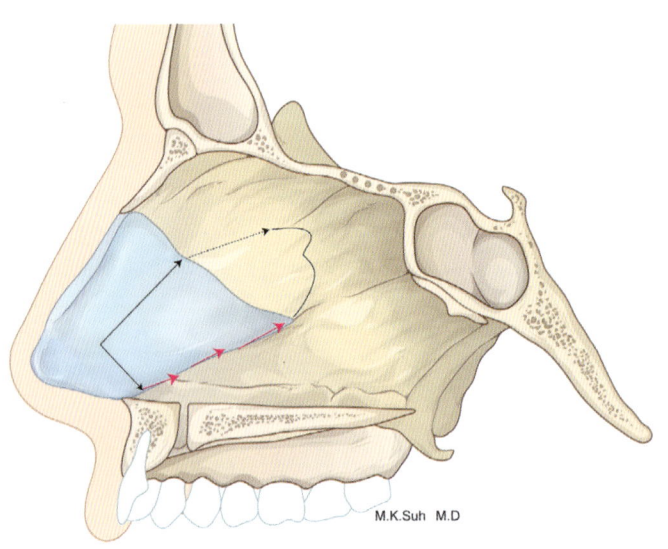

图 1-48　鼻中隔软骨与筛骨联合切取

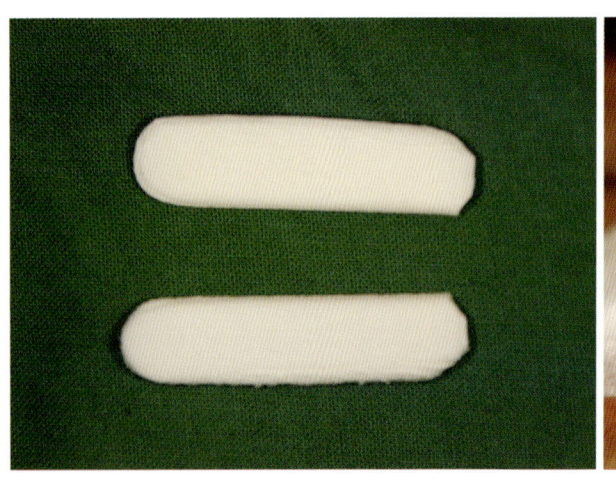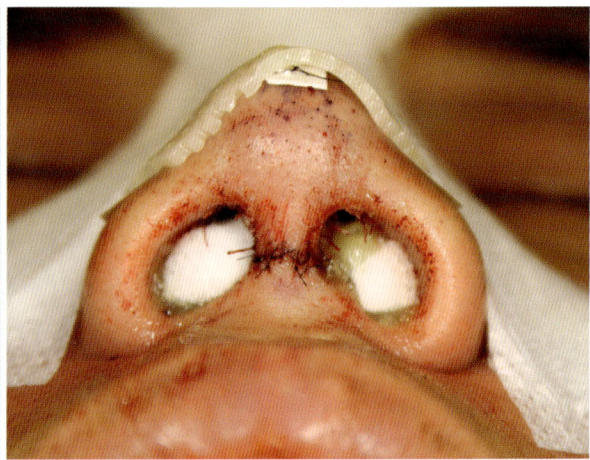

图 1-49　鼻中隔软骨切取后的鼻腔内包扎

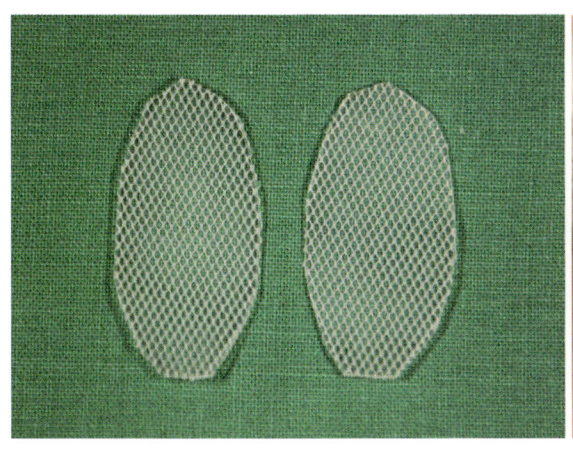
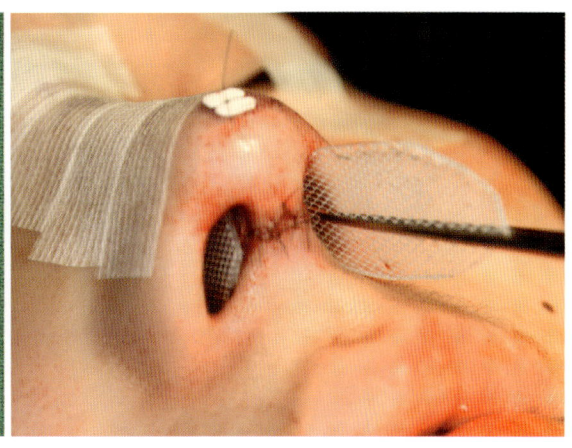

图 1-50　硅胶垫

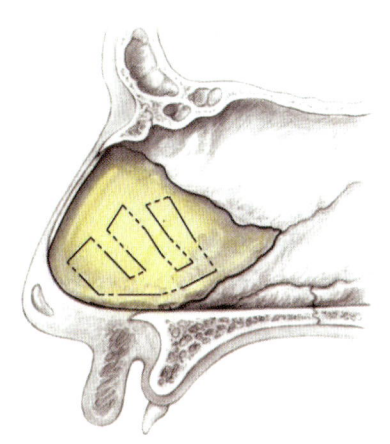
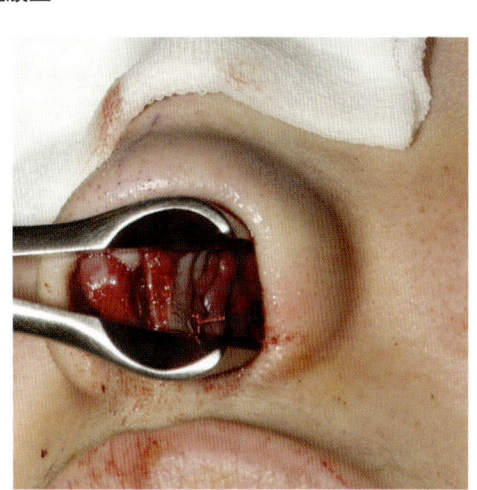

图 1-51　鼻中隔软骨切取后的连续褥式缝合

（三）肋软骨

肋软骨的优点是：可切取量充足，吸收率低，必要时可联合肋骨切取。对于鼻中隔软骨和耳软骨已经使用或量不足的二次手术患者，肋软骨是不错的选择。肋软骨的缺点是：肋软骨移植物可发生变形，供区留有瘢痕，手术时间延长。

患者的年龄越大，肋软骨出现钙化的可能性越高，术前应常规摄片检查。术中使用针头穿刺，再次确认是否伴有钙化。年轻的患者也可出现肋软骨钙化或全肋软骨骨化，术前应排查（图1-52）。

通常切取第5~9肋软骨，需要少量的肋软骨时可选择浮肋（图1-53）。女性患者切取第5或6肋软骨时，可将切口设计在乳房下皱襞，以隐藏术后的瘢痕。需要肋软骨的量较多时，可取第6和7肋软骨的联合部。

肋软骨的切取可以在局麻下施行。由于可引起气胸等并发症，全身麻醉更为安全。

1. 切口

当需要切取3cm左右的肋软骨时，通常选择第5和6肋软骨。切口设计在乳房下皱襞，长约3cm。患者取坐位，设计切口。标记乳头垂线与乳房下皱襞的交点，在此点的内侧1cm处设计3cm长的切口（图1-54）。

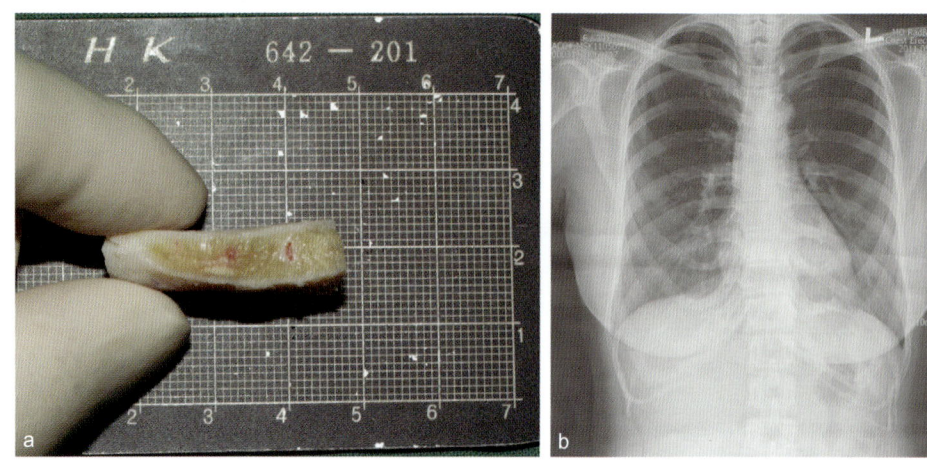

图 1-52　肋软骨的钙化　a.局部肋软骨钙化；b.肋软骨骨化

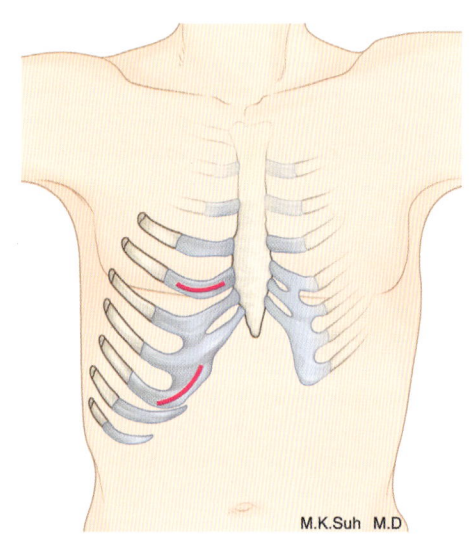

图 1-53　肋软骨的切取　第 5~8 肋软骨通常用于鼻中隔延伸移植物或鼻背部隆鼻。第 9、10 肋软骨和浮肋用于鼻小柱支撑移植物

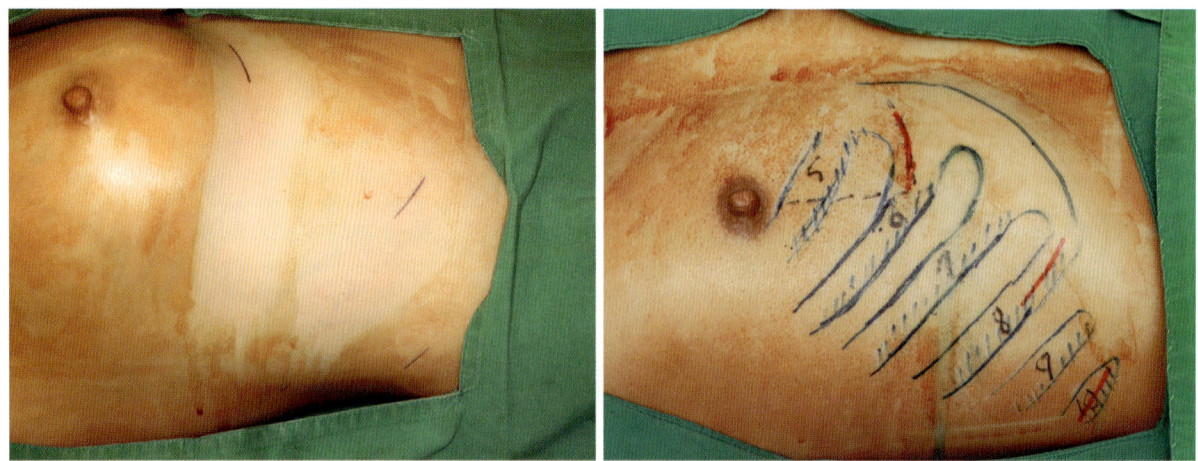

图 1-54　肋软骨切取的切口　乳房下皱襞切口通常用于切取第 5、6 肋软骨时，第 8、9 肋软骨采用软骨表面切口。第 9、10 肋软骨偶尔用于部分鼻整形术

当需要切取 5~6cm 长的肋软骨时，多取第 7、8 和 9 肋软骨。经乳房下皱襞切口不易切取，可直接在肋软骨表面切开。

2. 软骨的切取（图 1-55）

切开皮肤，剥离软组织及肌肉组织，显露软骨膜。H 形切开软骨膜并剥离，切取肋软骨。前面的软骨膜较易剥离，后面的软骨膜使用弯的剥离子仔细剥离，使前后相通。使用 Doyen 牵开器向两侧剥离。注意保护后面的软骨膜并切取肋软骨。

软骨切取后，于供区创面倒入生理盐水。在麻醉科医生的协助下，使肺膨胀，以检查有无气胸。

切取软骨的过程中，如损伤了胸膜，应放置导管后缝闭裂口。在麻醉科医生的协助下，使肺膨胀，利用负压引流排出胸腔内气体，然后拔除导管并缝合裂口。

3. 软骨的使用

使用肋软骨的难点是雕刻过程中发生的弯曲现象。为了预防弯曲，应遵循内部压力平衡原则，切取肋软骨的中心部分使用（图 1-56）。即使这样也不能完全避免弯曲现象的发生，而且有时候需要多块的肋软骨。作者的方法是，将肋软骨切成多个薄片，放置在生理盐水中。过一段时间后，每个薄片都出现不同方向的弯曲（图 1-57）。选择两个弯曲对称的薄片重叠使用，以防止鼻尖的弯曲（图 1-58）。肋软骨在切片后的 30 分钟内会发生大部分的弯曲，因此需要在生理盐水中浸泡至少 30 分钟至 1 小时。

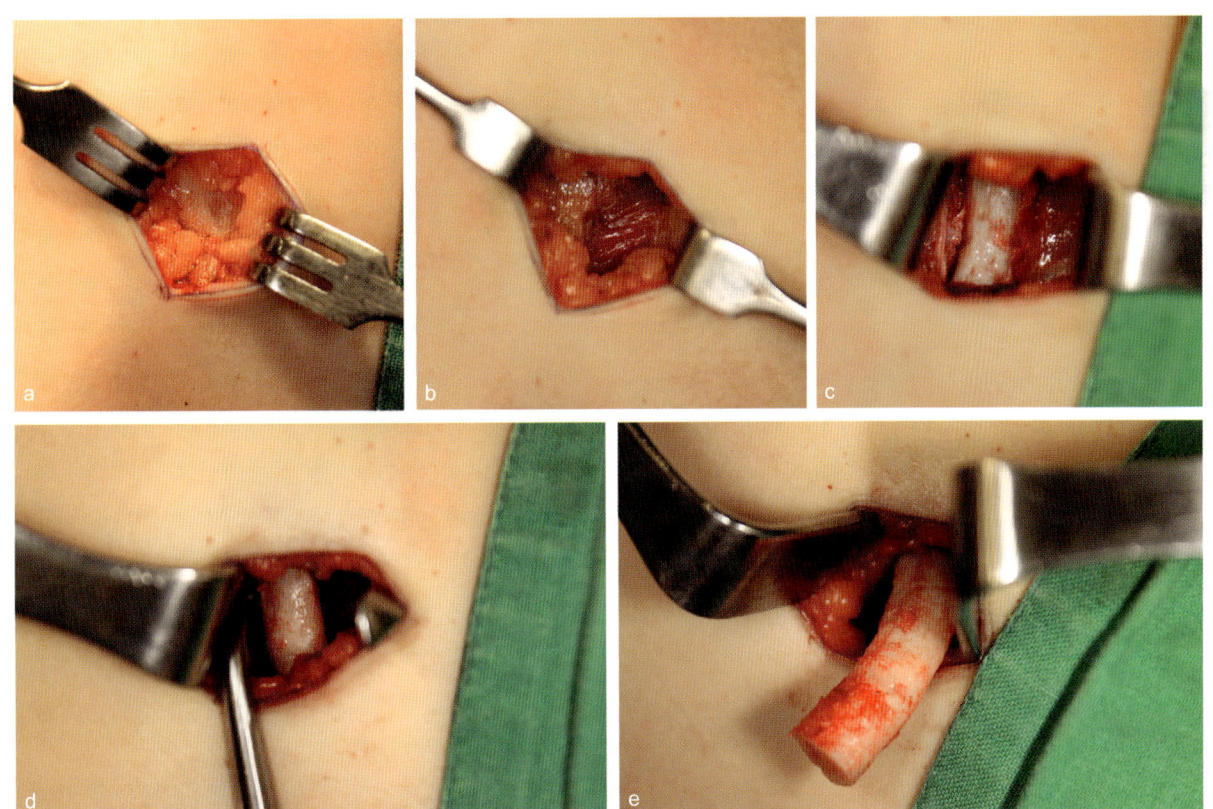

图 1-55　肋软骨切取手术过程　a. 皮肤切口；b. 显露腹外斜肌；c. 分离肋软骨膜前面；d. 使用 DOYEN 牵开器分离肋软骨膜后面；e. 切取的肋软骨

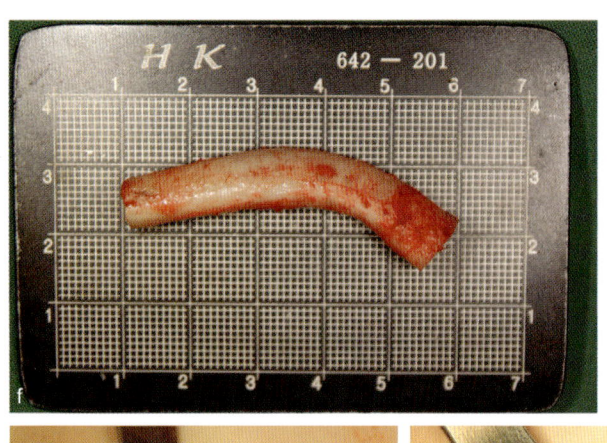
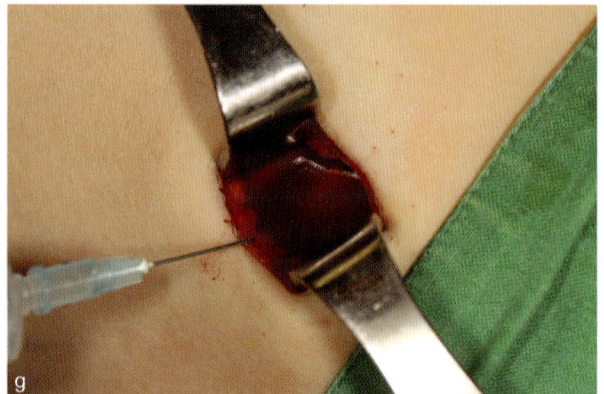
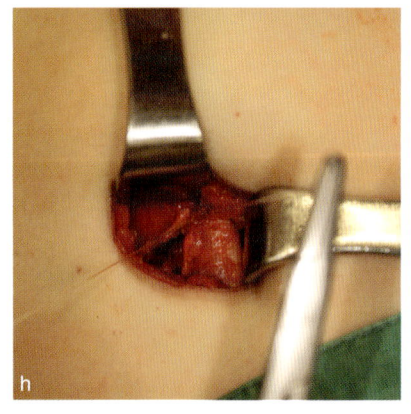
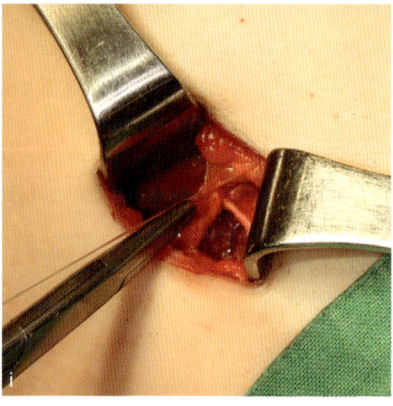

图 1-55 续　肋软骨切取手术过程　f. 切取的肋软骨；g.Valsalva 试验——用于检查胸膜有无破裂；h、i. 修复肋软骨膜

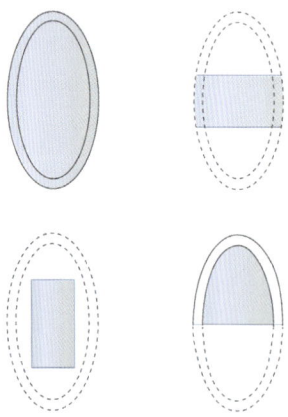

图 1-56　内部压力平衡原则　如图所示，肋软骨移植物在每个点都能保持内部压力的平衡，软骨就不会弯曲

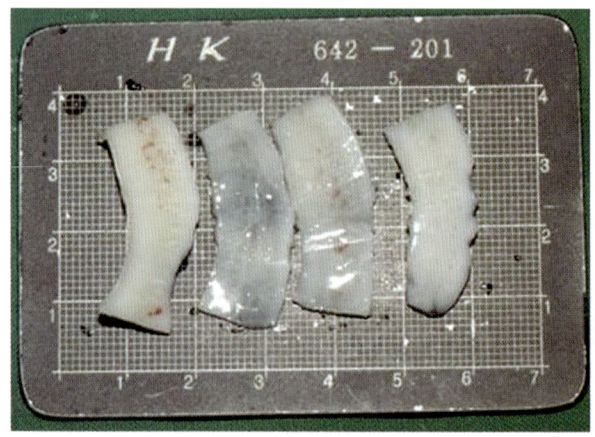

图 1-57　切成薄片的肋软骨移植物　厚度小于 1mm 的肋软骨薄片会引起弯曲

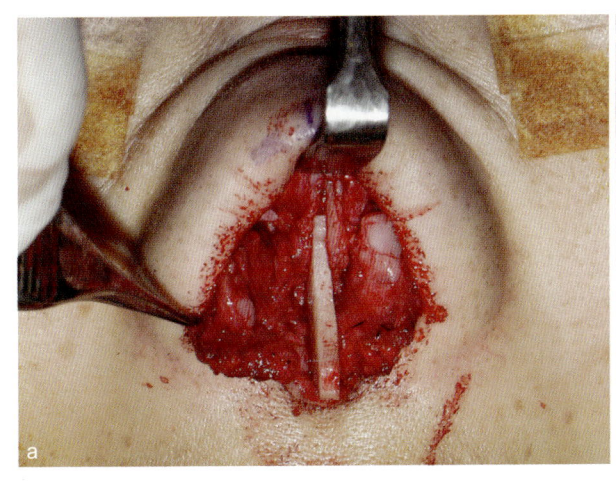 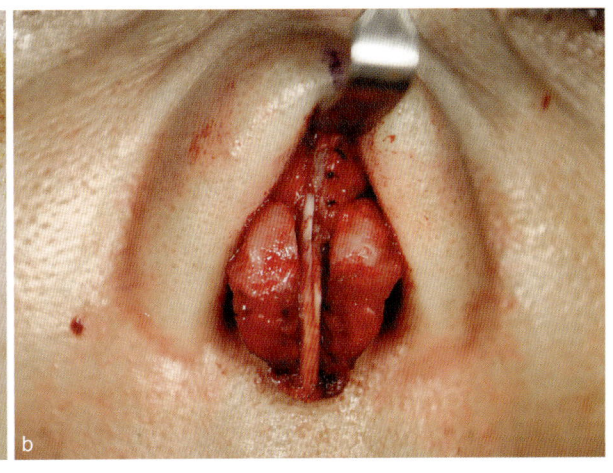

图 1-58 肋软骨制成的鼻中隔延伸移植物　a. 厚度大于 1mm 的单个鼻中隔延伸移植物；b. 两片弯曲的薄软骨片重叠使用可获得直的移植物

四、自体软组织切取：真皮脂肪瓣、颞筋膜

（一）真皮脂肪瓣移植

1. 什么是真皮脂肪瓣移植？

真皮脂肪瓣移植是指将去表皮后的真皮及其下方的脂肪组织一同移植的方法。单纯脂肪移植时，随供区不同，移植的脂肪存活率不同。真皮组织的量较少，单纯真皮移植不能满足体积方面的需求。真皮脂肪瓣移植时，因为真皮下血管网为皮下脂肪提供了血供，较单纯的脂肪移植存活率高。真皮脂肪瓣用于塌陷畸形及鼻背不对称，可获得满意的效果。

2. 真皮脂肪瓣移植的适应证

大多数亚洲人为了改善低平的鼻背部，经常植入假体抬高鼻背。但是，鼻背皮肤薄的患者可引起皮肤变色或假体边界的显现。对于这类患者，真皮脂肪瓣是最佳的选择。

真皮脂肪瓣主要用于：①患者拒绝使用硅胶或膨体等假体时；②患者要求自然的、轻微的鼻背改善时；③由于既往的手术导致或先天鼻背皮肤薄的患者，植入假体有边界显现或假体外露危险时；④鼻背部塌陷、鼻尖或鼻翼的塌陷矫正时。

3. 手术方法

臀部或下腹部的皮下脂肪层较厚，是理想的供区。骶尾部两侧的脂肪层致密，真皮较厚，是最值得推荐的部位。这个部位不经常裸露，而且臀沟可以隐藏瘢痕。

骶骨中线的切口术后不易愈合，且有骶骨外露的危险，应旁开骶骨中线 2～3mm 切开（图 1-59）。患者取俯卧位，采用局部麻醉。

真皮脂肪瓣切取后，由于体积会缩小，设计时应比实际需求量略大些。作者切取真皮脂肪瓣用于鼻背部隆鼻时，通常设计宽度约为 10mm，长度 60mm，厚度 6～10mm。切口离肛门越近，越能隐藏

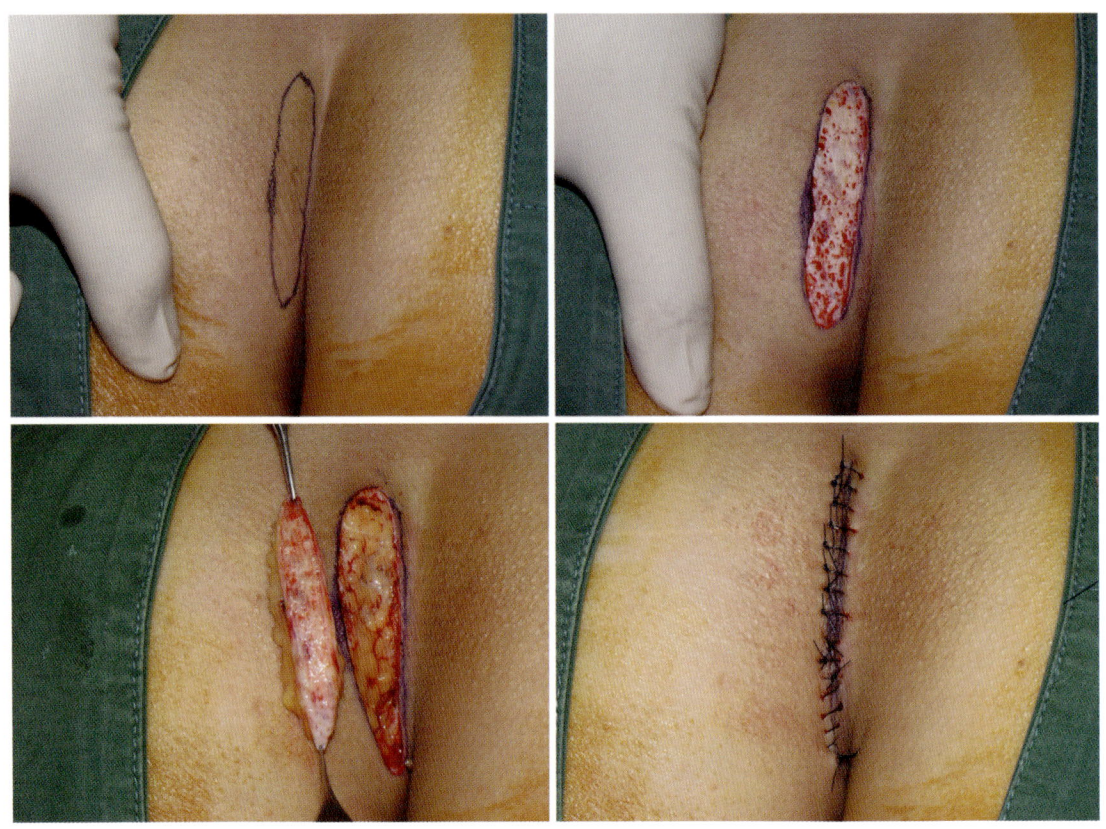

图 1-59 真皮脂肪瓣的切取

瘢痕。但是，切口离肛门过近时，真皮的质量差，易引起感染，愈合过程中会出现排便不适，所以至少应距肛门 3cm 切开。

皮瓣设计好后，局部浸润麻醉，使用 15 号刀片切除表皮。切除的表皮厚度要适中，切除的表皮过厚会损失部分真皮，切除的表皮过薄会引起移植后表皮囊肿。表皮切除后，切取真皮及皮下脂肪组织。

真皮脂肪瓣移植后，由于脂肪的纤维化、吸收及收缩，远期较术后即刻体积会缩小 20%～30%。所以，应过度矫正 20% 左右，但是吸收率个体差异很大，难以预测。

（二）筋膜移植

筋膜由纤维母细胞、胶原及弹力纤维构成，坚韧且很少吸收。鼻整形时，为了预防假体边界的显现，可使用筋膜包绕假体后植入（图 1-60），也可直接用于鼻根或鼻背的抬高（图 1-61）。鼻整形时，通常使用供区瘢痕隐蔽的颞筋膜（图 1-62）。

局部麻醉下，在颞嵴与对耳轮上脚间切取颞筋膜（图 1-63）。于对耳轮上脚前 1cm、上 3cm 处，切开 3～4cm 的切口，并向深部剥离。注意避开颞浅血管，仔细止血。切开颞筋膜浅层，显露颞筋膜深层。切开颞筋膜深层，分离下方的颞肌后切取。颞筋膜切取后，为了预防血肿，应仔细止血、压迫包扎。

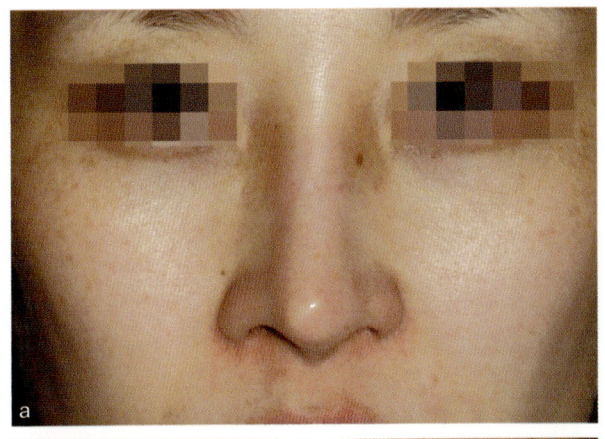
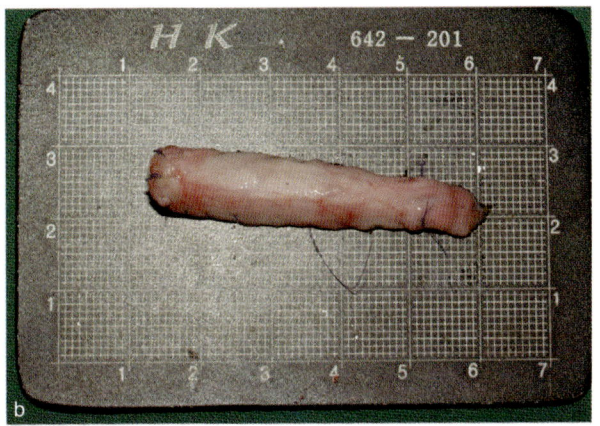
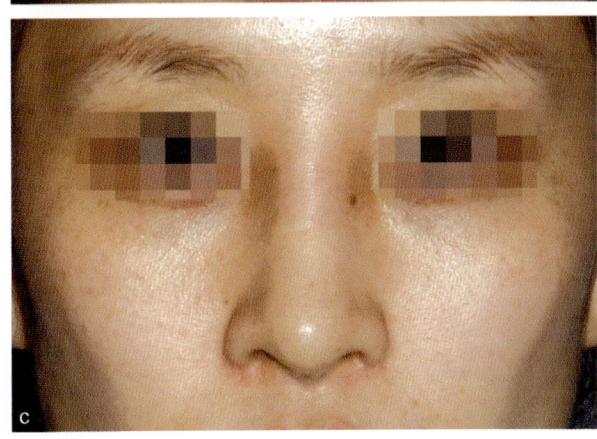

图 1-60 为矫正假体轮廓的显现，使用颞筋膜包绕假体 a.经鼻背皮肤可见假体轮廓；b.深层颞筋膜包绕的假体；c.术后正面观

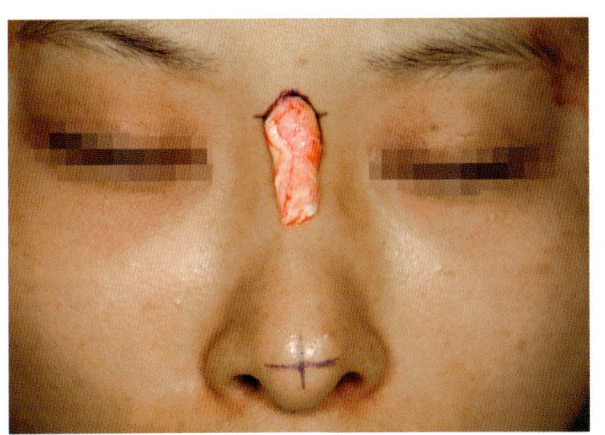

图 1-61 使用颞筋膜隆鼻根部

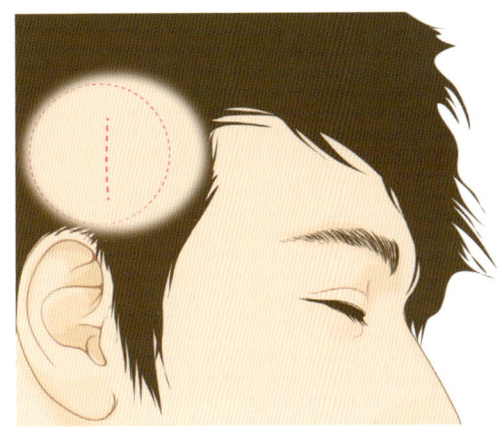

图 1-62 颞筋膜切取范围

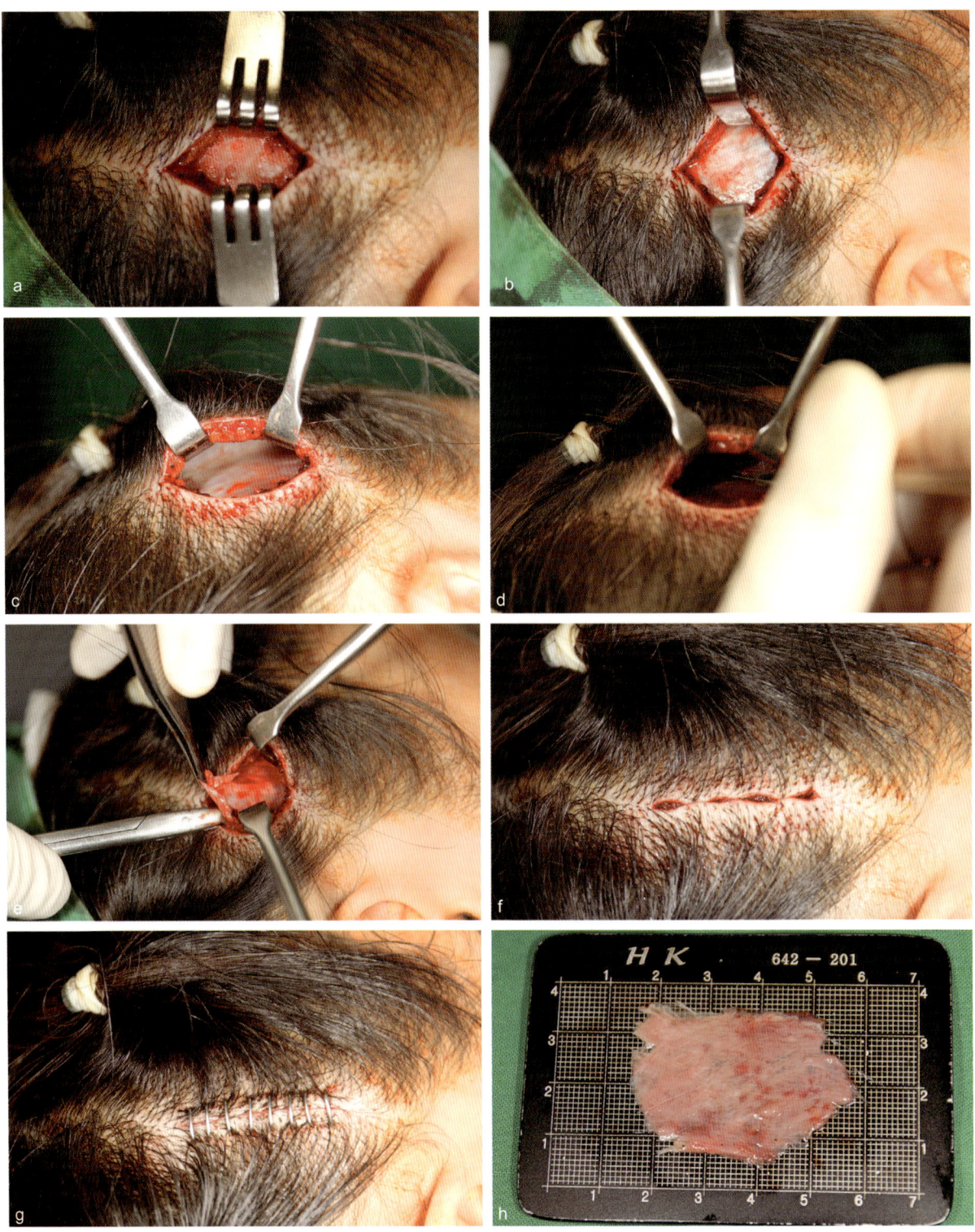

图1-63 深层颞筋膜切取过程　a.切口：切开3mm的垂直切口，避开颞浅动脉；b.入路：细致分离并显露深层颞筋膜；c.分离：广泛分离以显露足够大的筋膜；d.切开深层颞筋膜；e.深层颞筋膜的切取；f.4-0薇乔缝合皮下；g.订皮机缝合皮肤；h.切取的颞筋膜深层

五、鼻整形术切口

鼻整形术有多种切口，术者应掌握各种切口的使用方法，根据患者条件选择适当的切口。鼻整形术切口分为鼻腔内切口和切开鼻小柱的开放切口。

（一）鼻腔内切口

鼻腔内切口分为边缘下切口、软骨裂开切口、软骨间切口及贯穿切口（图1-64）。

1. 边缘下切口

边缘下切口为最常使用的切口，易于施行鼻尖及鼻背整形（图1-65）。边缘下切口起自鼻小柱中间的内侧，沿鼻翼软骨内侧脚后缘切开至穹窿部，后沿外侧脚下缘向外侧切开。将鼻翼缘向外牵拉可显露外侧脚下缘。边缘下切口位于鼻翼缘的内侧。沿着鼻翼缘切开，可引起鼻孔的变形，应注意（图1-66）。

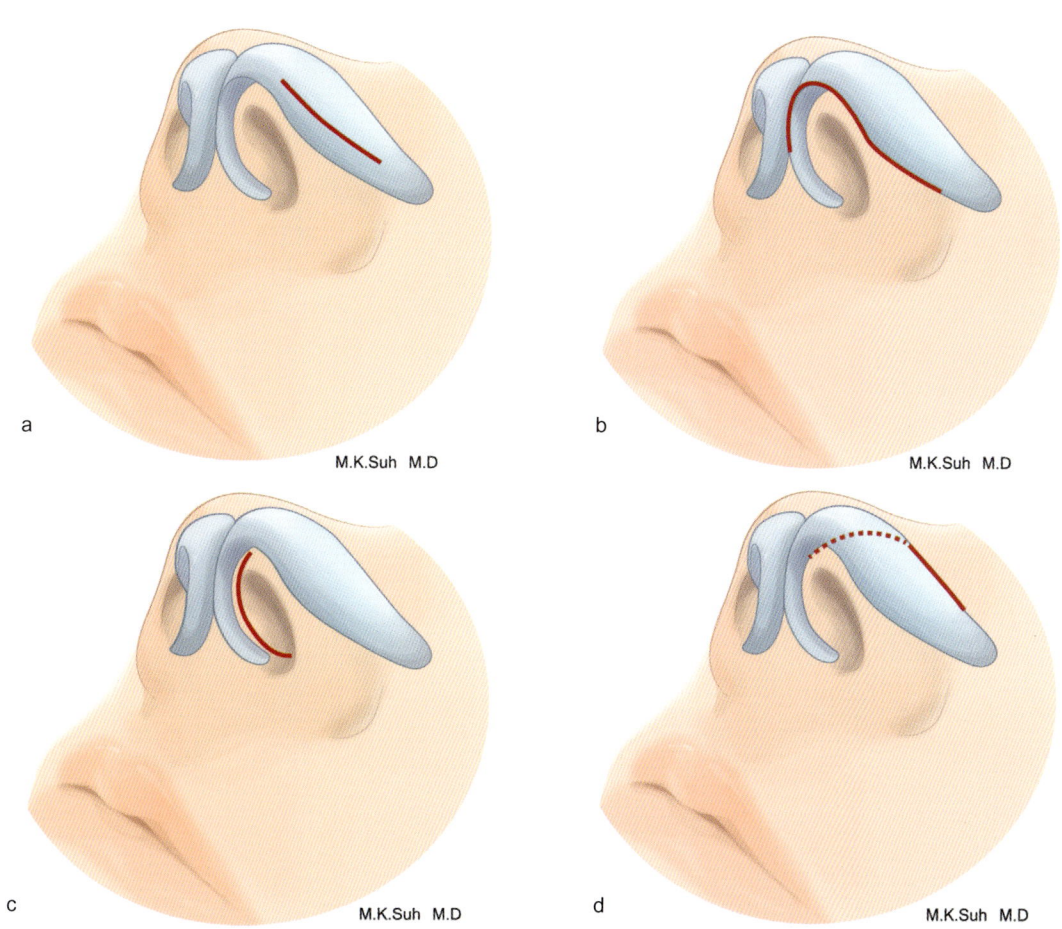

图 1-64　鼻腔内入路的切口　a. 软骨裂开切口；b. 边缘下切口；c. 软骨间切口；d. 贯穿切口

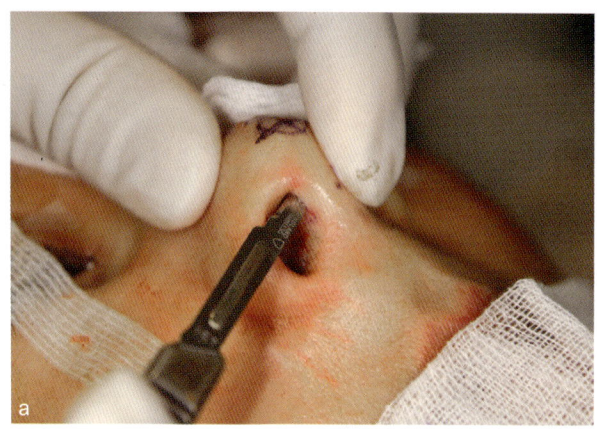
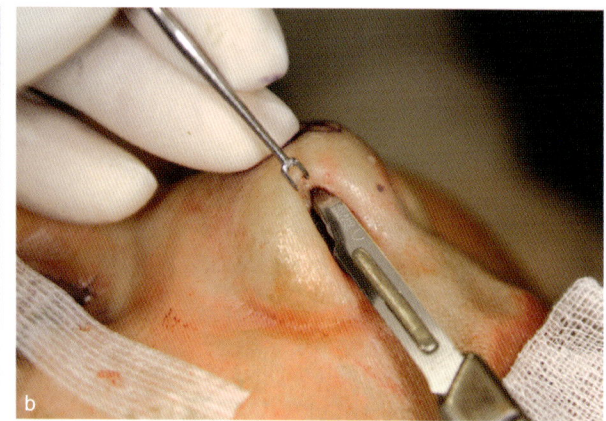
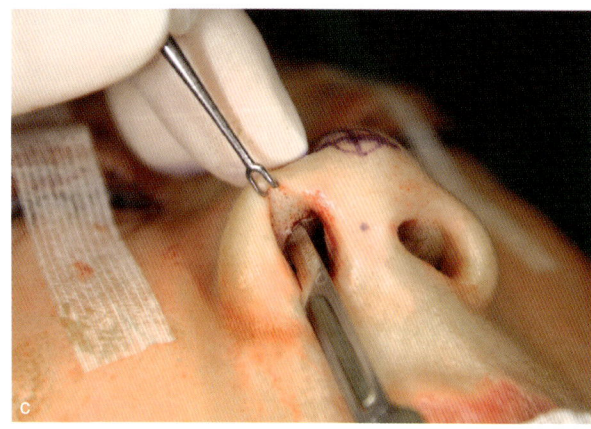

图 1-65　边缘下切口　a.沿鼻翼软骨内侧脚尾侧端，于鼻小柱缘 2～3mm 处切开；b.避免软三角的切开，在穹窿处向外侧转折；c.沿外侧脚尾侧端延伸

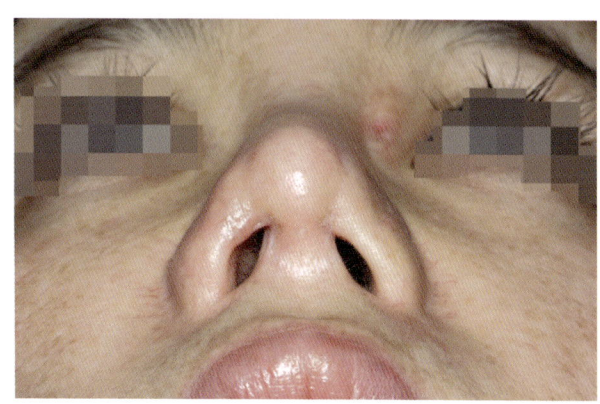

图 1-66　鼻翼缘切口瘢痕及挛缩

2. 软骨间切口

软骨间切口是切开鼻翼软骨与上外侧软骨间的切口（图 1-67）。使用鼻镜或拉钩，有助于辨别鼻翼软骨与上外侧软骨间的界线。适用于单纯施行鼻背部整形时。

3. 软骨裂开切口

软骨裂开切口是切开鼻翼软骨外侧脚的切口。适用于切除部分鼻翼软骨外侧脚的头侧部时。

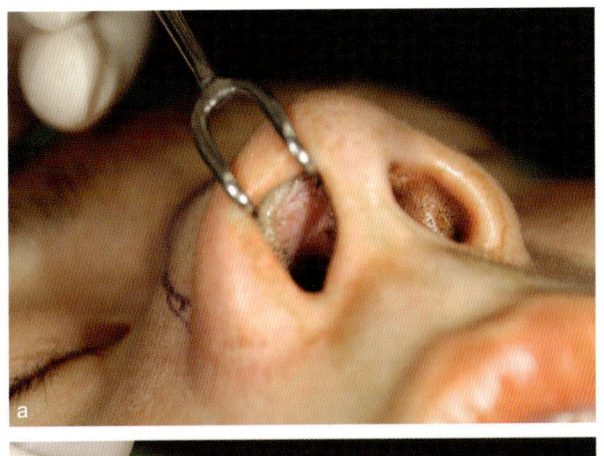
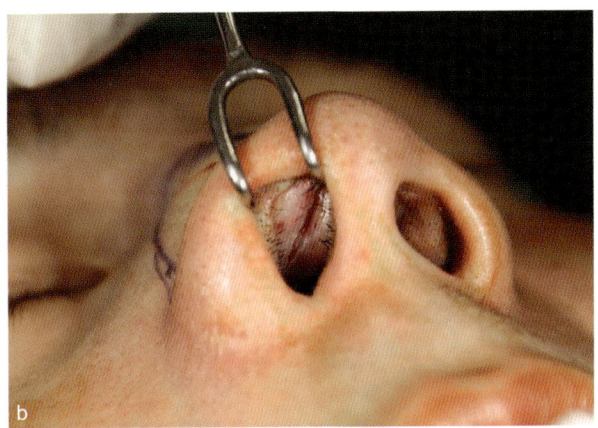
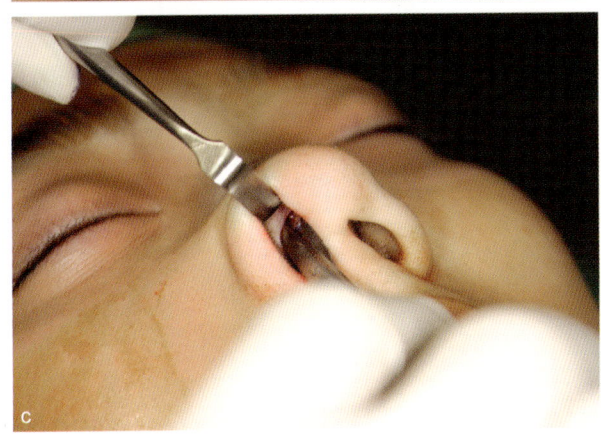

图 1-67 软骨间切口

4. 贯穿切口

贯穿切口是从鼻中隔前角开始，向下切开至鼻前棘，切开膜性鼻中隔，使两侧鼻腔贯通的切口（图 1-68）。该切口与软骨间切口联合使用，对术野的显露良好，有利于鼻中隔的显露和手术。半贯穿切口多用于鼻中隔手术时，通过一侧膜性鼻中隔的切开，剥离两侧黏软骨膜。

（二）开放切口

开放切口有倒 V 形切口、阶梯状切口及鼻小柱基底 V 形切口等，通常使用倒 V 形切口和阶梯状切口（图 1-69）。作者认为，倒 V 形切口瘢痕隐蔽、挛缩少，通常使用此切口。

选择鼻小柱中间最窄的部位切开，并向两侧鼻腔内延伸。与鼻腔内切口相同，沿着内侧脚、穹窿及外侧脚下缘切开（图 1-70）。

（三）切口的选择

选择开放切口或鼻腔内切口，取决于术者的习惯与熟练程度，也与患者鼻部形态及手术目的有关。过去主要采用鼻腔内切口，随着鼻整形技术的不断提高，目前主要使用开放切口。

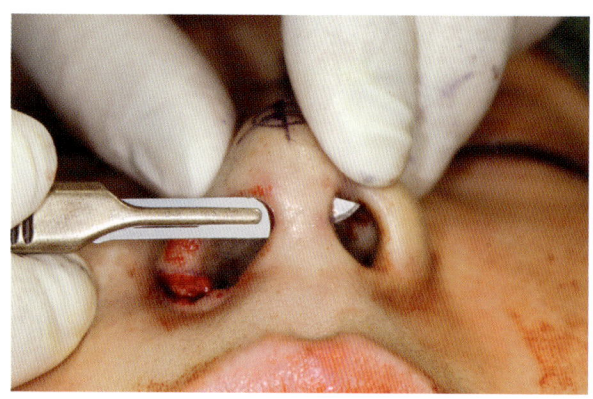

图 1-68 贯穿切口

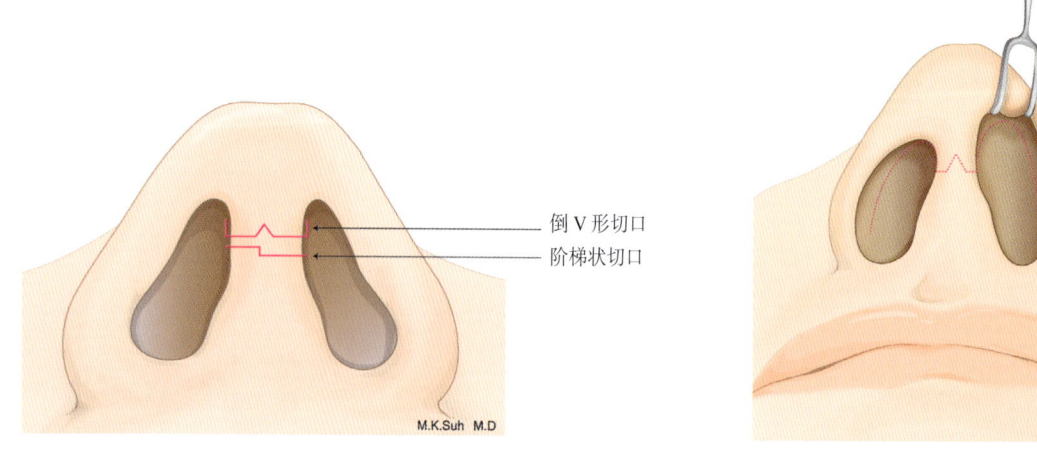

倒 V 形切口
阶梯状切口

图 1-69 开放鼻整形切口

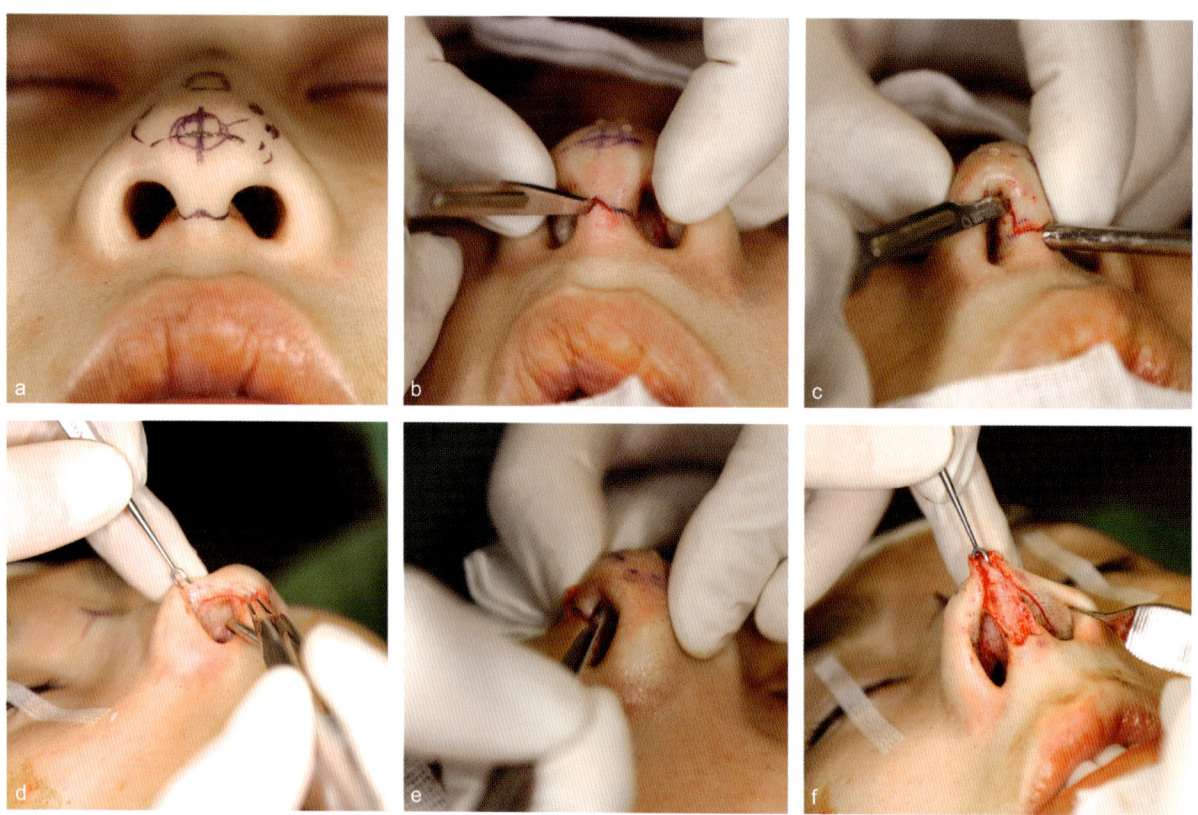

图 1-70 开放鼻整形的手术过程　a、b.鼻小柱最窄部位，行倒 V 形切开；c.鼻小柱后缘 2mm 处切开，沿中间脚尾侧缘走行；d.边缘下切口，沿鼻翼软骨外侧脚尾侧缘走行；f.沿软骨膜上平面分离

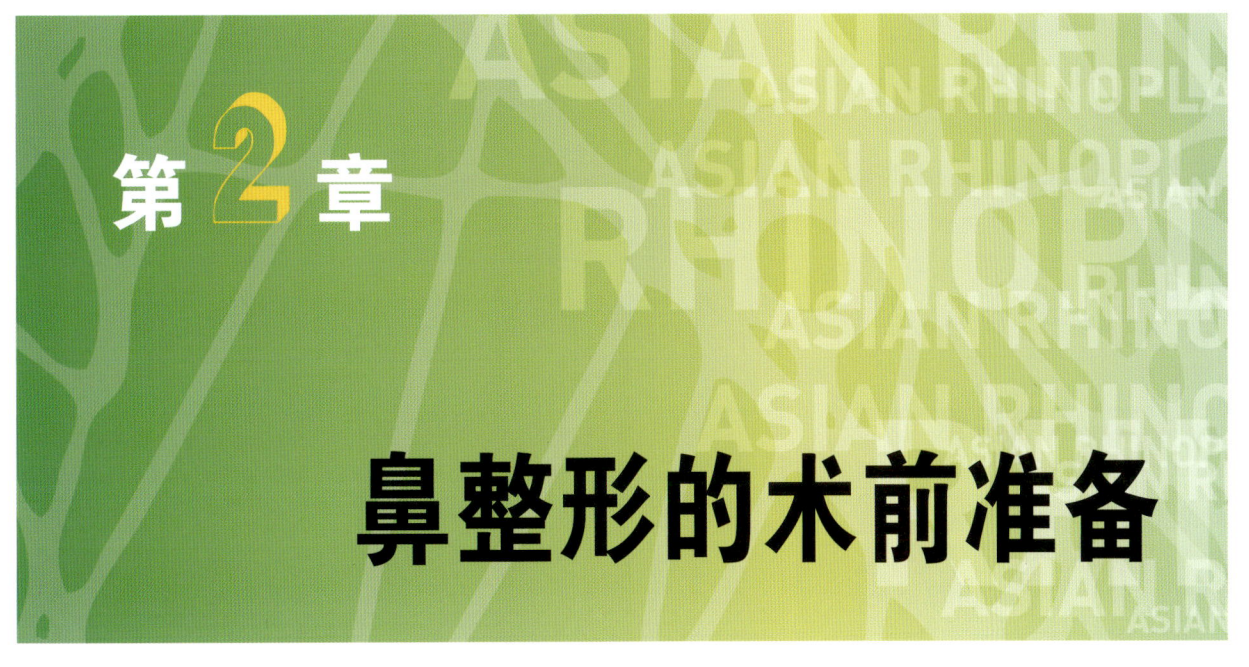

第2章 鼻整形的术前准备

一、术前评估及检查

(一)术前评估

通过与患者的术前沟通，了解患者期望的鼻外形，制订相应的手术计划。充分的术前沟通是提高鼻整形术后满意率的必要环节。出色的美容外科医生可通过手术达到大部分患者所期望的鼻外形。但是，这并不意味能使所有患者满意。鼻整形术中涉及很多心理因素，因此，美容外科医生应通过术前的沟通，了解患者的心理因素、精神因素及期望值，再决定实施手术。

美容外科医生应筛选出那些有现实期望值及正确手术动机的患者。为有不切实际的期望值或健康问题的患者施行手术，会陷入无休止的麻烦。

医生应该能够识别鼻整形患者不切实际的期望、不可行的动机及心理健康问题。

在临床中，大多数术后不满意不是来源于副作用或对鼻子的外形不满，而是实际结果与患者的期望值不相符。因此，向患者过多地建议手术，或向其保证不切实际的术后效果，都是不可取的。

由于网络的发达，患者可以从网络轻易获得有关鼻整形材料及手术方法的信息。有些患者自己研究了多种手术方案后，会选择一种自认为符合自身条件的手术方法，并要求医生按自己的想法施行手术。即使医生建议最佳的手术方案，这部分患者也会拒绝采纳并坚持自己的想法。术后可能会引起不满意或纠纷。

整形外科医生应该注意的患者群体如下：

①精神病患者；

②期望值过高的患者；

③要求不切实际的患者；
④对整形手术成瘾的患者；
⑤身体先天畸形的患者
⑥多疑或有人际交往障碍的患者；
⑦希望通过手术克服自卑感的患者；
⑧既往的鼻整形手术有纠纷的患者；
⑨自恋或强迫症患者。

（二）术前检查

术前检查应包括以下内容：

1. 对于鼻部解剖的记录

①皮肤及皮下组织的状态：厚度、瘢痕、色素沉着等。
②鼻部支持结构
- 鼻骨形态：宽度及有无偏曲；
- 软骨形态：上外侧软骨的对称性及鼻中隔软骨的形态。

③鼻尖
- 皮肤状态；
- 鼻尖高度及宽度；
- 鼻孔的形状及对称性；
- 鼻尖表现点；
- 鼻翼软骨的大小、弹性及强度；
- 微笑时，鼻尖下垂的程度。

④鼻基底
- 鼻小柱的情况：对称性及厚度；
- 鼻孔的大小及对称性；
- 鼻翼侧壁的厚度及外形；
- 外鼻阀的状态；
- 踏板部的形状及突出度。

⑤与上唇的关系
- 鼻前棘的情况；
- 鼻唇角的情况；
- 人中的长度；
- 有无露龈笑；
- 鼻翼-鼻小柱关系。

⑥鼻内部检查
- 对鼻中隔的检查；

- 对鼻甲的检查；
- 对内鼻阀的检查。

2. 放射线检查

歪鼻矫正时，通常需要进行放射线检查。主要取鼻骨位和瓦氏位摄片，也可行 CT 检查（图 2-1）。

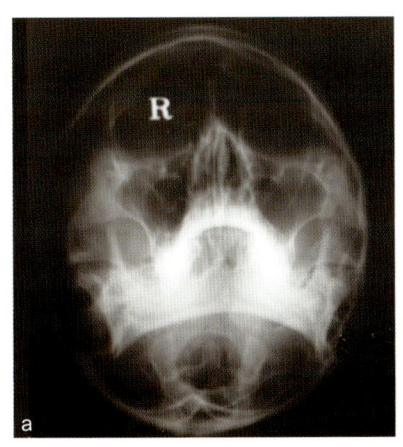
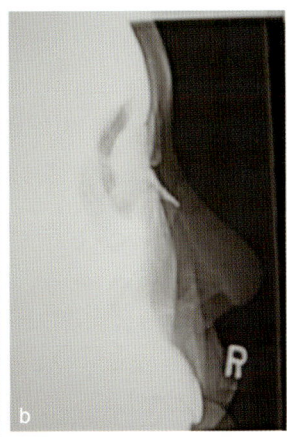
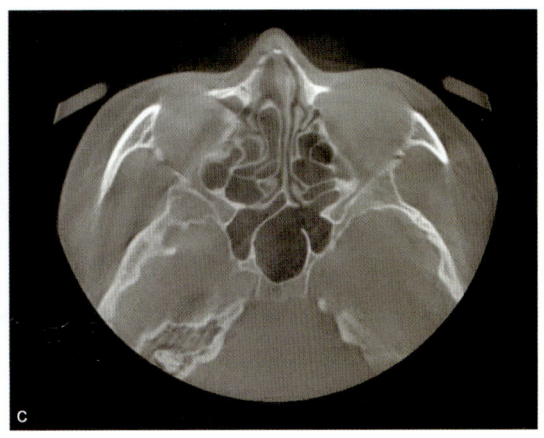

图 2-1　**放射线检查**　a.瓦式位；b.鼻骨位，c.CT

二、临床摄影

诊疗过程中，患者信息的记录是非常重要的。因此，在手术之前准确记录患者的情况会有很大帮助。特别是在整形美容领域，大多数的手术部位是用眼睛所能看到的身体外部，所以手术前拍照记录是一种很实用的方法。

大部分患者会将术后效果与记忆中的外形做比较。一些连患者自己也没注意到的问题可能会在术后显现出来。因此，在术前做好影像记录有利于避免此类问题的发生。换句话说，照片可以客观而准确地记录患者的外部特征。

术前照片除了用于术后对照及示例外，也可以在咨询过程中具体反映患者的手术意愿，还可用于手术计划的制订和供其他患者参考，对于日后的讲课、演示和出版物发表等也有重要的参考价值。

一张有意义的临床照片首先必须是准确的，照片必须清晰。相隔几个月的手术前后照片应保持一致性效果。也就是说，必须控制除拍照时间以外的所有影响因素，包括拍照姿势、使用相同的相机、镜片、照明和背景等。

（一）设备

1. 相机

在临床摄影中，相机是次要因素。随着数码单反相机（DSLR）的市场化，单反相机（SLR）的普及率也相应提高。即使没有数码单反相机，只要摄影师清楚如何操作设备及做出相应调整，使用小型数码相机，也能拍摄出优质的临床照片。所以购买相机的时候，最好选择一部简单易学并使用广泛的相机，以便购买所需的配件和部件。建议使用佳能、尼康、奥林巴斯等品牌的相机，它们有一系列医疗摄影专用配件，且容易掌握。

其中，使用最为普遍的是 35mm 数码单反相机。单反相机的优点是拍摄时所看到的物体与胶片或者数码传感器上的成像是一致的。非单反相机使用多镜头成像于胶片并显示取景器上的图像，这样会造成视差。相比之下，单反相机使用同样的镜头通过反射镜与棱镜采光，同时成像于取景器和胶卷底片，一般不会发生视差。特别是近距离拍摄的时候，非单反相机会加重视差的问题，所以数码单反相机比较适合拍摄临床照片。

数码单反相机传感器越大，价格越高，一般 35mm 胶卷大小传感器的价格会非常昂贵。因此，应考虑使用常规的扩射单反相机，它使用较小的传感器，会影响镜头选角。

2. 镜头

光线的透过率、照片的分辨率、最终照片的颜色等与镜头有关。随着数码摄影技术的发展，这些因素变得不那么重要。选择镜头，应首先考虑焦距。

焦距是指镜头折射光线的角度，也就是镜头的视角。拍照时，通过控制相机与被摄物的距离，镜头焦距越长（长焦镜头），可以放大成像；镜头焦距越小（广角镜头），可通过缩小视角来涵盖更广的范围。

因此，拍摄面部时使用 80mm 镜头会比较有利，而拍摄全身照时则使用 35mm 的镜头较为合适。使用 35mm 单反相机，拍摄全身照的最佳焦距为 35mm，上半身拍摄焦距为 50mm，面部拍摄为 80mm，面部特写镜头则为 100mm。使用焦距小于 35mm 的镜头拍摄，画面有可能歪曲，所以不推荐使用。

单一焦距镜头可提高成像质量，但是拥有长焦和广角功能的可变焦距镜头使用更方便。选择镜头时，还应注意市面上大多数的数码单反相机的视角放大倍率为 1.6（图 2-2、2-3）。

通常情况下，大光圈镜头（f 值越小，镜头进光量越多）往往比较贵。拍摄临床照片的时候，一般使用闪光灯或在有辅助光源的场所，所以无须购买昂贵的大光圈镜头。

3. 照明/布光

自然光下和日光灯下，物体的颜色效果有着明显的差别。人的眼睛可以调节适应新的光源，所以不容易分辨出差异，但是相机的传感器和胶卷会表现明显的差异。与自然光相比，日落时拍摄的照片呈红色，白炽灯会呈黄色，日光灯会呈蓝色。这种光照颜色的变化通常称为色温，单位为开尔文（K）。色温高呈蓝色，色温低呈黄色或红色。为了弥补这种颜色上的差异，应使用适合色温的胶卷。如果是数码相机，可以通过设置调整色温。使用调光闪光灯的时候，应当设置适合调光闪光灯的色温才能拍摄出效果好的照片（图 2-4）。

大部分相机本身有内置的闪光灯。内置的闪光灯在镜头边发光，所以拍摄出来的照片因没有影子而缺乏立体感。然而，外置的闪光灯装置随着位置和角度的不同，拍摄出的照片差异很大。用直光或内置的闪光灯拍摄的照片差异不明显，但是利用天花板或墙面反弹的光的反射面会形成阴影，而且还可以调整影子的方向和角度。由于这些因素会造成很大差异，用同样标准化的闪光灯拍摄是十分重要的。

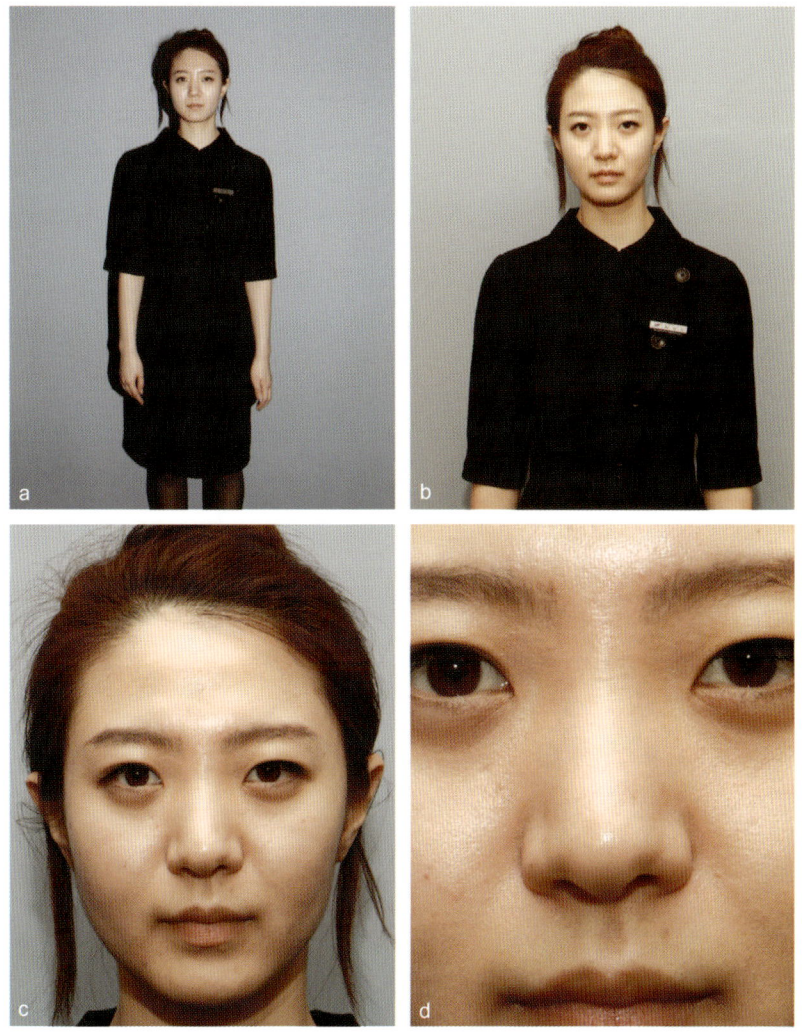

图 2-2 不同焦距下的照片　a.24mm；b.35mm；c.80mm；d.100mm。4 张照片都是在同一距离下拍摄的。短焦距可用于拍摄全身照，长焦距可用于特写镜头

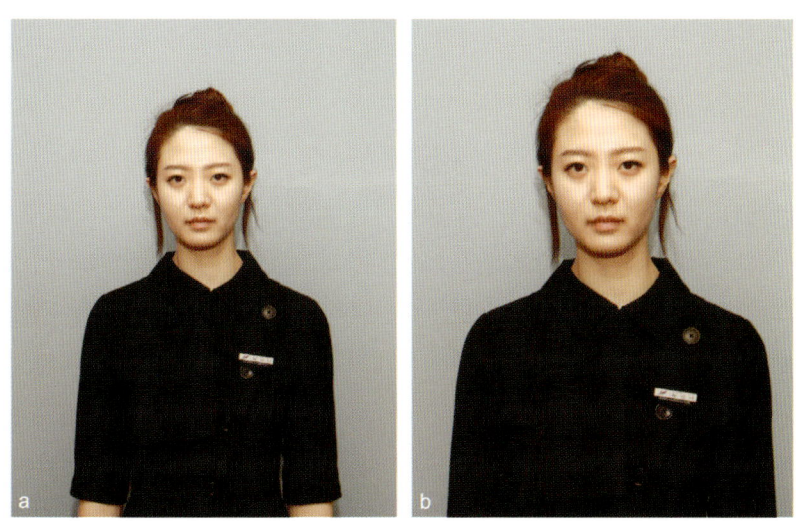

图 2-3 不同胶片（传感器）规格下的视角对比：全画幅机身的数码单反（a）与放大倍率为 1.6 的裁剪画质数码单反（b）
a. 全画幅机身的 50mm 数码单反；b.1.6 裁剪画质普通 50mm 数码单反。在同一距离及焦距拍摄照片时，普通型数码单反视角较窄（长焦镜头，长焦机）。因此，选择普通型数码单反镜头时，应考虑到这种视角差异。通常情况下，如果使用普通型数码单反，要达到使用全画质机身数码单反在 28~80mm 镜头下的效果，应把镜头焦距调整为 18~50mm

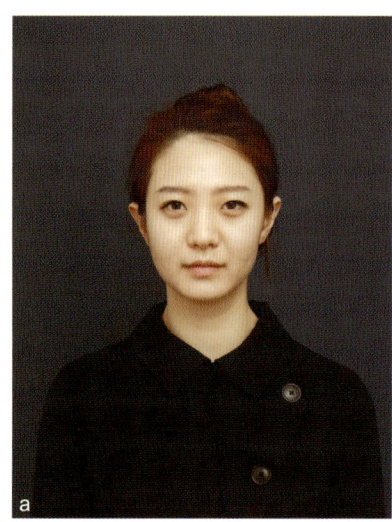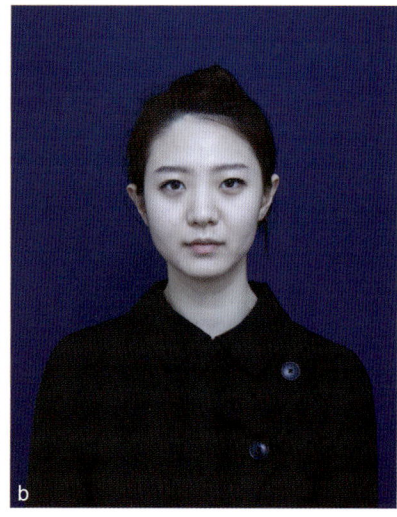

图 2-4 不同色温下拍摄照片的差异

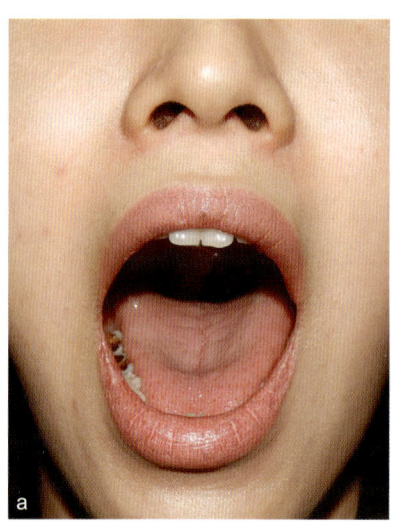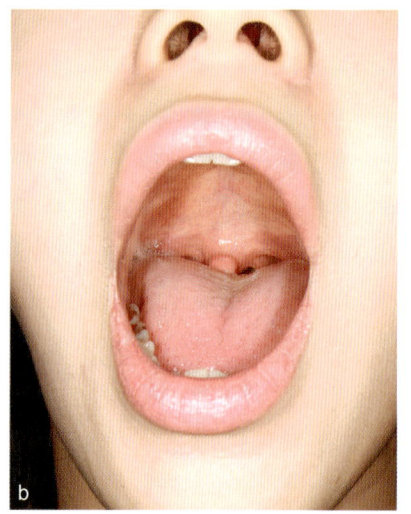

图 2-5 不同类型闪光灯下的照片差异 a.使用普通闪光灯拍摄的口腔照片有阴影；b.使用环形闪光灯可提供良好照明

当闪光灯装置和镜头有一定距离时会产生视差。在大部分临床摄影中，这种视差问题影响不大。但是，当拍摄口腔、鼻腔和手术过程中的特写，需要放大拍摄狭窄且深的部位时，视差的出现说明捕捉图像时没有足够的照明。这种情况下，最好使用环形闪光灯（图 2-5）。拍摄一般的全身照片时，不推荐使用环形闪光灯。因为拍出来的照片没有影子，而且缺乏细微的描写和距离感，照片缺乏立体感，这使得环形闪光灯的使用范围受限。

4. 背景

背景颜色太浅，会出现很浓的影子；背景颜色太深，低对比度会使发际线与背景混淆。有条纹的彩色背景会引起视觉混乱，所以最好使用单一色背景。反射光线的塑料材质和容易褶皱的材料不适合作为背景。通常，背景颜色一般选用浅青灰色和暗青色。

(二)摄影

1. 光照方向

光照的调整是拍摄临床照片中最难的。为了对比治疗进展和比较手术前后效果,拍摄照片要保持一致的光照角度。即使是相同的条件,光照角度的不同会投射阴影,使皱纹看起来加深,眼部下方的阴影更暗,照片上的人看起来更老(图 2-6)。

应避免照片背景中出现的浓厚阴影影响对人体轮廓线的勾画。为了避免照片中出现阴影,最好让患者站在离背景有一定距离(约 70cm 或更远)的地方。

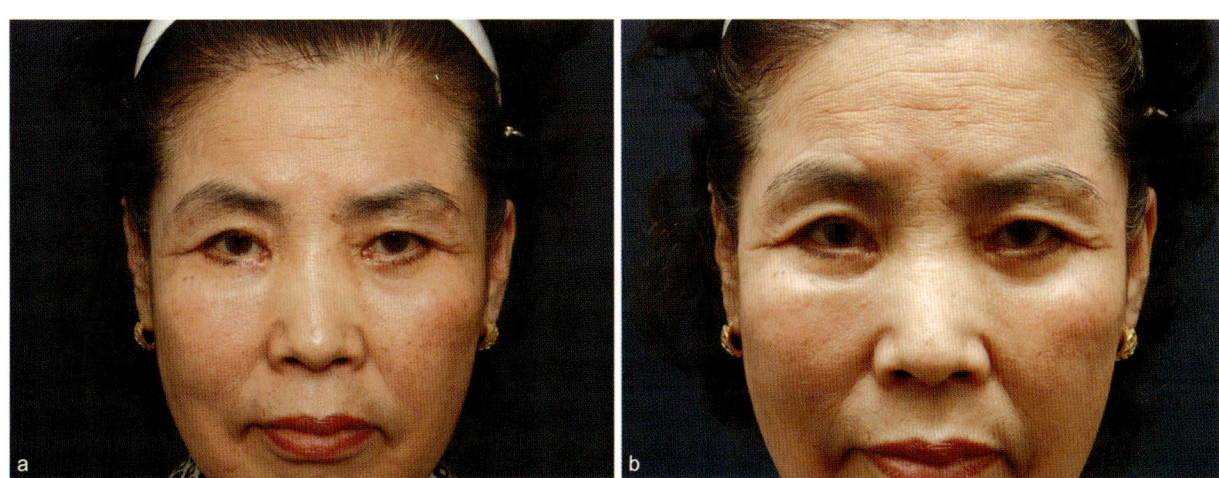

图 2-6 闪光灯位置和照射角不同而产生的照片差异 a.直光;b.天花板反弹(高光源)。直光拍摄不会出现阴影,但是拍出来的物体缺乏立体感。如果光源向上移动或向侧面移动就会产生阴影,这样就可表现出物体的立体感。但是,过度的光照会突显皱纹或造成影像的失真,如使被摄者的鼻子显得歪斜

2. 照明强度

照片的细节信息随照明强度而变化。例如,有意在高照明强度下拍摄的照片会模糊皱纹的深度、遮盖粗糙的表面和手术后伤口周围的红迹。另外,在照明很强的条件下拍摄的照片也会无法表现详细的信息。即使通过数字图像增强处理软件也很难恢复。所以拍摄照片的时候,选择稍微低的亮度比高的亮度好一些。较暗的照片可以通过增强处理而变亮,还可不失去细节信息。

3. 景深

镜头的光圈或亮度(f)关系着对被摄物照片景深的控制。在临床摄影中,无须使用对焦或其他特效,包括景深。事实上,为了确保焦点清晰,在拍照时,光圈应限定为 f8 或更多。在近距离拍摄时,因为只有在焦点区域内的物体可以清晰成像,所以景深的控制尤为重要(图 2-7)。因此,在近距离拍摄时,缩小光圈对于获得清晰对焦的图像至关重要。

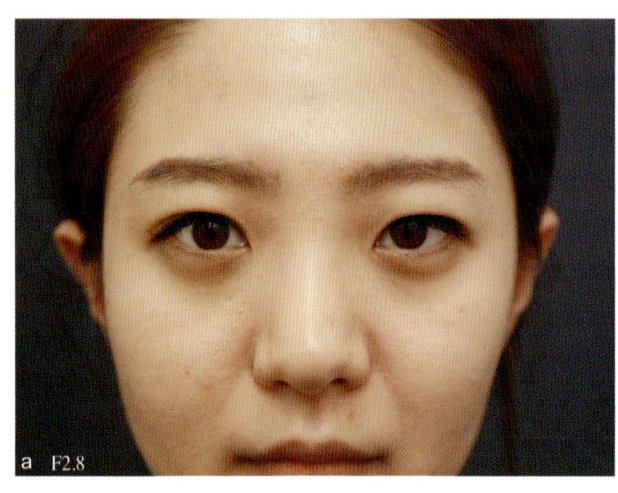
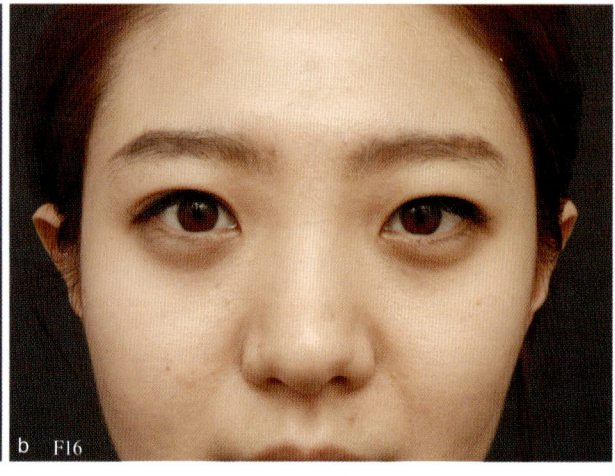

图 2-7　基于光圈和景深的照片对比　两张照片都是用 50mm 镜头聚焦于眼睛拍摄的。a. F2.8 只有眼睛清晰,耳朵和鼻尖都模糊;b. F16 眼睛、耳朵、鼻子都清晰

4. 快门速度

临床照片拍摄时使用频闪闪光灯,所以快门速度没有太大的影响。

5. 患者的姿势

患者姿势的细微变化会使照片产生比较大的差异。例如拍照时稍微抬着下巴,脸的长度会显得比较短,下颌骨相对宽大,鼻子显得比较短(图 2-8)。

当直立时,很少有人能使身体两侧基于人体垂直轴保持平行。因此拍摄的时候,应指导患者保持对称和平衡,依据一定的角度,倾斜头部和调整姿势。

一些患者在拍照的时候,有挑眉、瞪眼、绷紧嘴唇等习惯,这种叫做"拍照脸"(photoface)的现象,不适合作为临床照片。因此拍摄的时候,最好是缓解一下面部肌肉的紧张状态。可以使患者闭上

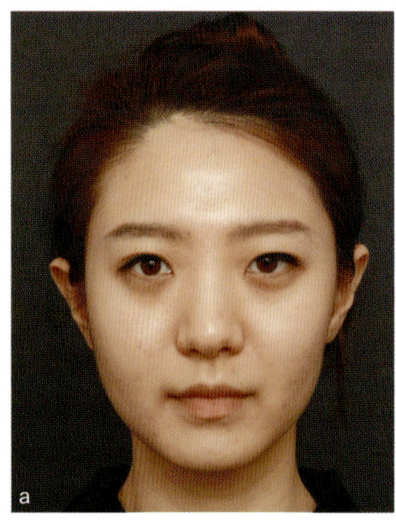
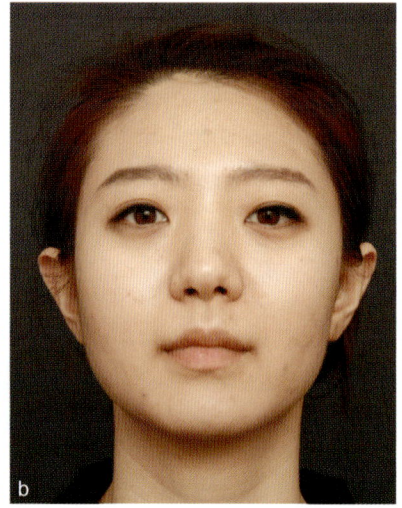

图 2-8　患者不同姿势的照片差异　在照片 b 中,下颌骨突出,鼻子较短。a. 正常姿势拍摄的照片;b. 抬着下巴拍摄的照片

双眼，在睁开眼睛的瞬间拍摄照片。

拍摄侧面、斜面、鼻翼基底的照片时，相机镜头不要与患者视线方向相同。应指导患者不做眼神接触。在临床试验中，眼神接触会使解剖构造发生偏移，所以最好让患者目视前方。拍摄的时候，通常在室内墙上做具体标记，可以帮助患者固定视线，确保患者视线不发生偏移。由于患者身高不同，依据身高做不同的标记有利于调整最佳姿势。

6. 相机的视角

相机的视角如同患者的姿势，也会影响照片的效果。为了避免这种误差，拍摄之前要设定照片的拍摄角度。

（三）基本临床照片

1. 全面部照片

面部照片是面部整形手术时最基本的照片。拍摄脸部照片的时候，竖拿相机从5个角度拍摄照片，即正面、左右斜面和左右侧面。所有的照片应该在相同的垂直高度拍摄。在拍摄整个面部时，法兰克福平面（Frankfurt planes）用作标准基线。

正面照片包括从头顶到锁骨胸骨头的范围。连接两侧耳轮的线条应垂直于第一条线，交点位于面部中央。连接瞳孔与唇联合的线条应横向水平。连接头顶、前额中心、鼻尖、嘴唇中央、下巴的线条应竖直水平，并处于面部照片的中央（图2-9）。

如果面部不对称，应依据这些参考线，准确地拍摄标准照片以便更详细地了解不对称的程度。正面照片最准确地显示了鼻子的对称性，包含鼻长度、鼻宽度、鼻尖的形状等多种信息。

拍摄侧面照片的时候必须包括耳轮，并且后脑勺后方和鼻尖前方都必须有空白。侧面照片必须保证只有一侧眉毛可见，且当鼻根部过高时，相应地调整角度（图2-10）。根据鼻根的位置、鼻高度、鼻长度、鼻部轮廓、鼻尖突出的程度、鼻翼-鼻柱的位置关系、鼻子与前额或嘴唇的位置关系以及整

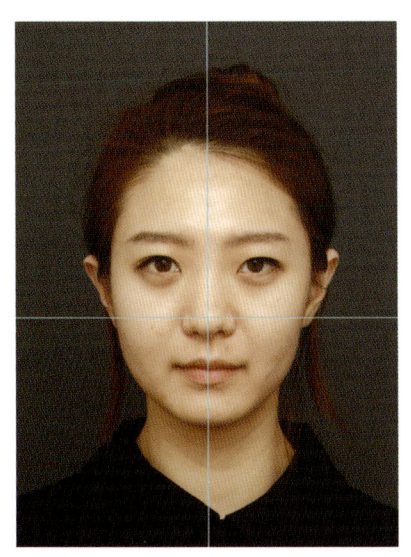

图2-9　正面照片

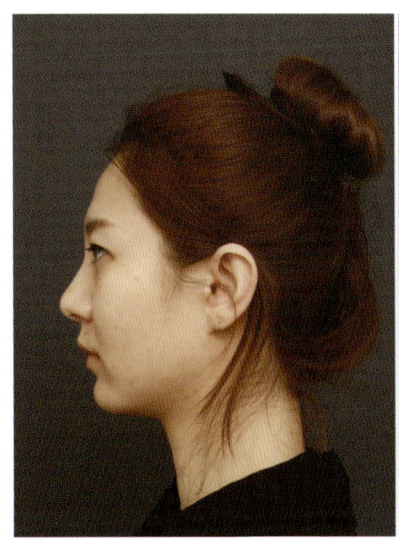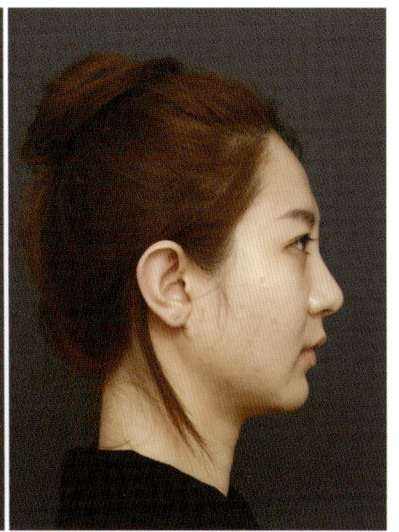

图2-10　侧面照片

个面部轮廓，侧面照片显示了侧面轮廓的最佳视角。

拍摄斜面照片的时候，鼻尖应该跟面颊的轮廓线一致。但是，一般亚洲人的鼻尖都比较低，所以在拍摄亚洲患者的时候，建议在鼻尖与面颊轮廓线之间留下空间。图像应准确地显示出鼻部的不协调，例如鼻尖朝一侧歪曲（图2-11）。从斜面照片中能看出鼻子的立体形状，以及鼻子与面颊、嘴唇和眼睛的和谐度。这在正面和侧面照片中不能显示。

2. 鼻部近摄照

当患者决定接受鼻整形手术时，临床照片应包含整个面部的照片及鼻翼基底照片。拍摄鼻翼基底照片（仰视图）。拍摄鼻翼基底照片的时候，应该抬起下巴，让鼻尖处于两侧双眼皮之间（图2-12）。鼻翼基底照片可显示鼻孔的大小和对称性，鼻柱的宽度和长度，鼻翼基底的宽度和鼻尖的协调性等多种信息。

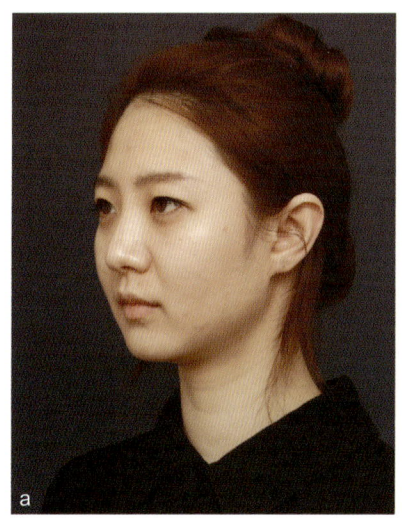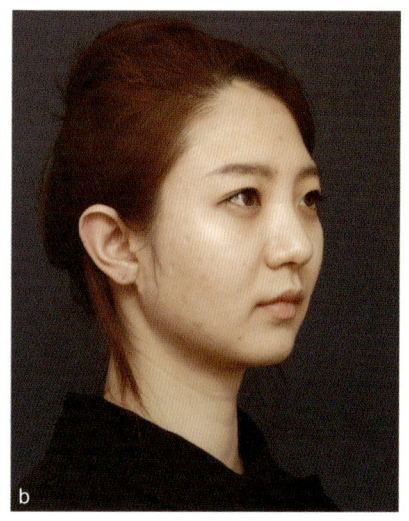

图 2-11　斜面照片

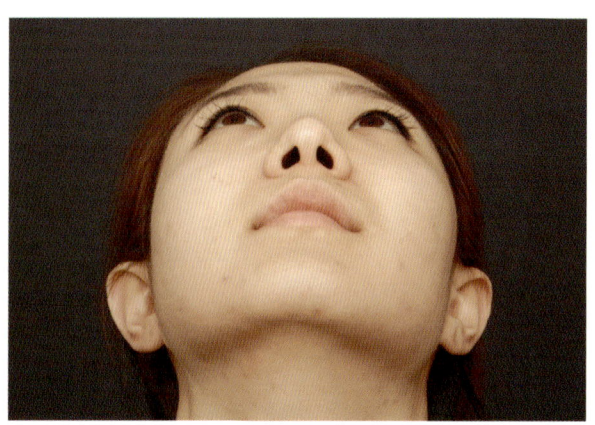

图 2-12　鼻翼基底照片

三、手术前的准备事项

（一）术前注意事项

同所有整形美容手术一样，术者在施行鼻整形术前需要和患者进行详细的沟通。对既往有全身疾病史的患者，系统的术前检查可避免医疗事故的发生。应全面检查血压等各项生命体征。

阿司匹林、血小板凝集抑制剂等心血管药物会使手术过程中出血增多、不易止血，术后也可能导致渗血和血肿，如患者正在服用此类药物，应请专科医生会诊，于术前暂时停用或改用其他药物。

患有糖尿病的患者伤口愈合慢，容易引起感染，术前应请内分泌科医生会诊，给予充分重视；术后应密切观察切口症状，必要时延期拆线。脓肿、上呼吸道感染及其他急性炎症患者，以及痤疮等鼻部有感染症状的患者应推迟手术。当手术需要植入假体时，因术后更易引起感染，应特别注意。过敏性鼻炎患者发作期间，应用药物控制症状并延期手术。应询问患者药物过敏史，确认包括抗生素在内的围术期用药有无过敏史，避免使用过敏药物。

亚洲人服用中草药、红参、人参及其他保健品比较多，这些保健品可能使术中出血增多。在不明确其具体成分的情况下，应停止服用1周后施行手术。

（二）术前禁食水

局部麻醉时不需要禁食。目前，为了减轻局部麻醉时的疼痛，也为了提高手术过程中的舒适度，大部分的鼻整形手术均施行静脉诱导麻醉。诱导睡眠的麻醉药物有恶心、呕吐等副作用，虽然较罕见，但极个别的患者因对药物的高敏感性而导致麻醉过深，需要紧急施行气管插管，所以术前禁食水是非常必要的。依据胃排空的生理特点，静脉诱导麻醉的禁食水时间应为4小时。

切取肋软骨等需要全身麻醉气管插管时，应严格要求患者术前一晚禁食水。

即使是禁食水，患者也应按时以少量水服用降压药物；患有糖尿病的患者，因禁食后可出现低血糖，应输注葡萄糖液调节血糖。

四、术前消毒

术前剪短鼻毛有利于手术。碘伏消毒全面部及鼻孔，无菌敷料覆盖，仅显露鼻部。如需切取耳软骨，应同时消毒耳部，无菌敷料覆盖备用。用碘伏棉球仔细消毒鼻孔，勿损伤鼻黏膜。

五、术后包扎方法

鼻整形术后，软骨和骨组织因截骨术等操作而不稳定，易引起鼻部肿胀和血肿，应用纸胶布压迫固定术区皮肤。纸胶布横行粘贴在鼻部皮肤上，从鼻尖上端开始至眉间叠瓦状粘贴。长鼻缩小术或大鼻头缩小术时，鼻尖部也需要压迫包扎，这时候采用Joseph包扎法（图2-13）。在此基础上用热塑板加强固定，可减轻术后肿胀和血肿，防止截骨术后骨片移动（图2-14）。截骨术后常规用热塑板固定1周。

鼻中隔手术或切取鼻中隔软骨时，应用棉球或膨胀海绵压迫鼻中隔部1~3天（图1-49）。

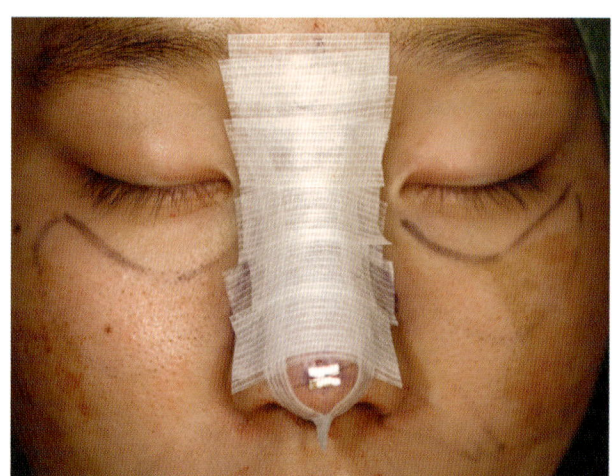 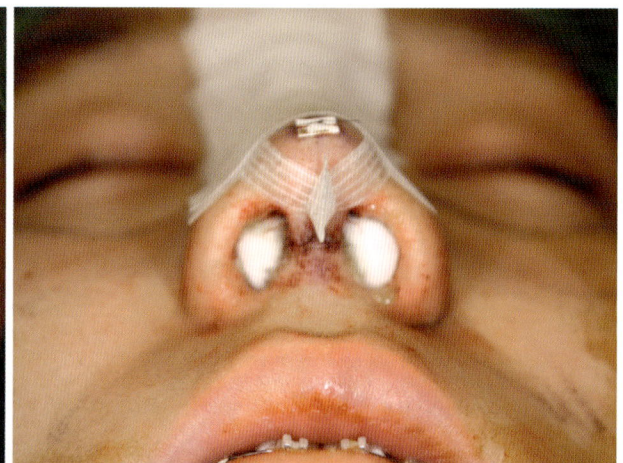

图 2-13　Joseph 包扎

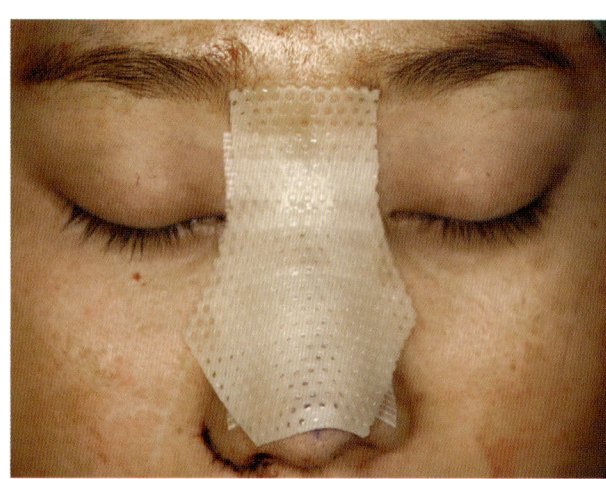 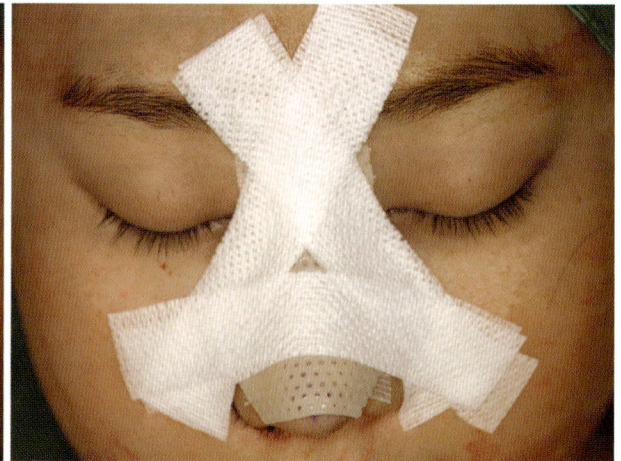

图 2-14　热塑板

第3章 应用假体的鼻背部隆鼻

一、绪论及背景

(一)整形外科医生关于亚洲人隆鼻的困惑:鼻整形术是否应该放弃使用假体?

为了改善低平的鼻背部,亚洲人的鼻整形术经常使用各种鼻假体。西方人的鼻背部皮肤薄,植入鼻假体后会显现假体轮廓而不自然,所以多选用软骨等自体组织移植物施行手术。西方人很少施行鼻背部隆鼻,即使行鼻背部隆鼻,大部分的患者只需要轻微的改善,少量的自体软骨组织就足够使用。与西方人相比,亚洲人的鼻背部隆鼻所需要的自体组织量多,使利用自体组织的鼻背部隆鼻术受到限制。

(二)自体组织的限制

在韩国,越来越多的整形外科医生尝试使用各种自体组织移植物施行鼻背部的隆鼻,例如使用筋膜瓣、真皮脂肪瓣、肋软骨及切碎的软骨等。真皮脂肪瓣和切碎的软骨由于吸收,难以达到预期的鼻背高度,难以预测术后鼻背的高度。使用肋软骨会导致鼻背部质地坚硬,显现尖锐的移植物边缘,较假体更为不自然和明显。肋软骨的弯曲特性还可导致歪鼻。到目前为止,没有一种自体组织在形态方面可取代假体。

自体组织是最安全的隆鼻材料。整形外科医生在临床实际应用中优先考虑应用自体组织移植物施行鼻背部的隆鼻。西方的整形外科医生普遍排斥假体的使用,主张使用自体组织移植物施行鼻整形术,这种观点并不适合亚洲人。实际上,使用自体组织移植物施行的鼻整形术,由于患者对术后外形的不满意，经常需要施行二次鼻整形手术。了解了亚洲人的皮肤特点和东西方人的审美差异后，我们就知道假体的使用仍是亚洲人鼻整形术中的重要一环。

（三）假体

与西方人相比，亚洲人的皮肤真皮和皮下组织较厚，富含纤维成分，使鼻假体的应用更为普遍。在韩国有多种不同的假体可供选择。用于鼻背部隆鼻的假体材料主要有硅胶、膨体和硅胶膨体复合物三种。

到目前为止，还没有发现最为理想的假体材料，各种材料均有其优、缺点。整形外科医生对于假体的选择各不相同，患者更是感到困惑。相比西方的整形外科医生，韩国的整形外科医生有着更丰富的假体使用经验和心得，他们对于假体的评价很有发言权。

在这一章节，作者将介绍各种假体的特点和优、缺点，阐述作者的见解，并介绍使用和雕刻假体时的几种技巧。

二、假体的种类及特性

在亚洲，特别是在韩国，用于鼻背部隆鼻的假体材料有三种。依据它们的使用频率，依次为硅胶、膨体及硅胶膨体复合物。

（一）假体的基本条件

假体指长期植入人体后，不引起化学反应和形态改变的材料，应具备以下条件：
1. 在人体组织内不引起物理、化学变化。
2. 在人体组织内不发生感染和异物反应。
3. 没有毒性。
4. 不诱发肿瘤。
5. 不引起过敏反应。

（二）硅胶

1. 硅胶假体的制作

硅（silicon）是一种化学元素，在地球上不以纯合体形式存在。硅主要以二氧化硅的形式存在于矿石中，经过提炼可获得纯合体硅。目前在整形外科领域普遍应用的硅胶假体，是在硅元素silicon后边加词缀-e命名，是由元素硅和其他添加物混合而成的聚二甲基硅氧烷。

临床上用于鼻整形术中的硅胶假体是将块状硅胶雕刻而成，或将液状硅胶注入模具制造而成（图3-1）。

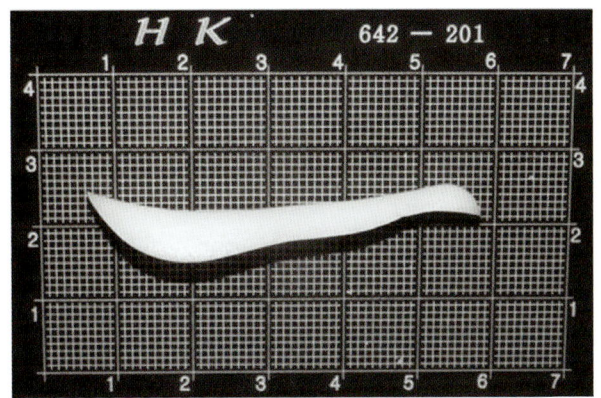

图 3-1 硅胶假体

2. 硅胶的质地

硅胶假体的质地（硬度）随分子链结构和添加剂的混合比例不同而有所区别，使用 A 型 shore 硬度计可以测定，单位为 SH A。医用硅胶假体主要选用质地软的硅橡胶。硅橡胶的质地在 SH A 0～90 范围，数值越低，表明硅胶材质越软。

用于鼻整形的硅胶假体根据质地分为特软型、软型、中型及硬型四种类型。SH A 7～10 为特软型，SH A 11～20 为软型，SH A 21～30 为中型。

3. 硅胶的特性

硅胶是最早用于鼻整形术中的假体材料，具有以下特性：

（1）术后高度不变

与膨体不同，硅胶在植入人体后，即使经过很长时间，也不会发生高度变化和形态学改变，这是硅胶假体的优点，可准确预测术后鼻背的高度。

（2）形成包膜

硅胶植入人体后，巨噬细胞的异物反应将导致硅胶假体周边的纤维组织增生而形成包膜（图 3-2），这个包膜有其独特的性质：

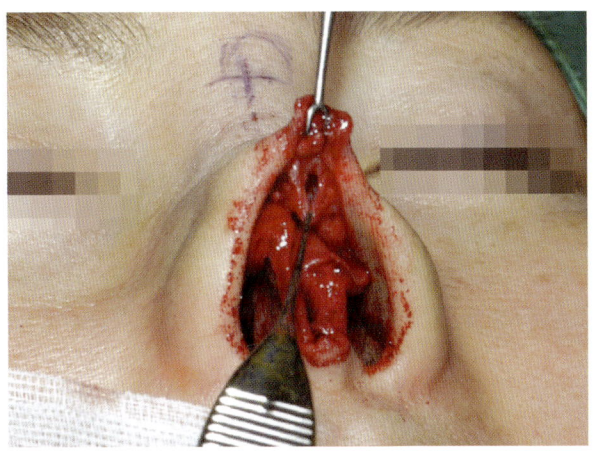

图 3-2 取出硅胶假体后，可见假体包膜

- 形成的包膜使硅胶和周围组织隔离，不发生粘连，使硅胶相比膨体有更大的移动性。
- 因为不易与周围组织发生粘连，易发生远期感染。
- 包膜挛缩可致短鼻（朝天鼻）畸形，或显现硅胶的边缘轮廓而引起术后外观不自然（图 3-3）。
- 包膜有利的一面：包膜可防止硅胶与周围组织发生粘连，易于取出硅胶假体；包膜起到假体和皮肤之间的一层组织作用，使假体轮廓不明显。

（3）硅胶表面钙化

硅胶假体长期植入人体后，钙和脂质在假体表面沉积而形成钙化。钙化主要发生在硅胶假体的鼻背面，但也可侵及包膜内面（图 3-4），在皮肤表面形成可触及或可视的斑点状突起（图 3-5）。膨体也可发生钙化，但较硅胶发生率低很多。

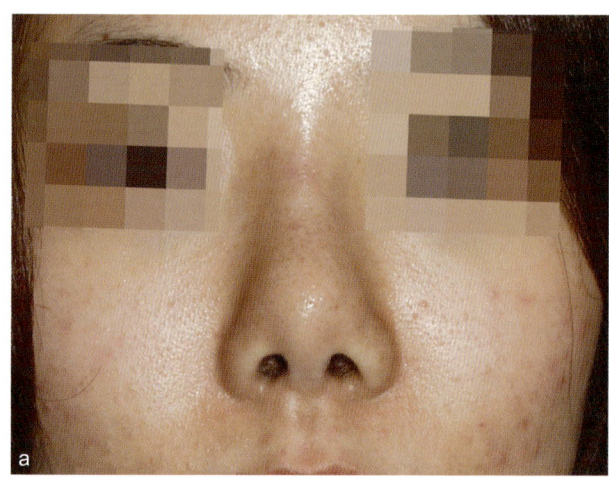
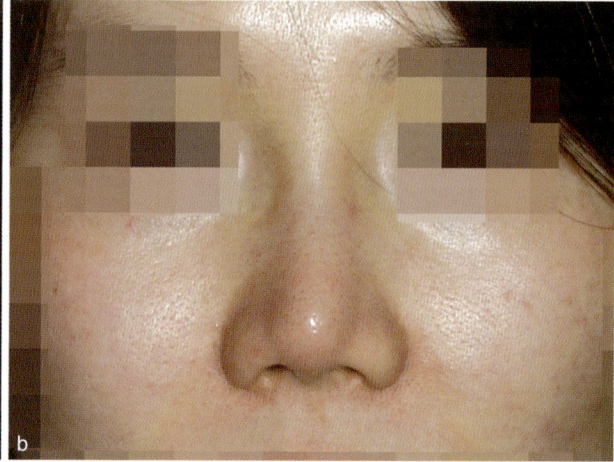

图 3-3　包膜挛缩的两个症状　a. 朝天鼻畸形；b. 假体边界的显现

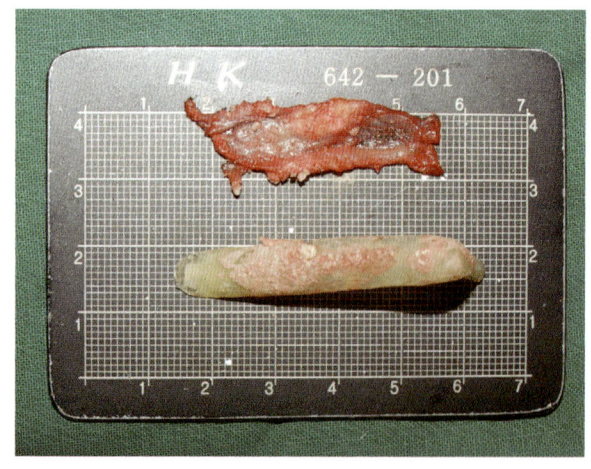

图 3-4　硅胶和包膜表面的钙化

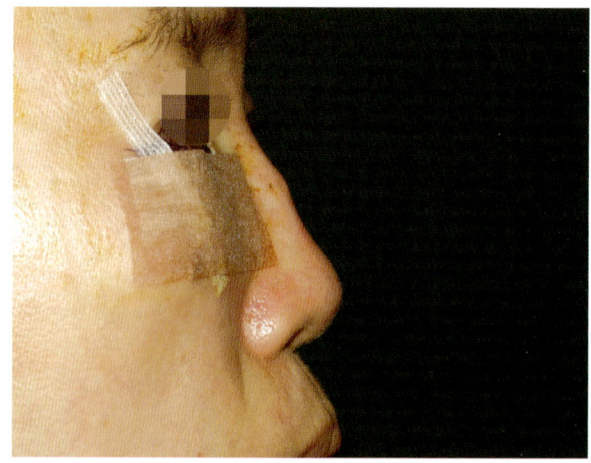

图 3-5　硅胶假体表面的钙化导致鼻背部不规则隆起

（三）膨体

合成树脂聚四氟乙烯（PTFE）商品名为特氟隆，经过热和机械力使其膨胀，其内部将产生无数微细的蜂窝状气孔，称为膨胀的聚四氟乙烯，简称膨体。膨体因内部的微细气孔有着独特的性质。膨体能使气体通过，但可阻隔雨水等液体，因此早期用于登山服材料。膨体在临床应用广泛，主要用于制造缝线、人工血管、心脏外科用的补片，还广泛用于神经外科、眼科、泌尿外科等领域。

膨体最为常用的商品名为Gore-Tex®。早在1972年，Soyer等用膨体制成人工血管；1983年，Neel等用于颅颌面部组织重建；1989年，Rosthein和Jacobs开始用于鼻整形手术。20年来，已有超过数百万的病例证实膨体是安全的假体材料。1993年，美国食品药品监督管理局（FDA）批准膨体用于鼻整形术等美容手术。

1. 膨体的结构

膨体的聚四氟乙烯结节由纤维相连接，形成0.5～30μm的微细气孔结构（图3-6）。植入人体后，周围组织经微细气孔可长入膨体内部。这些特性使得膨体植入后固定牢固，很少发生包膜及挛缩。

膨体假体无其他添加成分，是由纯e-PTFE组成，产品有片状型和块状型两种型号（图3-7）。

片状型是制作过程中向两侧牵拉膨胀而成，块状型是将向一侧牵拉膨胀的片状型多层叠加制作而成，但具体制作工艺是不对外公开的。如果块状型不是由多个片状型叠加制成，而是用一层厚的膨体块向两侧膨胀制成，会造成像手风琴样折叠塌陷。为了防止这种塌陷，块状型是由多层片状型叠加制作，结构上可以更好地抵抗塌陷，这种制造工艺称为"加强工艺"。

片状型和块状型的化学结构虽一致，但电子显微镜下的结节结构是不同的。

在鼻假体的应用上一般选用块状型，但也可将多个片状型叠加缝合使用。

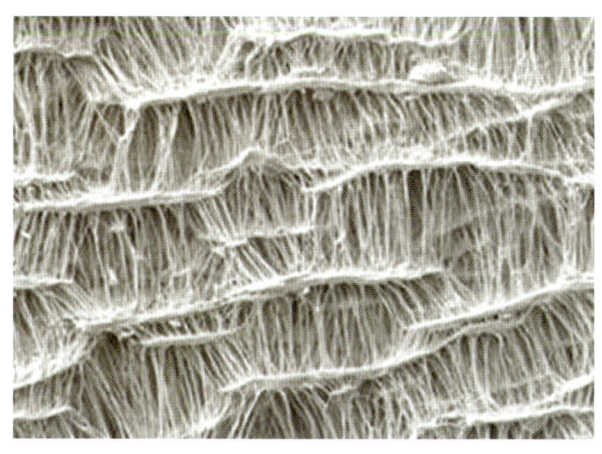

图3-6 膨体的结节和纤维

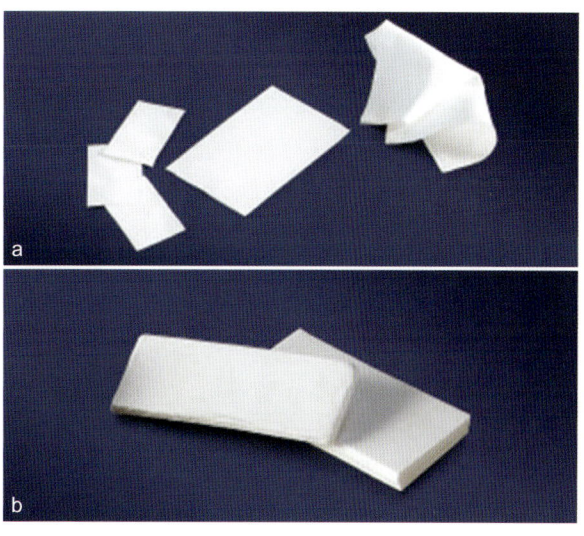

图3-7 膨体 a.片状型；b.块状型

2. 膨体的质地

膨体根据质地的不同分为软型、中型、硬型三个类型。决定质地最关键的因素是气孔的大小，气孔越小且致密，膨体质地越硬。此外，制作过程中的膨胀方向及结节方向也影响膨体的硬度。向两侧膨胀的膨体较向一侧膨胀的质地要软。片状型假体比块状型气孔要小（15~25μm），但因为是向两侧膨胀的，所以质地更软。

3. 膨体的特性

（1）膨体的优点包括：
①周围组织可长入气孔内部，因此不易移动。
②对感染的抵抗力强。
③不形成包膜，很少发生包膜挛缩导致的假体变形。
④相比硅胶，很少发生肉眼可见的钙化。

（2）膨体的缺点包括：
①植入人体后，鼻背部高度有所降低，影响术后预测的准确度。
②由于组织长入假体内部形成紧密的粘连，取出膨体假体的手术操作困难。
③不形成包膜，与周围组织紧密粘连，有时易显现假体轮廓，外观不自然。

4. 膨体在人体内的变化

（1）膨体在人体内的组织学变化

假体植入1周后，周围组织就开始长入膨体内部。

Mass等通过动物实验证实，植入膨体6个月后，膨体内部发现结缔组织生长，但未达中心部。12个月后的观察结果同6个月后，形成微细的纤维被膜。

通过电子显微镜观察发现，膨体植入人体后2个月，可见结缔组织向气孔内生长。随着时间推移，组织生长增多，1年后观察可见有新生血管形成。

但也有持相反意见的报道。Yang等研究了从人体取出的膨体，电镜下观察未发现有结缔组织生长入气孔内部，也未发现有新生血管，仅在部分表面发现有纤维细胞和胶原的增殖。他们也报道取出的假体较原膨体密度增高、气孔变小、体积减小。

作者曾取出植入人体5年后的膨体进行研究。经过组织学检查发现，假体周边的结缔组织长入旺盛，但局限在外层部分，中心部未发现有组织长入（图3-8），也未见包膜形成。假体周围结缔组织内可见多核巨细胞吞噬膨体的微细粒子。作者推测是巨噬细胞对术中雕刻膨体时产生的微细粒子的异物反应（图3-9）。异物反应随着植入后假体移动增加而加重；反之，假体周边光滑、损伤小，异物反应减轻。

膨体周围的免疫细胞增多，异物反应增加，即使没有感染，也会导致术后反复发生红肿症状。

作者认为，临床上结缔组织增生局限于假体周边反而有利。因为，生长局限于表面的结缔组织已经能充分起到固定假体、抑制炎症及抑制包膜的形成等作用，而更深层的结缔组织生长会增加假体取出术的难度。

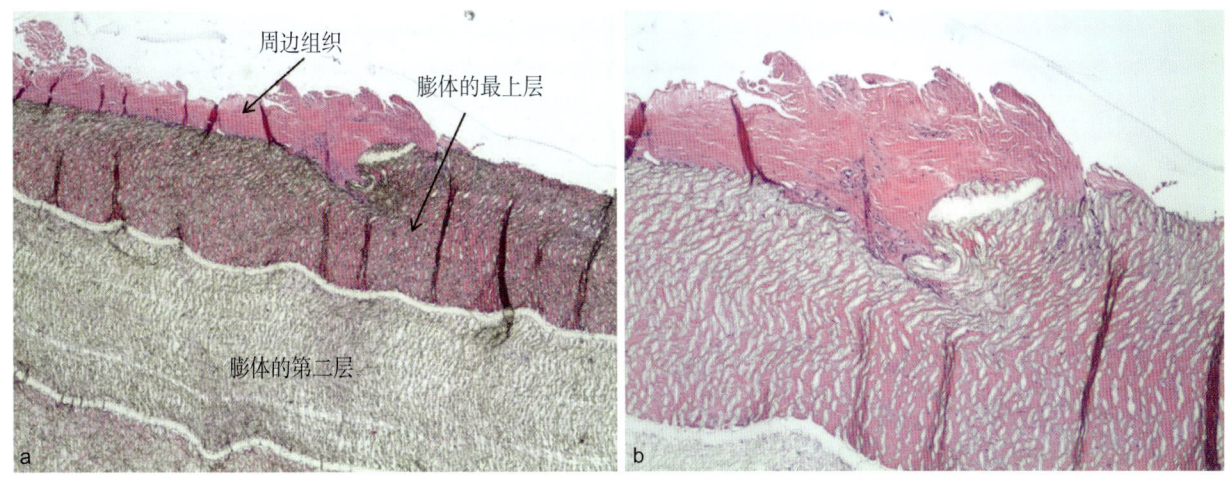

图 3-8 取出的膨体的显微镜下变化 组织学检查发现假体周边的结缔组织长入旺盛,但局限在外层部分,中心部未发现有组织长入(a:20倍;b:40倍)

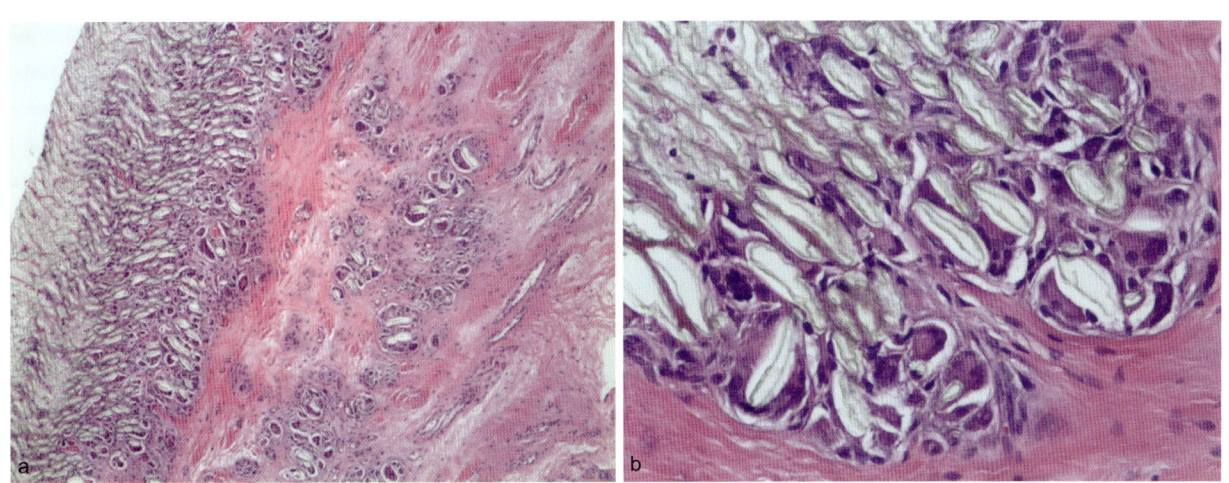

图 3-9 膨体周围的异物反应 a.20倍,左侧蜂窝状结构是假体部分,右侧粉红色区域是相连的组织,可见有多核巨细胞。巨噬细胞吞噬膨体粒子意味着异物反应。b.200倍,在白色膨体粒子周围,可见很多多核巨细胞的浸润

(2)形态学变化

关于假体植入鼻背部后形态学改变的文献报道很多。有报道称鼻背部高度降低40%,一般平均降低20%左右。植入的假体鼻背部越高,降低越多。一般于术后9个月,鼻背部高度趋于稳定,之后很少发生高度变化。有报道称假体长度和宽度无明显改变。

(四)硅胶膨体复合物

硅胶膨体复合物是在硅胶的表面用片状型膨体包裹而成的复合假体。为了便于术中的雕刻,假体底部未用膨体包裹,使硅胶直接裸露(图3-10)。William等于20年前将此理念用于腹膜透析的连接管,为了预防皮肤在硅胶管连接处的感染,用膨体包裹硅胶外表面使用。硅胶膨体复合物结合了膨体和硅胶的优点。

1. 优点

（1）由于硅胶维持了鼻背高度，术后不发生高度变化。

（2）膨体包裹的表面诱发组织长入表面致紧密粘连（图3-11）。

（3）抑制包膜的形成。

（4）假体不易移动。

2. 缺点

（1）硅胶膨体复合物只能在假体的底部进行雕刻，限制了假体宽度及斜面等的精细雕刻。

（2）与硅胶和膨体相比，硅胶膨体复合物植入后易显现假体两侧轮廓，这与特征性的包膜形成位置有关（图3-12）。

（3）植入后不易取出假体（图3-13）。

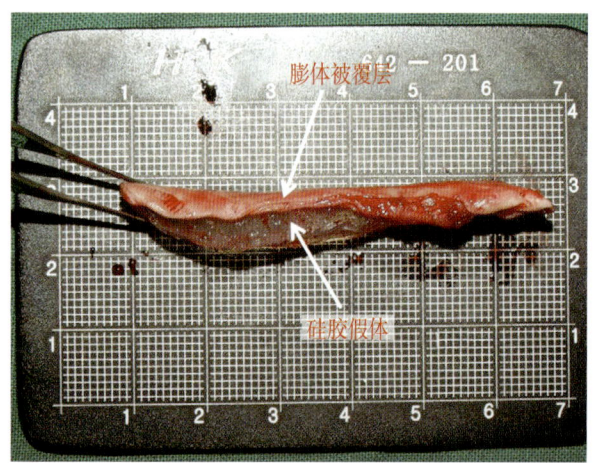

图 3-10　取出的硅胶膨体复合物

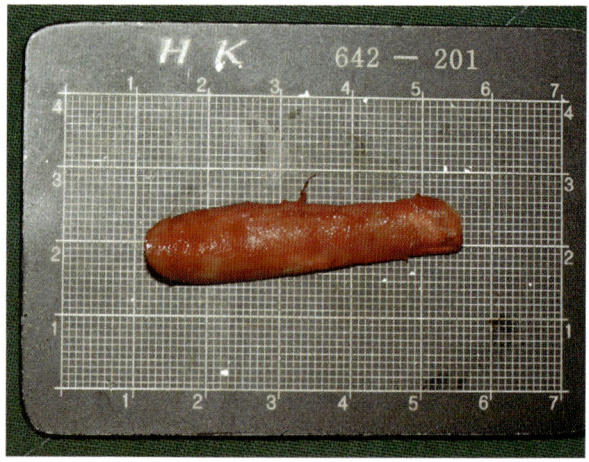

图 3-11　取出的硅胶膨体复合物　可见组织长入覆盖硅胶的膨体内

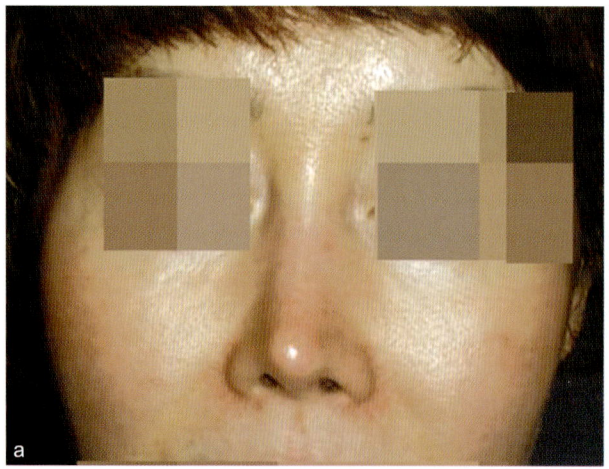

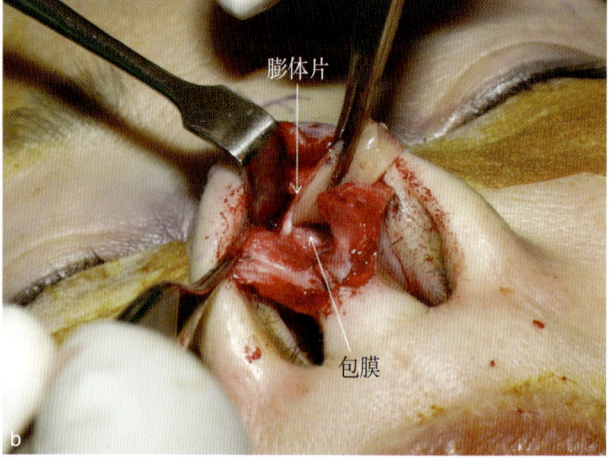

图 3-12　硅胶膨体复合物的边界显现　a. 这是一位硅胶膨体复合物隆鼻患者，因两侧边缘与皮肤的粘连导致假体边界的显现，而呈现术后外观。b. 包膜仅在硅胶裸露的底部形成。包膜的两侧缘与膨体的双侧外侧缘相延续。粘连与挛缩牵拉皮肤向假体的边缘，使呈现术后外观。相比硅胶假体的环形包膜挛缩，硅胶膨体复合物的包膜挛缩是离心性的，使后者呈现更明显的术后外观

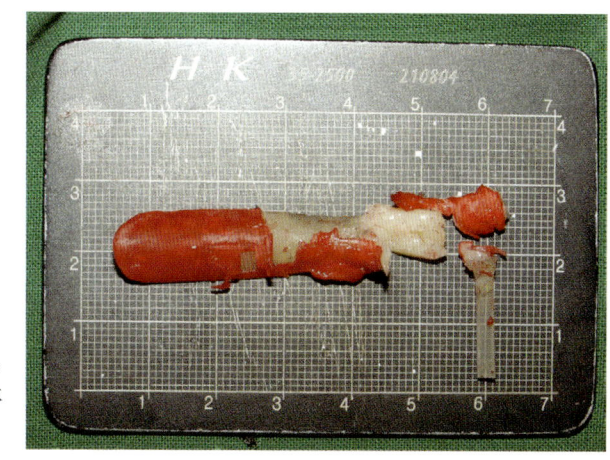

图 3-13 取出的硅胶膨体复合物　取出硅胶膨体复合物时，容易导致膨体的残留。应将取出的膨体拼接，以证实膨体片在体内残留与否

三、关于鼻假体的几种争议

（一）感染

长期以来，关于硅胶和膨体的感染率始终有争议。有些人认为膨体易引起感染，这是对膨体最常见的偏见之一。鲜有文献直接对比硅胶和膨体用于鼻整形术时的感染率，但关于假体的感染并发症有诸多实验和临床报道。

假体的感染源于细菌的黏附。Brewer等的体外试验证明膨体黏附的细菌相比硅胶要少。1977年，根据活体研究，Kieschel报道有孔的假体和无孔的假体感染率相同。Silistreli等报道与周围纤维组织紧密的粘连和固定将显著增强假体的抗感染力和抗排斥力。

一般情况下，假体的表面积和感染率成正比。理论上，有气孔的假体（膨体）感染率应该高于硅胶（图3-14），但是植入人体后由于纤维血管组织生长入气孔，气孔消失，使表面积的差异减小，膨体的感染率未必较硅胶高。相反，硅胶因包膜将假体与周围组织隔离，没有形成粘连，增加了感染的概率。膨体因与周围组织粘连、组织长入气孔，抗感染力增强，降低了感染的概率。膨体植入人体后的初期感染率高于硅胶，而远期感染率则低于硅胶。综合考虑，硅胶和膨体的感染率无明显差异。

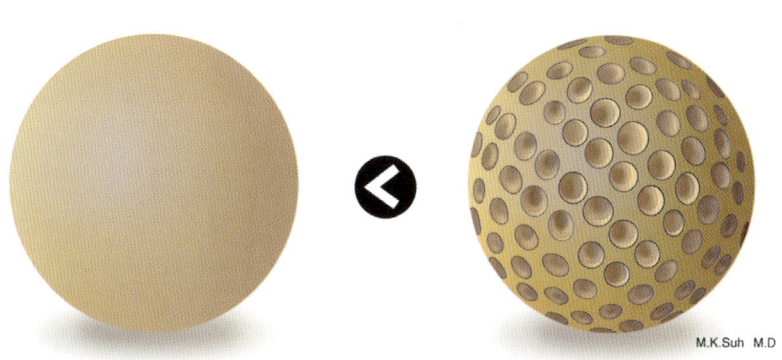

图 3-14　由于存在很多气孔，膨体的表面积较硅胶假体大得多

作者于10多年间共施行1000多例膨体鼻整形术，总感染率为1.3%。其中使用膨体为鼻小柱支撑移植物的10例患者多数继发了感染（图3-15），如果去除这部分病例，膨体用于鼻背部隆鼻的感染率仅为0.5%。作者认为，假体的感染率差异不在于假体本身。预防性使用抗生素与否、消毒处理方式及术者的经验和操作技巧等诸多因素均影响感染的发生。

有些人认为，因内部的气孔结构，膨体的远期感染率和亚临床感染率高于其他假体（图3-16）。细菌黏附在气孔内部，远期当患者免疫力低下时，细菌缓慢增殖并诱发感染和亚临床感染。膨体气孔大小为10～30μm，巨噬细胞（30～40μm）很难通过气孔，但大小为0.5～1.5μm的细菌很容易通过。早期细菌黏附在气孔内部可以逃过免疫系统的监视（图3-17），故使用气孔型假体（膨体）时，一定要严格遵守无菌原则。但即使是无孔型假体（硅胶），远期也可能并发感染（图3-18）。

有气孔的膨体，一方面因不形成包膜、与周围组织粘连等原因，增强了抗感染能力；另一方面，因细菌可以残留在气孔内部并诱发远期感染。如果忽视膨体的这一特点，不严格遵守无菌原则，初次使用膨体的患者不可避免会频繁出现感染并发症。

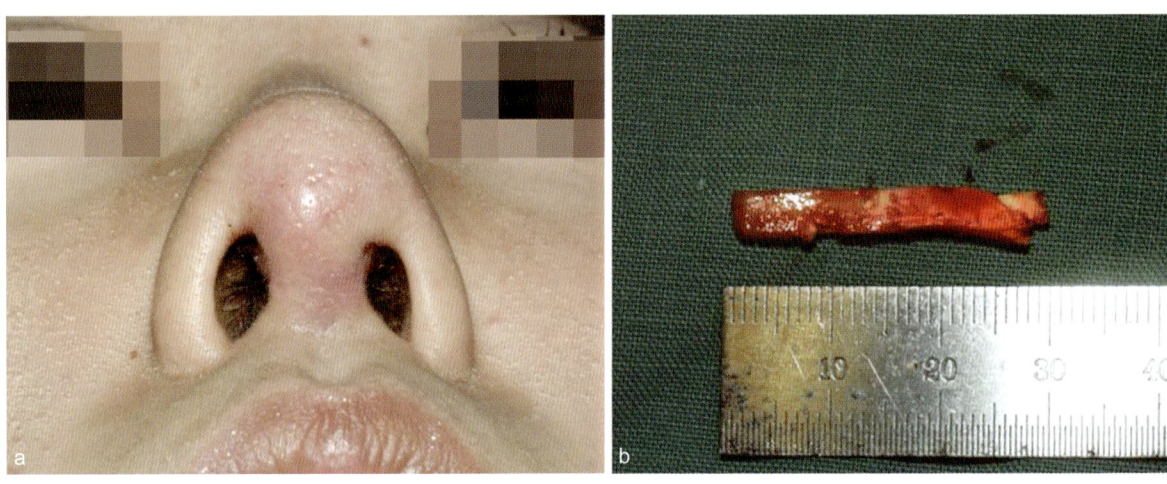

图 3-15　膨体作为鼻小柱支撑移植物时，感染率很高　a.膨体用于鼻小柱支撑移植物后感染的病例；b.取出的膨体

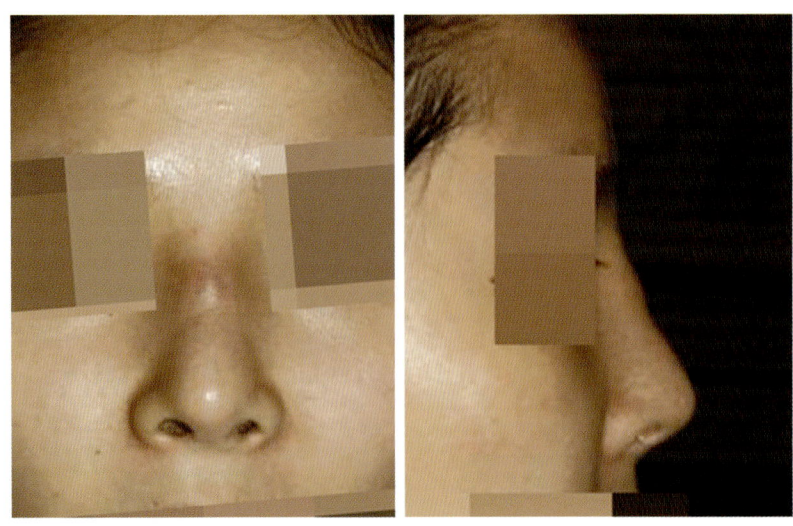

图 3-16　膨体隆鼻后2年，并发感染

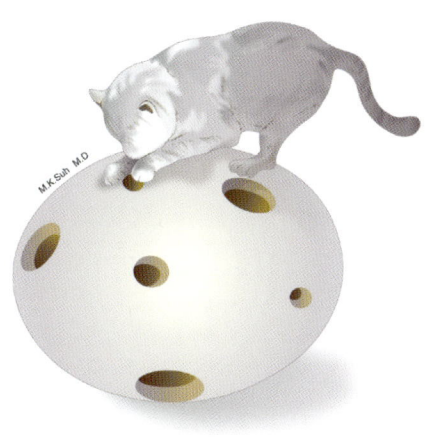

图 3-17　细菌可在气孔内生存，巨噬细胞不能通过气孔

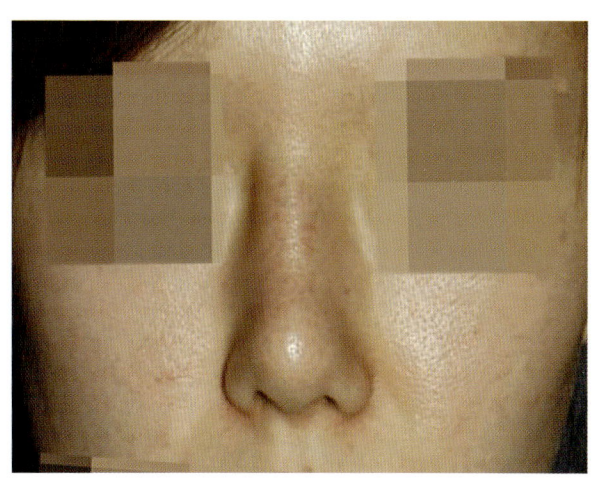

图 3-18　硅胶假体隆鼻后 3 年，并发感染

由此得出结论：术者如能严格遵守无菌原则，膨体和硅胶的感染率无显著差异。

为了矫正重度鞍鼻，鼻背部需要植入较高的假体。无论是硅胶或膨体，这时都将增加感染的可能性，并且出现皮肤变薄、假体轮廓的显现等并发症。为避免这些并发症，重度鞍鼻患者更适合使用肋软骨等自体软骨移植物充填鼻背部。

（二）外形不自然

部分患者术后外形不自然，易让人察觉曾接受过鼻整形术。大多是由于皮肤发红、假体轮廓的显现及皮肤变薄等症状所致。一般认为膨体术后外观自然，质地柔软的硅胶外观也不易被察觉，但这种见解不完全正确。

任何假体术后都可能出现外形上的不自然，没有任何假体是对所有患者都是适合的（图 3-19）。图 3-20 是硅胶隆鼻术后出现皮肤变色的患者，二次手术时使用膨体取代缓解了症状。这一病例恰好证

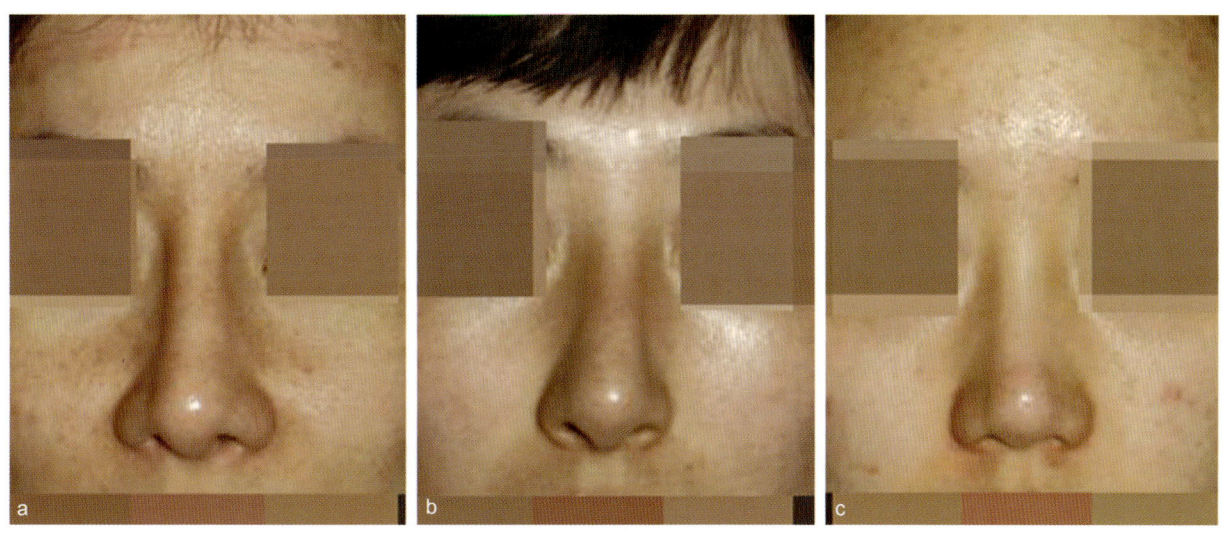

图 3-19　各种材料隆鼻术后，假体边界显现的病例　a.硅胶；b.膨体；c.硅胶膨体复合物

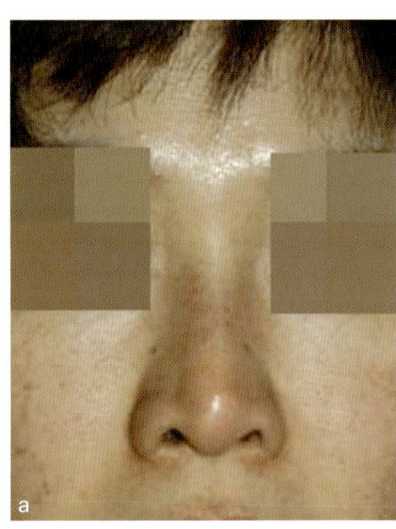
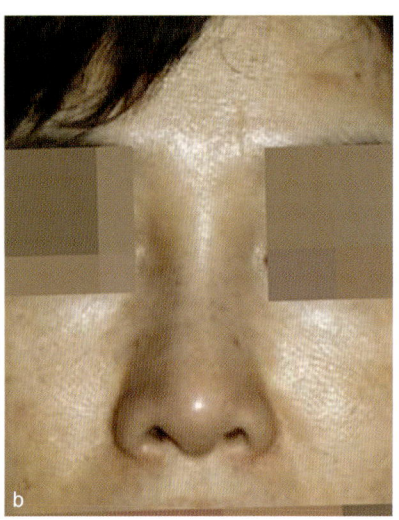

图 3-20　膨体替代硅胶假体后，皮肤发红症状明显改善　a. 术前；b. 术后

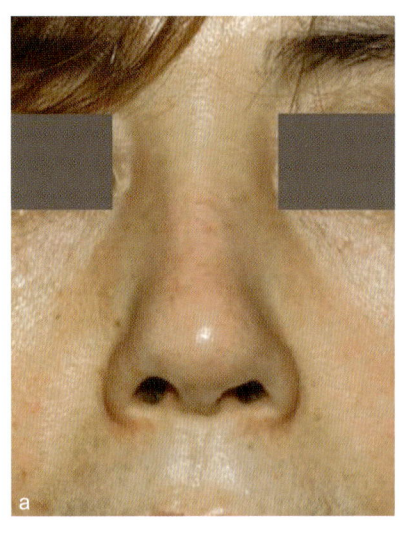
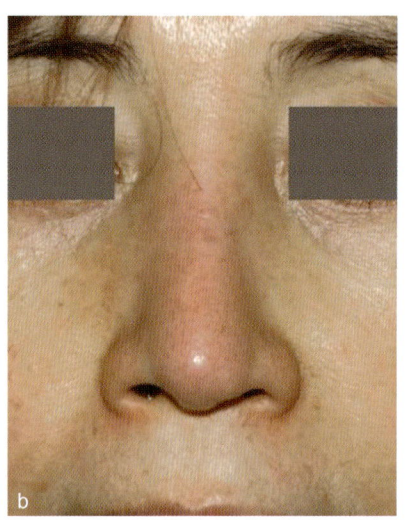

图 3-21　膨体替代硅胶假体，联合行鼻中隔延伸移植物矫正短鼻畸形的病例，可见皮肤发红加重　a. 术前；b. 术后

明膨体很少出现皮肤变色的见解。图 3-21 中的另一个病例是用膨体取代硅胶，并行鼻中隔延伸移植物矫正短鼻畸形的患者。术前鼻背部皮肤颜色改变症状更加严重，这是因为皮肤张力增加所致。反之，图 3-22 是用硅胶取代膨体的病例。首次术后膨体与皮肤粘连，术后出现假体轮廓显现，二次手术时用硅胶替代膨体后症状明显改善。在这个病例，硅胶就比膨体更自然。

上面这些病例说明，不能固执地认为某一种假体始终在外形上优于其他。

膨体术后外形自然，很少出现皮肤发红等症状，这种见解可能是错误的。

作者认为膨体可以用于鼻背部皮肤薄的患者，但是膨体不形成包膜，经过一段时间后与皮肤粘连，反而更容易让人察觉和感觉不自然。术后早期，膨体显得自然，不易被人察觉。但 2~5 年后，膨体与皮肤粘连，假体的轮廓显现，容易让人察觉，外形也不自然（图 3-23）。鼻背部皮肤薄的患者尤其明显。

膨体的这种特点非常典型，这是因为膨体不形成包膜所致。相反，硅胶由于形成包膜，防止与皮肤粘连而显得外形自然，不容易让人察觉。

周围组织生长入膨体的气孔内部，使假体固定牢固，减少假体的移动，不形成包膜，这些是膨体

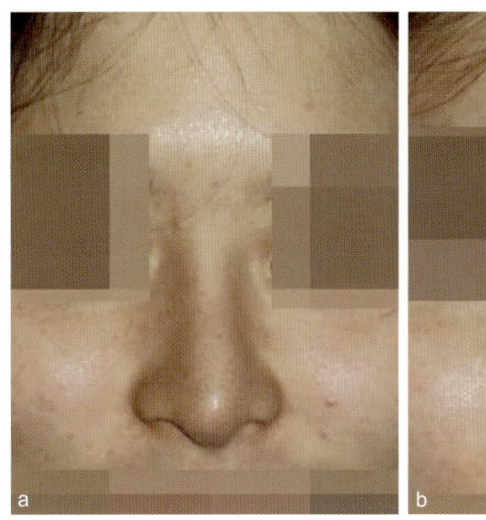
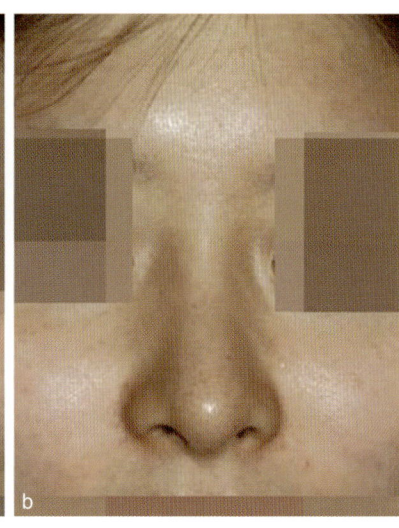

图 3-22　硅胶假体替代膨体的病例　膨体与皮肤粘连导致的假体轮廓显现症状明显改善。a. 术前；b. 术后

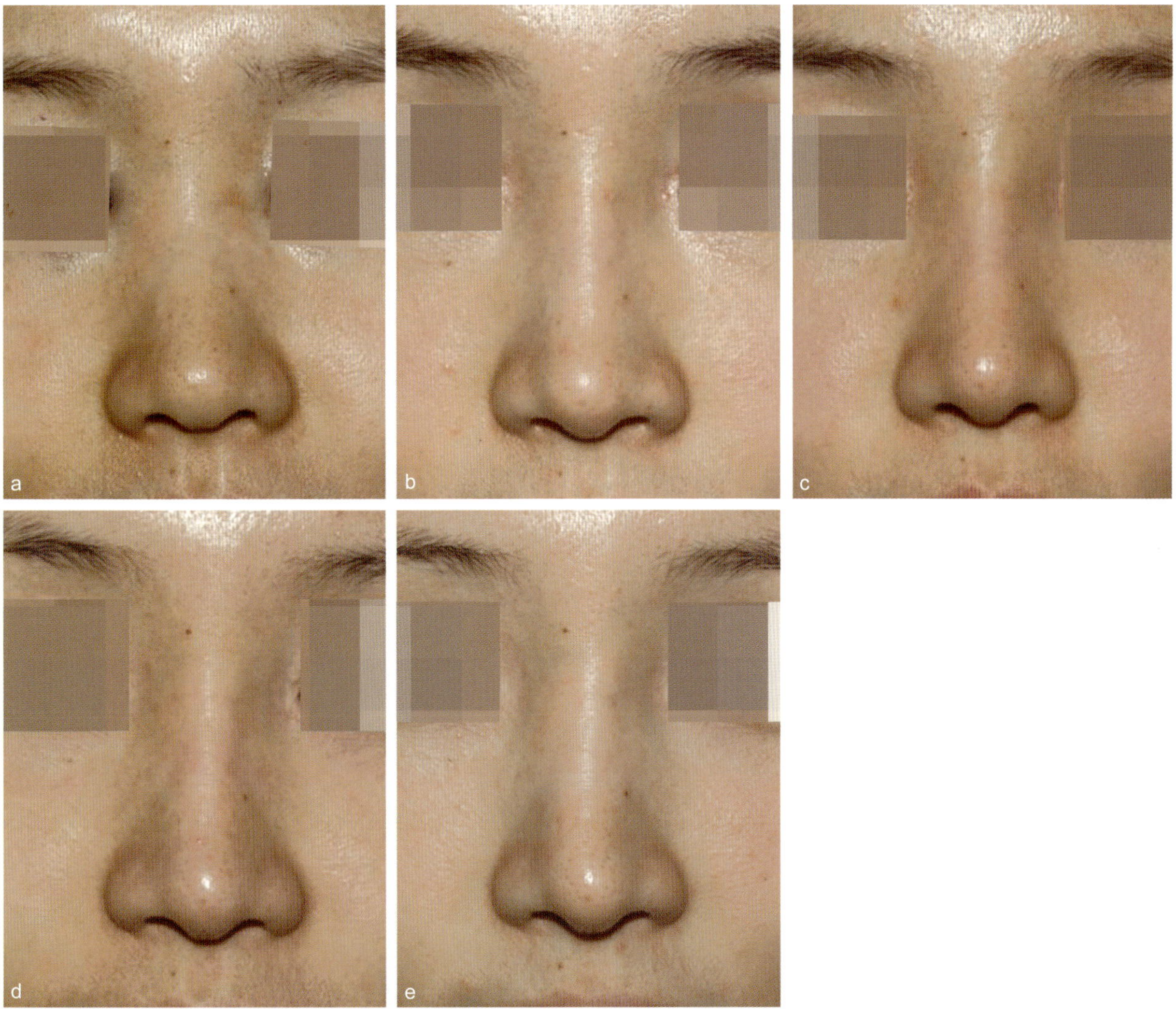

第 3 章　应用假体的鼻背部隆鼻

图 3-23　鼻背皮肤与膨体粘连导致膨体边界显现　a. 术前；b. 膨体隆鼻术后自然的外观（术后 2 个月）；c. 轻度的假体边界显现（12 个月），假体较窄；d. 明显的假体边界显现（28 个月）；e. 硅胶假体替代膨体后明显改善

的优点。但是，经皮肤可显现假体轮廓，出现皮肤的颜色改变等症状。我们有必要重新审视膨体是否更利于患者。

使用质地软的硅胶也不能避免皮肤变色或假体轮廓显现等症状。只是，使用质地柔软的硅胶制作的假体末端，可以很好地顺应周围组织的形态变化，减少移位，减轻做面部表情时对皮肤的压迫和皮肤变薄。假体质地过硬，与鼻骨的附着力减低，可引起假体的移动和移位。

皮肤变薄、发红，假体轮廓的显现及外形不自然等这些症状，不是因为使用了某种假体所致，而是与鼻部皮肤厚度、皮肤张力及与周围组织的粘连程度等因素有关。因此，整形外科医生不应该固执地只使用某一种假体，而应该选用多种假体，从中掌握每种假体的优点及缺点，施行手术时根据患者的具体条件选择合适的假体。二次修复手术的患者，单纯将并发症的原因归结于假体本身，这种解决问题的思路是不可取的。

（三）包膜的重要性

一般认为，硅胶假体形成的包膜挛缩可导致短鼻畸形，或牵拉假体两侧皮肤而使假体轮廓显现，致使术后的外形不自然。但是，最近的发现表明包膜也有有利的一面。

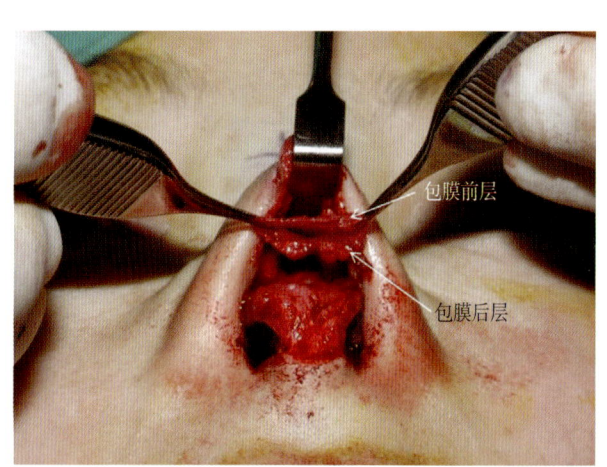

图 3-24　硅胶假体周围的包膜

包膜包绕着假体，分为前层和后层（图3-24）。包膜前层比较薄，厚度均匀，与皮肤粘连疏松；相反，包膜后层比较厚，厚度不均、不规则，与鼻骨或软骨紧密粘连。包膜的尾侧与组织紧密粘连，向头侧粘连疏松。包膜大多数时候厚度均匀，壁较薄，但有时包膜厚度不均，且不规则，伴有钙化（图3-25）。

1."坏"包膜

包膜有三种不利的情况（图3-26）：

（1）包膜挛缩后会使鼻翼软骨和鼻尖部皮肤向头侧牵拉，导致鼻长度缩短、鼻孔过度外露，形成短鼻畸形（朝天鼻）。

（2）包膜挛缩后牵拉假体两侧的皮肤，使假体轮廓显现，导致外观不自然和易被察觉。

（3）肥厚的包膜使鼻尖部呈钝圆形。

2."好"包膜

（1）包膜使假体取出术更为容易。

（2）包膜防止假体与皮肤的粘连，与用颞筋膜包绕硅胶同理，可减少假体轮廓显现，外形更自然。

（3）二次手术时，包膜可作为组织的一部分再利用。

作者认为，硅胶的包膜防止了假体与皮肤的粘连。相比膨体，鼻背部皮肤薄的患者使用硅胶更为适用。

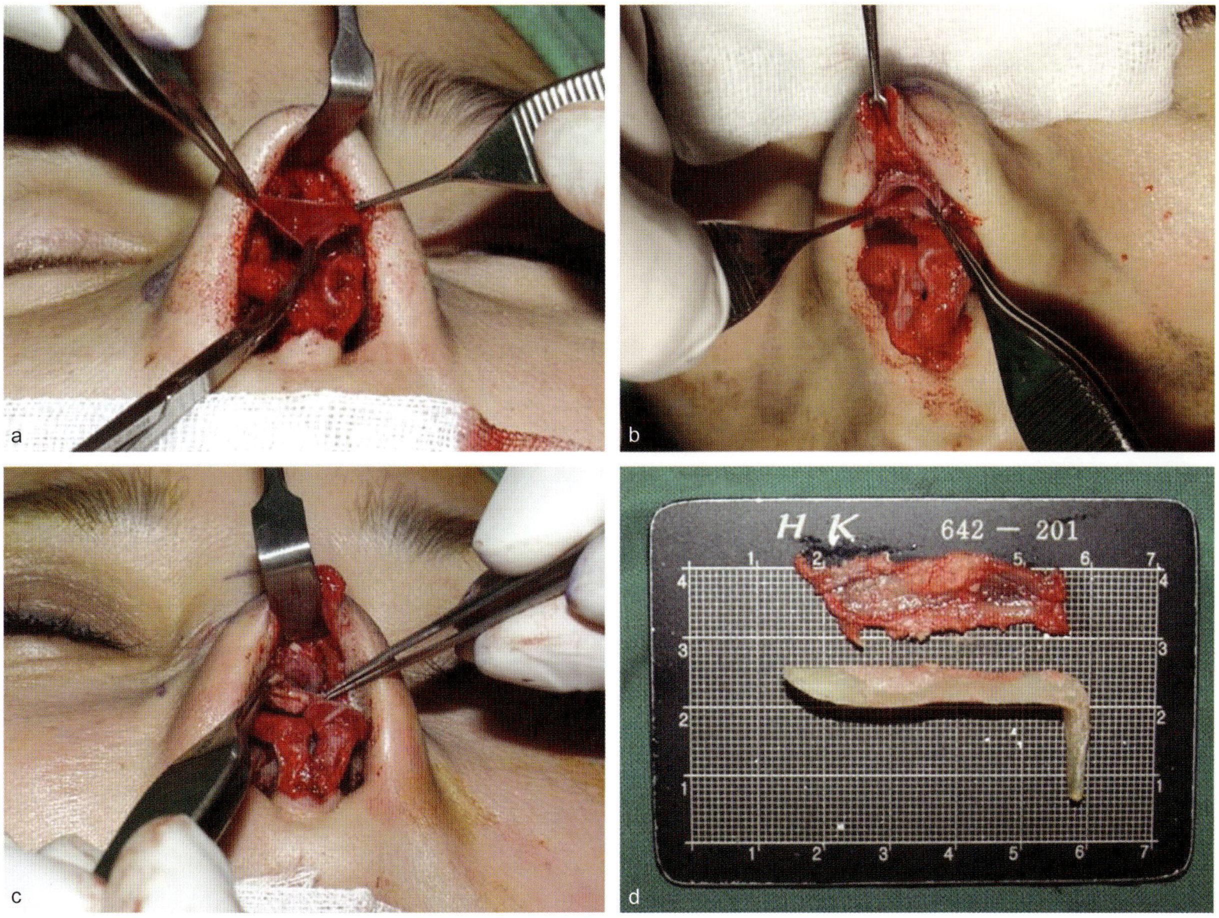

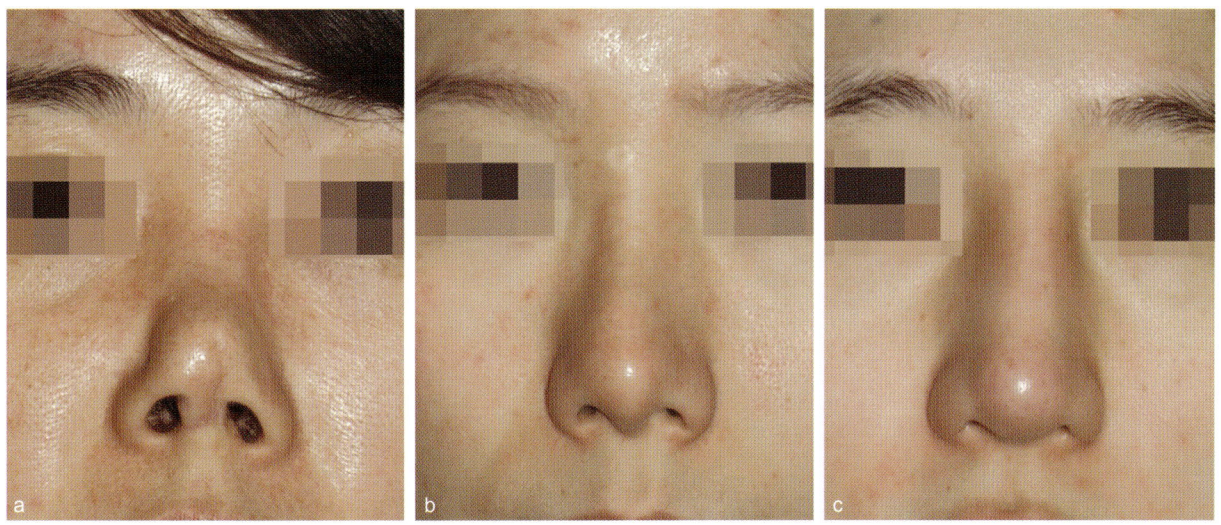

图 3-25 包膜的各种类型　a. 薄的包膜；b. 厚的包膜；c. 不规则的包膜；d. 包膜伴钙化

图 3-26 三种"坏"包膜类型　a. 包膜挛缩导致的朝天鼻；b. 包膜两侧边缘挛缩导致的边界显现；c. 假体周围包膜肥厚导致的鼻背部臃肿

第 3 章　应用假体的鼻背部隆鼻

在临床工作中，硅胶隆鼻患者二次手术时，有多种方法可利用包膜。充分剥离展开包膜以覆盖新植入的假体，可作为自体组织移植物的组成部分（图3-27）。假体虽位于骨膜下腔隙，但仍有移动时，可将新植入的假体置于包膜后层下，以减少假体的移动。假体过高的患者二次手术矫正时，移除假体，于包膜后层下制备新的假体腔，可矫正假体位置过高（图3-28）。

作者认为，可以将包膜看成是软组织的组成部分，而非一定要切除。除伴有钙化或厚度不均的情况外，都应尽量利用包膜（图3-29）。

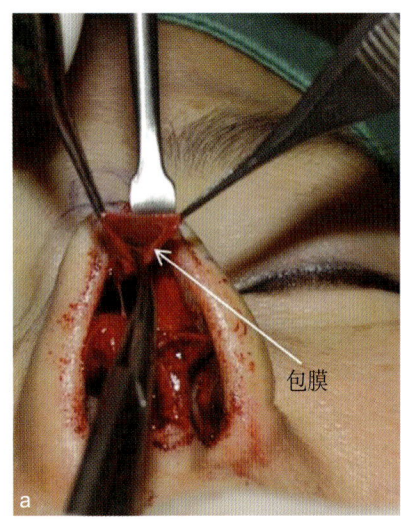
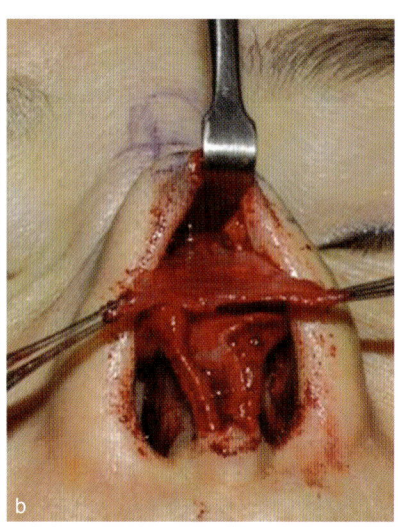

图 3-27 二次鼻整形术中包膜的应用　a. 从皮肤及鼻部支架分离包膜，切开包膜后层；b. 切开的包膜后层展开并覆盖新的假体

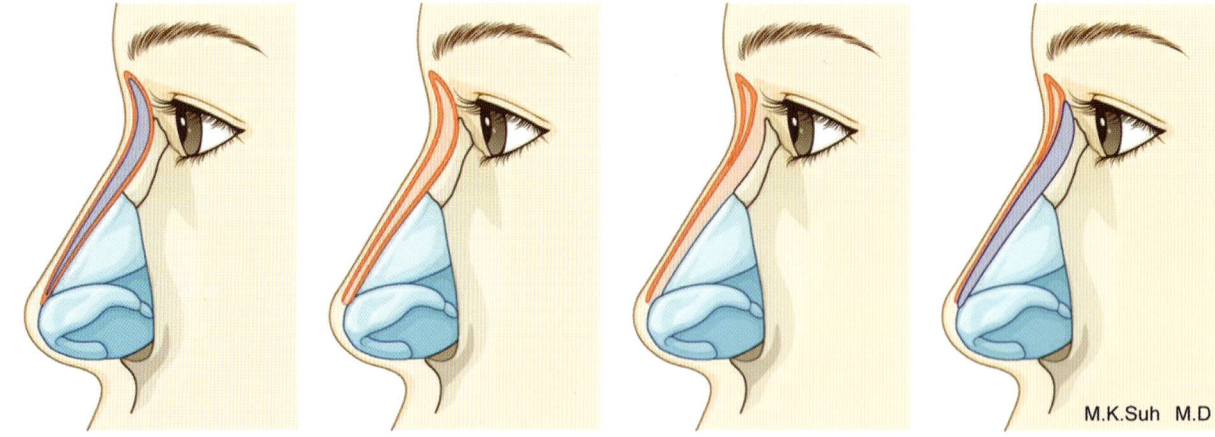

图 3-28 二次鼻整形术中包膜的应用　企图在原有包膜内调高假体的起点往往失败，可在包膜后层下缘制备新的假体腔，以调整假体高度

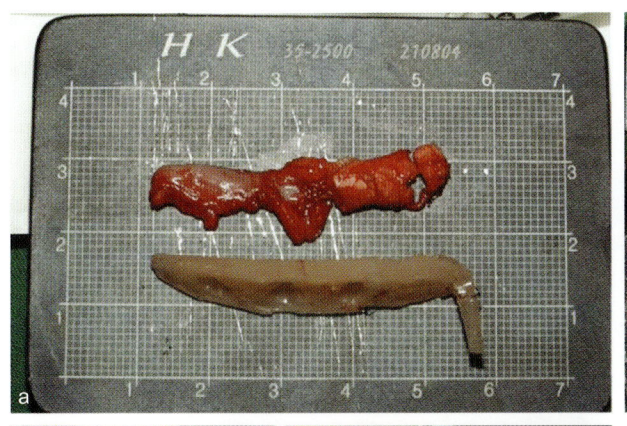
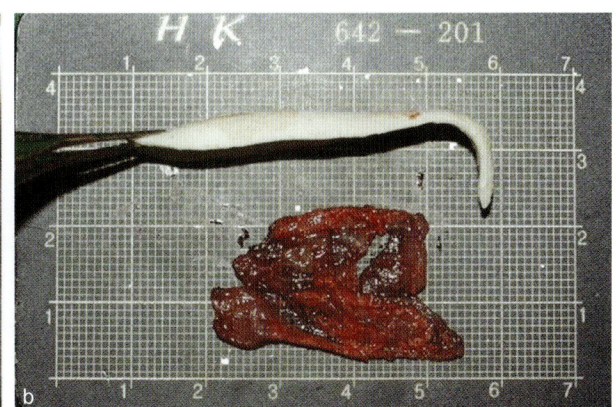
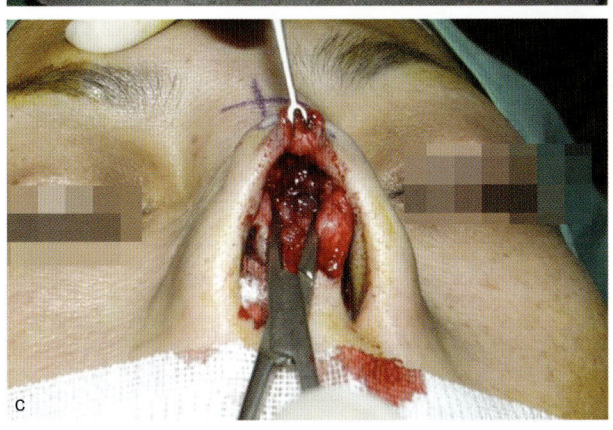

图 3-29　需要切除的包膜　a. 重度不规则包膜；b. 包膜伴有钙化；c. 合并感染

（四）鼻尖的柔软度

普遍认为用质地柔软的硅胶制作假体的鼻尖部分（图3-30）会使鼻尖更柔软，减少假体外露的危险。这种观点是错误的。柔软的假体也会导致鼻尖部质地发硬、假体外露（图3-31）。柔软的假体相对来说顺应性好、移动佳，可减少假体移位，对鼻尖部的压迫刺激少。所以，质地柔软的假体末端有助于减少并发症。

（五）关于硅胶膨体复合物的见解

硅胶膨体复合物采用了无高度变化的硅胶为主体成分，表面用膨体包裹，减少了包膜的形成。雕刻假体时，需要雕刻假体底部、背面及两侧。但是，硅胶膨体复合物不能雕刻两侧及背面，这是硅胶膨体复合物假体的缺点，故作者近来很少使用硅胶膨体复合物假体。

硅胶膨体复合物的包膜仅在硅胶裸露的底部形成，形成的包膜两侧与皮肤粘连后使假体向中心部受力，有时候使假体边界清晰显现。所以，当制作硅胶膨体复合物时，建议在假体底部表面制成至少1mm厚的膨体结构，但是雕刻假体时很难维持。

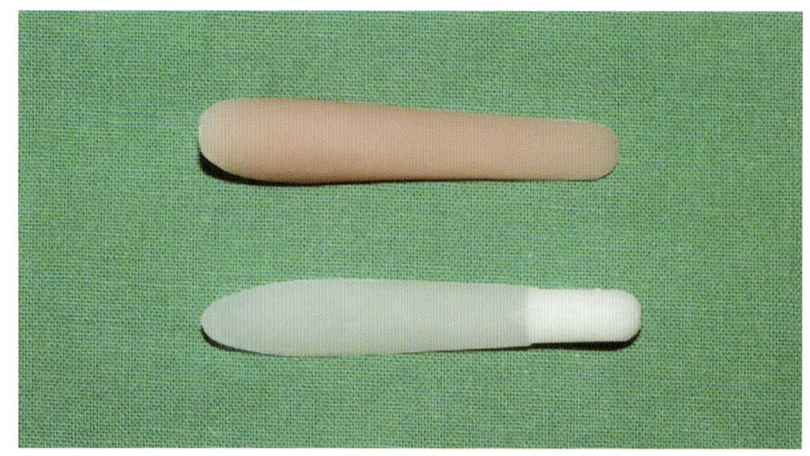

图 3-30　上：质地硬的硅胶；下：质地软的硅胶

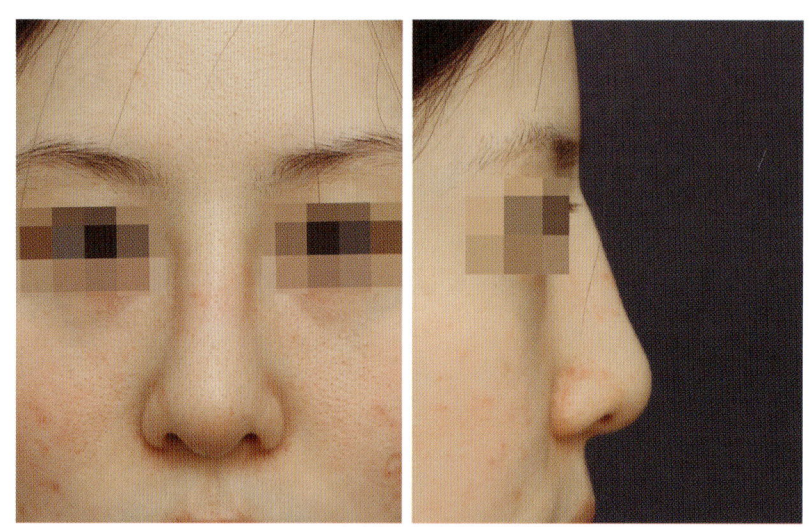

图 3-31　亚洲人过高的鼻根　亚洲人过高的鼻根给人以凶狠的印象

四、假体的适应证

到目前为止，未发现无并发症的理想假体。任何假体都有其优、缺点。术者应认识到这一点，在实际工作中根据每个患者的具体条件选择适合的假体施行手术，而不应固执地偏爱某一假体。没有十全十美的假体，应根据每个患者的鼻部条件及对美的理解，选择不同的假体。

假体的基本条件是术后无形态学改变，能准确预测术后高度。基于此，硅胶是最为常用的假体。作者建议的硅胶和膨体的适应证如下：

（一）硅胶的适应证

1. 普通的鼻背部隆鼻术。
2. 鼻背部皮肤薄的患者，应以自体组织移植物为首选。自体组织量不足，需要假体充填时，能形鼻尖及鼻小柱要有一定的移动性。鼻尖部使用假体时，因重力等影响，假体会压迫鼻尖部皮肤，所以不要在鼻尖及鼻小柱部位使用人工假体。假体用于从鼻根到鼻尖上小叶的鼻背部，鼻尖用自体组织移植物。

理想的做法是：根据每个患者的解剖学结构不同，术者将块状硅胶雕刻成所需的外形使用，但是这个作业繁琐、耗费时间，所以为了便利，使用已制成的各种长度、外形的硅胶假体。

即使这样，术者也需要根据患者的鼻部条件进行精细的雕刻。为了达到满意的术后效果，精细的雕刻是非常重要的。每个整形外科医生都有自己的经验和方法。为了术后达到最佳效果，根据每个患者的鼻部条件，应具备多种可供选择的假体。

雕刻好的假体不仅要满足高度和长度，还有综合考虑假体的宽度、鼻额角的斜度、横截面的斜度等。整形医院应具备多种不同的假体，根据患者条件选择适合的假体，再行进一步的雕刻（图3-34~3-37）。

雕刻硅胶时的注意事项包括：

（1）西方人一般以重睑皱襞水平为假体的鼻根部起始点，亚洲人应以睑缘或瞳孔上缘为基准。额部突出的患者可以适当调高起始点，额部低平的患者要调低。

（2）假体的末端不要达到鼻尖部，止于鼻尖上小叶，长度为35~45mm。任何时候都不要使用人

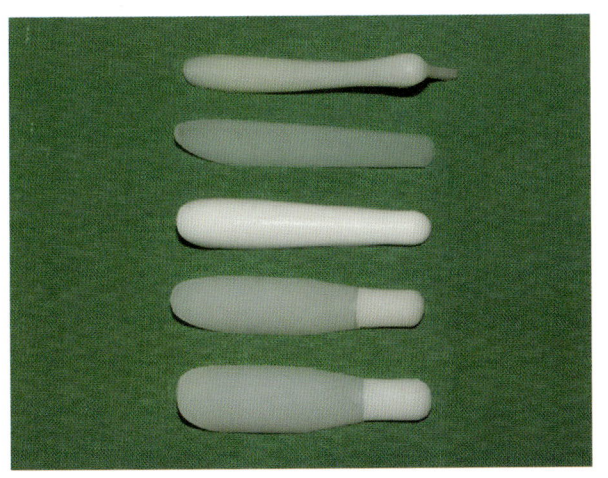

图 3-34　不同宽度的鼻假体

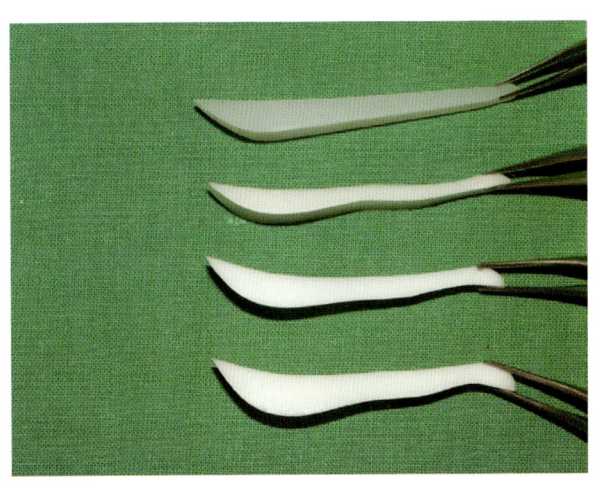

图 3-35　鼻额角鼻背面斜度不同的鼻假体

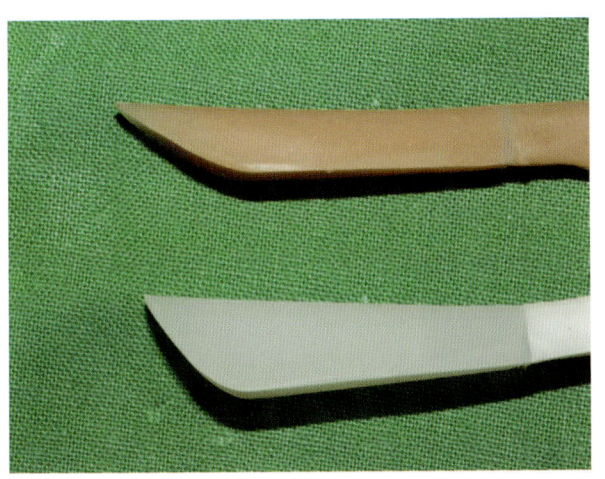

图 3-36　鼻额角底面斜度不同的假体

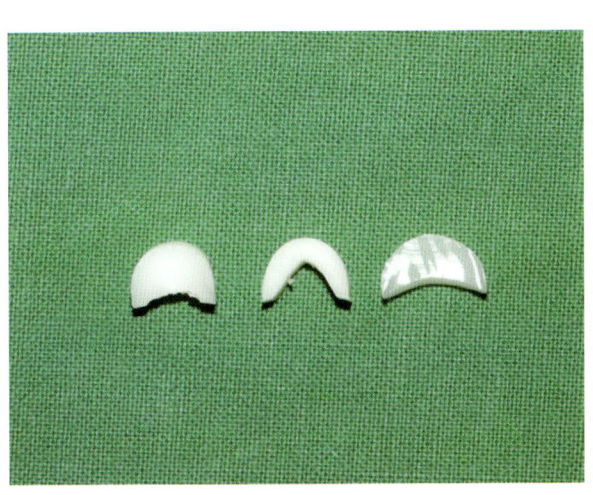

图 3-37　两侧斜度不同的假体

工假体于鼻尖部，应使用自体组织移植物（图3-38）。

（3）假体宽度为8~12mm，根据患者鼻骨宽度略有差异。

（4）假体底部要雕刻成有曲线的凹槽，凹槽要与鼻骨相吻合，以减少假体的移位。

（5）雕刻假体时不仅要调节高度，还要考虑假体的宽度及侧面的倾斜度（图3-39）。

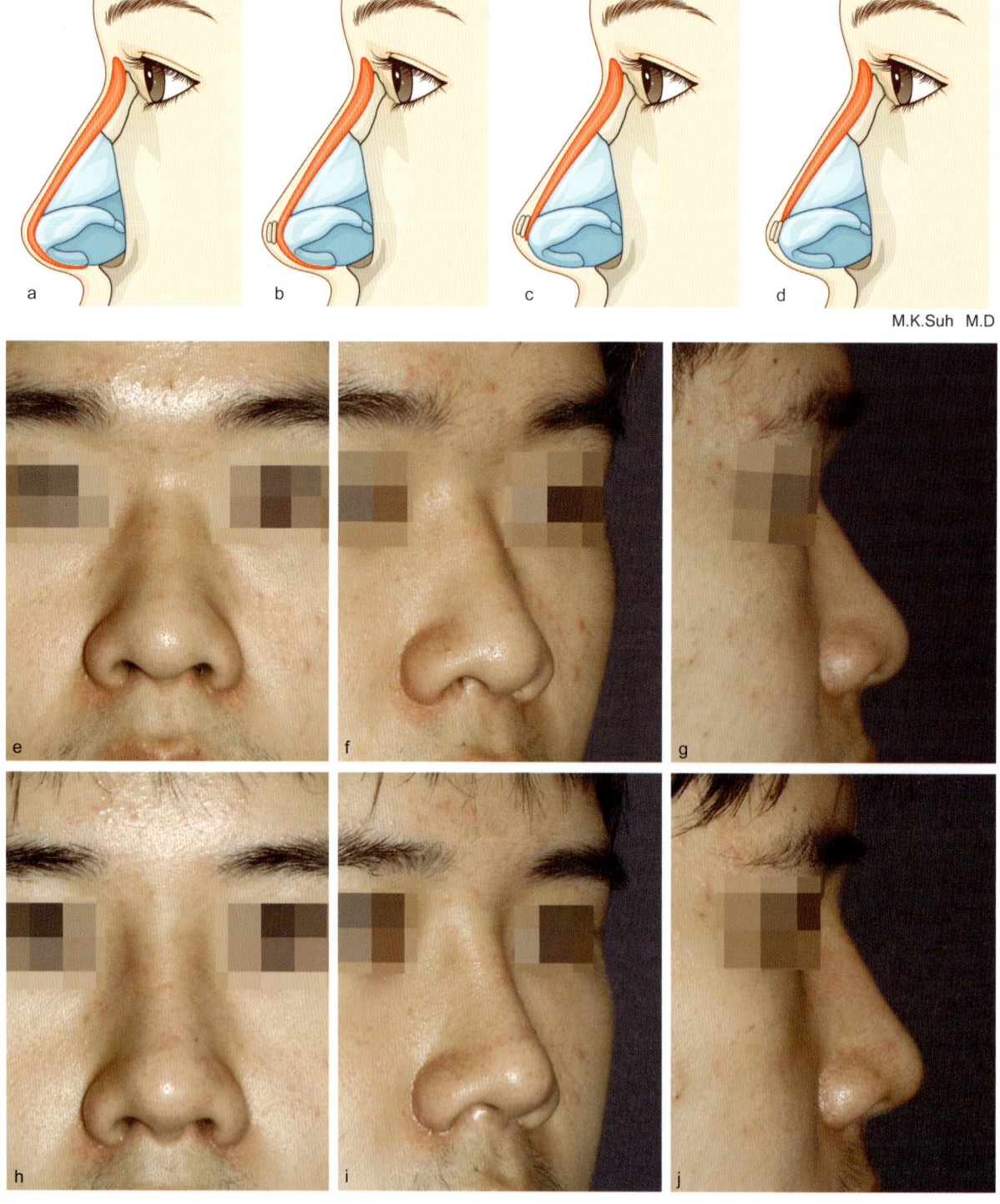

图3-38　鼻背部隆鼻联合鼻尖突出的几种方法　a. L形硅胶增高鼻尖；b. L形硅胶联合应用软骨移植物；c. 柳叶形假体用于鼻背，软骨移植物用于假体末端；d. 柳叶形假体用于鼻背，鼻尖使用软骨移植物。a、b、c可能导致鼻尖部皮肤变薄和假体外露。d是最值得推荐的手术方法。e、f、g为术前观，h、i、j为术后观（假体鼻背部隆鼻联合耳软骨隆鼻尖，如方法d）

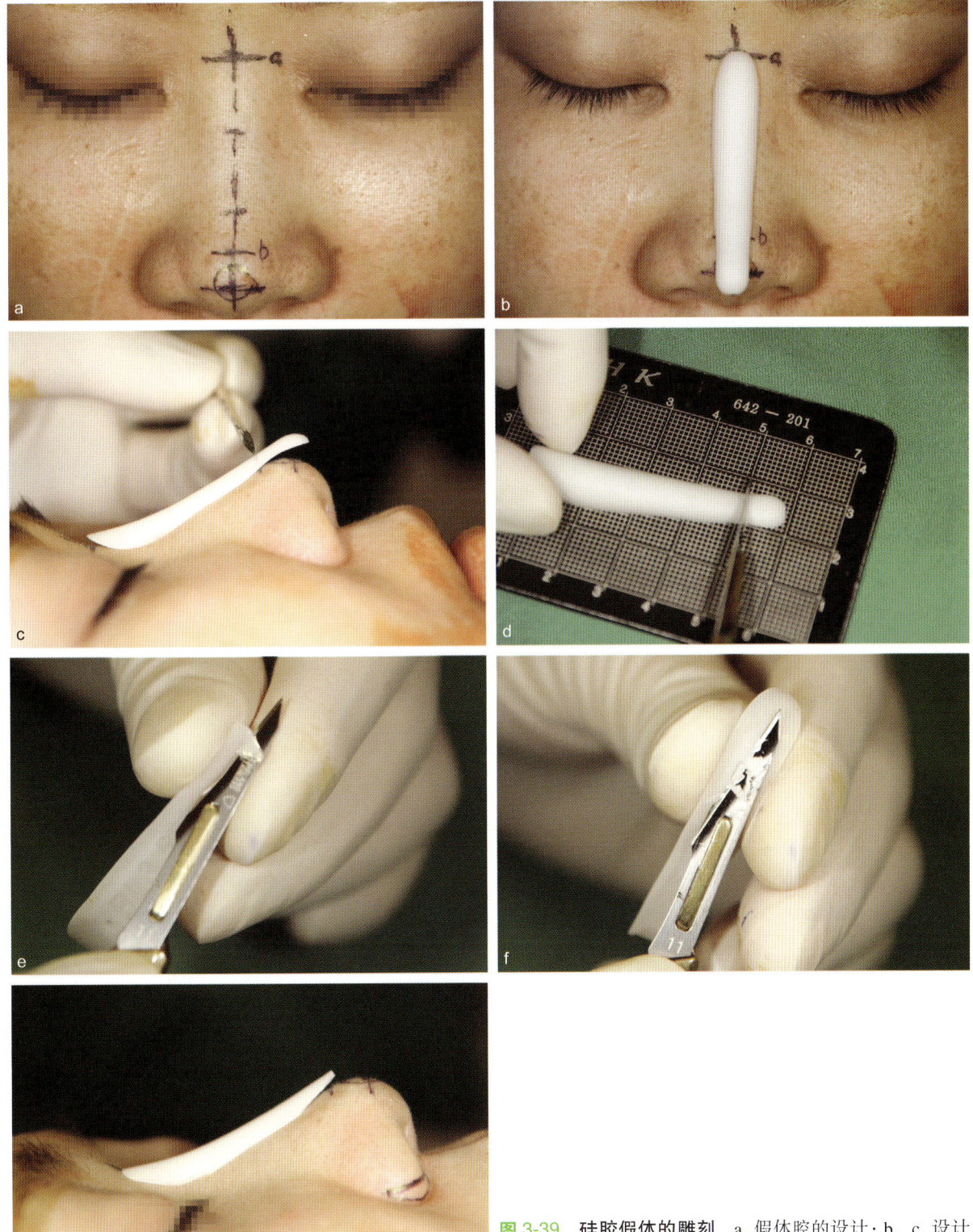

图 3-39 **硅胶假体的雕刻** a. 假体腔的设计；b、c. 设计假体的雕刻；d. 确定假体长度；e. 雕刻假体末端；f. 雕刻底部；g. 将雕刻好的假体置于鼻背

第 3 章 应用假体的鼻背部隆鼻

（6）将假体置于鼻背，依鼻背外形初步雕刻假体。将雕刻好的假体植入后，由于鼻背皮肤面和鼻骨面的外形不同，会出现假体的不完全匹配。根据植入后的鼻外形需要进一步修饰假体。

（7）术前用石膏模具制作好的鼻假体植入后仍有不符，需要进一步雕刻假体。

（8）假体末端应修饰得非常薄，或用质地柔软的硅胶制成，这样可以减少软组织移动时假体对软组织的刺激。

为了使鼻根部假体接触紧密，有时候划痕切开假体底部及侧面（图 3-40），这难以达到预期的目的，可导致形成的包膜厚度不均，或为若干年后出现自发性血肿的原因，或因增加表面积而增加感染的可能性，所以作者不建议这种做法。

为了防止硅胶假体的移动，于假体上贯穿钻多个孔（图 3-41），这可能导致远期无明显原因的自发性血肿，应尽量避免此类操作（图 3-42）。

将硅胶假体末端雕刻成薄片或用质地柔软的硅胶制成，无助于降低假体外露的可能性，但可以减轻假体对皮肤的刺激，减少假体的偏移。假体用于鼻尖部会出现假体外露、鼻尖部皮肤变色、皮肤变薄等并发症，也影响鼻尖部的柔软度。

假体体积越大，表面积越大，质地越硬，感染的可能性越高。尽量避免使用过大的假体，处理表面要平整，以减小表面积，降低感染的可能性，要选用质地柔软的硅胶假体。

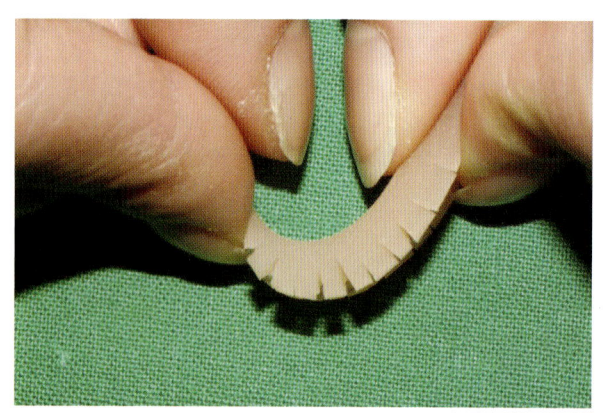

图 3-40　假体底部划痕切开

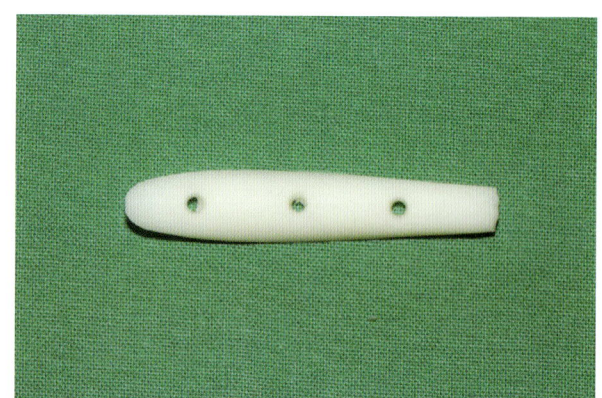

图 3-41　为防止假体移动而设计的孔

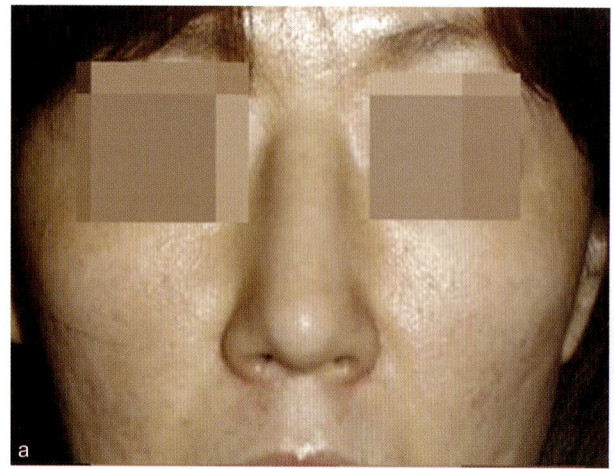

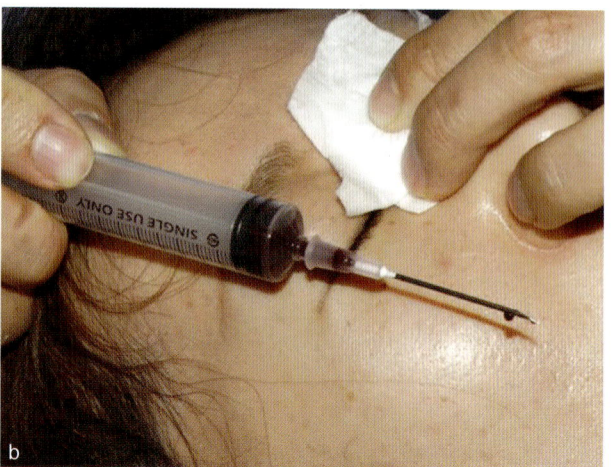

图 3-42　硅胶假体的迟发性血肿　a.硅胶假体隆鼻术后 2 年，迟发血肿；b.注射抽吸血肿

2. 膨体

（1）膨体的雕刻

膨体可以选择片状型多层叠加使用，但大多数时候使用块状型或已制成的柳叶形假体。用11号刀片根据鼻部轮廓行适当的雕刻。膨体植入后能很好地顺应鼻骨表面，所以膨体的底部只需雕刻成轻微的凹陷，不同于硅胶的雕刻。

值得一提的是，使用膨体会使轻微的驼峰于术后更明显（图3-43），所以雕刻一定要细心，植入鼻背后需要反复修整。膨体植入鼻背后，于鼻背部屈曲部位用细针穿刺标记，取出假体后于针眼处修整。

同硅胶，膨体也不能用于鼻尖部。

将膨体的末端雕刻得很薄，可以降低鼻尖的硬度，防止鼻尖部假体轮廓的显现（图3-44）。用膨体增高鼻尖部，可导致鼻尖皮肤变色或假体外露，应使用自体组织移植物施行鼻尖整形术。

经过一段时间，膨体隆鼻背部术后高度可下降15%~20%，所以需要矫枉过正。

（2）膨体的预处理和植入

为了预防感染，应严格遵守无菌操作，冲洗手术手套的滑石粉，用抗生素或聚维酮碘（碘伏）溶液冲洗膨体。有报道称聚维酮碘溶液较抗生素更为有效。Conrad等利用负压原理使抗生素溶液渗入到膨体内部。液体不能渗入到膨体内部的气孔，所以不能只使用抗生素溶液浸泡，应利用负压使抗生素溶液强行渗入到气孔内部（图3-45）。

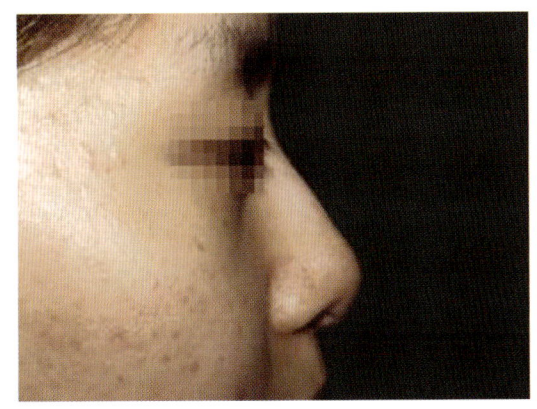

图3-43 膨体鼻背部隆鼻术后可见轻度的驼峰 不同于硅胶假体，膨体有显露鼻背部轻微的不规则或驼峰的倾向，所以需要细心雕刻

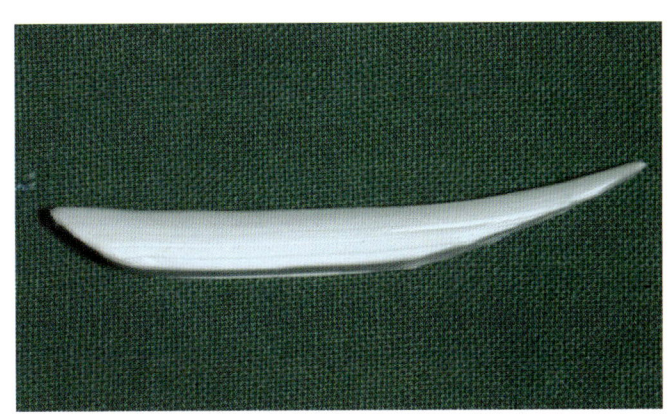

图3-44 膨体尖端雕刻应薄

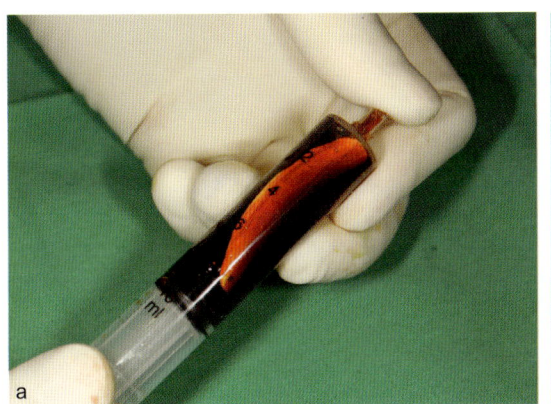

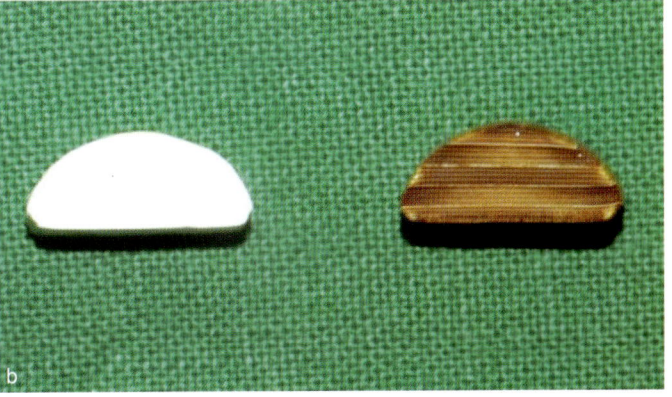

图3-45 膨体的植入前处理 a.负压吸引下，可使抗生素或聚维酮碘溶液渗入到膨体的孔隙内；b.膨体的横截面观（左：单纯浸泡于聚维酮碘溶液——孔隙内部无聚维酮碘溶液，右：负压下——进入到孔隙内部）

膨体植入时，如使用镊子或膨体钳，会由于膨体被压缩、屈曲变形而出现死腔，增加感染的可能性。所以，应避免使用器械推入，而使用牵拉技术（图 3-46）。牵拉技术有利于假体的正确植入，也可起到引流作用，能减轻术后的肿胀。

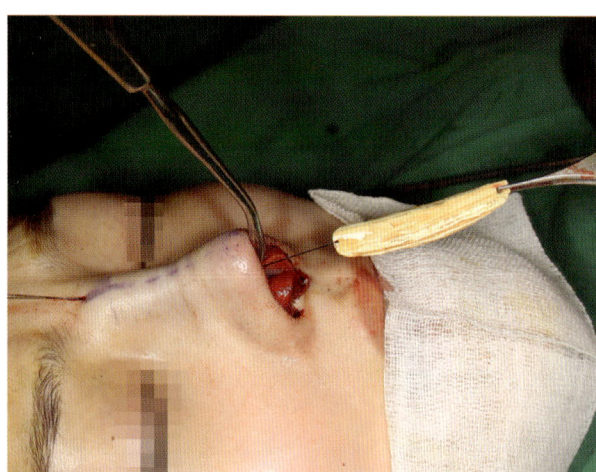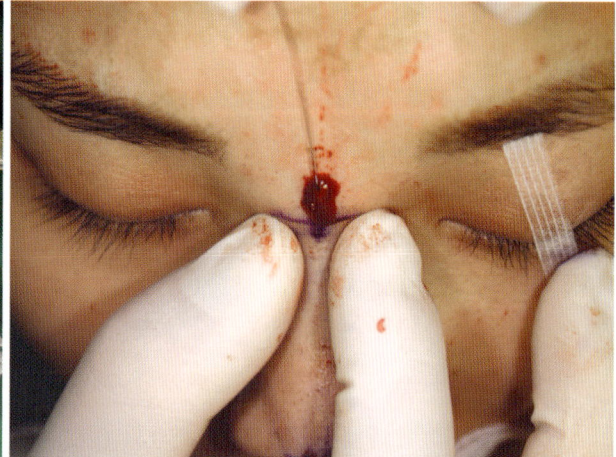

图 3-46　缝合牵拉技术

（3）膨体的取出

与硅胶相比，膨体不容易被取出。膨体取出术的要领是膨体与周围组织粘连的分离。为了使分离更为方便，注射局麻药时使用水压分离技术。将针头置于组织和假体间，加压注射麻药，形成水压分离。除鼻骨接触面外，在膨体的各表面均施行水压分离技术。注射毕，经鼻翼缘切口，寻找到膨体末端并向上分离周围组织。与鼻骨的接触面用鼻骨剥离子分离，有助于膨体的取出。对取出的膨体要细心观察是否完整、有无碎片残留。

硅胶膨体复合物的取出也采用上述方法，特别要注意薄片膨体外膜残留在腔中，防止硅胶和膨体外膜的分离导致单纯硅胶的取出。

参考文献

1. Berman M. The use of Gore-Tex E-PTFE bonded silicone rubber as an alloplastic implant material, Laryngoscope, 1986, 96: 480-483.
2. Brewer AR, Stromber BV. In vitro adherence of bacteria to prosthetic grafting materials. Ann Plasti Surg, 1990, 24(2):134-138.
3. CH Park. Histological study of expanded polytetrafluoroethylene(Gore-Tex) implanted in the human nose. Rhinology, 2008, 46 : 317-323.
4. Colin Tham, Yan-Lung, Chau-Jin Weng, et al. Silicone augmentation rhinoplasty in an oriental population.Ann Plast Surg, 2005, 54(1) : 1-5.
5. Conrad K, Torgerson CS, Gillman GS. Application of Gore-Tex implants in rhinoplasty reexamined after 17 years. Arch Facial Plast Surg, 2008, 10(4) : 224-231.
6. Deva AK, Merten S, Chang L. Silicone in nasal augmentation rhinoplasty : a decade of clinical experience. Plast

Reconstr Surg, 1998, 102(4) : 1230-1237.
7. Godin MS, Walderman SR, Johnson CM. Nasal augmentation using Gore-Tex : a 10-year experience. Arch Facial Plast Surg, 1999, 1 : 118-121.
8. Jang. Histologic study of Gore-Tex removed after rhinoplasty. The Laryngoscope, 2009, 119 : 620-627.
9. Lacy GM, Conway, H. Recovery after meningitis with convulsions and paralysis following rhinoplasty : Cause for pasuse. Past Reconstr Surg, 1965, 36: 254.
10. Merritt K, Shafer JW, Brown SA. Implant site infection rates with porous and dense materials. J Biomed Mater Res. 1979, 13 : 101.
11. Silistreli OK, Capar M, Ulusal BG, et al. Behavior of the different implant materials in acute infection and efficacy of antibiotherapy : experimantal study in rats. J Biomed Mater Res B Appl Biomater, 2007, 80(2) : 468-478.
12. Them C, Lai YL, Weng CJ, et al. Silicone augmentation rhinoplasty in an oriental population. Ann Plast Surg, 2005, 54 : 1.
13. Pearce WJ. The use of Gore-Tex e-PTEE bonded to silicone rubber as an alloplastic implant material. Laryngoscope, 1986, 96 : 480-483.
14. GJ Yong. Ultrasonographic monitoring of implant thickness after augmentation rhinoplasty with expanded polytetrafluoroethylene. Am J Rhinol Allerygy, 2009, 23 : 105-110.
15. Zeng Y, Wu W, Yu H, et al. Silicone implants in augmentation rhinoplasty. Aesthetic Plast Surg, 2002, 26 : 85.

第4章 假体的并发症及治疗

有文献报道假体隆鼻的并发症发生率为2.2%~3.6%，膨体并发症的发生率也相似。但其实际发生率取决于术者的经验和方法。

二次鼻整形术最常见的原因是对鼻外形的不满意，亚洲人因为假体的并发症施行二次鼻整形并不是很多。但是，术者应了解假体并不是完美的材料。术者应掌握各种减少并发症的手术技巧和方法及解决各种并发症的能力。

假体相关的并发症有假体材料本身的原因，但大部分是因为假体高度不适当、使用方法不正确及患者鼻部皮肤条件所致。发生并发症最常见的原因是使用过高的假体。

本章将讨论假体的并发症及其预防和治疗。

一、纤维包膜和瘢痕挛缩畸形

（一）原因

据推测，硅胶周围形成的包膜为巨噬细胞的免疫反应所致，为人体正常的免疫反应，然而该包膜变厚、厚度不均及发生挛缩将导致鼻畸形。反复多次的手术、感染及血肿等是形成挛缩的主要原因，患者的个体差异也是不容忽视的一个因素。

（二）包膜挛缩所致的鼻畸形

包膜或瘢痕挛缩可向头侧牵拉鼻翼软骨和鼻尖部皮肤，使鼻缩短、鼻孔外露过多形成短鼻（朝天鼻）畸形（图4-1）。同时，假体被挤压上移，使假体的鼻根起始点向额侧移位（图4-2）。鼻尖部皮肤因假体末端的压迫而变薄（图4-3）。

挛缩发生在假体两侧，会使假体两侧的皮肤向中间牵拉，使假体轮廓显现，外形显得不自然（图4-4）。

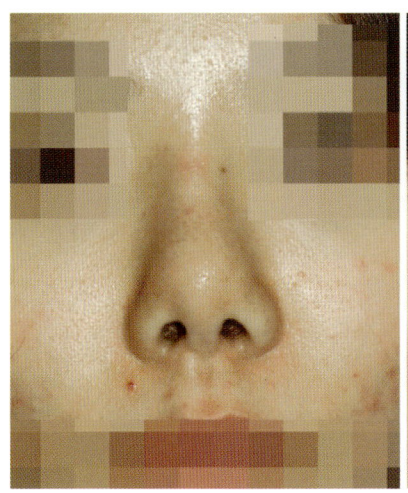
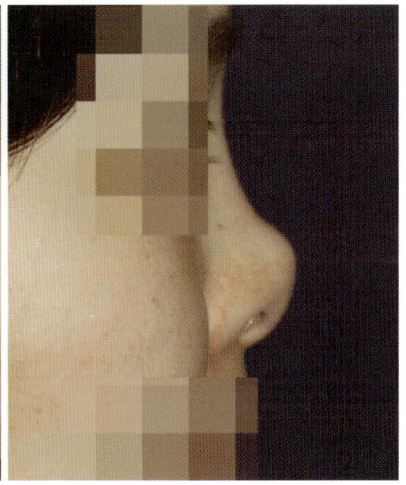
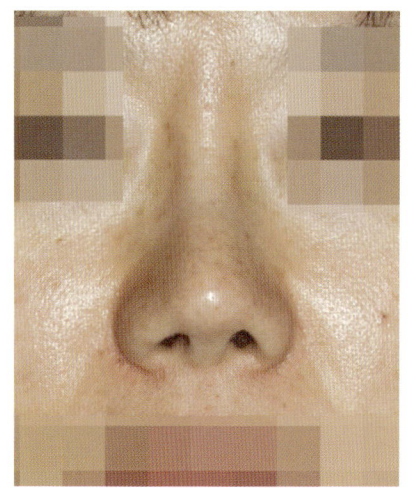

图 4-1　挛缩导致的鼻畸形　　　　　　　　　　　　　图 4-2　包膜和瘢痕挛缩导致假体上移

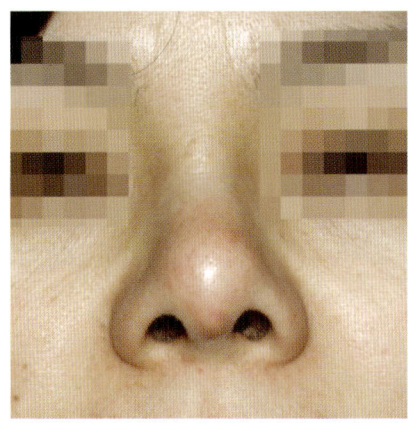
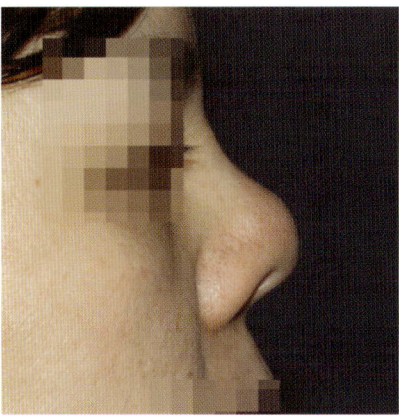
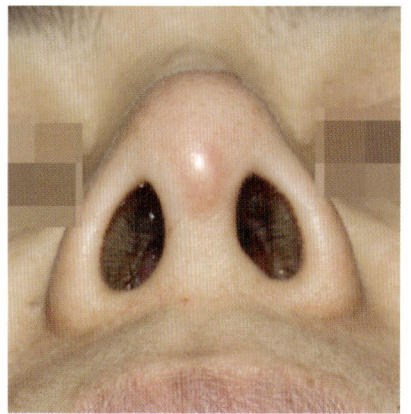

图 4-3　硅胶假体的压迫导致鼻尖皮肤极度变薄，包膜和瘢痕挛缩使鼻尖皮肤上移，假体可能会突出皮肤而外露

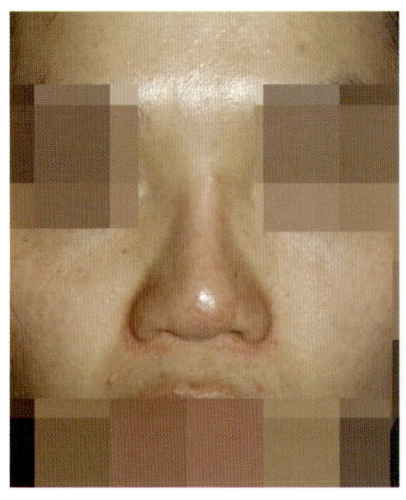
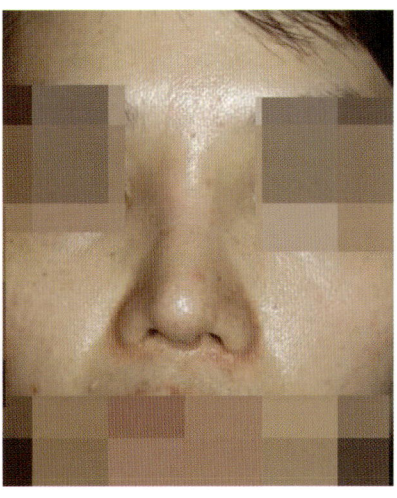

图 4-4　包膜挛缩所致的假体边界显现

（三）矫正方法

包膜挛缩所致的畸形大多为短鼻畸形和假体轮廓的显现，下文介绍这两种畸形的矫正方法：

1. 短鼻畸形的矫正

挛缩的包膜或瘢痕组织牵拉鼻翼软骨和皮肤是短鼻畸形的最主要原因，充分有效的分离是手术的关键。充分分离后，将鼻翼软骨向下移位并固定以延长鼻长度。作者多使用鼻中隔延伸移植物抑或旋转移植物施行鼻延长术。详细的手术方法参见第 10 章。

2. 挛缩致假体轮廓显现的矫正

（1）沿着包膜两侧行包膜切开术后，用不形成包膜的膨体或真皮脂肪瓣替代硅胶假体（图 4-5）。

（2）切除包膜后，植入用筋膜包绕的膨体或采用真皮脂肪瓣移植（图 4-6）。

（3）同朝天鼻的矫正方法（参见第 10 章），将包膜展开形成包膜瓣，覆盖新植入的假体。

（4）于假体两侧显现的轮廓部位施行脂肪移植或注射填充剂（图 4-7）。

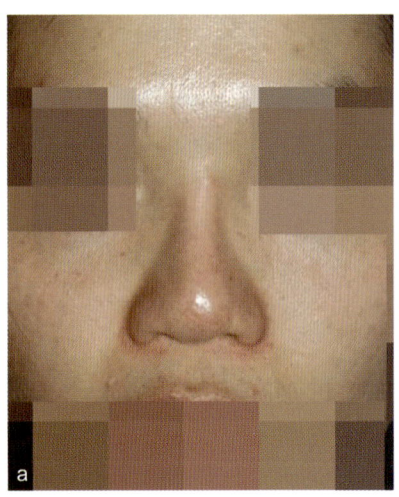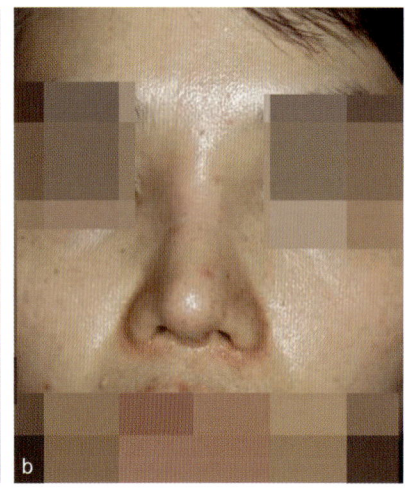

图 4-5　包膜挛缩所致的假体边界显现的矫正：双侧包膜切开，用膨体取代硅胶假体　a. 术前观；b. 术后观

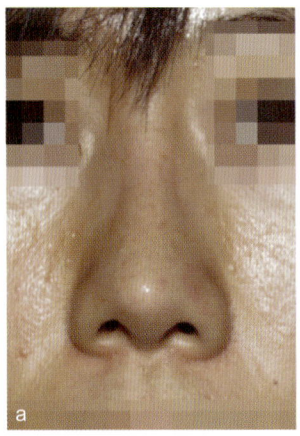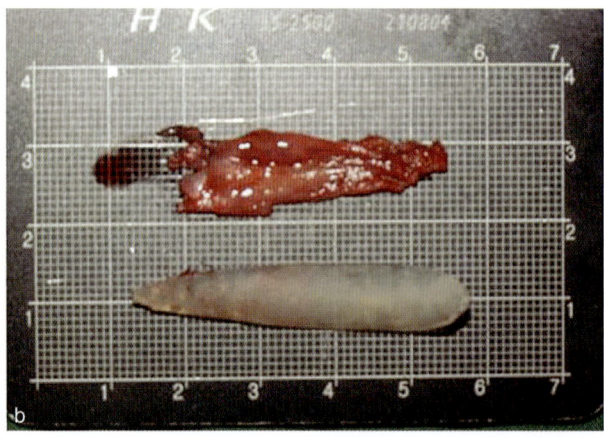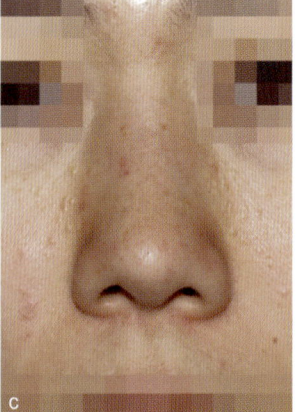

图 4-6　包膜挛缩所致的假体边界显现的矫正：取出假体，切除包膜，使用真皮脂肪瓣移植物隆鼻　a. 术前观；b. 取出的假体和包膜；c. 术后观，瘢痕挛缩伴有皮肤变薄的病例，真皮脂肪瓣移植物是首选

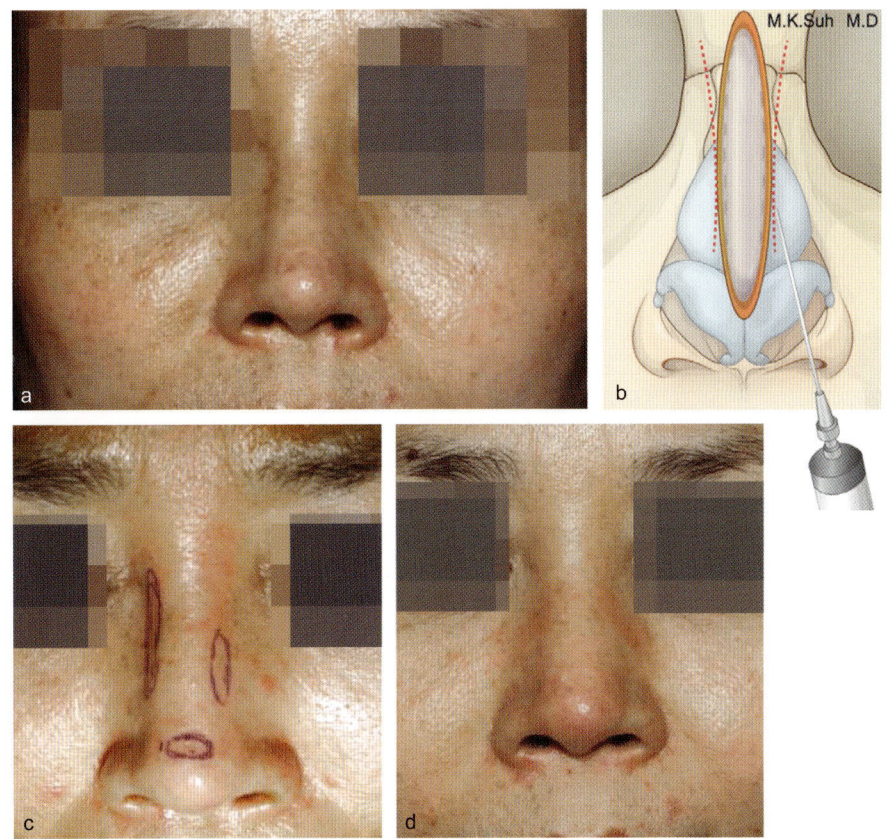

图 4-7　假体边界的脂肪移植　a、b.术前观，双侧假体边界的显现；c.设计脂肪移植；d.术后观（4个月）

二、迟发的自发性血肿

迟发的自发性血肿是指植入硅胶假体数月或数年后突然出现无明显原因的包膜内出血，临床上表现为突然出现的鼻部肿胀、瘀紫（图4-8）。用注射器可抽出暗红色血性液体，易与感染鉴别。

（一）原因

原因不明确，一般认为包膜内表面小血管因摩擦而破裂出血为其原因。在硅胶表面形成的钙化物摩擦包膜内表面使小血管破裂；雕刻假体时，于侧面及底部施行的划痕切开可使包膜不规则，与尖锐的假体缘摩擦导致出血；为了固定假体而钻的孔，可使组织生长入孔，如遇假体的突然移动，因组织断裂会引起出血。但即使与上述无关的、光滑的假体也可能发生自发性血肿。

（二）治疗

以局部治疗为主，用注射器抽出血性液体后加压包扎（图4-9），可口服止血药物和非甾体消炎药。大部分病例经上述治疗可缓解，如出现反复发作的自发性血肿，应取出硅胶，用膨体或自体组织移植物替代。

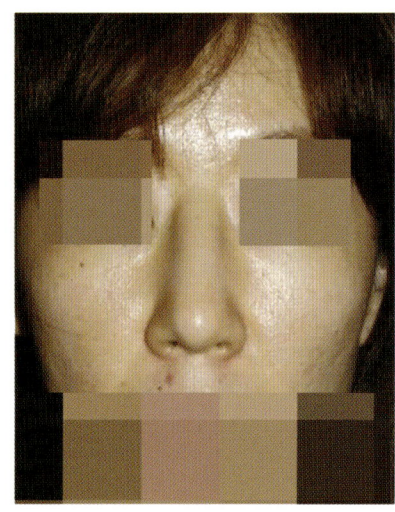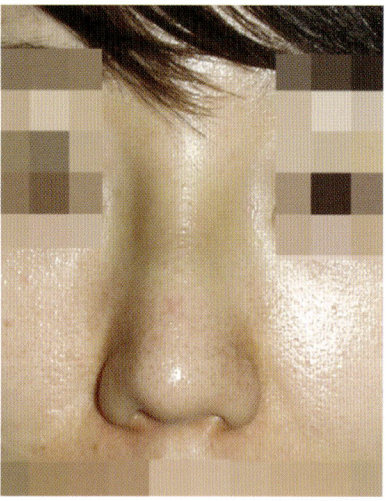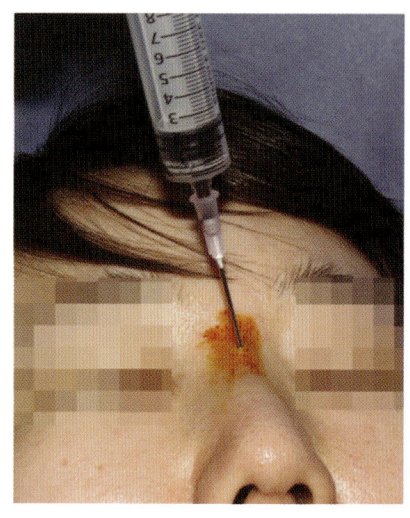

图 4-8　迟发的自发性血肿　鼻背部肿胀和瘀紫为血肿的临床表现

图 4-9　血肿的抽吸　注射器抽出暗红色血性液体，与感染相鉴别。抽吸后加压包扎有助于治疗

三、钙化

硅胶植入人体长时间后，钙和脂质沉积于硅胶表面形成钙化（图 4-10）。钙化多发生在假体的背侧面，可在皮肤表面触到或看到小凸起（图 4-11）。

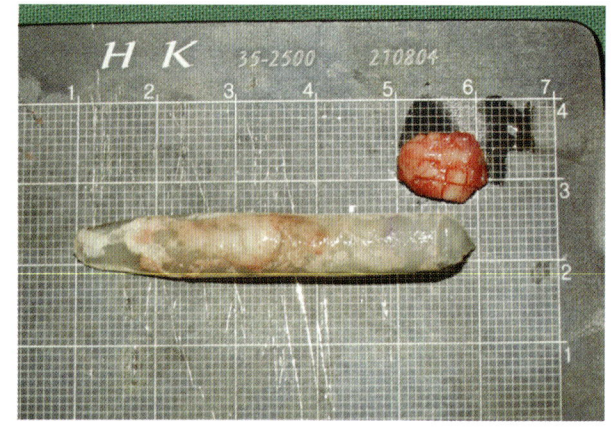

图 4-10　硅胶假体表面的钙化

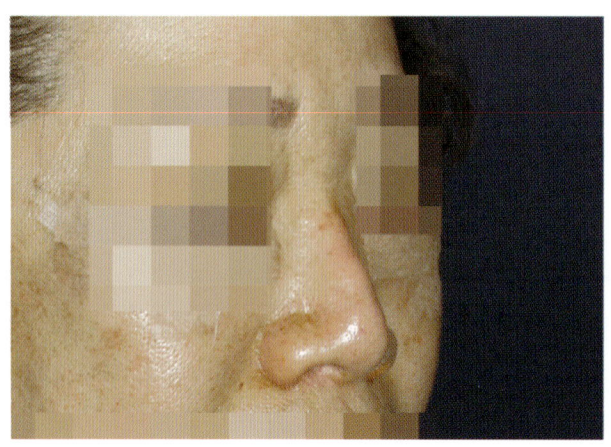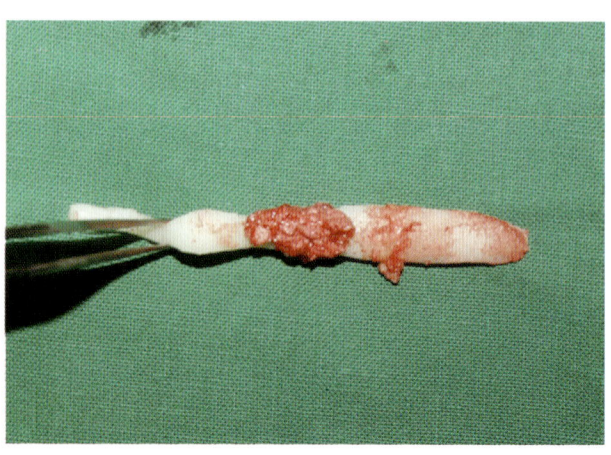

图 4-11　鼻背下部显示不规则驼峰，是由硅胶表面的钙化引起的

(一)原因

对于高分子医用假体植入到人体后出现的钙化，普遍认为是营养不良性钙化，其确切原因还不清楚，有几种假说。多数学者认为，钙化多位于邻接骨膜和筋膜的接触面。由于骨膜的机械刺激使骨原细胞形成骨。骨膜丰富的血供提供了充足的无机物，肌肉组织的物理摩擦也是原因之一。与硅胶相比，膨体较少出现钙化的现象。

(二)矫正

需要取出假体，植入不易发生钙化的膨体或自体组织移植物。如包膜伴有钙化，需要一并切除包膜（图4-12）。

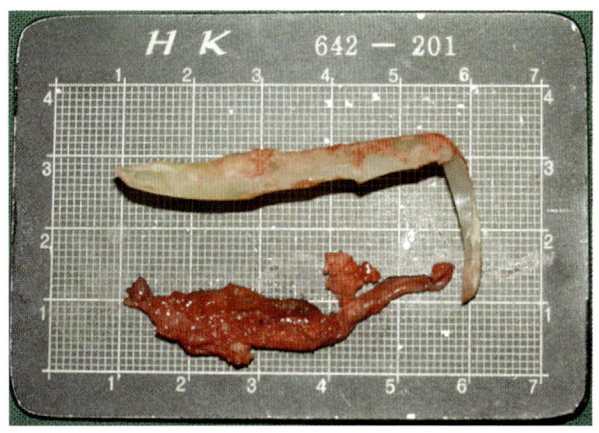

图4-12　**取出的硅胶假体和包膜**　包膜也伴有严重钙化

四、皮肤变色

(一)原因

假体所在的鼻背部皮肤发红为最常见的皮肤颜色改变，有时也出现皮肤发紫、发白伴光滑的症状（图4-13）。皮肤颜色改变是因为皮肤所受压力、张力及皮肤变薄所致。

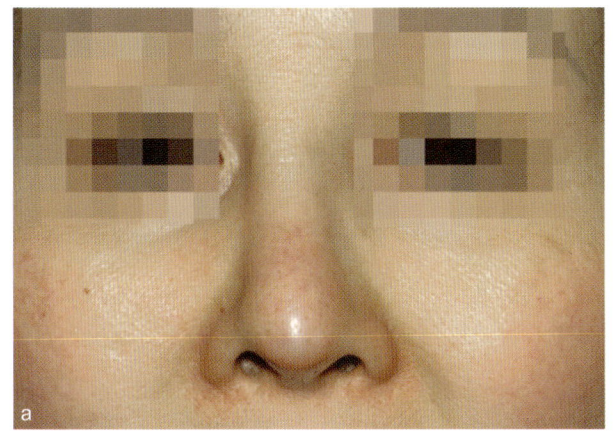 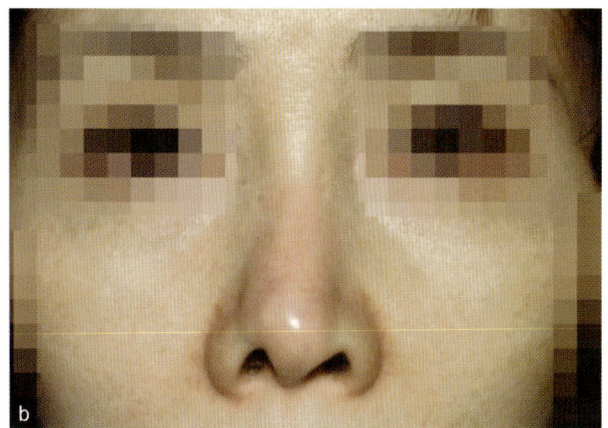

图4-13　**鼻背皮肤发红**　a.硅胶假体；b.膨体

（二）矫正方法

1. 取出假体，用自体组织（真皮脂肪瓣）替代为最有效的治疗方法（图4-14）。

供区可选在尾骨处臀沟皮肤，该部位皮肤真皮最厚，术后的瘢痕隐蔽。也可取自下臀部内侧区。设计皮瓣长约6cm、宽约1cm（图1-59）。

获取的真皮脂肪瓣根据鼻部外形进行修整，利用牵拉缝合技术将真皮脂肪瓣牵拉至假体腔，5~7天后拆线。真皮脂肪瓣的尾侧端固定在鼻翼软骨或鼻中隔前角。关于真皮脂肪瓣的真皮的朝向，医生们有着各自的见解（图4-15）。有医生认为真皮朝向血运丰富的皮肤侧软组织，可增加移植物的存活率。也有医生认为真皮朝向鼻骨面在外形上更有利。实际上两种朝向的吸收率无明显差异。

真皮脂肪瓣吸收率高，术后难以预测鼻背部的高度，难以获得挺拔的鼻背外形，这是真皮脂肪瓣的缺点。但可用于皮肤薄的患者获得自然的外形，也可用于感染病例的早期修复手术，以及严重瘢痕挛缩的病例（图4-16）。

2. 如需使用假体

（1）应降低假体高度，减小对皮肤的张力。

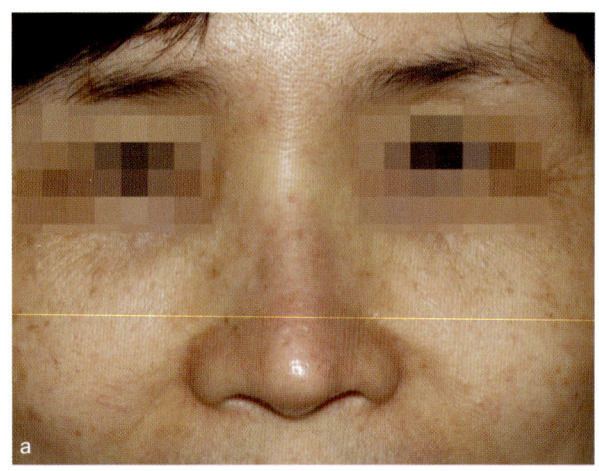
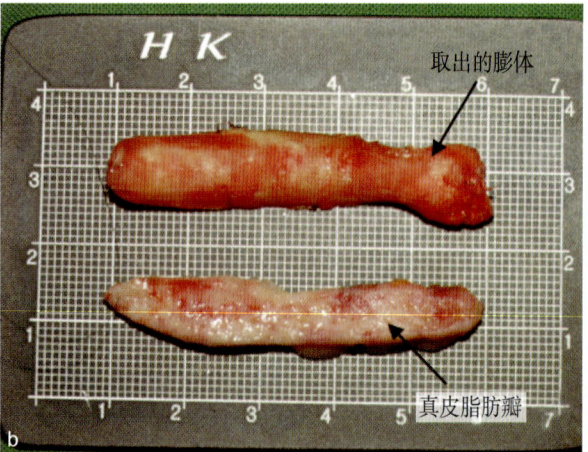
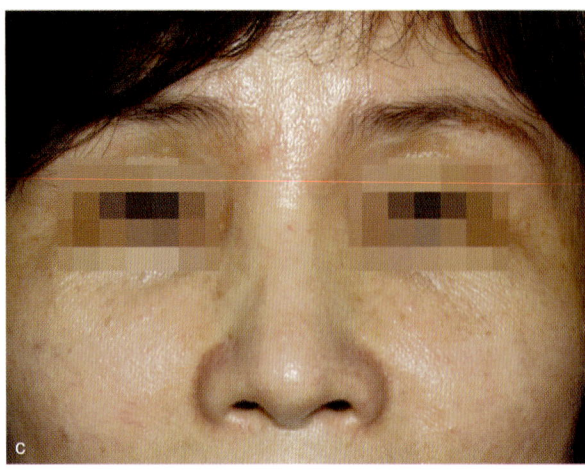

图4-14 鼻背皮肤发红和假体边界显现的矫正 a.膨体隆鼻后出现鼻背皮肤发红；b.取出的膨体和移植用真皮脂肪瓣；c.术后观（6个月）（假体边界显现和皮肤发红症状消失）

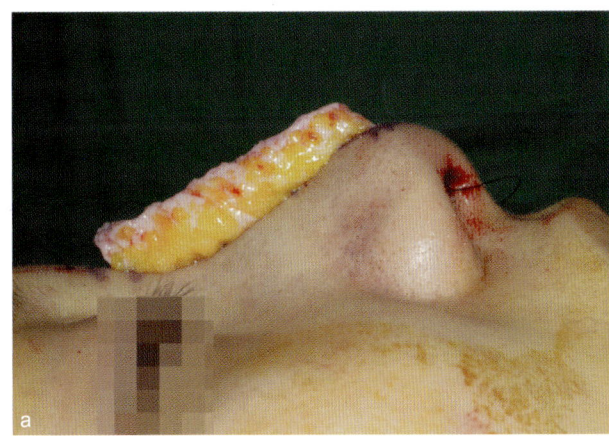
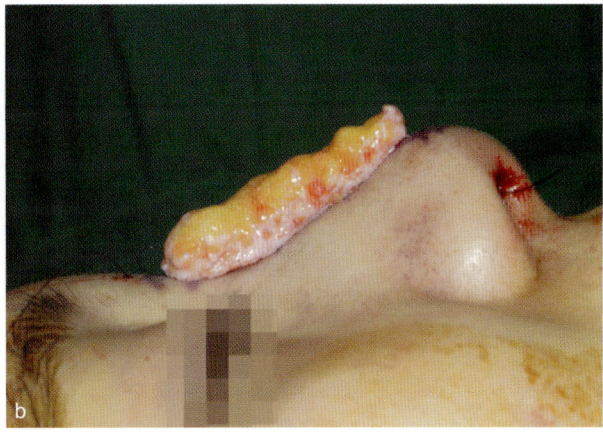

图 4-15　真皮脂肪瓣移植物　a. 真皮朝上；b. 真皮朝下

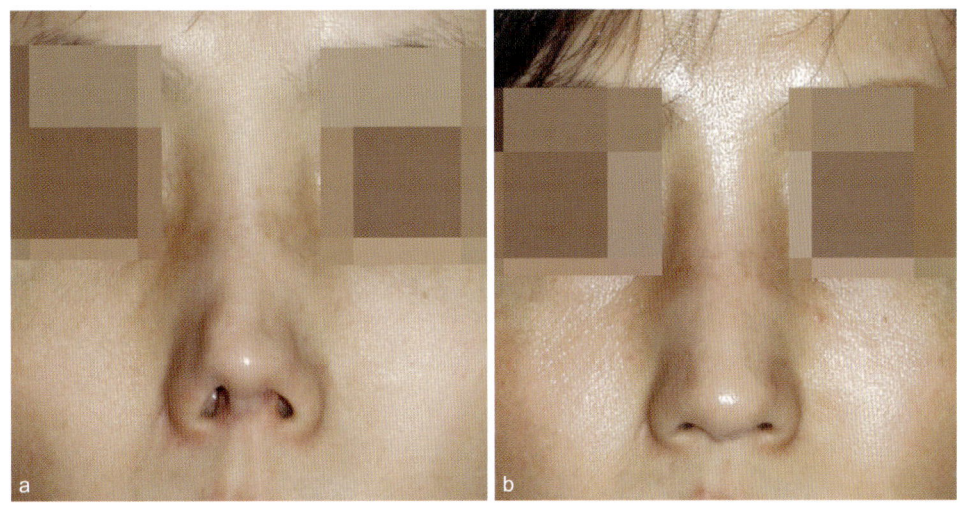

图 4-16　鼻背部的真皮脂肪瓣移植联合（鼻中隔延伸移植物）鼻尖整形矫正鼻背皮肤薄伴有重度瘢痕挛缩病例　a. 术前观；b. 术后观

（2）假体位于骨膜上的病例，应植入到骨膜下。

（3）已经位于骨膜下的病例，可改为包膜后层下方，使皮肤和假体间有尽可能多的组织充填（图 4-17）。图 4-18 就是用这个方法矫正的病例。

（4）用筋膜包绕假体也是有效的方法之一（图 4-19）。供体多取自颞筋膜，术后不留瘢痕，操作简便。颞筋膜分为浅层和深层，作者多取颞筋膜深层用于手术。用筋膜包绕假体也适用于皮肤薄的患者，能获得自然的外观（图 4-20）。

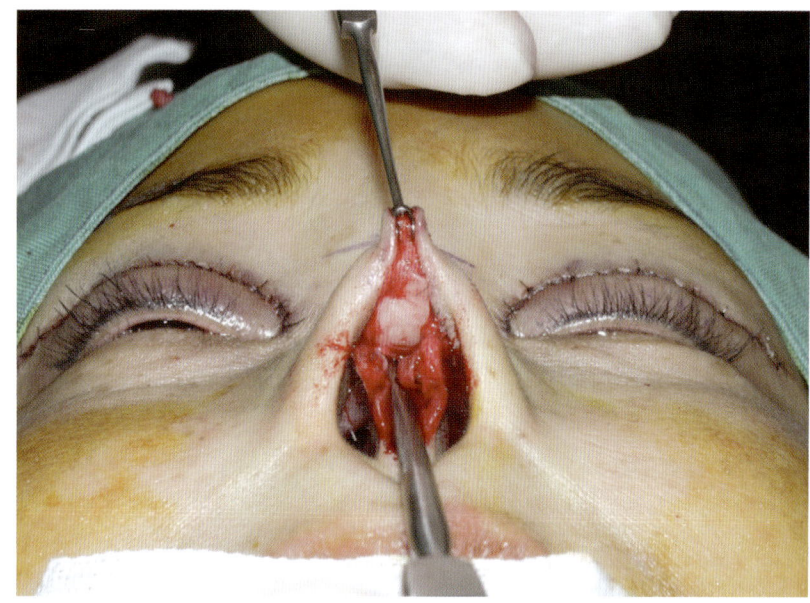

图 4-17　于包膜后层下方制备新的假体腔

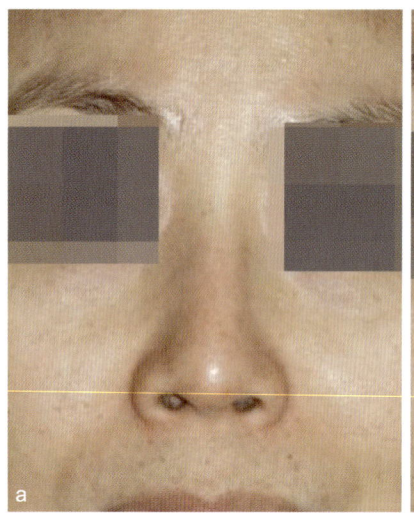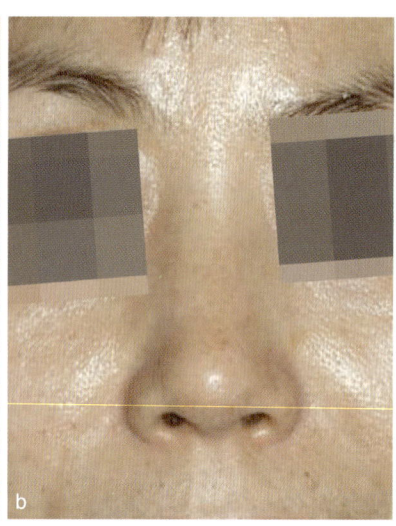

图 4-18　于包膜后层下方植入新的假体后，皮肤发红及假体边界显现症状明显改善　a.术前观；b.术后观

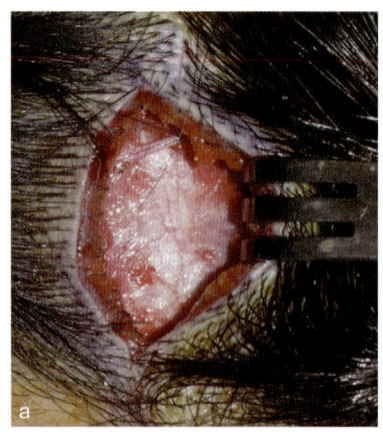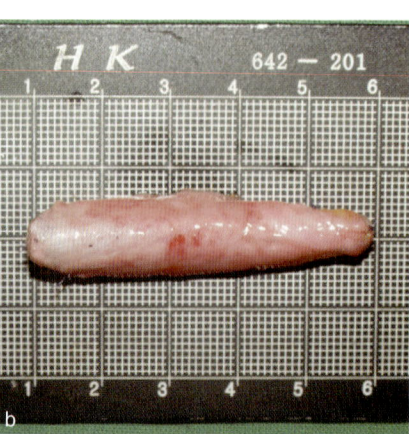

图 4-19　颞筋膜包绕假体　a.颞筋膜的切取；b.颞筋膜包绕的硅胶假体

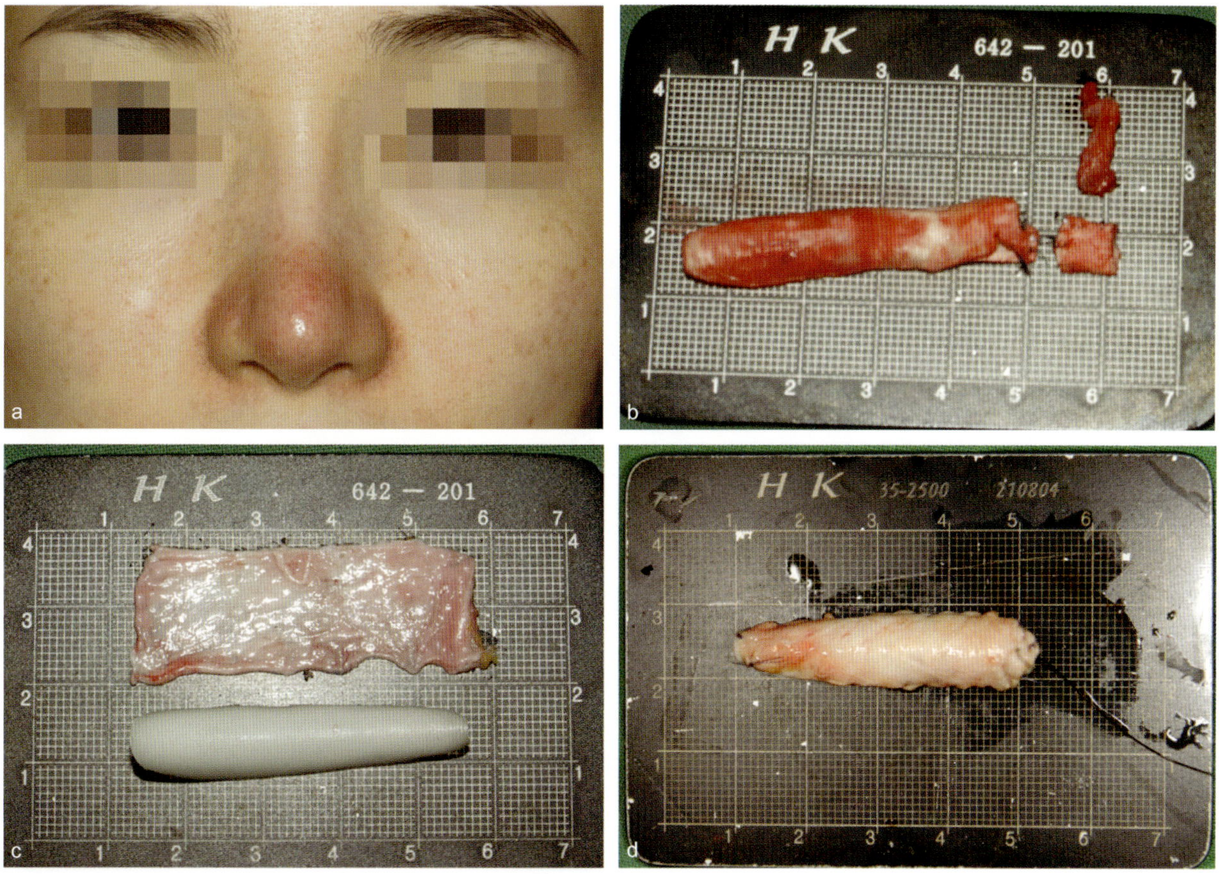

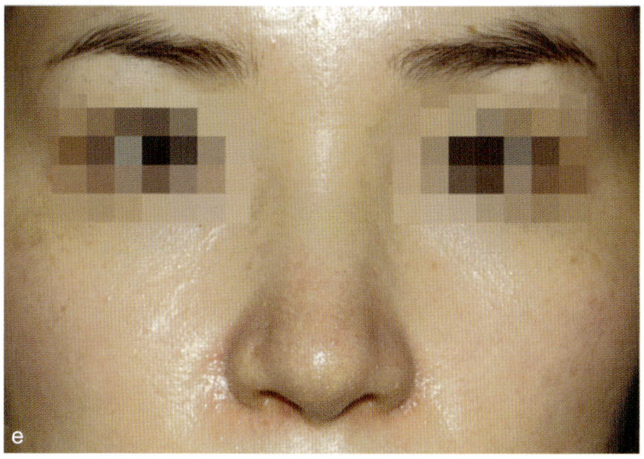

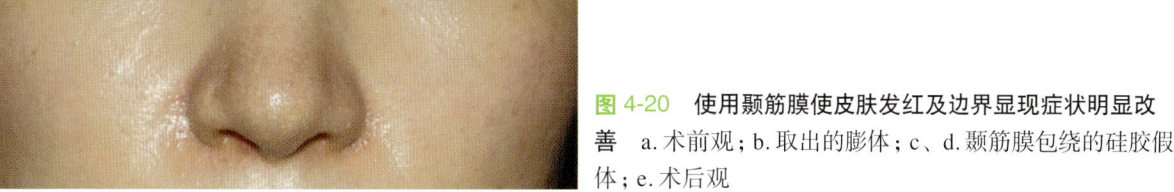

图 4-20 使用颞筋膜使皮肤发红及边界显现症状明显改善 a.术前观；b.取出的膨体；c、d.颞筋膜包绕的硅胶假体；e.术后观

五、假体显现或皮肤变薄

透过皮肤显现假体轮廓，多发生于皮肤薄的患者，或雕刻假体过高导致皮肤扩张变薄。矫正方法同皮肤颜色改变的治疗。

六、假体外露

假体外露是指假体透过皮肤或黏膜外露，有文献报道假体外露的并发症发生率为0.5%~10%。除使用L形硅胶假体或柳叶形假体用于鼻尖部，实际上很少发生假体外露。

假体一旦外露，特别是经皮肤外露，会导致皮肤变形（图4-21）。假体外露多发生在鼻尖、鼻小柱的皮肤及鼻腔内的黏膜（图4-22）。

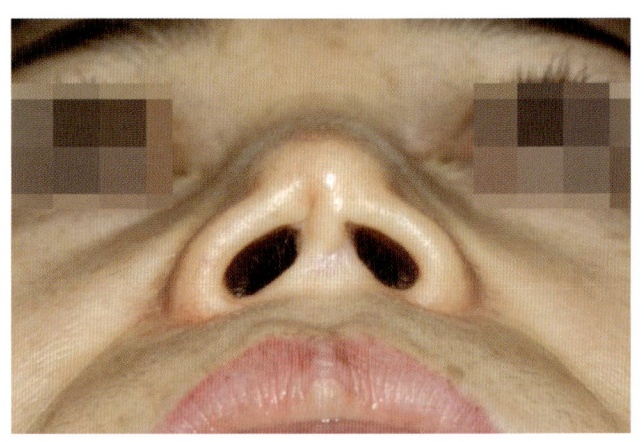

图4-21 鼻尖、鼻小柱畸形：假体外露并发症

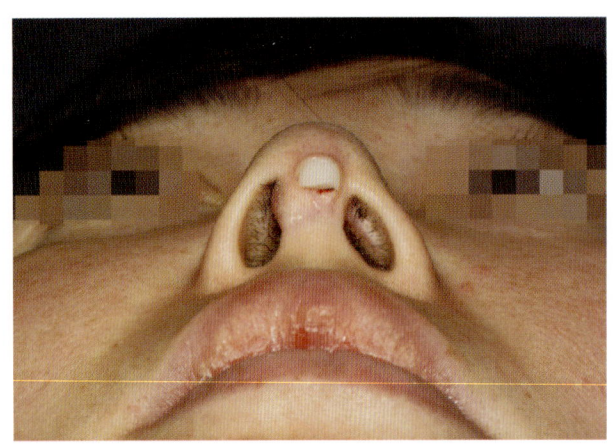

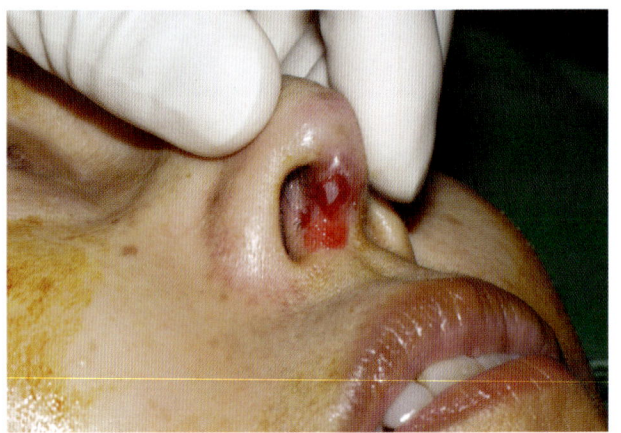

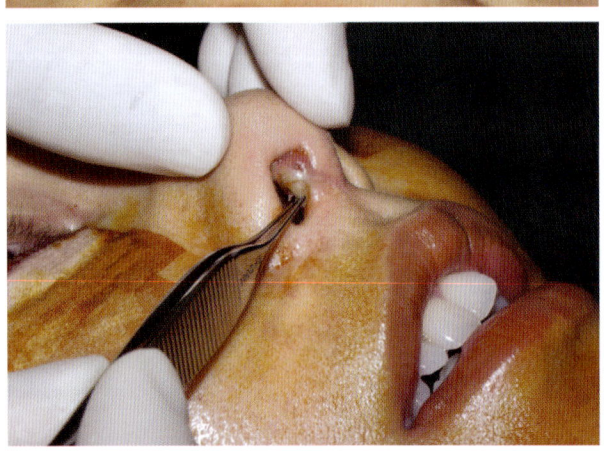

图4-22 不同类型的假体外露并发症

（一）原因

假体应用于鼻尖部可能出现假体外露的并发症，应避免假体末端超过鼻翼软骨的穹窿部。尤其是L形假体易引起假体外露，应避免使用。假体外形或大小不适、假体末端质地过硬、雕刻的假体两侧过于锐利，都可能导致假体外露。感染导致软组织损伤也可并发假体外露。

（二）临床症状

假体外露前的临床症状比较典型，大部分病例是患者发现后来就诊的。临床表现有鼻尖部发硬，皮肤发白或发红，有触压痛，透过皮肤可见假体末端的轮廓（图4-23）。如不及时治疗，假体将会突出外露。

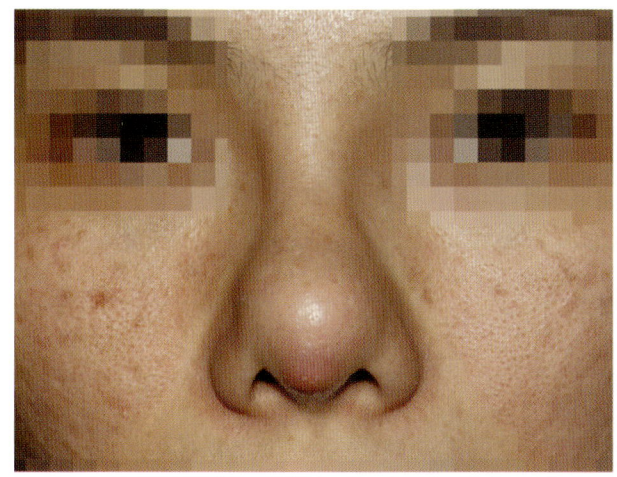
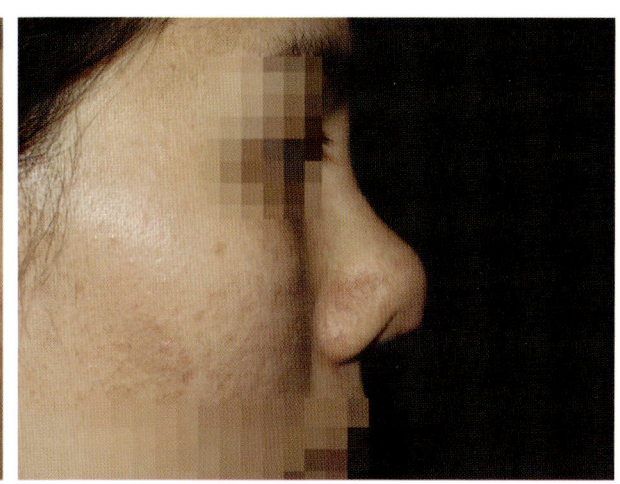
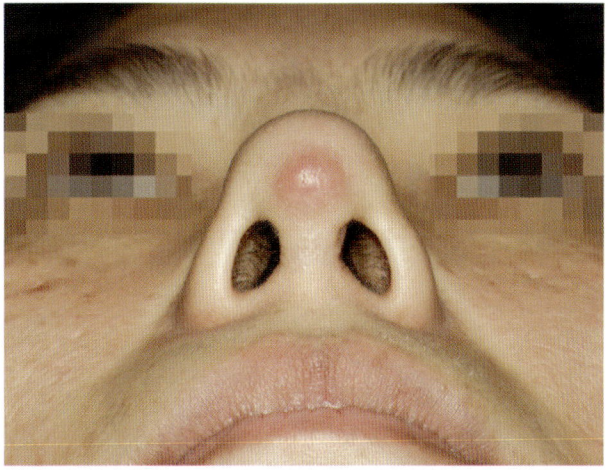

图 4-23　即将发生的假体外露

（三）矫正方法

第一：假体尚未外露时，较容易治疗。调整假体大小或长度，使假体不要达到外露的皮肤处。假体外露处皮肤的皮下组织由于压迫损伤致变薄，移除假体时易发生塌陷。如用耳软骨等自体软骨移植物填充矫正，会因变薄的皮肤而显现软骨轮廓，所以应用真皮移植物加强变薄处的皮肤（图4-24）。

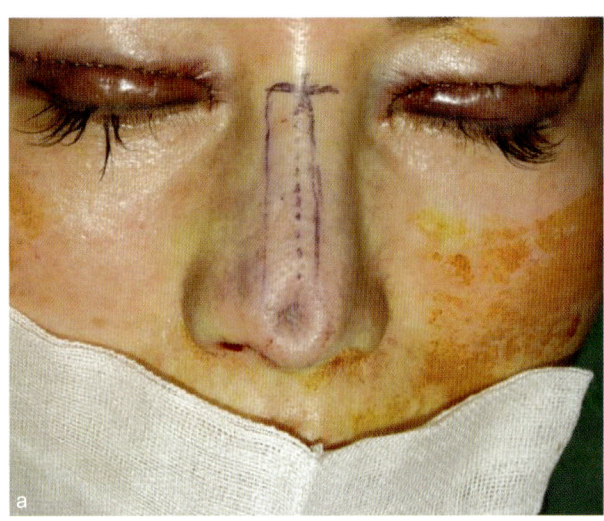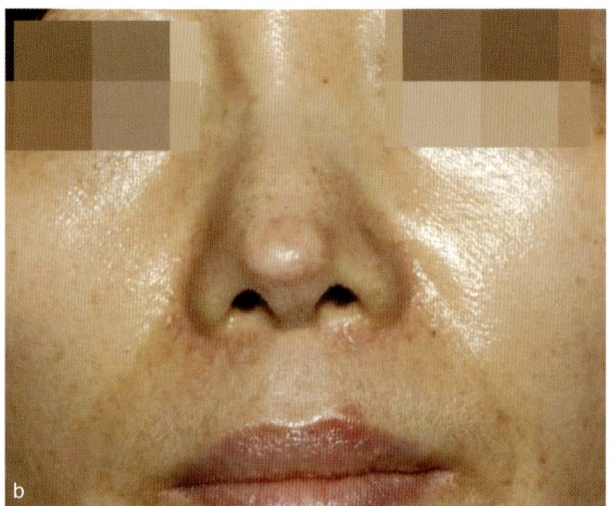

图4-24　a. 取出即将发生外露的假体可导致鼻尖皮肤变薄和凹陷；b. 使用软骨移植物施行鼻尖整形后，于变薄的鼻尖皮肤上清楚地显现软骨轮廓。应使用真皮移植物加强变薄的鼻尖皮肤

第二：如果假体经皮肤或黏膜已外露，应取出假体，缝合修复皮肤或黏膜。如皮肤或黏膜的缺损较难修复时，应通过换药使伤口愈合，二期再行修复手术。二次矫正手术多需切除瘢痕后修复或施行皮瓣移植。

一期缝合修复时，为了减小瘢痕挛缩和塌陷的可能性，缝合的同时应用自体真皮组织加强穿孔处皮下组织。已经穿孔的病例，可以一期施行使用真皮脂肪瓣或自体组织移植物的鼻背部隆鼻术，但如需使用假体时应间隔3~4个月后施行二期手术。穿孔的皮肤缝合修复后，远期可出现塌陷畸形，应告知患者可能需要远期修复手术。

七、假体的移动和歪斜

（一）假体的移动

1. 原因

（1）假体植入于骨膜上（图4-25）。

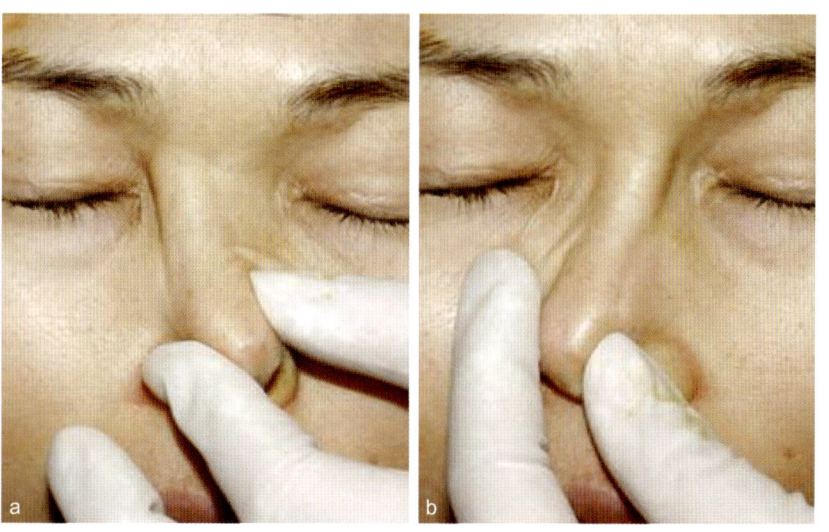

图 4-25 **植入骨膜上的假体移动** 将假体植入到骨膜上,使假体易移动且有歪曲倾向。植入到薄弱的骨膜下时,假体也可移动,但移动度较骨膜上小

(2)假体植入到骨膜下,但骨膜薄弱,也可引起假体的移动。

2. 矫正方法

植入到骨膜上的病例,于骨膜下制备新的假体腔,植入到骨膜下。

已植入到骨膜下,但仍有移动的患者:①可将假体植入到包膜后层下。②相比硅胶,膨体与鼻骨的接触紧密,又因组织长入致假体移动减少,所以可用膨体替代硅胶来矫正假体的移动。

(二)假体歪斜

1. 原因

(1)假体歪斜源于制备的假体腔不对称所致。从右侧鼻翼边缘切口制备的假体腔在鼻根部易向左侧偏斜,所以应切开双侧制备假体腔。

(2)过宽的假体腔可能导致假体歪斜;相反,制备的假体腔如正好大小,因不能确定左右对称性,术后可能出现假体歪斜。正确的做法是制备假体腔略大些,术后 2 周内如发现假体歪斜,可通过手法复位矫正。

(3)患者术前鼻背部不对称,例如鼻背向一侧歪斜,如雕刻假体时不给予适当调整,假体植入后易出现假体歪斜。

2. 矫正方法

(1)硅胶假体出现歪斜时,于歪斜对侧,沿包膜底部的边缘切开,制备适当的腔隙,以利假体移位,推移假体至正中位置,加压包扎固定(图 4-26)。该方法简单、有效。

(2)取出假体,于包膜后层下方制备新的假体腔,植入新的假体,是防止歪斜复发最安全、有效的方法(图 4-27)。如上面(1)的描述,保留包膜而矫正假体歪斜的时候,被覆新假体腔的包膜和软组织左右侧存在差异,当发生挛缩时可导致歪斜复发,因此有些医生主张去除包膜。但是,作者认为

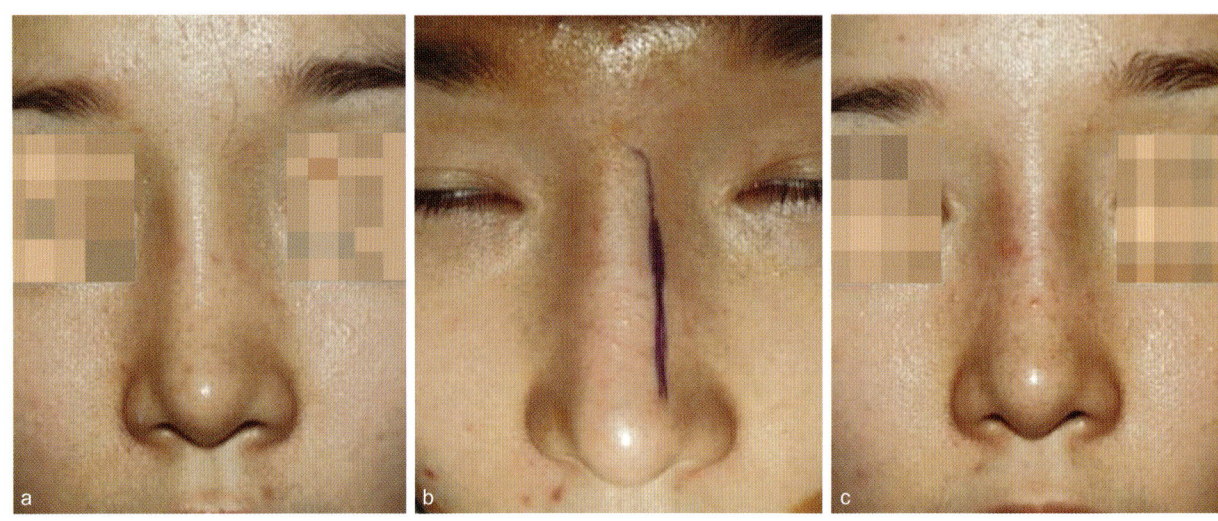

图 4-26　双层纵向包膜切开术　a.硅胶假体歪斜；b.沿左侧包膜边缘纵向切开包膜；c.术后观（2周）

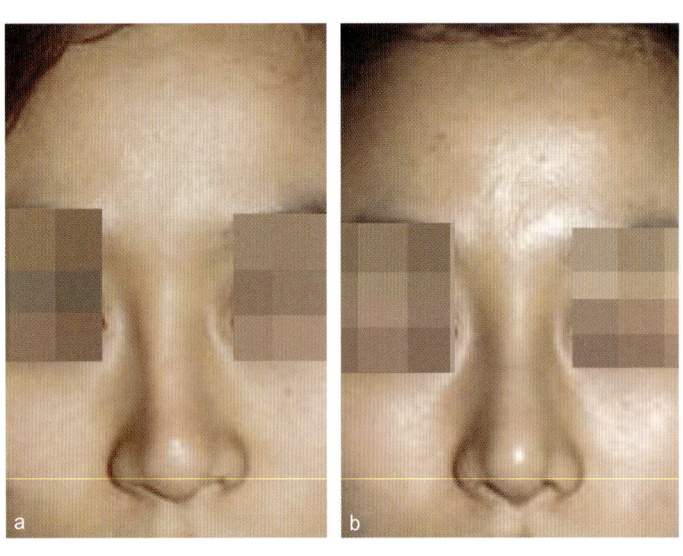

图 4-27　假体歪斜的矫正　a.术前观；b.术后观

不能确定去除包膜的利弊。实际上歪斜很少复发，即使出现也是因为新的假体腔制备不准确，术后包扎及压迫时不确切所致。

（3）因膨体不形成包膜，所以膨体歪斜的矫正更简便。于歪斜对侧分离腔隙，用骨膜剥离子分离膨体与鼻骨、软骨的粘连，推动膨体至正确位置调整。也可以视情况取出膨体，植入新的假体。

八、感染

文献报道假体并发感染的发生率高达 5.3%，但作者认为术者之间有明显差异。在作者的病例中，感染发生率约为 0.5%。

并发感染时需要取出假体，导致手术失败，并给医生和患者带来痛苦（图 4-28）。另外，鼻整形术后不仅有局部感染，还报道过并发毒血症、心内膜炎及脊髓炎等全身感染病例，应给予高度重视。

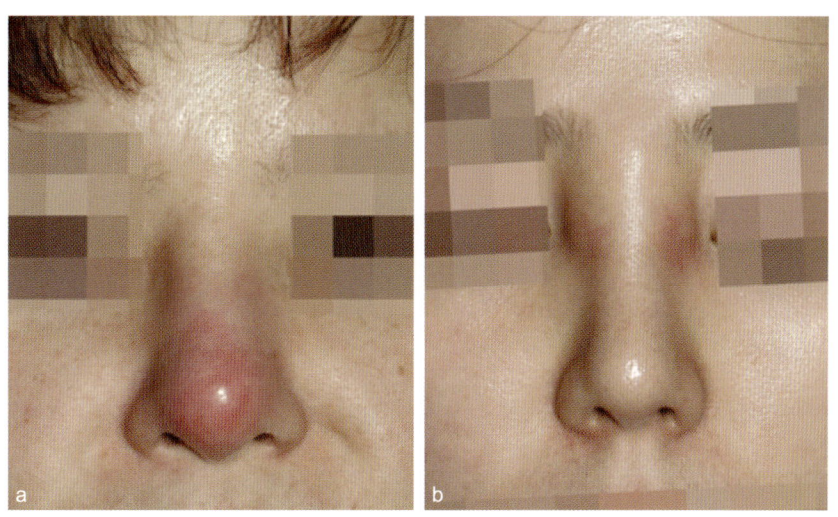

图 4-28　鼻背部隆鼻术后并发感染　a. 硅胶假体；b. 膨体

（一）原因

消毒不严格、出血及组织张力等为引起感染的原因。当患者抵抗力下降时，如吸烟及压力大等诱因下，容易并发感染。

（二）预防

1. 将假体浸泡于抗生素溶液或碘伏溶液后使用。
2. 用抗生素溶液冲洗假体腔，以降低感染发生率。
3. 手术前后应提高患者的免疫力，增强体质。
4. 隆鼻术后，局部组织张力不应过大。
5. 急性期鼻炎患者应推迟手术施行，伴有鼻窦炎的患者应高度注意。
6. 术后预防性应用抗生素。
7. 血肿是引发感染的重要原因。术中应严格止血，术后加压包扎。术中出血较多的患者可放置引流 1~2 天，已形成的血肿于术后 1 周液化后抽出。
8. 骨膜较皮下组织厚且坚韧，植入到骨膜下可降低感染发生率。质地硬、过大的假体因损伤周围组织会增加感染发生率，应选用质地柔软、薄及大小适中的假体。

(三)治疗

发生感染时,可通过鼻腔内的小切口用抗生素溶液冲洗假体周围,并给予口服或静脉抗感染治疗。如经治疗1周无效时,需取出假体。感染迁延会并发挛缩、软骨和软组织损伤及形成瘘管。取脓性分泌物或组织液送检行细菌培养和药物敏感试验,对选用抗生素有指导意义。

取出假体后应间隔至少6个月以上施行二次手术。利用自体组织施行二次手术,可以一期进行或2周后施行。

九、异物反应

迁延反复发生的局部肿胀,伴有局部发红,排除感染因素,多数是因为异物排斥反应所致。口服类固醇可缓解症状,但大多时候需要取出假体。

十、呈现术后外观

因假体原因呈现术后外观,是指鼻整形术后让人察觉施行过鼻整形术,显现皮下假体的轮廓,易被人认出的现象。原因是多方面的。假体过高,呈现不自然外观,给人以术后外观感觉;因皮肤变薄、颜色改变致假体轮廓显现为呈现术后外观的常见原因;由于包膜挛缩等使假体两侧边界显现也是原因之一。多种原因共同作用,结果给人以术后外观感觉。解决方法是分析原因、对症治疗。对于皮肤变薄、颜色变化和假体轮廓显现的矫正方法在前文已有阐述。

(一)类型

假体左右两侧边界的显现,可分为以下5个类型(图4-29):

1. 假体过宽。
2. 假体过窄。
3. 假体背侧雕刻成角。
4. 皮肤变薄。
5. 包膜挛缩。

1~4型与假体种类无关,硅胶和膨体都可发生;5型只在使用硅胶假体时发生;1~3型与假体的雕刻技巧有关,与术者的经验和审美观有密切关系。

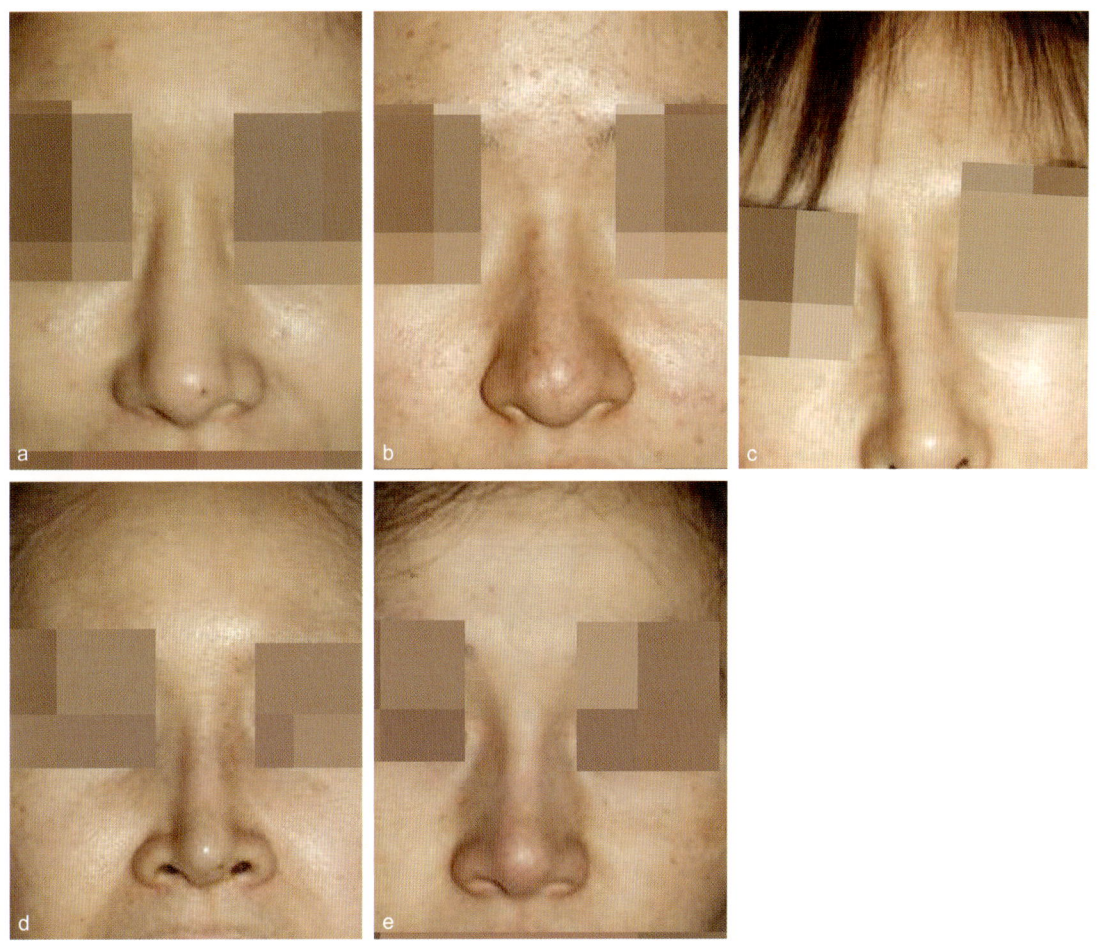

图 4-29　呈现术后外观的 5 种类型　a. 假体过宽；b. 假体过窄；c. 假体背侧雕刻成角；d. 皮肤变薄；e. 包膜挛缩

（二）矫正方法（图 4-30）

假体设计得过宽或过窄，需要植入合适宽度的新假体替代。假体背侧雕刻成角时，也需植入新的假体。因皮肤变薄导致边界显现的矫正方法在前文已经阐述。

* 什么样的假体在术后不容易让人觉察？

一般认为，膨体比硅胶较少出现皮肤变薄，不易被察觉，但不少的病例与此观点相反。

图 4-31 是膨体与皮肤粘连后，假体边界显现的病例，与硅胶包膜挛缩后出现的假体边界显现类似。

术后早期，膨体可能显得自然，不易让人察觉，很少造成皮肤变薄。但经过一段时间后可能出现皮肤粘连，使边界显现，外形变得不自然。即使不形成包膜的膨体，也因粘连、边界显现等原因，出现更不自然的外观。

总的来说，皮肤变色、变薄、边界的显现，不是因为选用了某种假体，而是与鼻背抬高了多少、皮肤有多少张力及皮肤有多薄等有关。

假体的质地也是同理。质地软的硅胶不一定比质地硬的硅胶自然。只是，质地软的硅胶与鼻骨接触更紧密、固定更牢固，对周围软组织的刺激减少，降低了感染发生风险。

假体的质地与皮肤侧无关，与底部骨膜面的接触密切相关。质地越软，接触越紧密，移动减少，

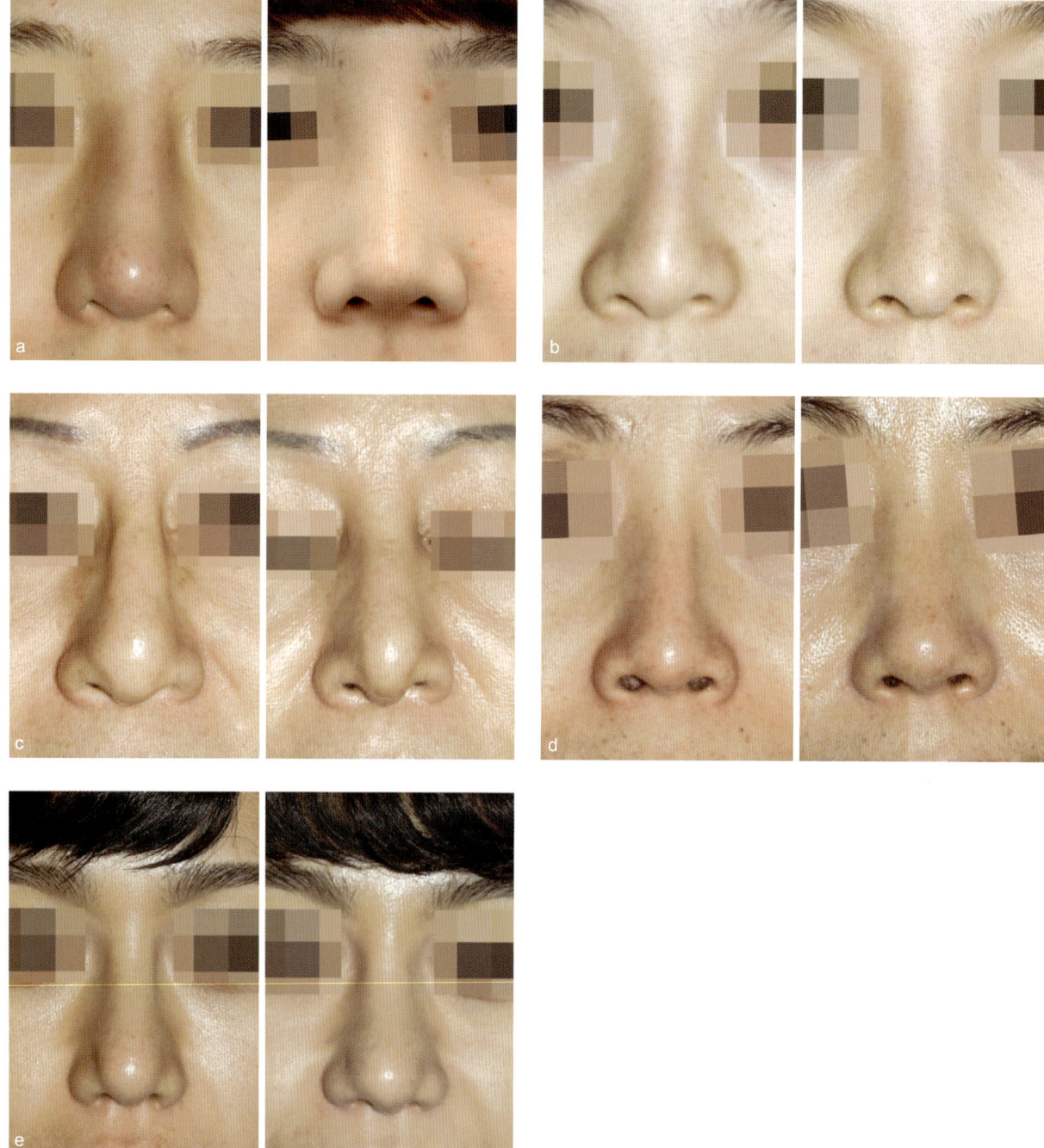

图 4-30　呈现术后外观症状的矫正　a、b.假体设计得过宽或过窄，需要植入合适宽度的新假体替代；c.假体背侧雕刻成角过大时，需植入平坦的假体；d.颞筋膜包绕硅胶假体矫正皮肤薄的病例；e.对包膜肥厚、挛缩的病例，可切除包膜，用膨体取代硅胶

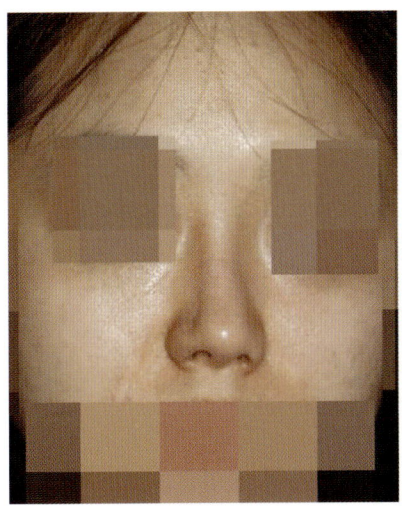 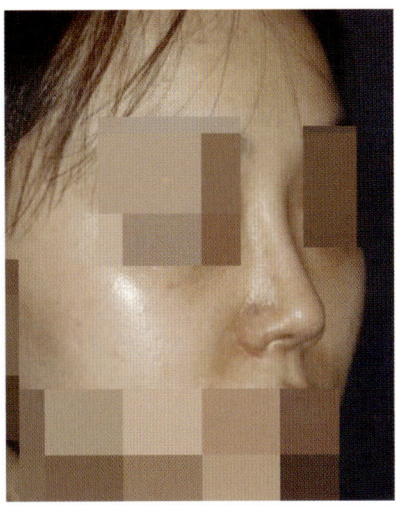

图 4-31　由于皮肤与膨体边缘粘连，导致膨体边界易于显现

歪斜也会减小，但与皮肤的变色无明显关系。

即使使用超软型硅胶或膨体也不能解决皮肤变薄和发红等问题。为了使假体术后呈现自然的外观，要注意以下几个要素：

- 假体的高度：假体越高，越有可能造成外观不自然。
- 鼻背部的皮肤厚度：鼻背部皮肤薄的患者，易显现假体边界，呈现不自然外观。
- 鼻背部皮肤张力：皮肤张力与皮肤变色、发红密切相关，是不自然和让人察觉的原因。
- 假体腔平面：假体与皮肤间的组织越多，越显自然。因此，我们采用筋膜包绕假体或再利用包膜。
- 假体的形状：假体宽度和两侧倾斜角对自然的外观至关重要。

参考文献

1. Coursey DL. Staphylococcal endocartidtis following septorhinoplasty. Arch. Otolaryngol, 1974, 99 : 545.
2. Jin HA. Calcification deposits in nasal silicone implant: Regional distribution in relation to surrounding soft tissues. J Korean Soc Plast Reconstr Surg, 2004, 31: 315.
3. M.K. Suh. Contracted short nose correction using irradiated homologous costal cartilage. Arch Aesth Plast Surg, 2010, 16(3) : 117-124.
4. Malaisrie SC, Malekzadeh S, Biedlingmaier JF : In vivo analysis of bacterial biofilm formation on facial plastic bioimplant. Laryngoscope, 1998, 108(11 Pt 1) : 1733-1738.
5. Thomas SW, Baird IM, Frazier RW. Toxic shock syndrome following submucous resection and rhinoplasty. JAMA, 1982, 247 : 2402.

第5章 利用自体组织的鼻背部隆鼻

相比假体隆鼻而言，利用自体组织的鼻背部隆鼻无假体相关的并发症，所以受到整形外科医生们的普遍青睐。但是，由于亚洲人的鼻背部低平，利用自体组织施行的鼻背部隆鼻，因外观上的不满意而使亚洲的整形外科医生们感到棘手。

亚洲人的鼻背部隆鼻仍首选假体，假体在外形上有明显优势，而且因为亚洲人的鼻背部皮肤厚，假体并发症发生率低。即使如此，对于皮肤薄的患者或为矫正假体的并发症，也需要施行自体组织移植物的鼻背部隆鼻。

主要用于亚洲人鼻背部隆鼻的自体组织有颞筋膜、真皮脂肪瓣、肋软骨及切碎的软骨等（图5-1）。

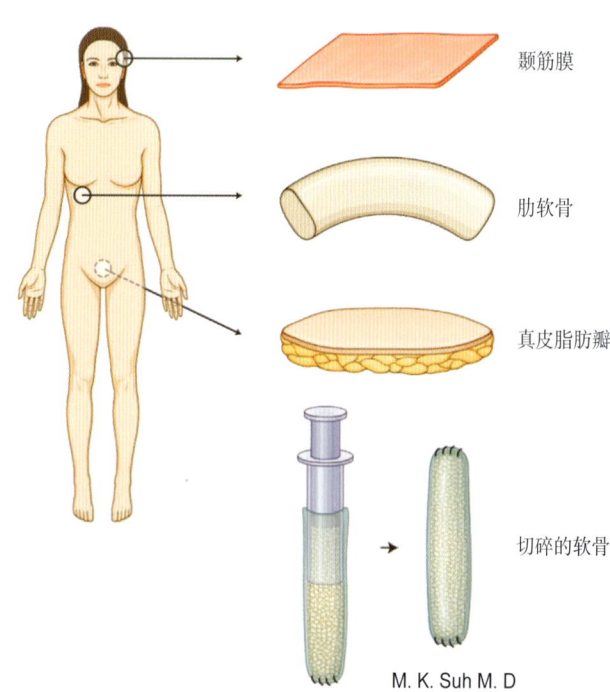

图 5-1　使用自体组织的鼻背部隆鼻

一、利用颞筋膜的鼻背部隆鼻

获取颞筋膜的方法参见第 1 章。颞筋膜的组织量不足，且会吸收一部分，单纯用颞筋膜施行鼻背部隆鼻是有局限性的。它主要用于隆鼻根部或矫正鼻背的部分塌陷及屈曲（图 5-2）。

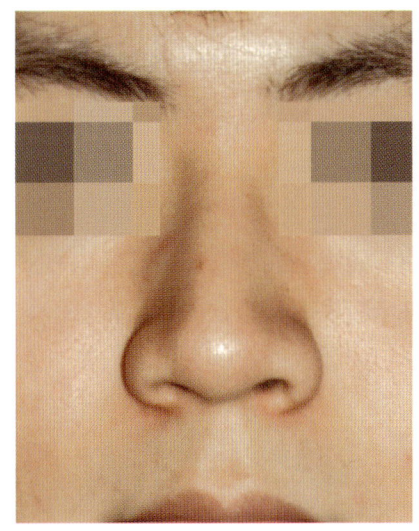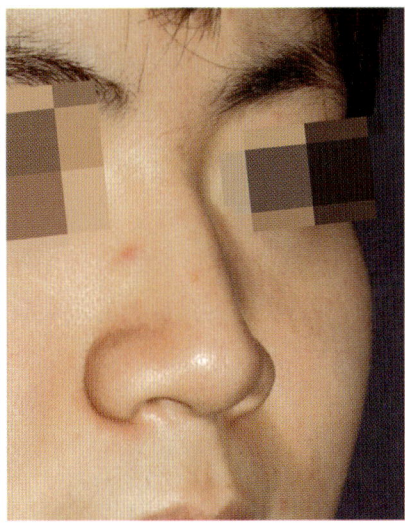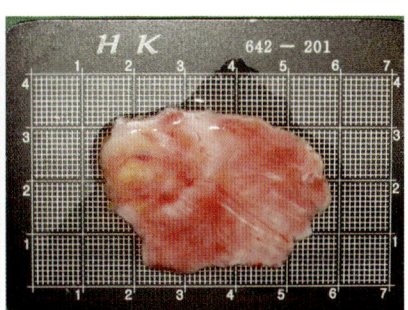

图 5-2　使用颞筋膜的鼻根部隆鼻

二、利用真皮脂肪瓣的鼻背部隆鼻

真皮脂肪瓣的获取方法在第 1 章有详细描述，这里不再重复。建议将切取的真皮脂肪瓣置于鼻背部，以观察移植物的宽度和长度。

在亚洲人中，假体的鼻根部起始点通常设计为眼睑缘或重睑皱襞水平。而使用真皮脂肪瓣为鼻背部移植物时，鼻根部的起始点应设计比假体的定位高，一般定为重睑皱襞和眉的中间水平（图 5-3）。因为真皮脂肪移植物会吸收一部分，如此才能使鼻根部的外形显得自然。

真皮脂肪瓣的尾侧末端要达到鼻尖部。

植入前，修整真皮脂肪瓣为适当的宽度和外形。宽度一般约为 10mm，但是根据每个患者的鼻背宽度而有所不同。同假体的雕刻，修整真皮脂肪瓣为底部宽、背侧窄的形态（图 5-4）。

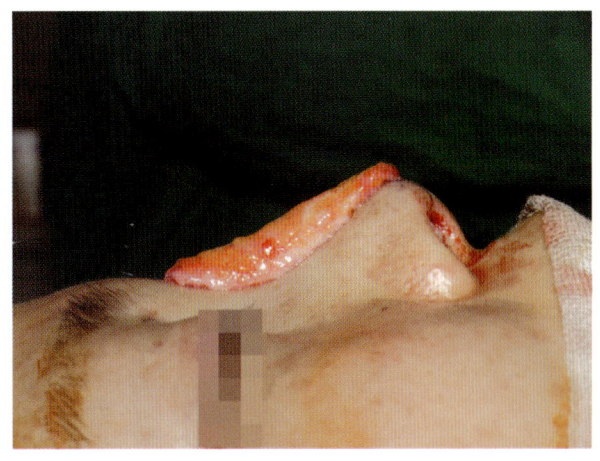

图 5-3　真皮脂肪瓣移植物的植入起点

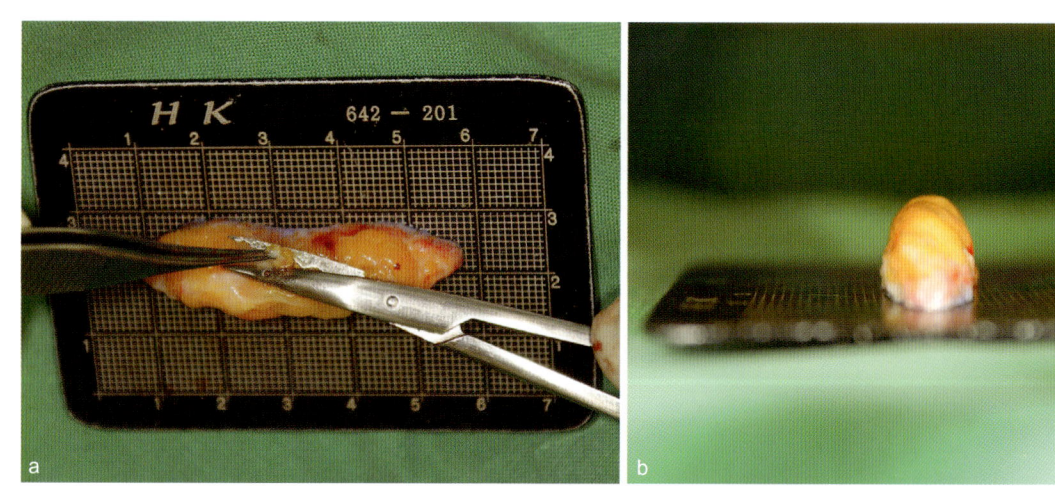

图 5-4　真皮脂肪瓣移植物的修剪　a. 真皮脂肪瓣移植物的修剪；b. 移植物形状与假体类似，顶部窄、底部宽

关于以真皮为移植物顶部或以脂肪为移植物顶部的问题，有两种不同意见。部分学者认为以真皮为移植物顶部时，真皮与皮肤、皮下组织相接，可获得丰富的血液供应而提高移植物的存活率。但是作者认为，两者的血液供应及移植物存活率无差异，因为真皮与骨膜相接触也能获得充足的血供，且更有利于外形的塑造。

利用缝合牵引技术，将真皮脂肪瓣的头侧端固定于眉间，尾侧端固定于鼻翼软骨穹窿部或鼻中隔角部（图5-5）。1周后拆除牵引线。

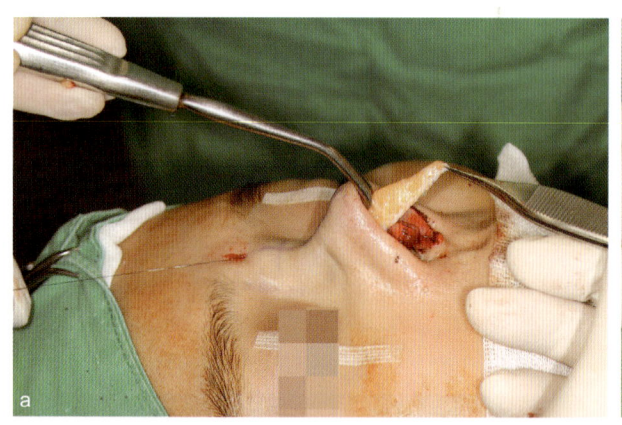
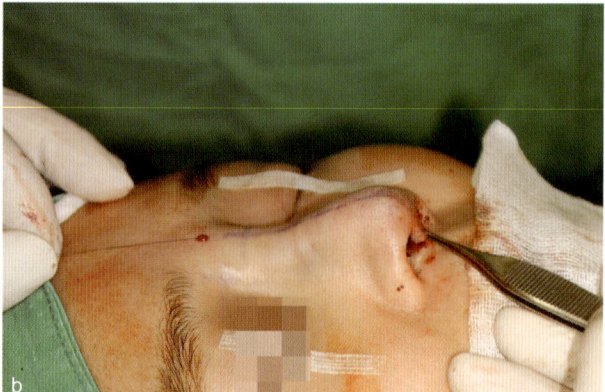
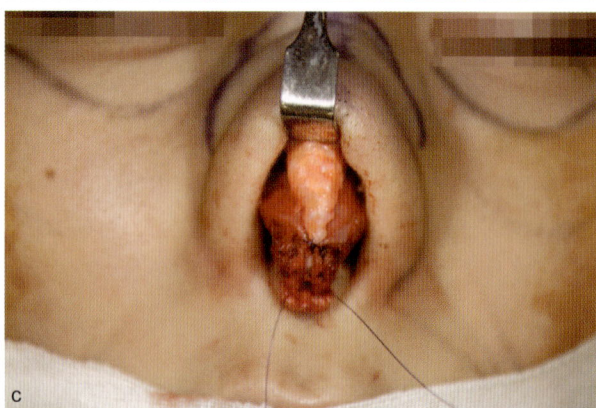

图 5-5　真皮脂肪瓣移植物的固定

考虑到吸收，设计的真皮脂肪瓣应比实际大 20%～30%，因此，术后 1 个月或更长的时间内，鼻背的宽度及高度可能会显得不自然。

使用真皮脂肪瓣移植物的鼻背部隆鼻，术后外形自然，无假体轮廓显现等相关并发症，无皮肤颜色改变，感染率低，即使对皮肤薄的患者也适用。这是真皮脂肪瓣移植物的优点。

图 5-6 是手术前、后的对比照片。由于高吸收率，患者有时候会因为达不到期望的鼻背高度而不满意（图 5-7）。

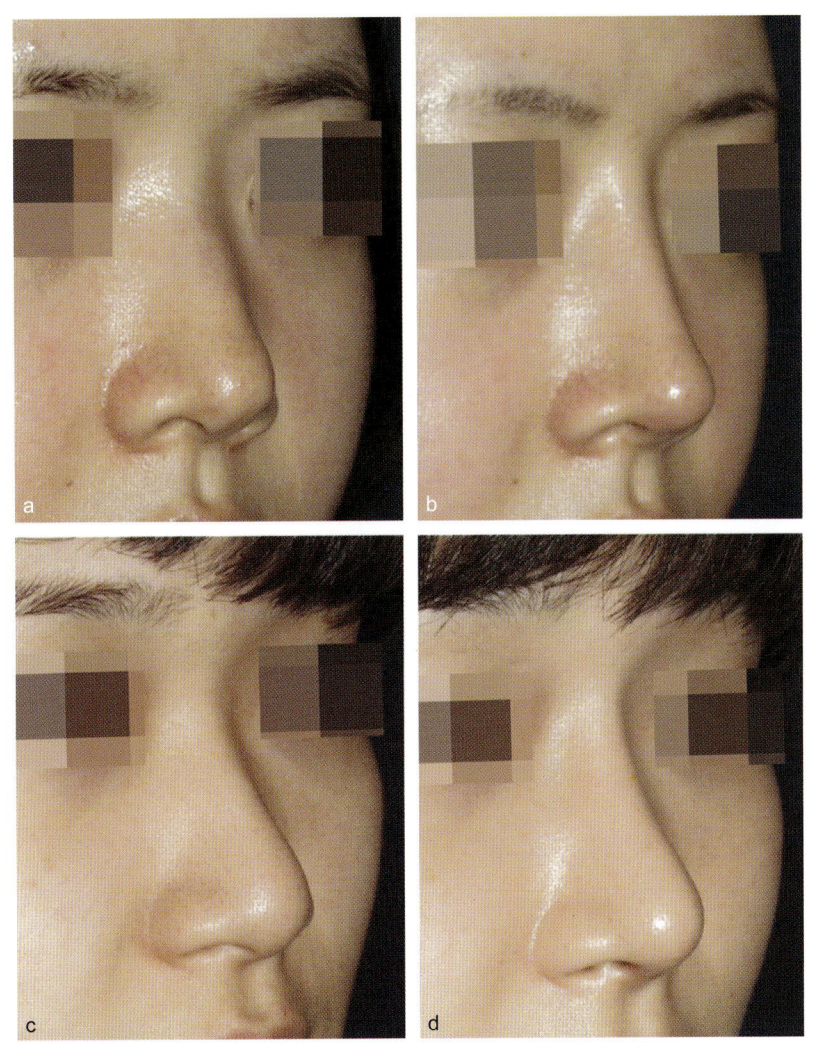

图 5-6　**真皮脂肪瓣移植物的术前、术后观（鼻背部）**　a. 术前观；b. 术后观（4 个月）（鼻背部使用真皮脂肪瓣移植物，鼻尖部使用鼻小柱支撑移植物及重叠移植物）；c. 术前观；d. 术后观（6 个月）（鼻背部使用真皮脂肪瓣移植物，鼻尖整形）

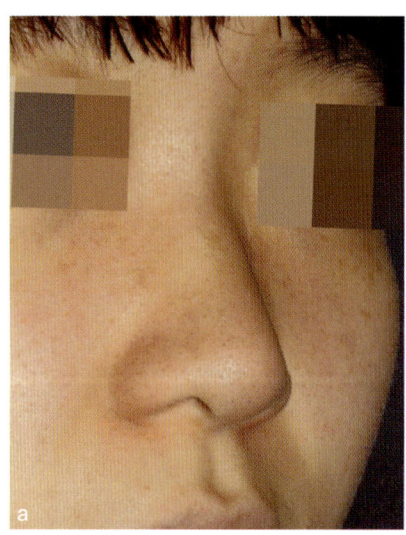 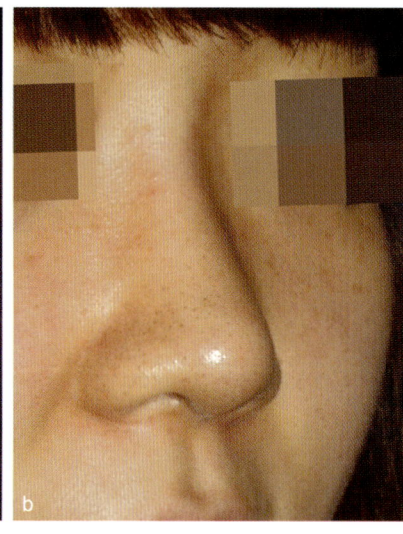 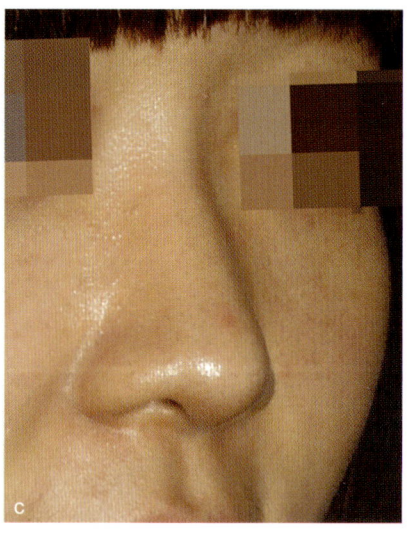

图 5-7　鼻背部使用真皮脂肪瓣移植物时吸收过多的病例　a.术前观；b.术后观（3 个月）；c.术后观（6 个月）

三、利用肋软骨的鼻背部隆鼻

肋软骨组织量丰富，相比真皮脂肪瓣吸收率低，可以很好地增高鼻背部的高度。这是肋软骨的优点。获取肋软骨的方法在第 1 章有详细叙述。

利用肋软骨施行鼻背部隆鼻的时候，应该注意术后出现的肋软骨弯曲。所以，根据 Gibson 的平衡剖面原理，应对称保留两侧软骨膜或使用软骨中心部（图 1-56）。但是，实际上为了迎合鼻背部的曲线，很难遵循这个原理。将 K 钢丝植入软骨中心使用（图 5-8），是防止肋软骨弯曲的一种方法，但作者不建议此做法。

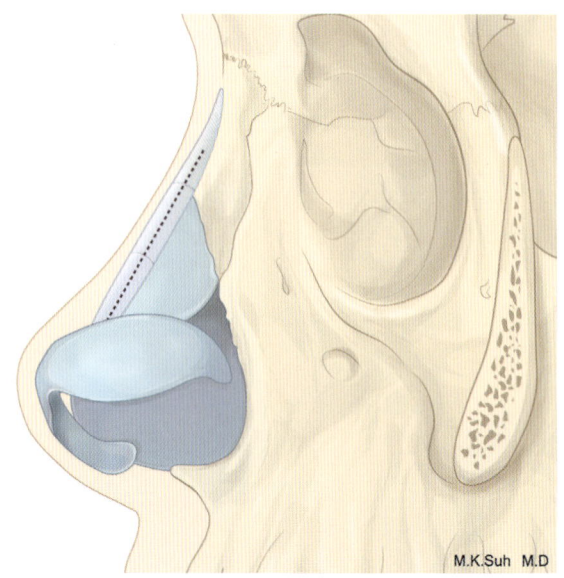

图 5-8　用于预防肋软骨弯曲的 K 钢丝

下面介绍一种灵活运用肋软骨弯曲特性的雕刻方法。

首先，遵循平衡剖面原理，左右对称地雕刻肋软骨。同假体的雕刻，雕出移植物的底部和背面。底部-背侧方向的肋软骨弯曲，与鼻背曲线相吻合，易解决。另一种灵活运用肋软骨弯曲特性的方法，是将肋软骨的一侧皮层制作成一定厚度的切片后使用（图5-9）。这会出现向一侧的弯曲，但与鼻背的曲线吻合，反而获得更佳的外形。如果出现过度的弯曲，需要在肋软骨移植物行划痕切开，这需要丰富的经验（图5-10）。

肋软骨植入鼻背后，上端用K钢丝固定1周，下端用非吸收线缝合于鼻翼软骨。

利用肋软骨施行的鼻背部隆鼻可以获得满意的鼻背高度，这是肋软骨移植物的优点（图5-11）。西方的整形外科医生对假体有抵触，大部分的鼻背部隆鼻采用鼻中隔或肋软骨施行。亚洲人的鼻中隔量少，且增高鼻背需要的组织量多，肋软骨是合适的材料。

但是，经常出现术后透过皮肤显现肋软骨移植物轮廓（图5-12），或因肋软骨的吸收致鼻背部不规则等并发症（图5-13）。在韩国，我们经常施行真皮脂肪瓣或假体替代肋软骨移植物的二次手术。肋软骨仍然是良好的鼻背部隆鼻材料之一，只是需要探寻更好的能克服缺点的手术方法。

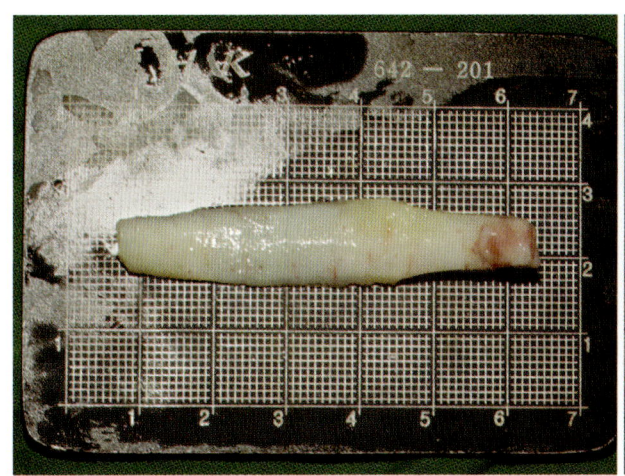 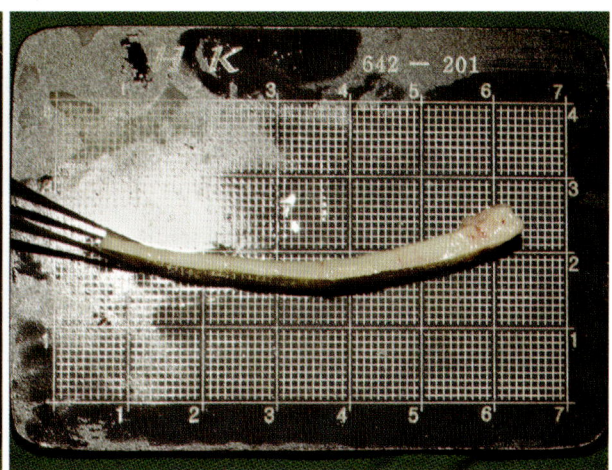

图5-9　雕刻肋软骨用于鼻背部隆鼻

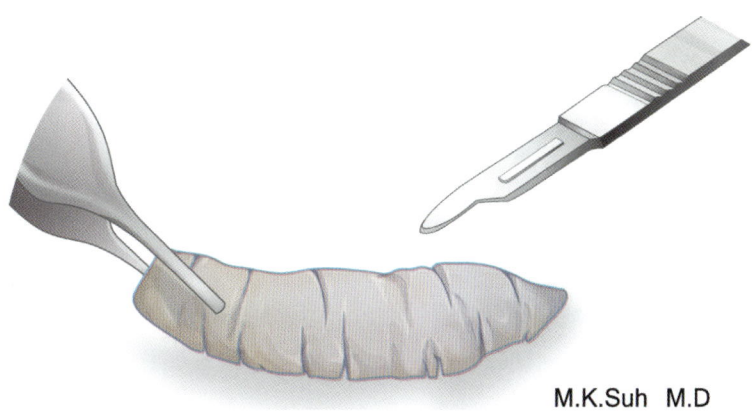

图5-10　肋软骨表面的划痕切开，在某种程度上可降低弯曲的发生率

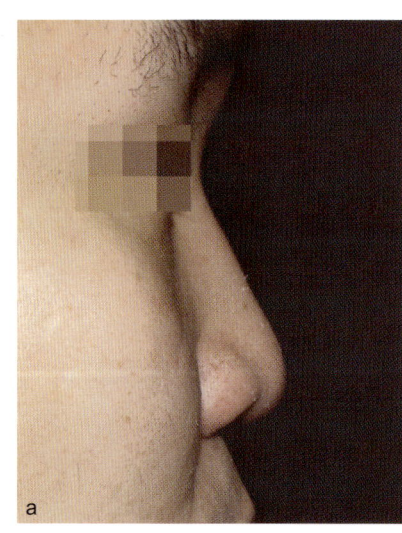 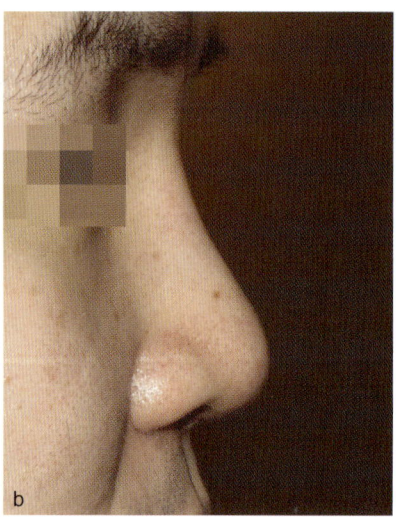

图 5-11 肋软骨移植物的术前、术后观（鼻背部） a.术前观；b.术后观

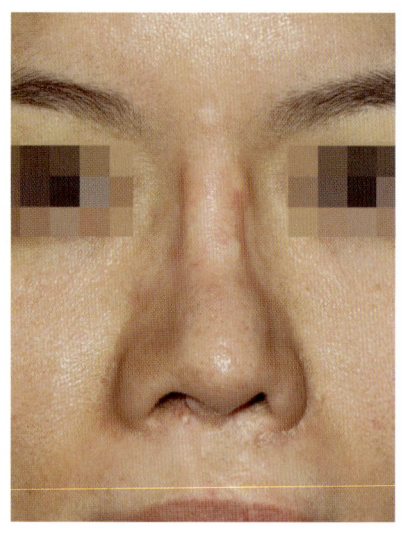 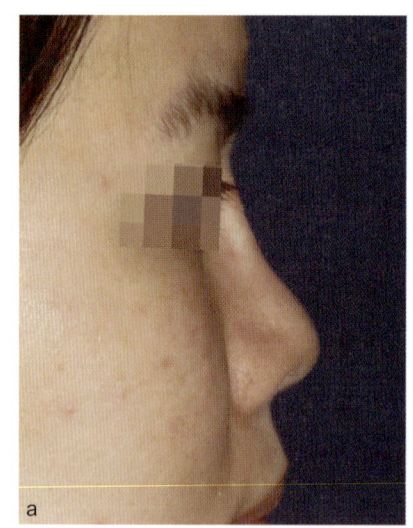 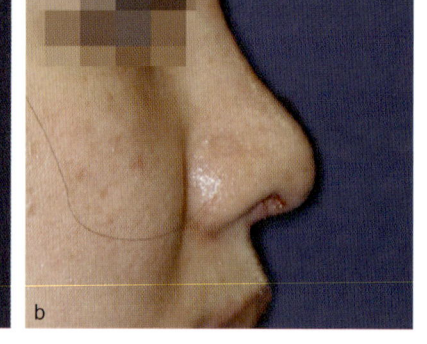

图 5-12 肋软骨移植物的轮廓易在皮肤显现

图 5-13 肋软骨移植物隆鼻术后，鼻背表面呈现不规则隆起 a.术前观（不规则的吸收使表面不平整）；b.术后观（用真皮脂肪瓣移植物取代肋软骨移植物）

四、利用颞筋膜包绕切碎的软骨施行的鼻背部隆鼻

将软骨切碎成细小块状，用筋膜包绕如香肠状，将此移植物植入到鼻背部（图 5-14）。可以选择耳软骨、鼻中隔软骨及肋软骨。鼻中隔和耳软骨由于组织量有限，一般联合使用。

颞筋膜包绕切碎的软骨，相比肋软骨移植物，可减少软骨轮廓的显现，更自然。但是，由于吸收率高，不易达到期望的鼻背部高度。在鼻背高度方面，相比真皮脂肪瓣无明显优势。其手术时间长，吸收率高，并发鼻背的小屈曲，目前较少使用（图 5-15）。

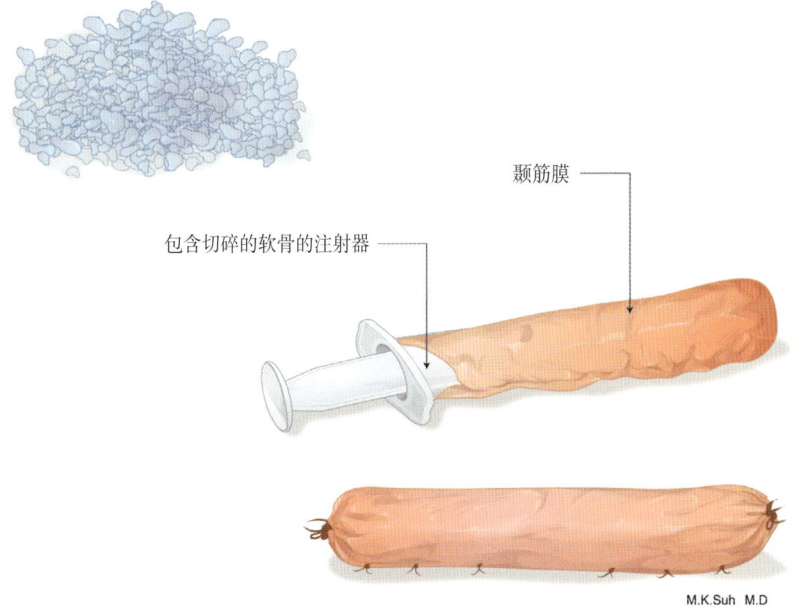

图 5-14　使用切碎的软骨行鼻背部隆鼻

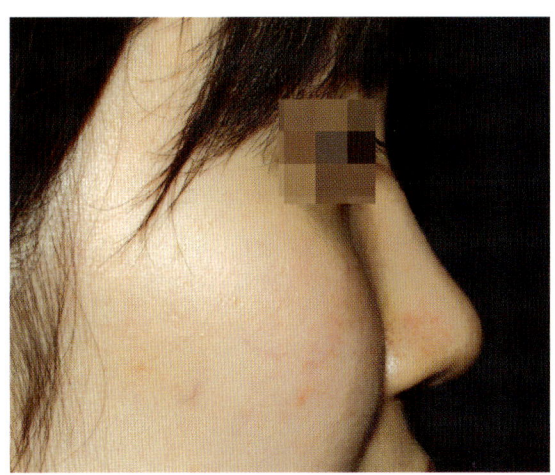

图 5-15　使用切碎的软骨行鼻背部隆鼻后，于皮肤可见细微的软骨小粒

参考文献

1. Daniel RK, Calvert JC. Diced cartilage in rhinoplasty surgery. Plast Reconstr Surg, 2004, 113: 2156.
2. Daniel RK. Mastering Rhinoplasty. Berlin: Springer, 2010.
3. Miller TA. Temporalis fascia grafts for facial and nasal implants. Br J Plast Surg, 1972, 25: 276.

第6章 亚洲人的鼻尖整形

鼻尖整形是鼻整形术中最为重要的组成部分，在鼻整形术的最后阶段施行鼻尖部整形。

鼻翼软骨的大小、形态及支持力在不同的个体间存在差异（图6-1）。鼻翼软骨与上外侧软骨不同，没有鼻中隔软骨的支持，仅靠周围软组织的支持，所以当周围软组织受损时易发生鼻尖低垂。如果将硅胶假体的末端伸入到鼻尖部，由于鼻翼软骨缺乏支撑，无法承受硅胶的重力和压力，会出现鼻尖下垂的鹦鹉嘴样畸形（图6-2）。鼻尖部的硅胶会压迫皮肤致硅胶突破皮肤，假体外露（图6-3）。因此，为了达到满意的鼻尖部效果，应熟悉鼻翼软骨和软组织的解剖学特点及其对鼻尖部外形的影响，熟悉各种鼻尖部整形手术方法及其预期效果。

亚洲人的鼻尖也可表现为多样性，但是相比西方人，亚洲人普遍表现为鼻尖皮肤厚，软骨薄弱，鼻小柱退缩，鼻翼低平（图6-4）。由于这些特征，增加了鼻尖部整形术的难度，需要多种手术方法克服困难。另外，亚洲人的鼻部解剖学结构与西方人不同，对面部及鼻外形的审美观也不同，塑造挺拔俏丽的鼻尖是一项复杂而精细的工作。亚洲人对鼻尖外形的审美也存在个体差异。施行鼻尖部整形术前，应仔细观察并分析鼻尖的大小、宽度、轮廓、对称性、旋转度、支持力、隆起度及鼻翼和鼻小柱的关系等，并需要从正面、侧面、斜面及基底面等多角度地详细观察。

在这些因素中，对于亚洲人特别是对韩国人，最为重要的是鼻尖的隆起度和旋转度，即鼻尖的高度和鼻尖向上或向下的旋转度是施行鼻尖整形的患者最为关心的。对于鼻尖的大小，每个人都有自己的喜好。传统的观点是钝圆的鼻头具有福气像，易被接受。最近也有不少人希望自己的鼻尖挺拔立体。所以，对于鼻尖的形态，术前应与患者详细沟通，并熟悉各种可以改变鼻尖形态的手术方法。

理想的鼻尖，其正面观表现为从眉间到鼻尖的自然曲线，略呈圆形为佳，无鼻孔外露过多，两侧的鼻翼缘像海鸥展翅状（图6-5）。从侧面观，鼻翼无塌陷或退缩，与鼻小柱融为一体，鼻小柱要比鼻翼外露2～4mm为佳（图6-6）。鼻唇角为90°～95°，鼻尖高度为鼻长度的55%～60%为佳（图6-7）。从基底面观，鼻基底不要过宽，鼻略呈三角形，鼻尖下小叶不要过大，鼻孔形状似水滴状（图6-8）。

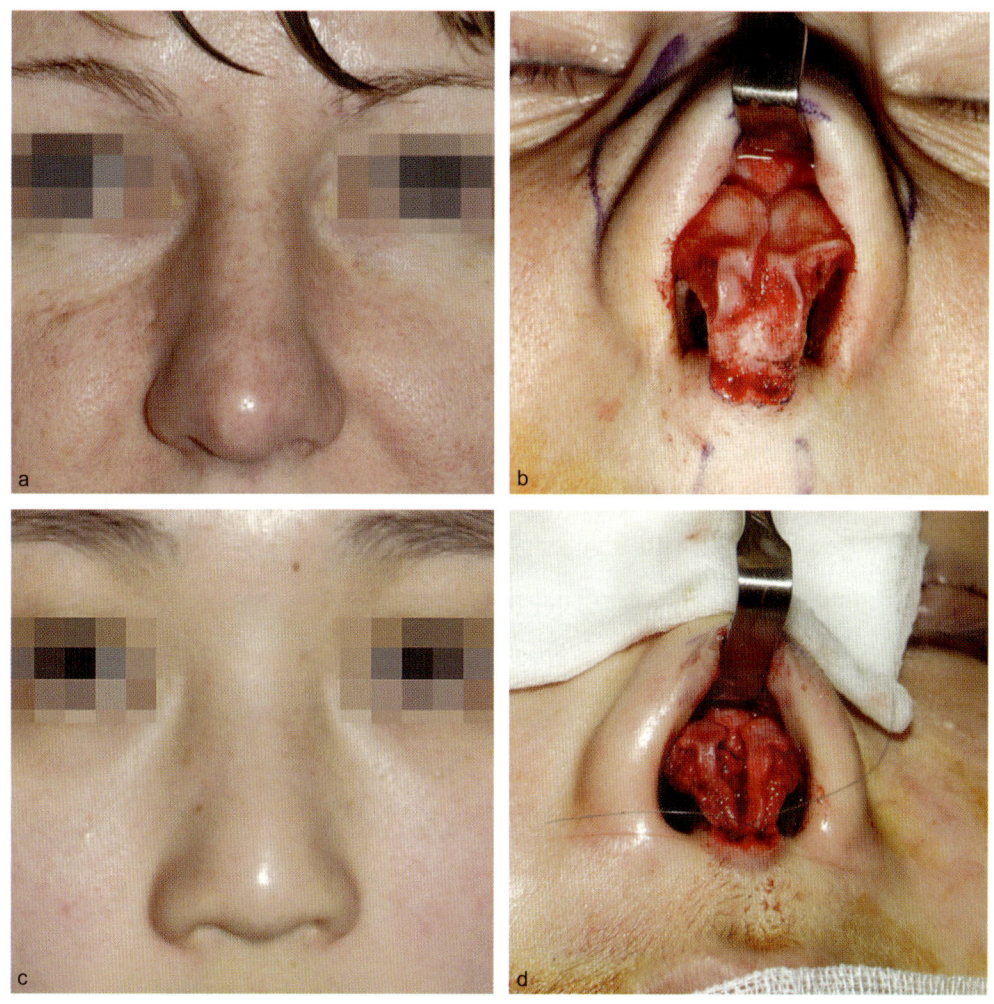

图 6-1　鼻翼软骨的种族解剖学差异　a、b. 白种人的鼻翼软骨发育良好；c、d. 亚洲人的鼻翼软骨小且薄弱

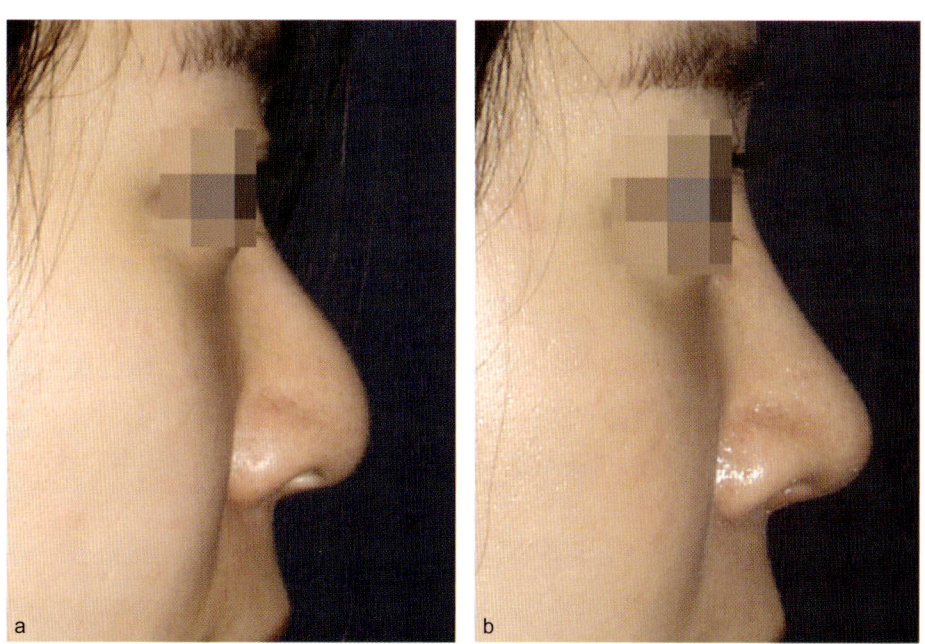

图 6-2　鹦鹉嘴样畸形　a. 硅胶假体压迫鼻翼软骨使鼻尖低垂；b. 置换硅胶假体，联合使用鼻中隔软骨制成的鼻小柱支撑移植物矫正鹦鹉嘴样畸形

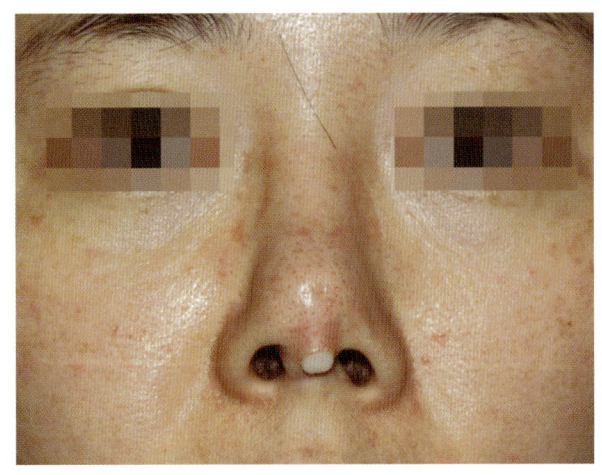

图 6-3　硅胶假体的外露　鼻尖部的假体有外露的危险

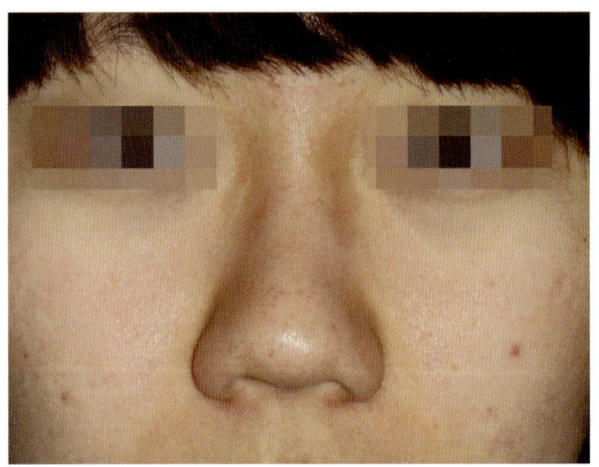

图 6-4　亚洲人的鼻尖小叶

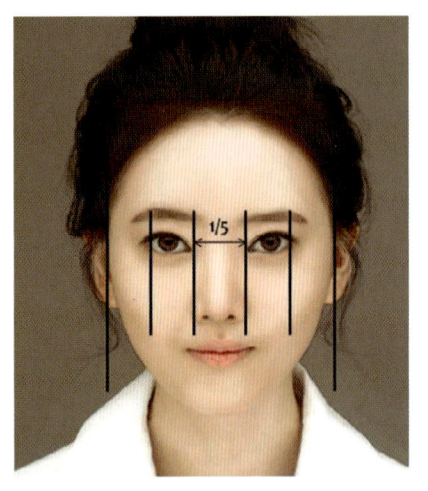

图 6-5　韩国人偏爱的鼻外形

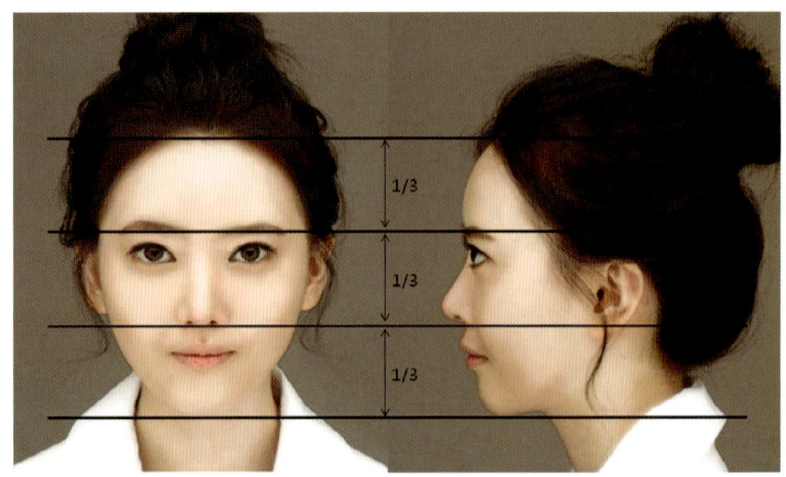

图 6-6　理想的鼻侧位观

但是，相比这些理想的数值，与脸形及鼻形，特别是与鼻高度相符的鼻尖部外形才更为重要。过度强调鼻尖的隆起致鼻孔朝天，或与鼻长度及脸形不符的过高的鼻尖都是不可取的。

1. 鼻尖整形的目的

从美学角度来看，相对于低垂的鼻尖，挺拔而隆起的鼻尖更为美丽。鼻尖整形术是为了抬高鼻尖，使鼻尖上旋或矫正钝圆鼻头，是通过改变鼻翼软骨的解剖学结构和对软骨的细微调整而完成的。

鼻尖整形的最终目标是达到稳定、细致和从美学角度满意的鼻尖外形。每个人的鼻翼软骨发育都不同，需要术前和术中进行详细的解剖学分析，始终注意保持双侧鼻翼软骨的对称。另外，术者应对各种手术方法及移植物有充分的理解，熟练掌握操作技巧。

2. 鼻尖的支持

施行鼻尖整形术前，正确理解鼻尖的支持结构是非常重要的。决定鼻尖的高度和外形的最主要结构是鼻翼软骨。鼻翼软骨分为内侧脚和外侧脚，并通过附件软骨与梨状孔相连。附件软骨连接鼻翼软骨外侧脚和梨状孔，由多个小块组成。这个连接结构称为外侧脚复合体。

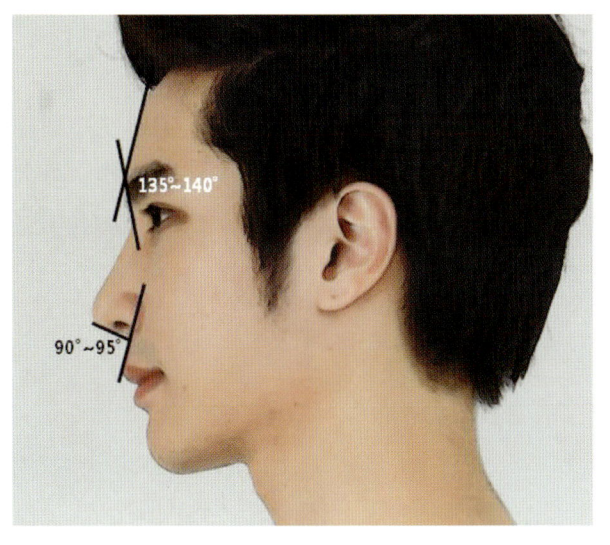
图 6-7　理想鼻子的鼻唇角

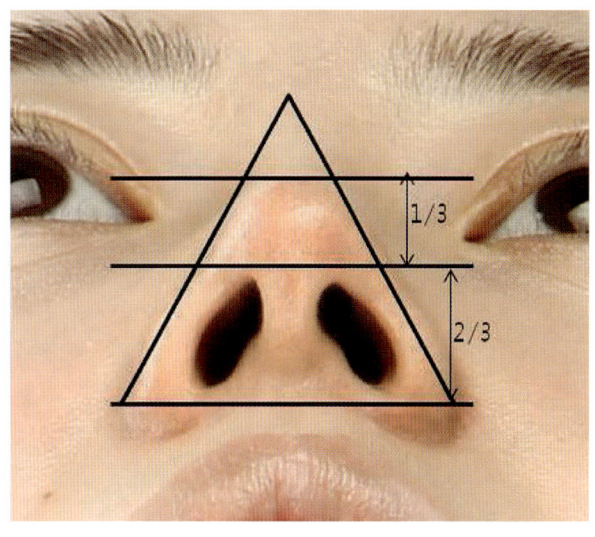
图 6-8　理想的鼻基底观

　　鼻翼软骨无固定结构的支撑，仅靠周围软组织提供支撑，这些包括悬韧带、卷轴区及内侧脚间和下方的软组织等。因此，术中如果损伤这些结构会改变鼻尖的高度。特别是在术前按压鼻尖时，如鼻尖容易下压、恢复的弹力差，这时候就要尽量避免鼻尖支持结构的破坏，需要采取鼻小柱支撑移植物或鼻中隔延伸移植物等支持鼻尖的术式（图 6-9）。

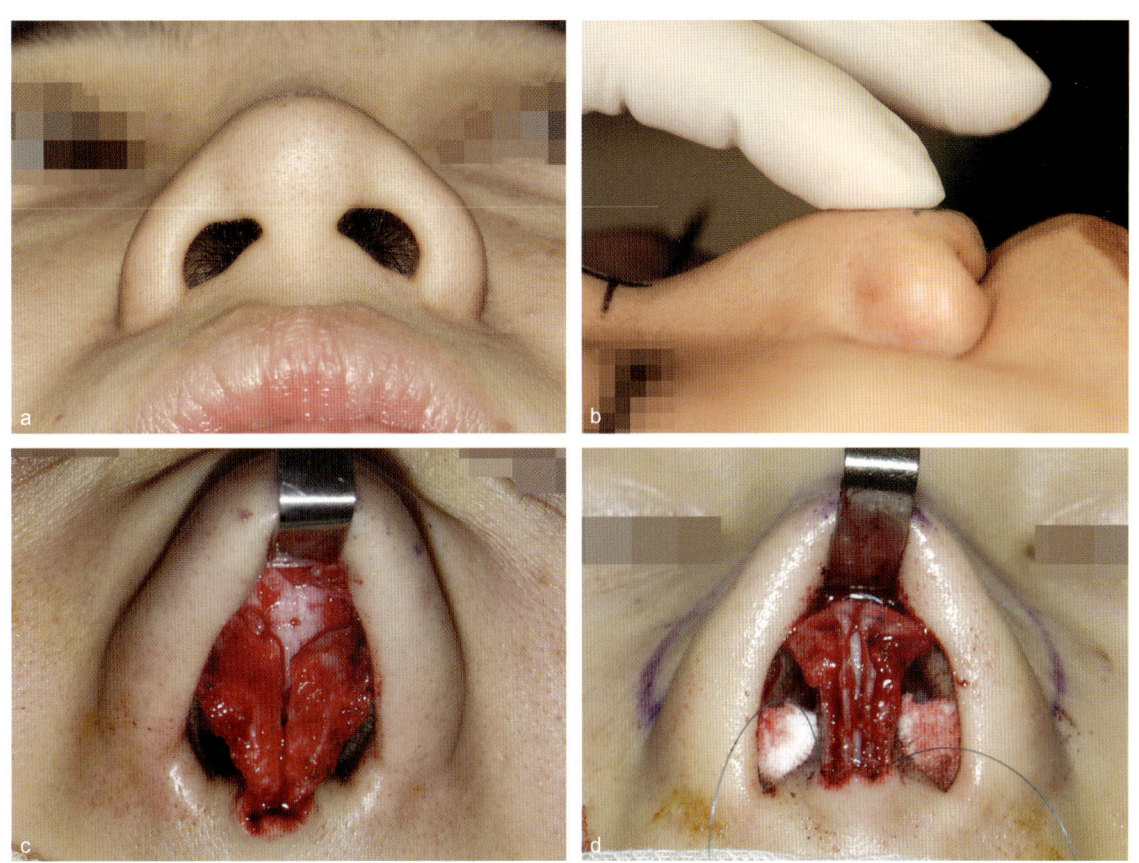
图 6-9　薄弱的内侧脚　a.鼻小柱短小伴内侧脚薄弱；b.压迫鼻尖时，弹性差而易于按压；c.中间脚短小且薄弱；d.鼻小柱支撑移植物增强内侧脚

3. 鼻尖整形术的基本概念

鼻尖整形术的基本原理可以用 Anderson 的三脚架理论说明。Anderson 认为，鼻尖是由三脚架样结构提供支持的，两侧鼻翼软骨的外侧脚和内侧脚各为三脚架的三条腿。通过改变这三个结构，可以调节鼻尖的高度和旋转度（图 6-10）。依据 Anderson 的理论，鼻翼软骨的两个外侧脚和内侧脚各为三脚架的三条腿，任何一条腿的缩短因距离缩短会导致该方向的旋转。

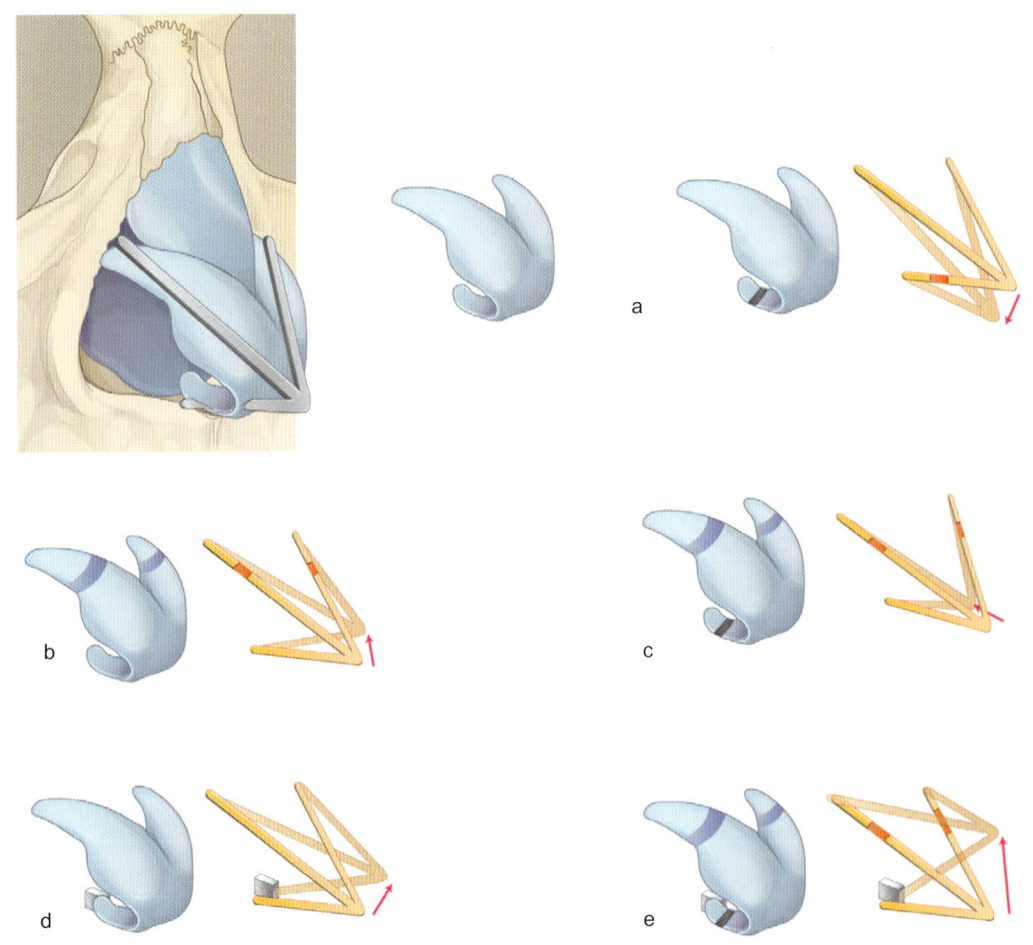

图 6-10　Anderson 的三脚架理论　a.缩短内侧脚：鼻尖向下旋转；b.缩短外侧脚：鼻尖向上旋转；c.缩短内、外侧脚：鼻尖降低；d.内侧脚填充假体：鼻尖增高、向上旋转；e.内侧脚填充、外侧脚缩短：鼻尖增高、向上旋转

换句话说，切除部分内侧脚将降低鼻尖高度，鼻尖向下旋转；而切除部分外侧脚将使鼻尖增高，并向上旋转。利用移植物使内侧脚延长，鼻尖将向上，联合行外侧脚的部分切除会增加鼻尖高度及向上旋转。

正如前文所说的，决定鼻尖形状和支持的最主要结构为鼻翼软骨。鼻尖整形术是通过改变鼻翼软骨的结构完成的。

与鼻翼软骨同样重要的另一结构是鼻中隔的尾侧端。鼻尖整形术中最为重要的一点是，新形成的鼻尖支持结构可以抵抗皮肤软组织的张力及愈合时产生的长时间的作用力，并牢固维持。

支持鼻尖的三个重要结构是鼻翼软骨、卷轴区及内侧脚间和周围的软组织。此外，穹窿间韧带、复合链接等结构也起着支持作用。这些结构术中易损伤，必须复原或加强，使鼻尖得到强有力的支持。

为了获得并发症少、远期效果满意的鼻尖形态，应尽可能减少软骨和组织的损伤及切除。应通过软骨和软组织结构的改变而获得期望的鼻尖外形。

一、鼻尖整形基础

（一）缝合法

相比西方人，亚洲人的鼻尖部皮肤厚、鼻翼软骨小，所以单纯依靠鼻翼软骨的缝合法很难达到鼻尖部明显的外形改变。因此，亚洲人的鼻尖整形中，软骨移植物的使用比缝合法更广泛。但是，如缝合法运用得当：①有时候可以达到满意的效果；②可以为后续的软骨移植提供基础；③与软骨移植联合使用，得到期望的鼻尖效果。通过缝合法可以达到鼻尖高度的增加、鼻尖旋转及体积减小。有效的缝合法多需开放入路施行。

1. 内侧脚间缝合

（1）方法

该方法是将两侧鼻翼软骨的内侧脚于中间部位缝合（图6-11）。使用5-0的尼龙线或PDS线缝合，为减少软骨的损伤应使用圆针。

（2）效果

① 矫正鼻翼软骨内侧脚的不对称。

② 矫正鼻翼软骨的位置不对称（图6-12）。

③ 缩窄宽的鼻小柱。

④ 加强鼻尖的支持力。

（3）局限性

此缝合法对鼻尖的支持力有限，通过此缝合法不能增加鼻尖高度。可与鼻小柱支撑移植物、鼻中隔延伸移植物及重叠移植物联合使用，作为增加鼻尖支持力的辅助方法。

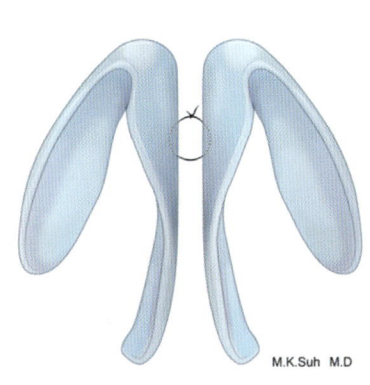
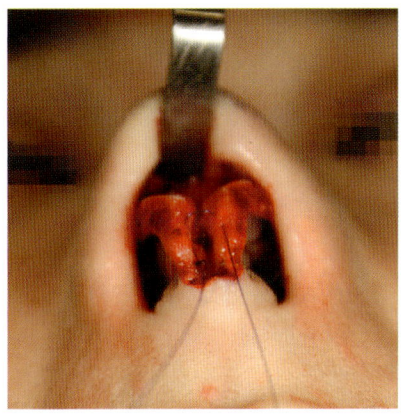
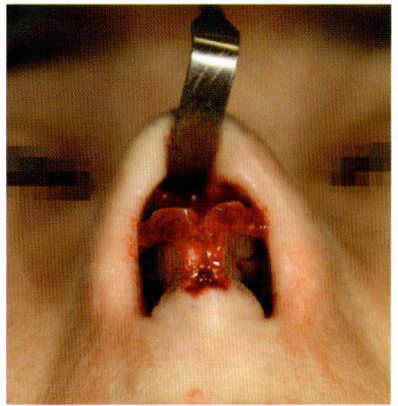

图 6-11　内侧脚间缝合

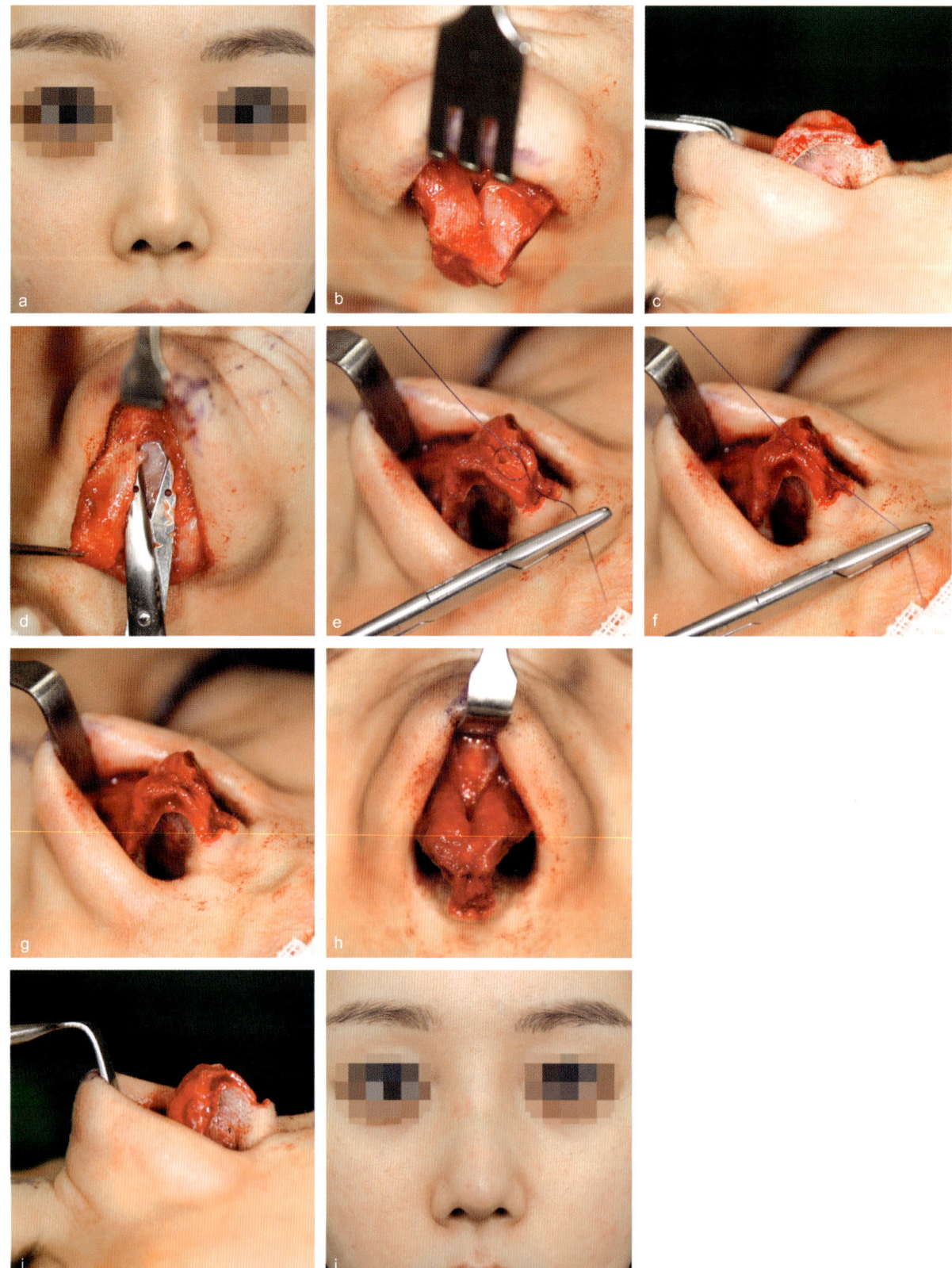

图 6-12　内侧脚间缝合矫正不对称且向上移位的右侧鼻翼软骨　a. 右侧鼻翼退缩；b、c. 右侧鼻翼软骨向头侧移位；d. 从上外侧软骨释放右侧鼻翼软骨，向尾侧推进；e、f. 内侧脚间缝合固定右侧鼻翼软骨；g、h、i. 通过内侧脚间缝合，使右侧鼻翼软骨与左侧相对称；j. 术后观（假体歪斜的矫正，鼻尖整形）

2. 贯穿穹窿缝合

（1）方法

该方法是在鼻翼软骨的穹窿部施行水平褥式缝合，以改变穹窿部形状的缝合方法（图6-13）。使用5-0的尼龙线或PDS线缝合，注意维持两侧的对称性。如果术前有穹窿部的不对称，可以通过两侧

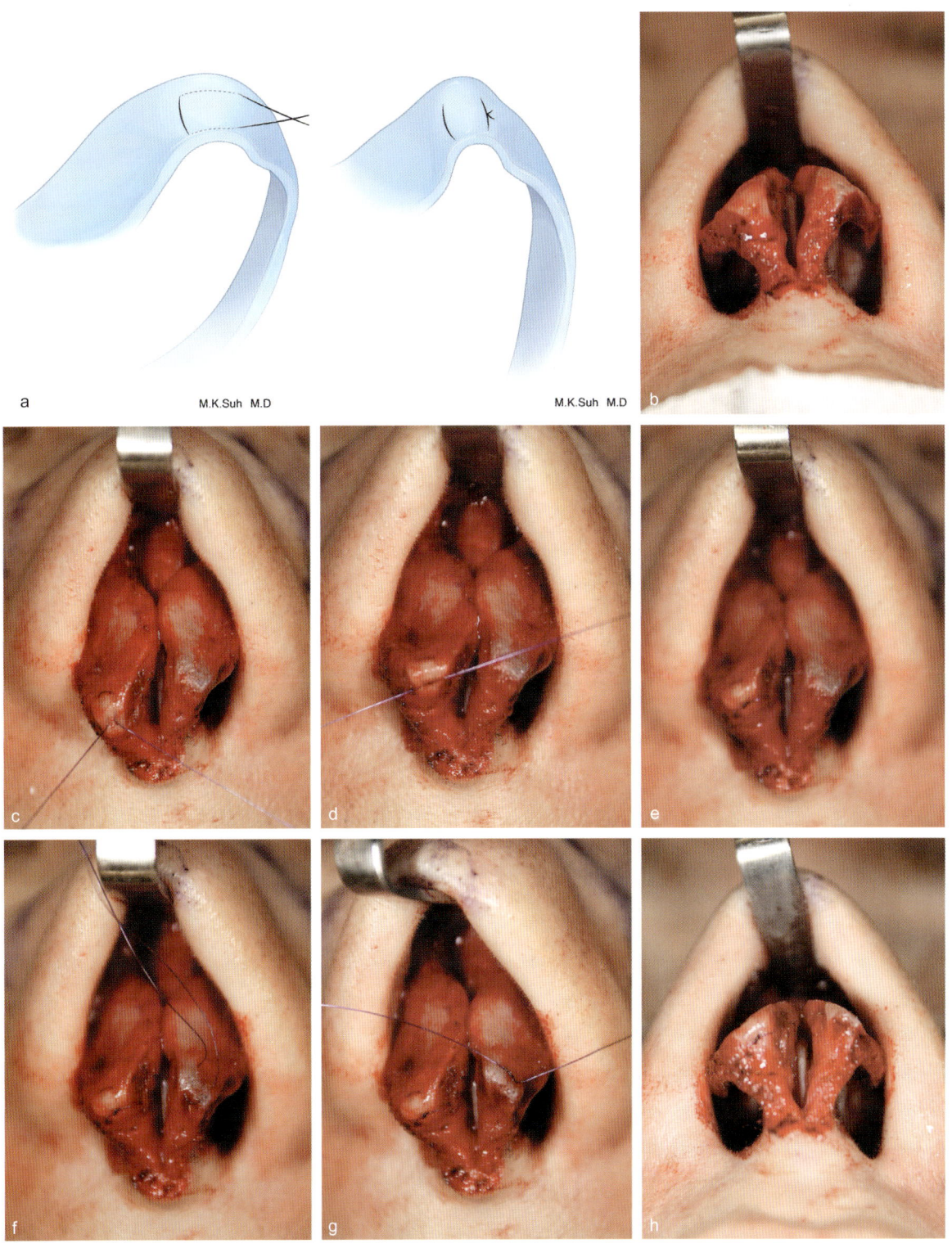

图 6-13　贯穿穹窿缝合

进针点的位置和针距调整不对称（图6-14）。

缝合的位置和张力直接影响着鼻尖的外形。缝合的位置离穹窿顶部越远，越应增加鼻翼软骨的外侧脚的内收，使鼻尖突出度增加，鼻头体积明显减小。

不适当的缝合会并发外侧脚的屈曲、鼻尖的夹捏畸形及鼻翼塌陷，应引起注意（图6-15）。

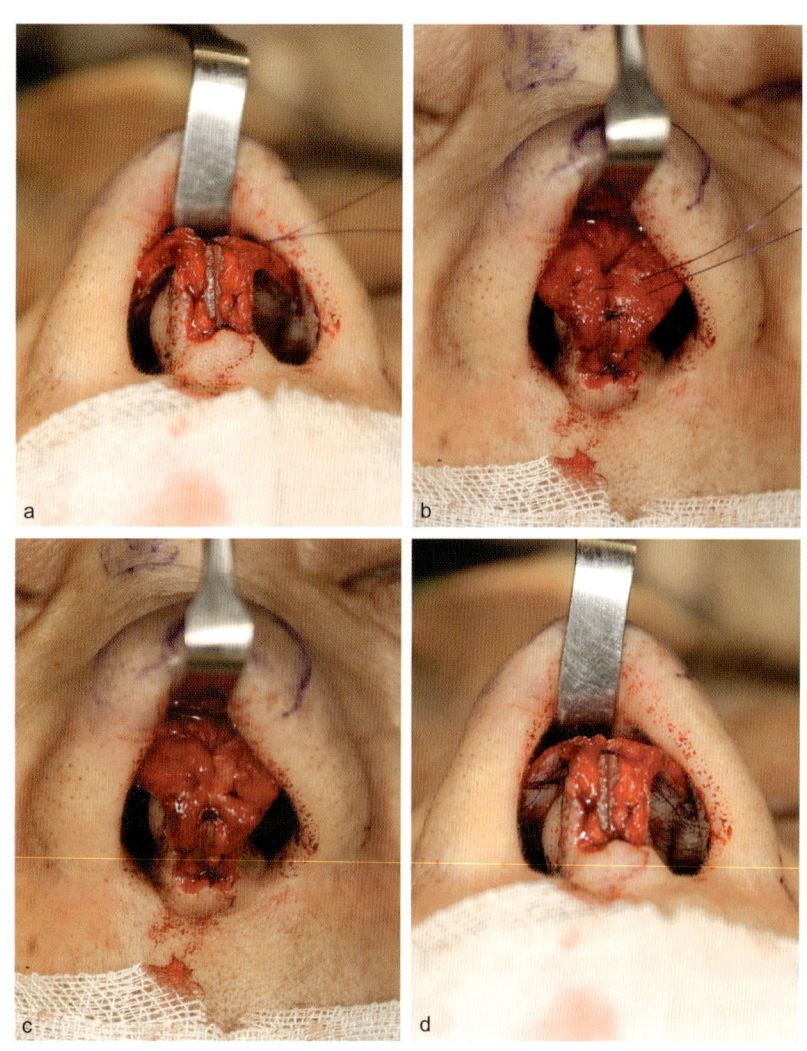

图6-14 非对称贯穿穹窿缝合矫正鼻尖不对称　a、b.非对称贯穿穹窿缝合前；c、d.缝合后，鼻尖不对称得以改善

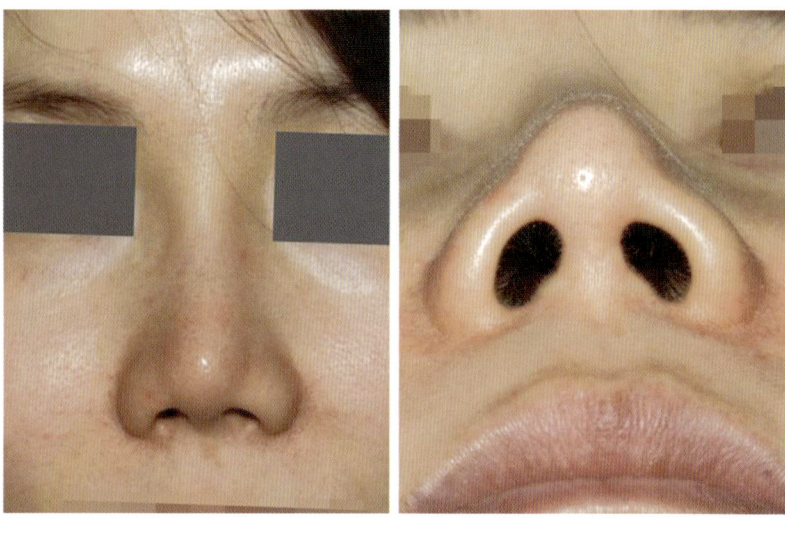

图6-15 夹捏鼻畸形

剥离穹窿部和中间脚下方的前庭皮肤后施行上述缝合，会进一步增加鼻尖的突出度，减小鼻头的体积（图6-16）。

（2）效果

① 贯穿穹窿缝合使穹窿间距缩短，鼻尖的宽度缩小，可以矫正钝圆的鼻头（图6-17）。

② 有轻微的增加鼻尖突出度的作用。

③ 根据缝合位置的选择，可使鼻尖向头侧或尾侧旋转。

④ 对于亚洲人，因为鼻翼软骨的发育不良，这种效果是有限的。

（3）注意点

① 亚洲人的鼻翼软骨发育小，过度的贯穿穹窿缝合会导致夹捏畸形或鼻翼塌陷（图6-15）。

② 伴有鼻翼退缩的患者，行贯穿穹窿缝合使外侧脚向头侧旋转，会加重鼻翼退缩，应引起注意（图6-18）。

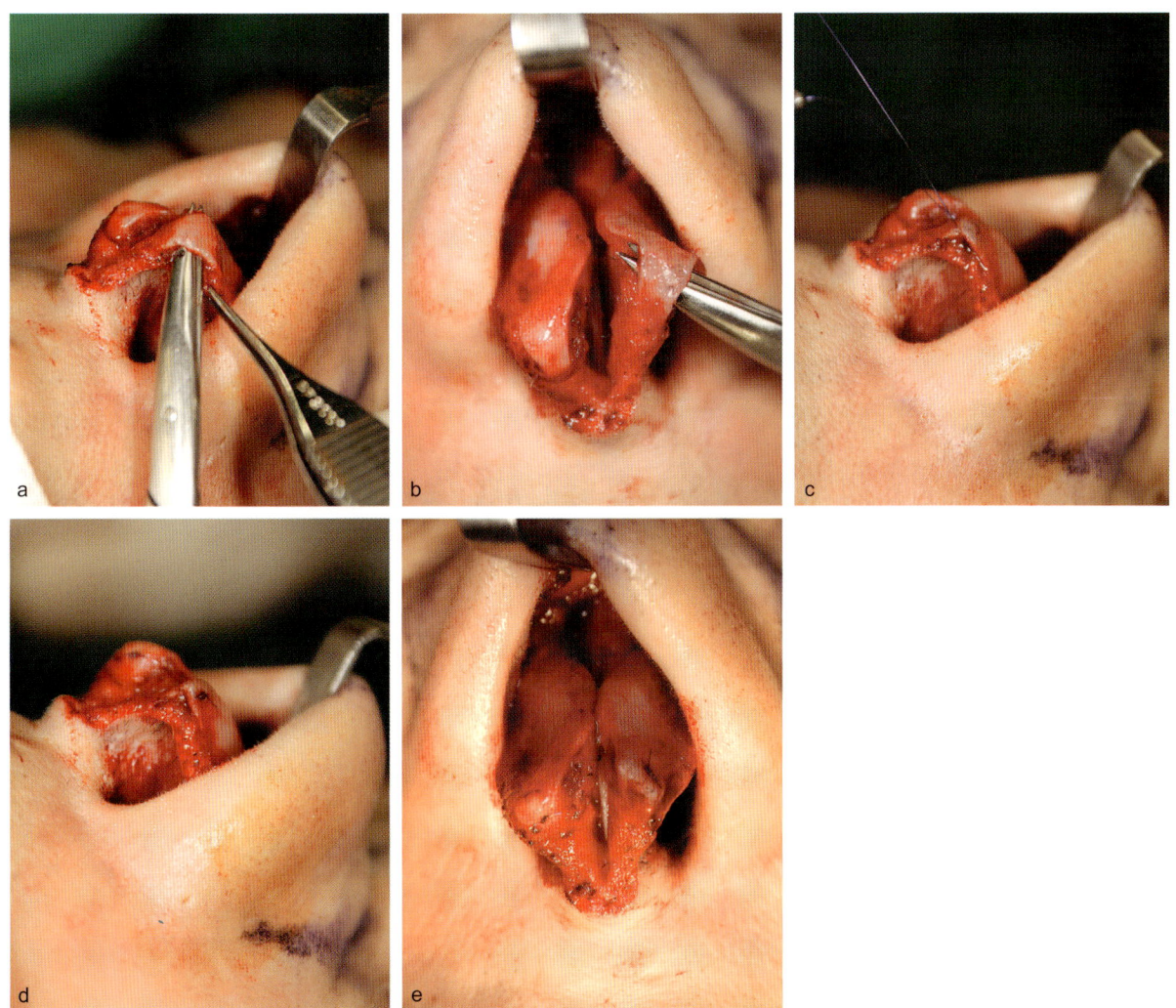

图 6-16　皮下软组织切除和贯穿穹窿缝合

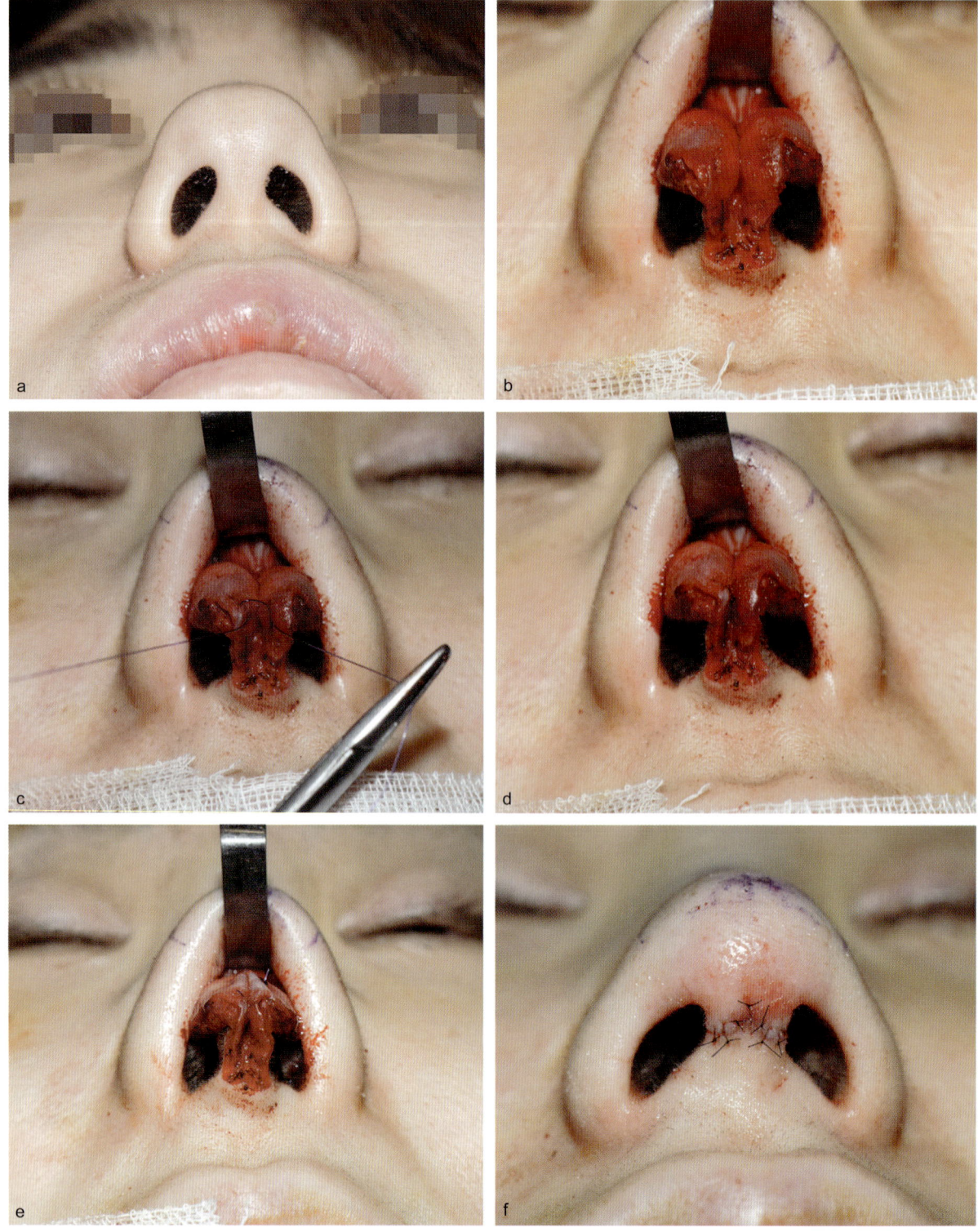

图6-17 贯穿穹窿缝合矫正盒形鼻尖 a.盒形鼻尖；b.鼻翼软骨宽大，穹窿分散角大；c.穹窿间缝合；d.穹窿间距缩短，但鼻尖体积缩小不明显；e.贯穿穹窿缝合（穹窿分散角减小，弯曲凸出的外侧脚变平、变直）；f.术后即刻观（鼻尖体积减小，正方形盒形鼻尖改善，呈三角形外观）

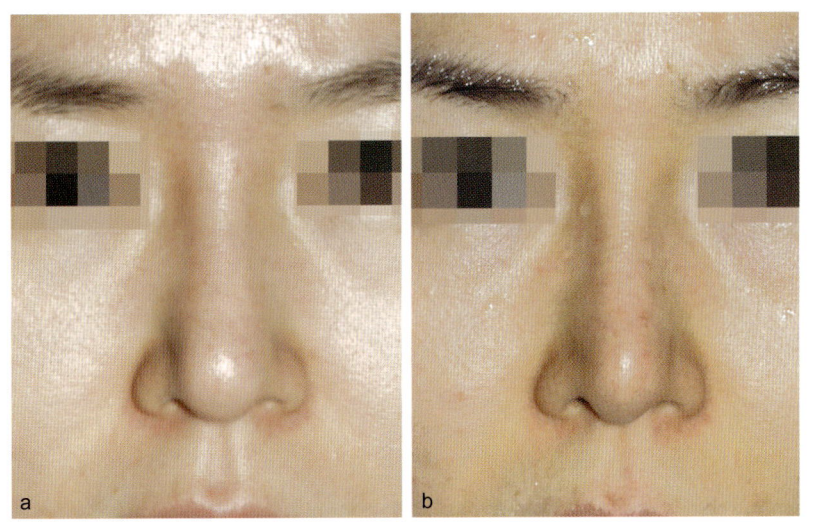

图 6-18　不适当的贯穿穹窿缝合使鼻翼退缩加重　a. 术前观；b. 贯穿穹窿缝合后，右侧鼻翼退缩加重

3. 穹窿间缝合

（1）方法

是将两侧鼻翼软骨的穹窿部缝合拉拢的方法（图 6-19）。

（2）效果

① 缩窄穹窿的分散脚，使鼻尖宽度减小。

② 有轻微的增加鼻尖突出度的作用。

③ 使用此缝合法，可以矫正穹窿的不对称。

④ 使用鼻小柱支撑移植物或鼻中隔延伸移植物时，此缝合法可覆盖移植物，使移植物不外露。

⑤ 使用重叠移植物时，可防止移植物陷入穹窿间而引起鼻尖高度的降低（图 6-20）。

4. 内侧脚与鼻中隔缝合

（1）方法

该方法是缝合鼻翼软骨内侧脚和鼻中隔尾侧端（图 6-21）。随内侧脚和鼻中隔尾侧端的缝合位置不同，可以增加或减小鼻尖的突出度，也可以单纯向后牵拉鼻小柱（图 6-22）。长鼻矫正或鼻小柱下垂矫正时，通过内侧脚与鼻中隔尾侧端的缝合、向后牵拉鼻小柱是非常有效的（图 6-23）。也可与鼻小柱支撑移植物联合使用（图 6-24）。

（2）效果

① 增加鼻尖突出度。

② 使鼻尖向头侧旋转（减小鼻长度）。

③ 降低鼻尖突出度。

④ 矫正鼻小柱下垂（图 11-28、11-30）。

（3）注意点

① 增加鼻尖突出度时，穹窿间距增加，应行穹窿间缝合弥补。

② 此缝合法适用于鼻中隔尾侧端无偏曲的病例。如伴有鼻中隔尾侧端的偏曲，应矫正偏曲后施行此缝合法。

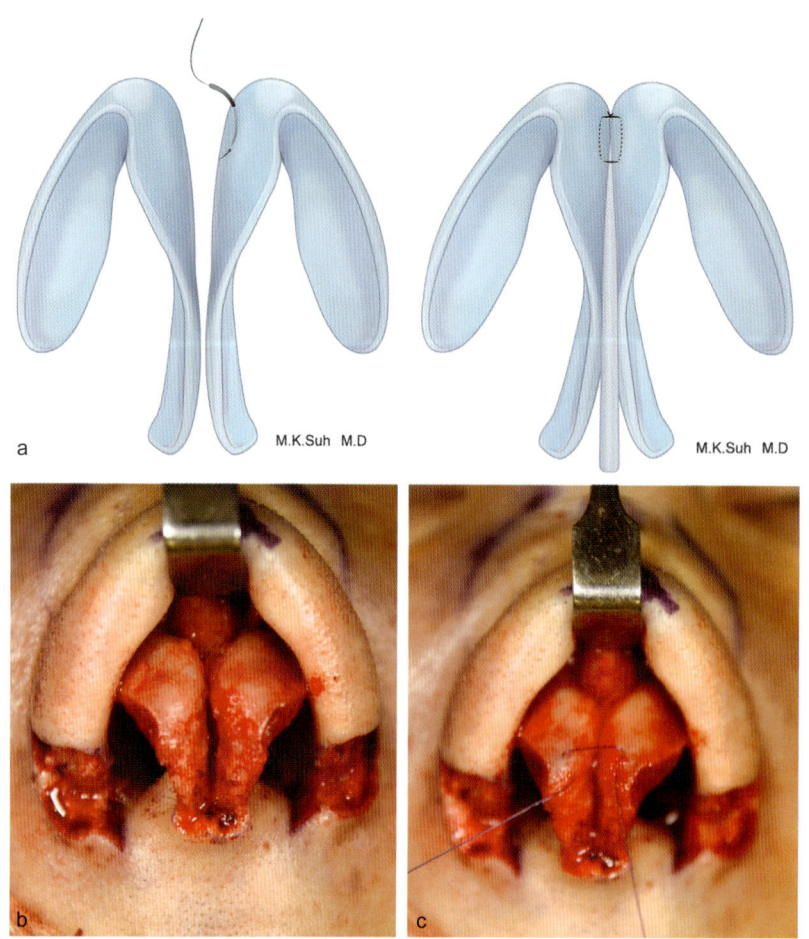

图 6-19 穹窿间缝合

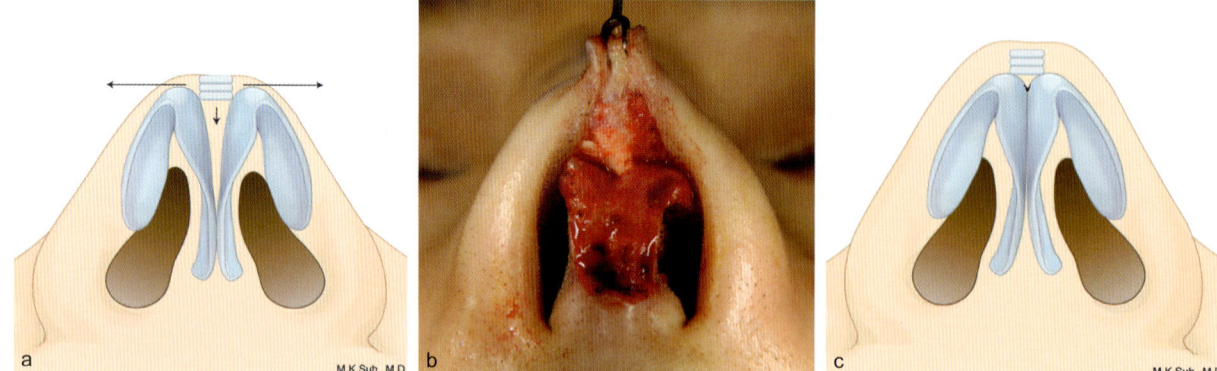

图 6-20 位于穹窿间的鼻尖重叠移植物使鼻尖高度降低 a.鼻尖重叠移植物（未行穹窿间缝合）；b.可见耳软骨位于穹窿间；c.鼻尖重叠移植物（穹窿间缝合后）

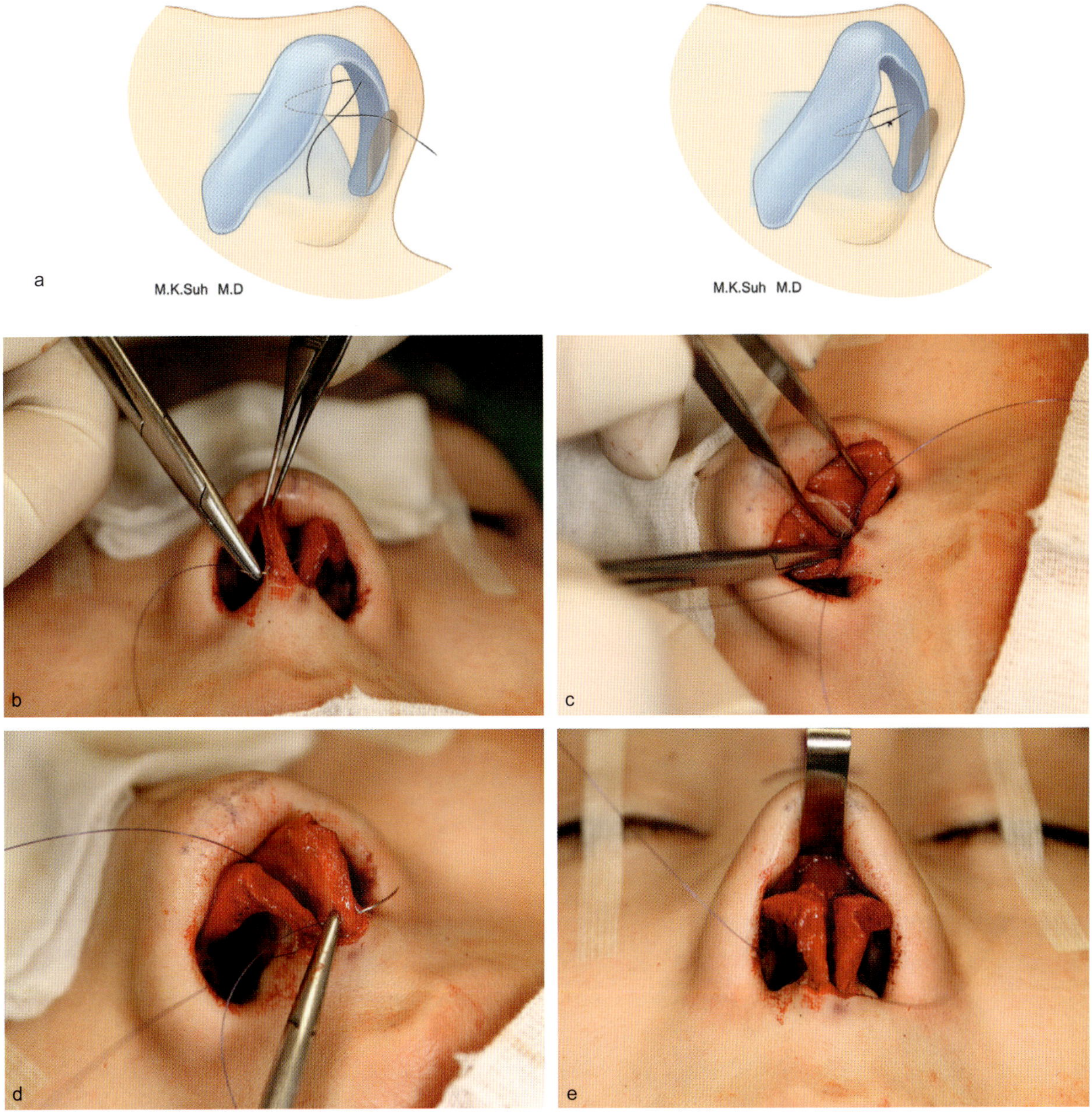

图 6-21 内侧脚与鼻中隔尾侧端缝合　a. 内侧脚与鼻中隔尾侧端缝合；b~e. 手术过程（缝合起自右侧内侧脚，缝合鼻中隔软骨尾侧端，止于左侧内侧脚，使用适当的张力打结）

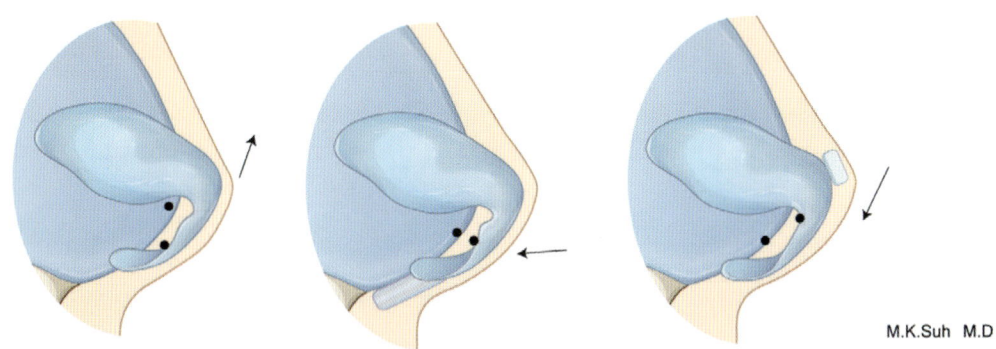

图 6-22　随内侧脚与鼻中隔尾侧端缝合位置不同，鼻尖高度改变

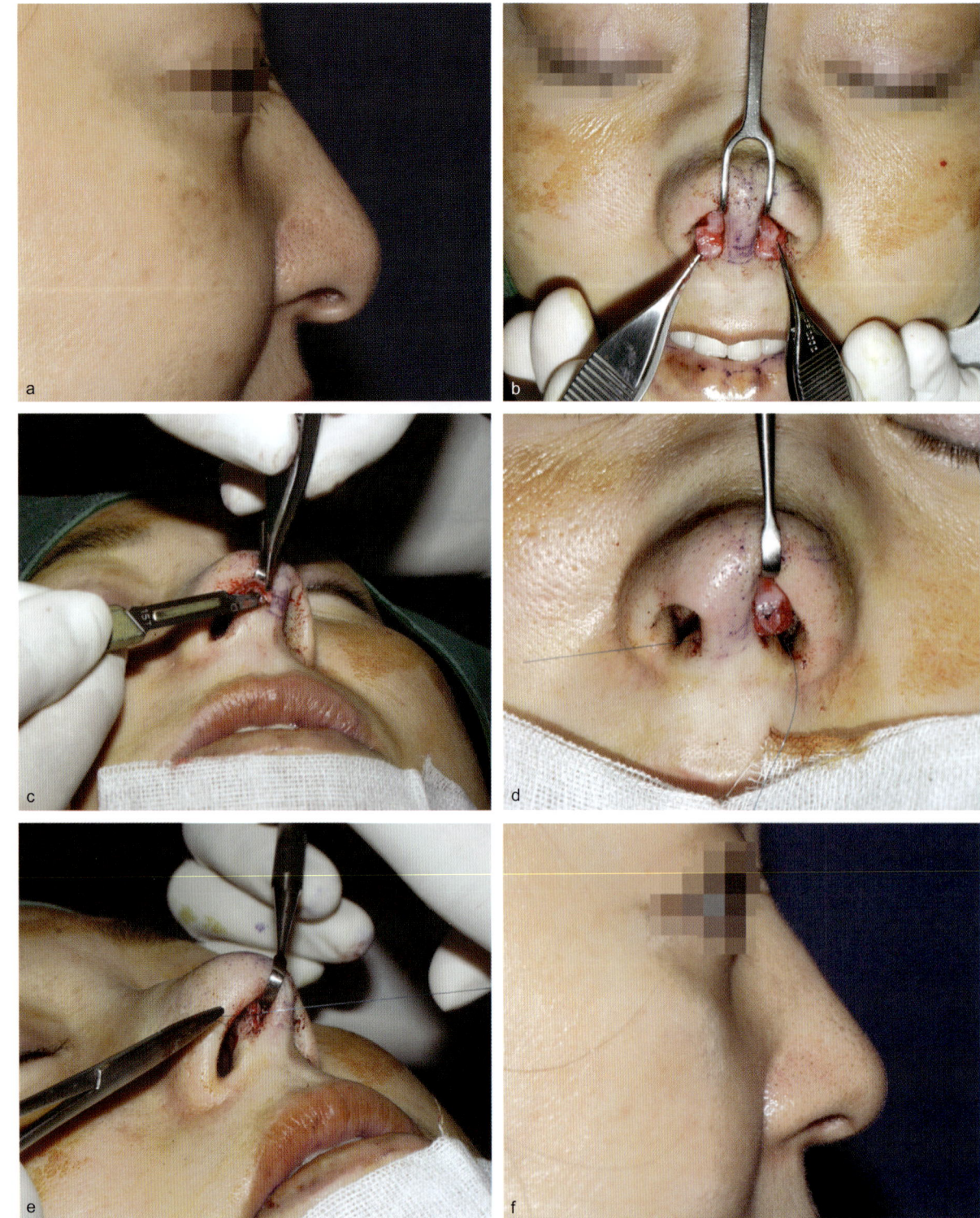

图 6-23　内侧脚与鼻中隔尾侧端缝合矫正鼻小柱下垂　a.鼻小柱下垂术前观；b.鼻腔内切口分离双侧鼻翼软骨；c.内侧脚弯曲部分的带状切除；d.内侧脚与鼻中隔尾侧端缝合；e.打结完毕，同时行穹窿间缝合和鼻尖重叠移植物；f.术后观

③ 鼻翼软骨发育过于薄弱时，难以施行此缝合法。因内侧脚缩短，会引起鼻小柱的退缩（图6-25）。单纯使用此缝合法增加鼻尖突出度的效果有限，应作为其他手术的辅助方法。

④ 为了增加鼻尖突出度而使用时，因出现鼻尖向头侧旋转，对短鼻患者尤应注意。如有必要，需

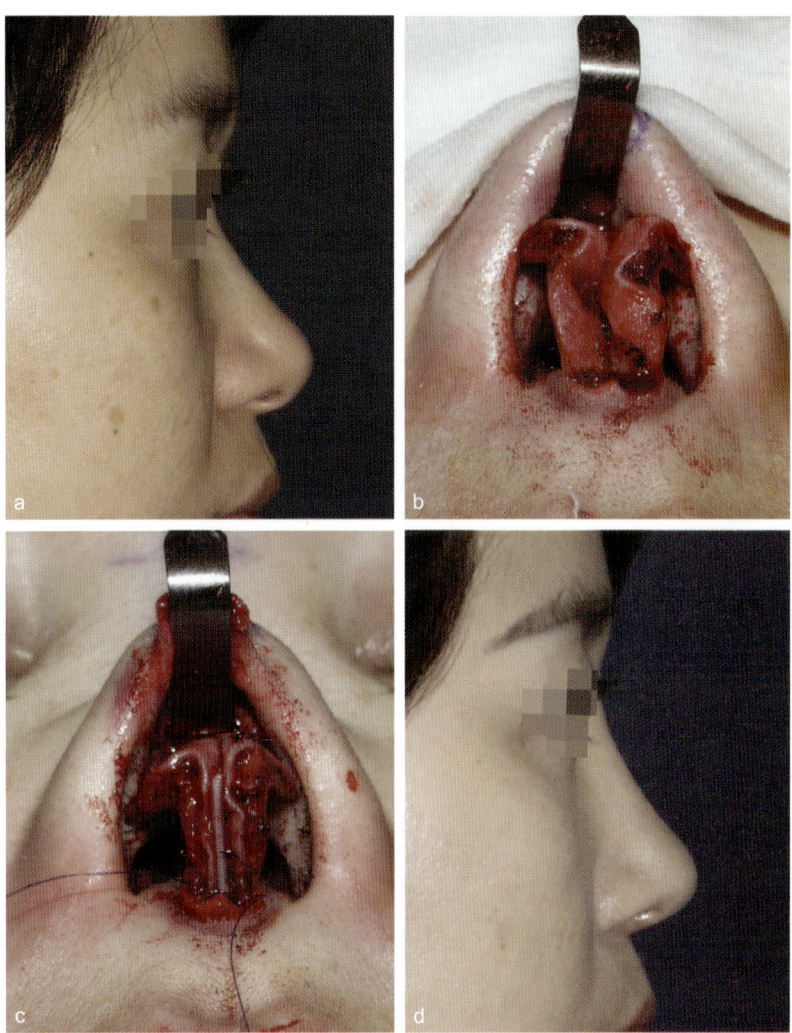

图 6-24 内侧脚和鼻中隔尾侧端缝合与鼻小柱支撑移植物联合应用 a.鼻小柱下垂术前观；b、c.术中过程；d.术后观

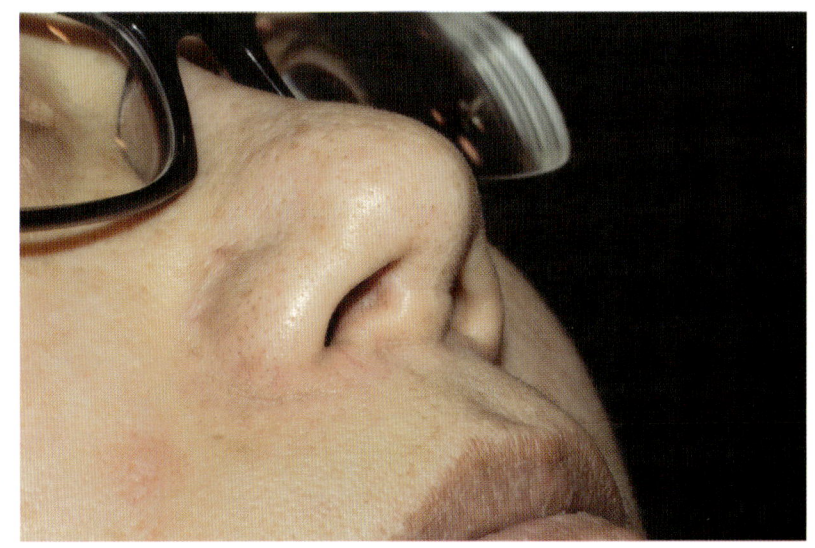

图 6-25 内侧脚与鼻中隔尾侧端缝合导致鼻小柱退缩

同时施行鼻延长术。

⑤ 缝合的张力随每个病例而不同。内侧脚和鼻中隔尾侧端缝合后不一定要直接接触，过大的缝合张力可能导致鼻小柱退缩。

5. 外侧脚跨越缝合

（1）方法

Tebbetts 首先介绍了此缝合方法。该方法是将鼻翼软骨的两侧外侧脚水平跨越缝合，可缩短外侧脚间距，矫正外侧脚凸出的外形。于两侧外侧脚中外 1/3 交界处行水平褥式缝合（图 6-26）。缝合张力过大会使外侧脚屈曲，应注意（图 6-27）。

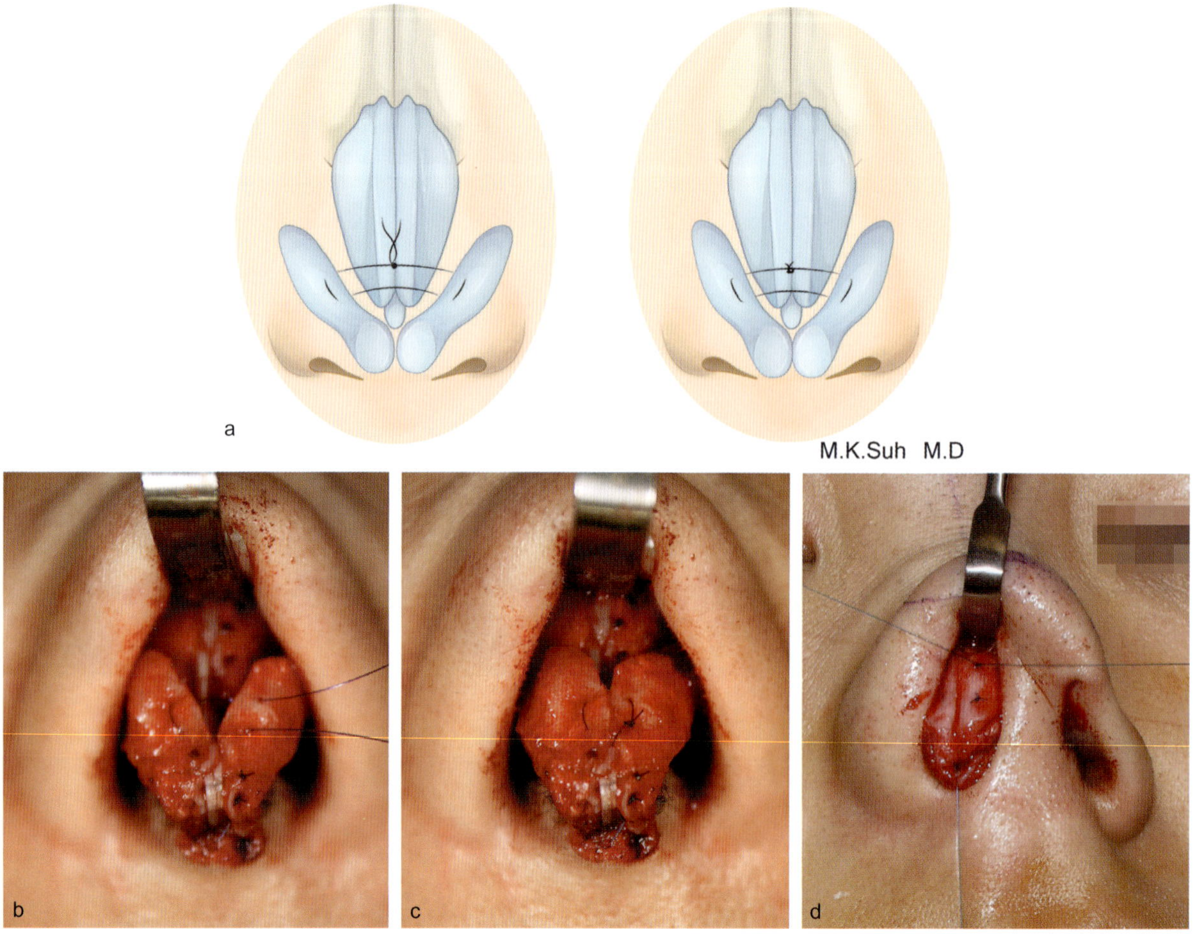

图 6-26　外侧脚跨越缝合　a. 外侧脚的水平跨越缝合；b、c. 手术过程；d. 鼻腔内切口不能施行外侧脚跨越缝合

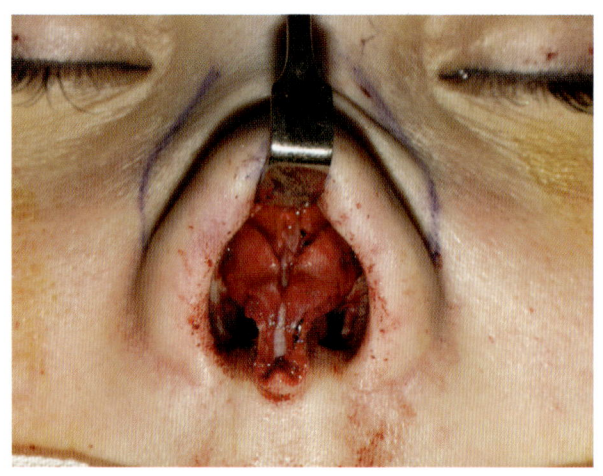

图 6-27　不适当的外侧脚跨越缝合导致外侧脚的屈曲

(2)效果

① 矫正外侧脚的凸出(图6-28)。

② 缩短穹窿间距离。

③ 缩小鼻头体积(图6-29)。

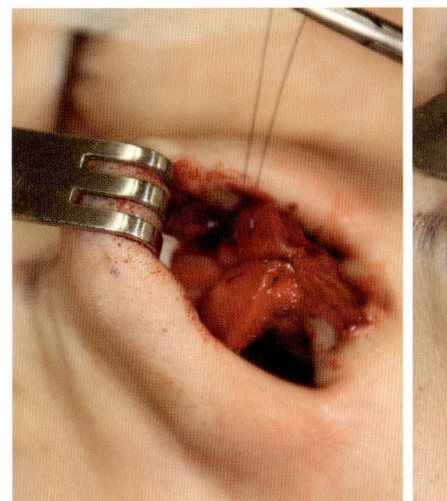
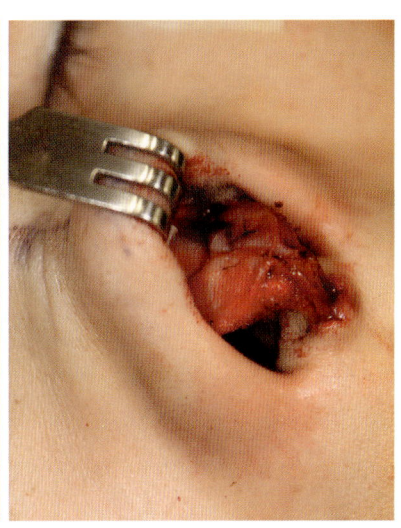

图6-28 外侧脚跨越缝合(水平褥式缝合)减小外侧脚凸出

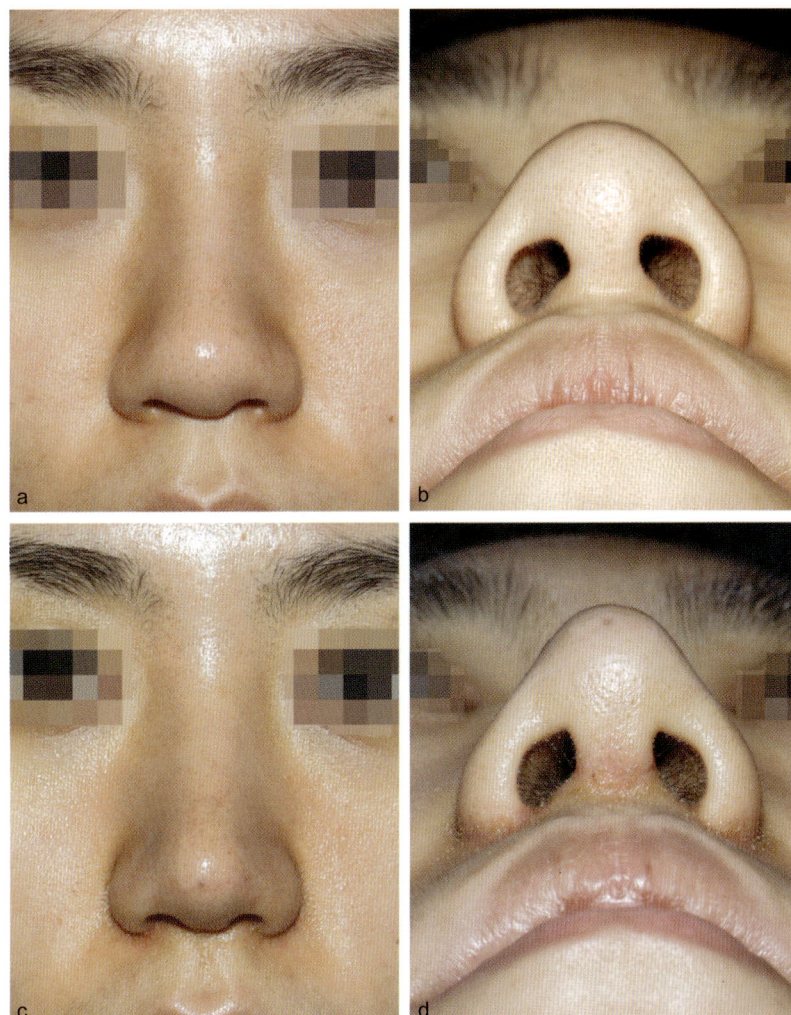

图6-29 外侧脚跨越缝合缩小鼻尖的体积 a、b.术前观;c、d.术后观

④增加鼻尖突出度。

⑤随着缝合张力及位置不同，可使穹窿向尾侧或头侧旋转（图6-30）。

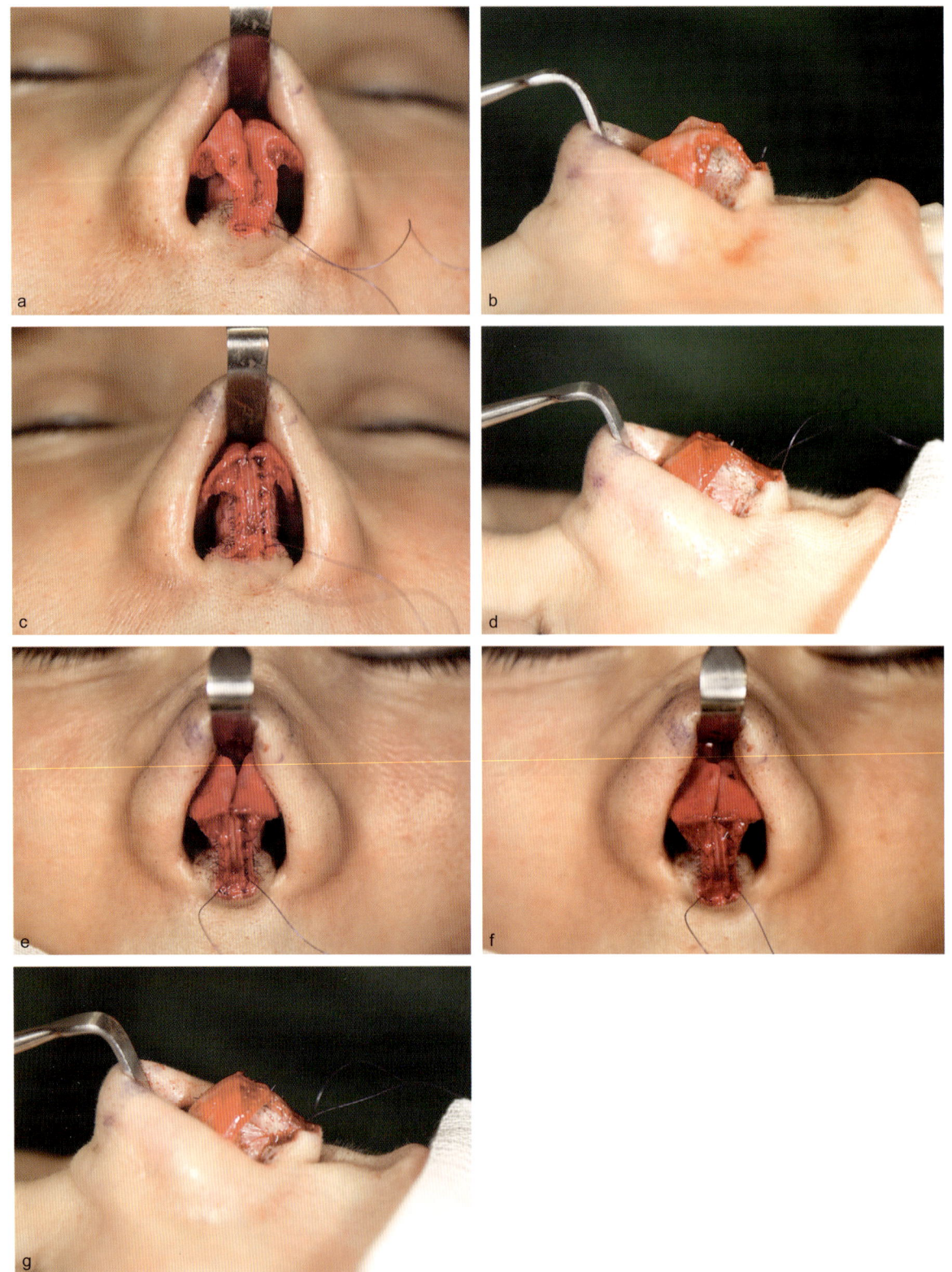

图6-30　外侧脚跨越缝合使穹窿向尾侧旋转　a、b.可见鼻翼软骨不对称及内侧脚屈曲；c.为使鼻尖突出而施行的鼻小柱支撑移植物；d.使鼻翼穹窿向头侧旋转；e、f.外侧脚远端的跨越缝合；g.导致鼻翼穹窿向尾侧旋转（即使是轻度的改变）

（3）注意点

① 穹窿部向尾侧旋转，但外侧脚的下缘向头侧旋转。轻微的鼻翼退缩患者，行此缝合会加重鼻翼退缩（图6-31）。

② 需要鼻尖显著向下旋转的患者，应将鼻翼软骨从卷轴区或梨状韧带充分游离。否则，鼻尖将向头侧旋转。

6. 外侧脚的内侧脚化

（1）方法

该方法是由Kridel等介绍的。该方法是将穹窿的外侧部位，即近端外侧脚缝合拉拢，使部分外侧脚成为内侧脚的组成部分，以增加鼻尖突出度（图6-32）。该方法可单独使用，或与鼻小柱支撑移植物、鼻中隔延伸移植物联合使用（图6-33）。

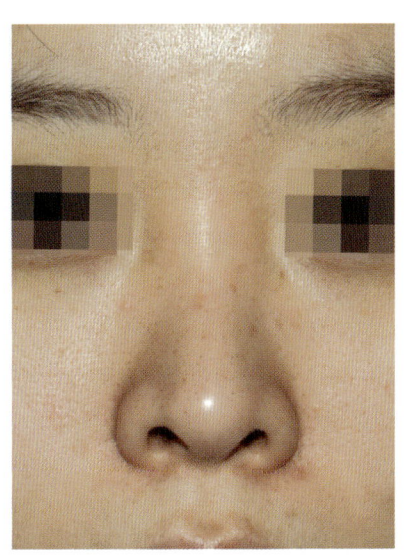

图 6-31　轻度鼻翼退缩

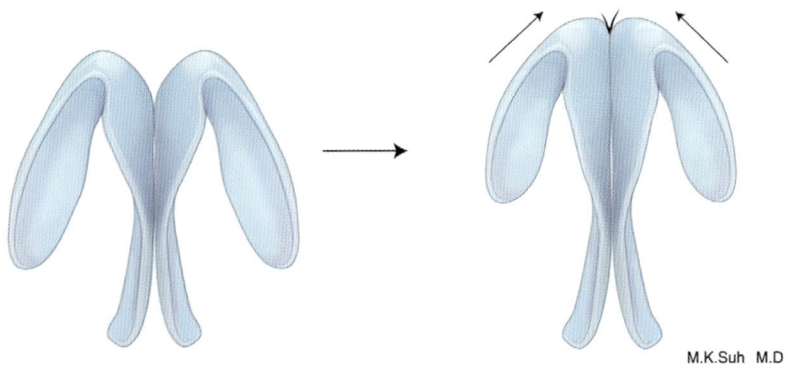

图 6-32　外侧脚的窃用（外侧脚的内侧脚化）

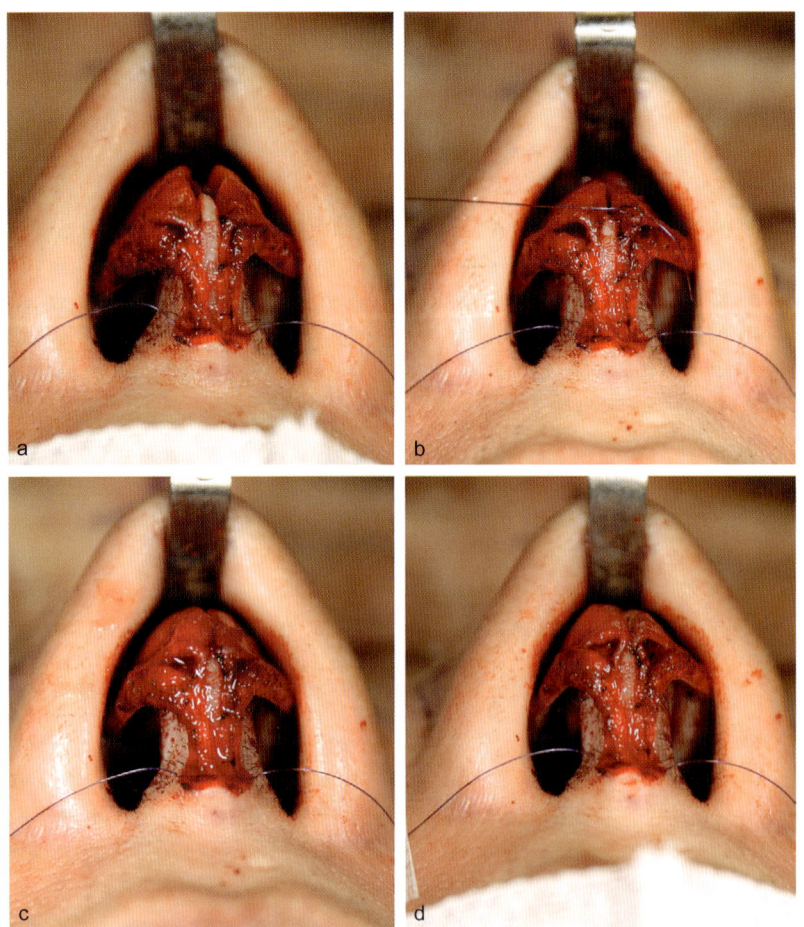

图 6-33 鼻小柱支撑移植物与外侧脚的内侧脚化

（2）效果

① 增加鼻尖高度。

② 使鼻尖向头侧旋转（图 6-34）。

③ 矫正钝圆鼻头（图 6-35）。

④ 将鼻孔的形状改变为扁三角形（图 6-35）。

（3）注意点

　　西方人的鼻翼软骨发育良好，通过此缝合法可达到满意的鼻尖突出度。而亚洲人的软骨发育小，单纯使用此缝合法的效果不明显，应与重叠移植物或盾牌移植物联合使用（图 6-36）。

　　尤其是内侧脚薄弱的患者，行此缝合后会使薄弱的内侧脚扭曲，鼻尖进一步降低，应联合应用鼻小柱支撑移植物等弥补（图 6-118、6-120）。

　　另外，短鼻伴鼻孔朝天的患者，行此缝合后会使鼻翼软骨向头侧旋转，应同时采用防止鼻尖向头侧旋转的其他术式（图 6-37）。

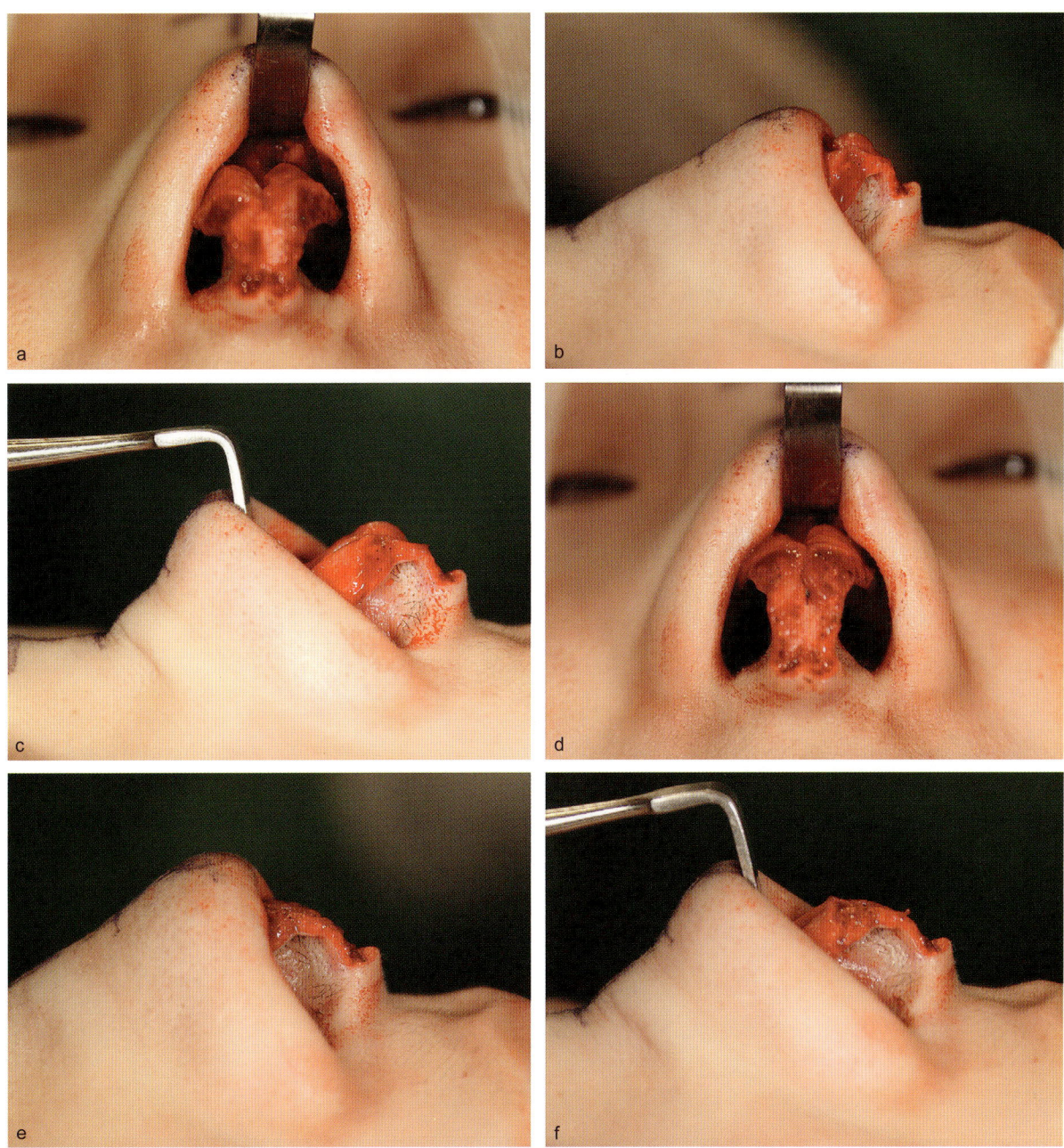

图 6-34 外侧脚的窃用(外侧脚的内侧脚化)后,鼻尖向头侧旋转 a、b、c.缝合前;d、e、f.缝合后,鼻翼穹窿向头侧旋转

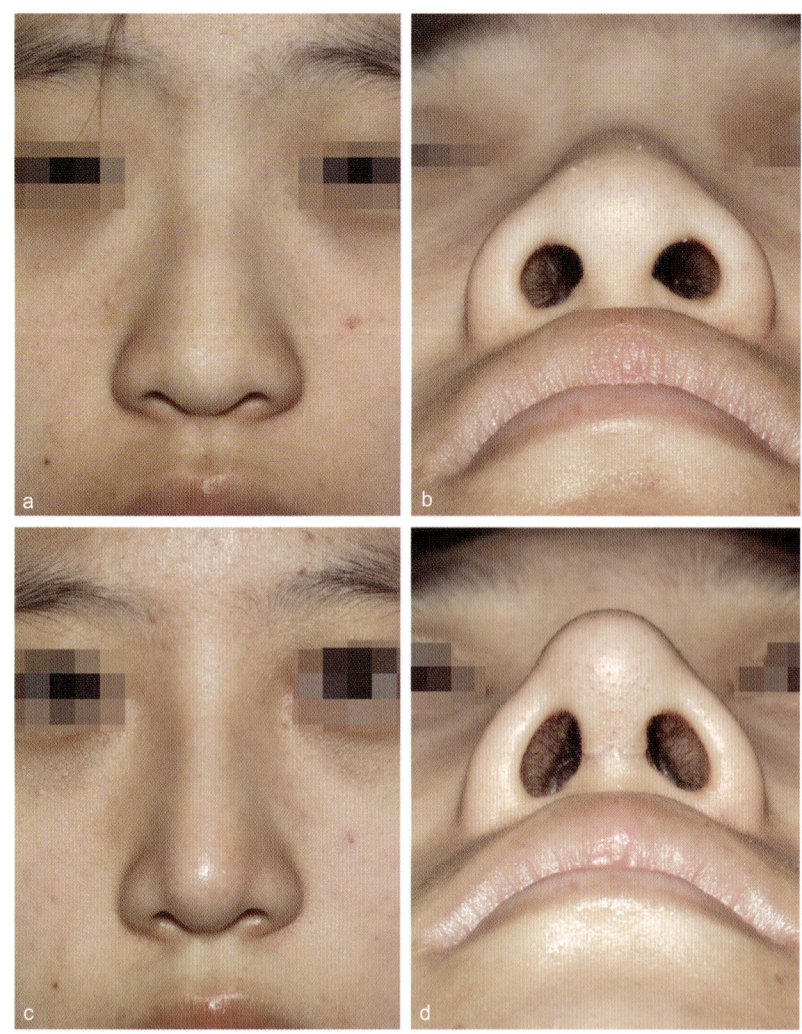

图 6-35 外侧脚的内侧脚化改变了鼻尖体积和鼻孔形状 a、b.术前观；c、d.术后观（鼻尖体积缩小，圆形鼻孔变为三角形，变得更高）

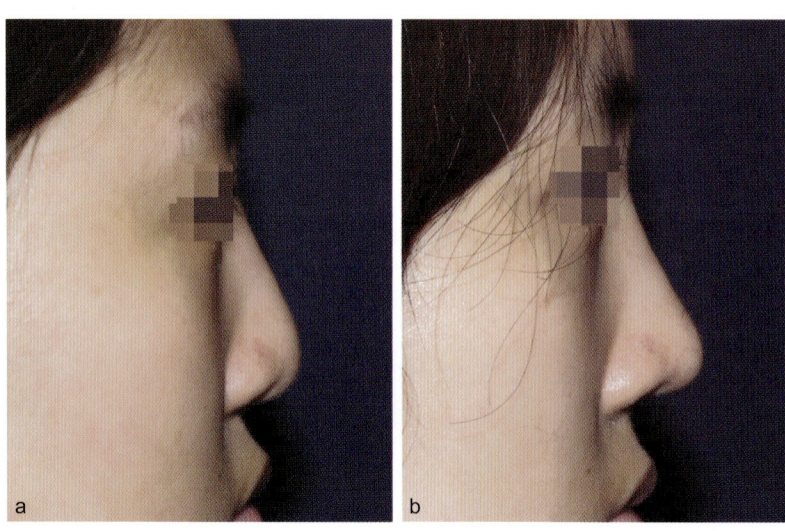

图 6-36 外侧脚的内侧脚化联合鼻小柱支撑移植物、盾牌移植物 a.术前观；b.术后观

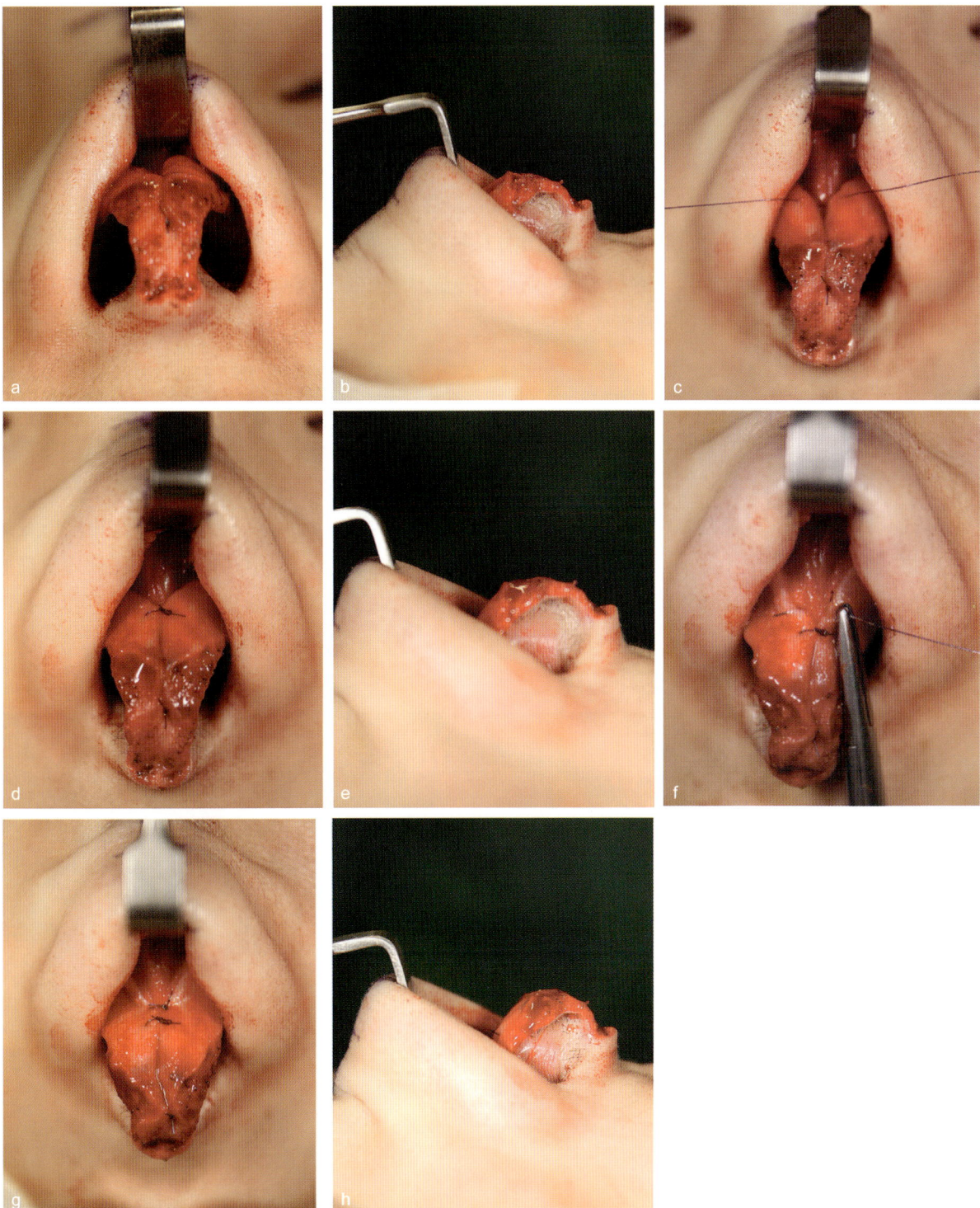

图 6-37 外侧脚的内侧脚化引起的向头侧旋转及其预防方法　a、b. 外侧脚的内侧脚化导致穹窿向头侧旋转；c、d. 外侧脚跨越缝合；e. 外侧脚跨越缝合导致向尾侧旋转；f、g. 牵引鼻翼软骨向尾侧并缝合外侧脚至上外侧软骨（抑旋转缝合）；h. 抑旋转缝合使穹窿更多地向尾侧旋转

(二)软骨移植法

亚洲人的鼻整形多为鼻背和鼻尖的增高,大部分需矫正钝圆鼻头或短鼻头。亚洲人的鼻翼软骨发育小、支持力弱,不利于鼻尖部整形。所以,单纯依靠缝合法很难达到理想的鼻尖形态,大部分病例需要软骨的移植。

软骨多取自耳软骨或鼻中隔软骨。非开放入路鼻整形时通过鼻翼缘切口,在鼻尖部制备腔隙后,植入软骨移植物,或显露鼻翼软骨后用鼻小柱支撑移植物加强内侧脚后,使用重叠移植物等。开放入路的切口能很好地显露鼻翼软骨,有利于各种缝合方法及固定,使用盾牌移植物、帽子移植物及鼻小柱支撑移植物等方法可获得满意的鼻尖效果。

1. 盾牌移植物

盾牌移植物置于鼻尖前下端,即鼻翼软骨的中间脚和穹窿的上端,形状为盾牌状。可增加鼻尖突出度,使鼻尖下小叶轮廓明显,延长鼻长度,改善鼻尖形态(图6-38)。

通常取自鼻中隔软骨或耳软骨。盾牌移植物上端宽6~8mm,以显现鼻尖表现点,上下端的连接部呈斜角,以体现鼻尖下小叶的柔和曲线。其一般比鼻尖高出2~3mm,但在韩国,为了获得更高的鼻尖突出度,尽可能增加盾牌移植物的高度。如患者皮肤厚、软骨薄弱,在盾牌移植物后方用软骨移植物支持,防止移植物后倾(图6-38)。

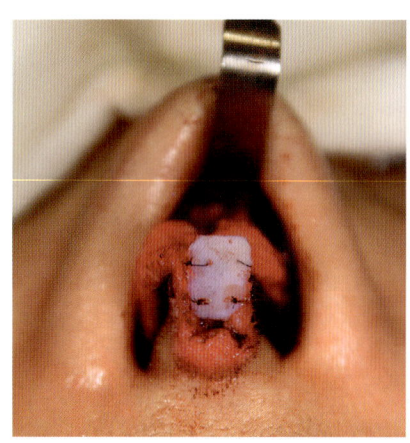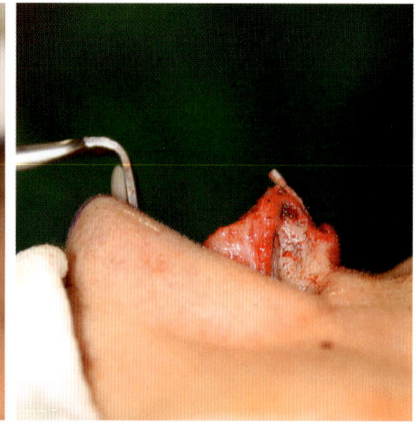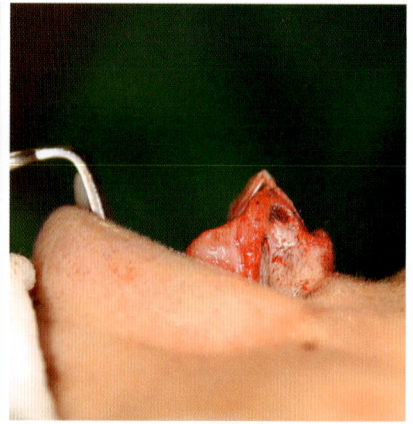

图 6-38　盾牌移植物

鼻翼软骨发育薄弱的患者行盾牌移植物后,由于软骨的支撑力不足,使盾牌移植物向头侧旋转。这时需要采取加强鼻翼软骨的手术方法。抑旋转缝合、抑旋转移植物或鼻中隔延伸移植物可很好地解决此问题(图6-39、6-62)。

2. 重叠移植物

重叠移植物使用简便,是将多层的移植软骨叠加后置于鼻翼软骨的穹窿部上端。为显示鼻尖表现点,宽度取6~8mm,取鼻中隔软骨或耳软骨多层叠加使用(图6-40)。相比鼻中隔软骨,耳软骨因有

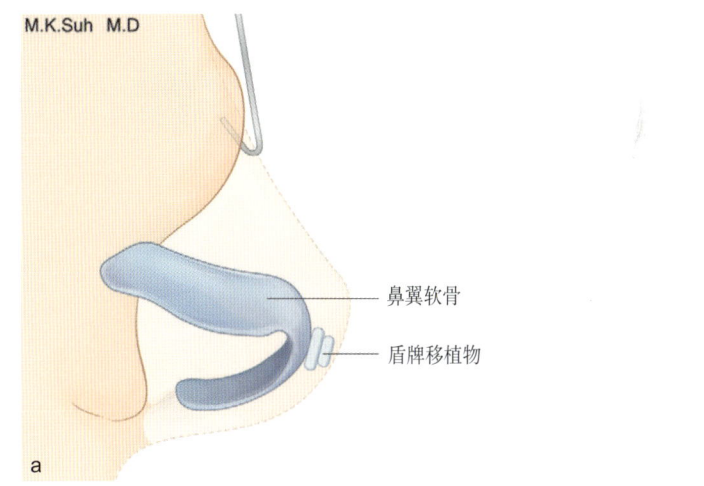
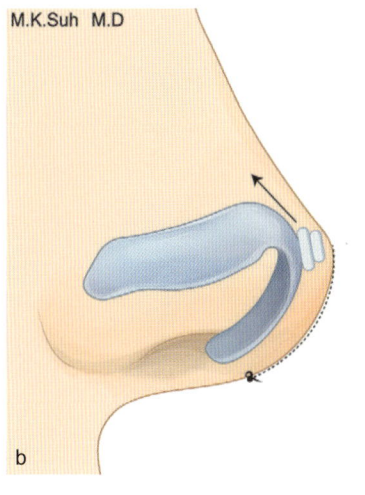

图 6-39　盾牌移植物与抑旋转移植物　a.盾牌移植物术后，鼻翼软骨穹窿部得到很好的位置固定。b.但是，在鼻翼软骨外侧脚薄弱的病例，鼻翼软骨穹窿部向头侧旋转。这时候，需使用抑旋转缝合或移植物

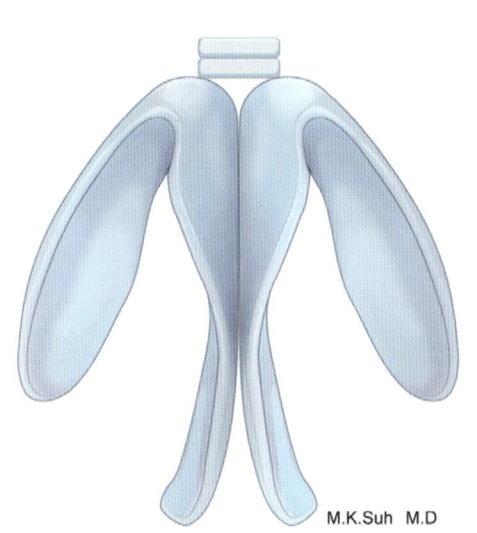
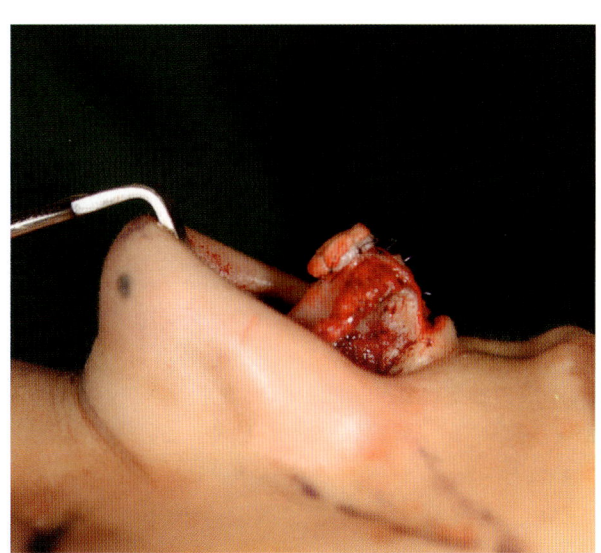

图 6-40　鼻尖重叠移植物

自身曲线，置于穹窿部时对获得柔和的鼻尖外形更有利。

使用重叠移植物时需要注意以下几点：

（1）鼻翼软骨的穹窿间距过宽或外侧脚薄弱的患者，重叠移植物因陷落穹窿间，降低了鼻尖高度，应行穹窿间缝合后再施行重叠移植物。

（2）使用多层的重叠移植物时，需要内侧脚有力的支撑。内侧脚薄弱时，由于受压出现屈曲，降低了鼻尖高度（图 6-41）。所以，内侧脚薄弱的患者应行鼻小柱支撑移植物，加强内侧脚，才能有效地增加鼻尖隆起（图 6-42）。

（3）对于皮肤薄的患者，注意软骨移植物的轮廓显现（图 6-43）。为防止软骨的显现：①修整软骨移植物的周边呈薄形（图 6-44）；②软化软骨（图 6-45）；③使用筋膜或同种异体真皮片覆盖于软骨表面（图 6-46）。

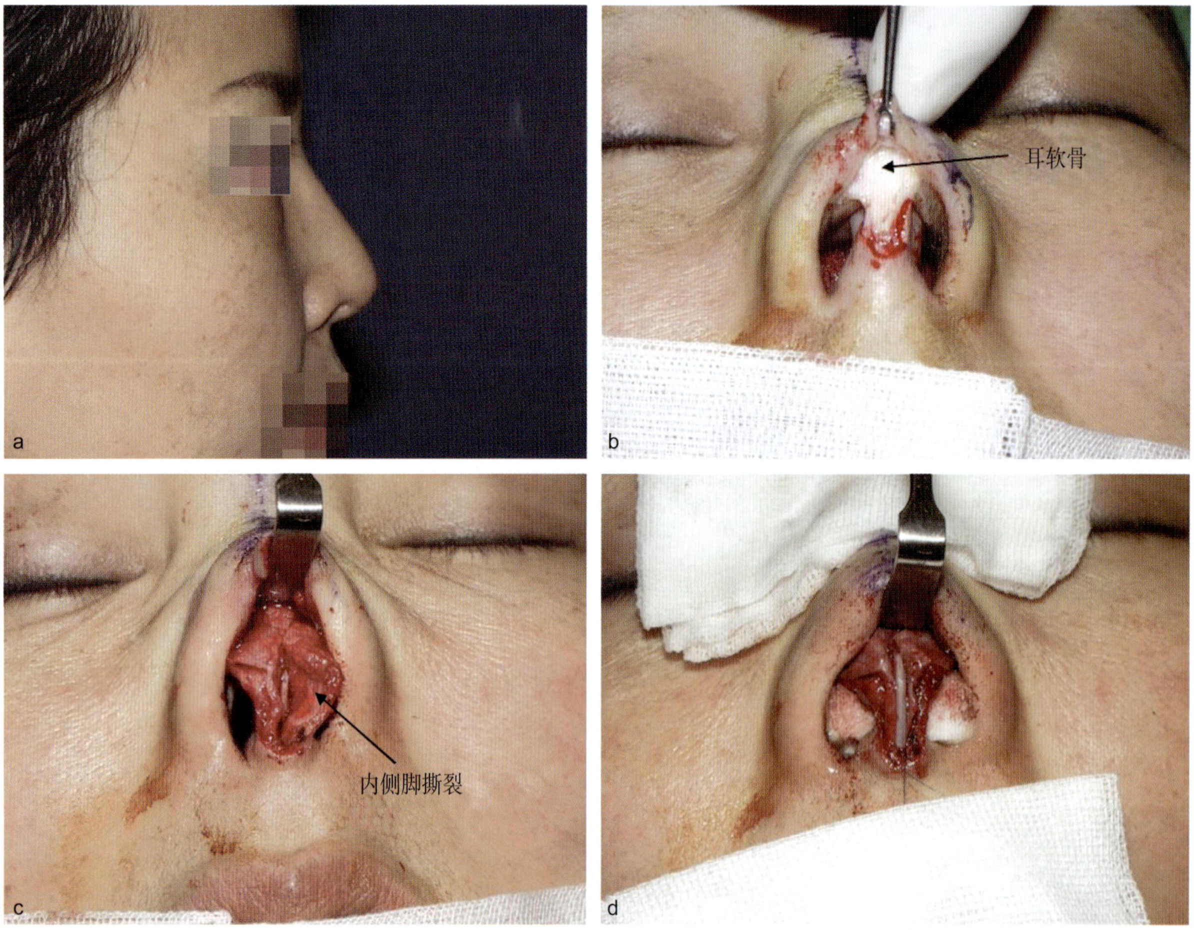

图 6-41 **鼻尖的重叠移植物可能使薄弱的内侧脚撕裂** a.使用重叠移植物后、鼻尖高度不太满意。b.可见耳软骨重叠移植物。c.切除瘢痕及耳软骨后，可见软骨重叠移植物撕裂了薄弱的内侧脚。内侧脚的撕裂导致了鼻尖高度的降低。d.鼻小柱支撑移植物加强内侧脚

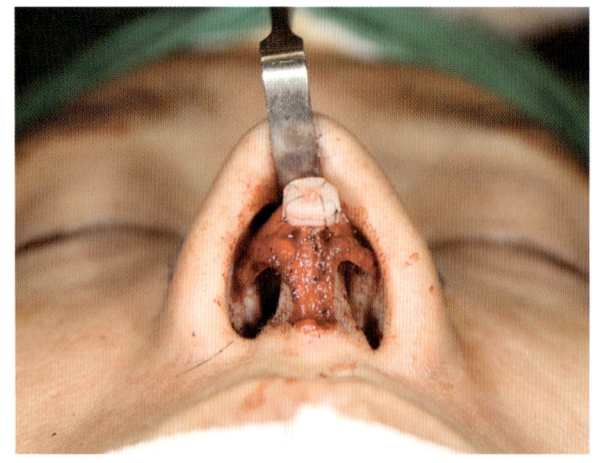

图 6-42 鼻小柱支撑移植物与鼻尖重叠移植物

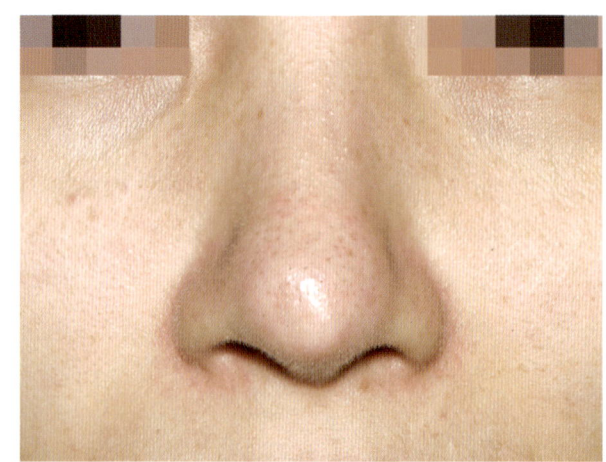

图 6-43 经皮肤可见耳软骨重叠移植物

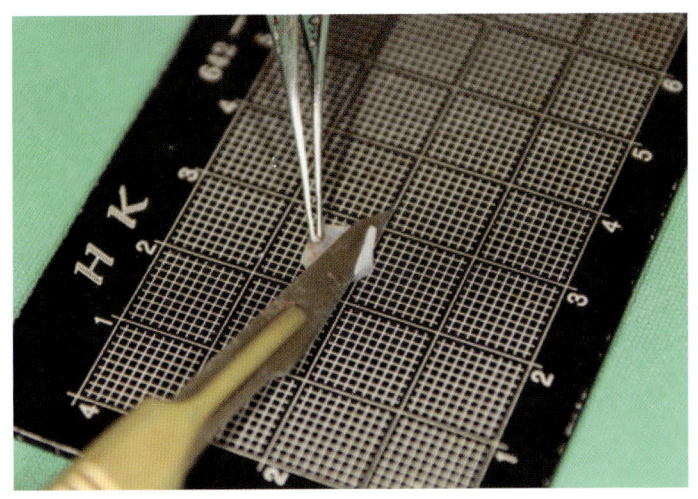

图 6-44 修剪软骨移植物

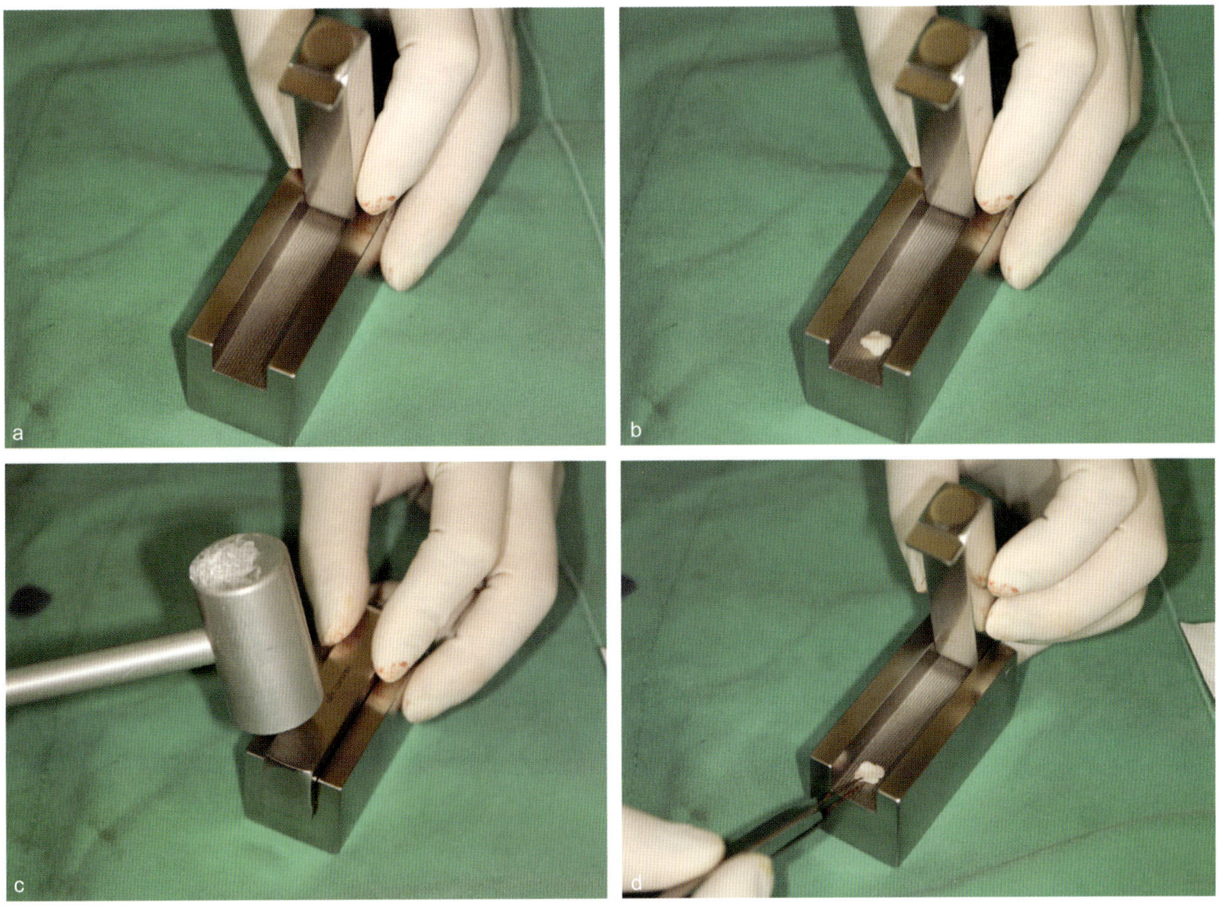

图 6-45 软骨压碎器

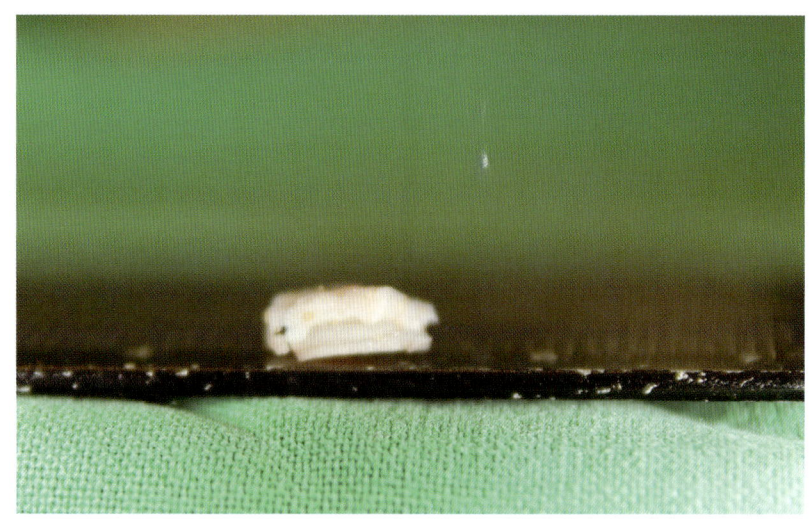

图 6-46　用真皮覆盖鼻中隔软骨移植物

3. 鼻小柱支撑移植物

鼻小柱支撑移植物是为了增加鼻尖突出度而使用最多的一种移植物，是将柱状的移植物植入鼻翼软骨的内侧脚间缝合固定（图 6-47），防止内侧脚前端和上端的软骨外露。鼻小柱支撑移植物首选取平整、薄的鼻中隔软骨制作。鼻中隔软骨无法获得时，可选择耳软骨、肋软骨或同种异体肋软骨。

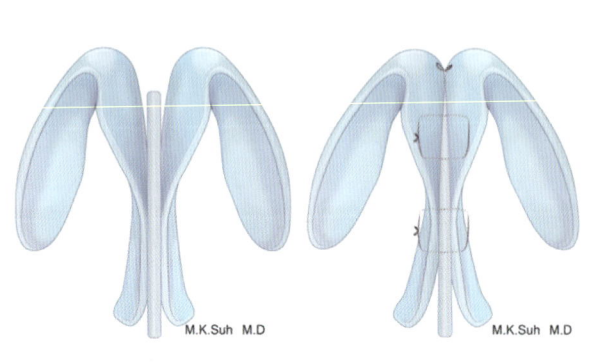 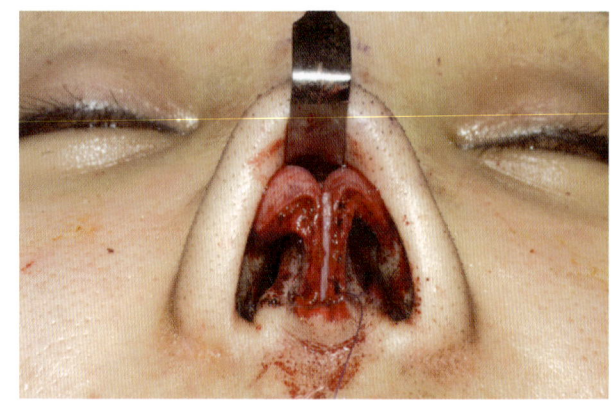

图 6-47　鼻小柱支撑移植物

鼻小柱支撑移植物增加鼻尖高度的原理如下：

（1）植入支撑移植物后，于移植物顶端行穹窿间缝合、贯穿穹窿缝合或外侧脚的内侧化缝合，可使鼻尖增高。而且，鼻小柱支撑移植物可承受重叠移植物的压力和重力。也就是说，其可支持和加强各种增高鼻尖的缝合方法和重叠移植物的效果（图 6-48）。

（2）支撑移植物可加强内侧脚，防止由于内侧脚屈曲而产生的高度降低（图 6-49）。

（3）支撑移植物可防止因鼻部表情所致的鼻尖高度降低。

鼻小柱支撑移植物依据移植物与鼻前棘的接触程度分为固定型和游离型两种（图 6-50）。

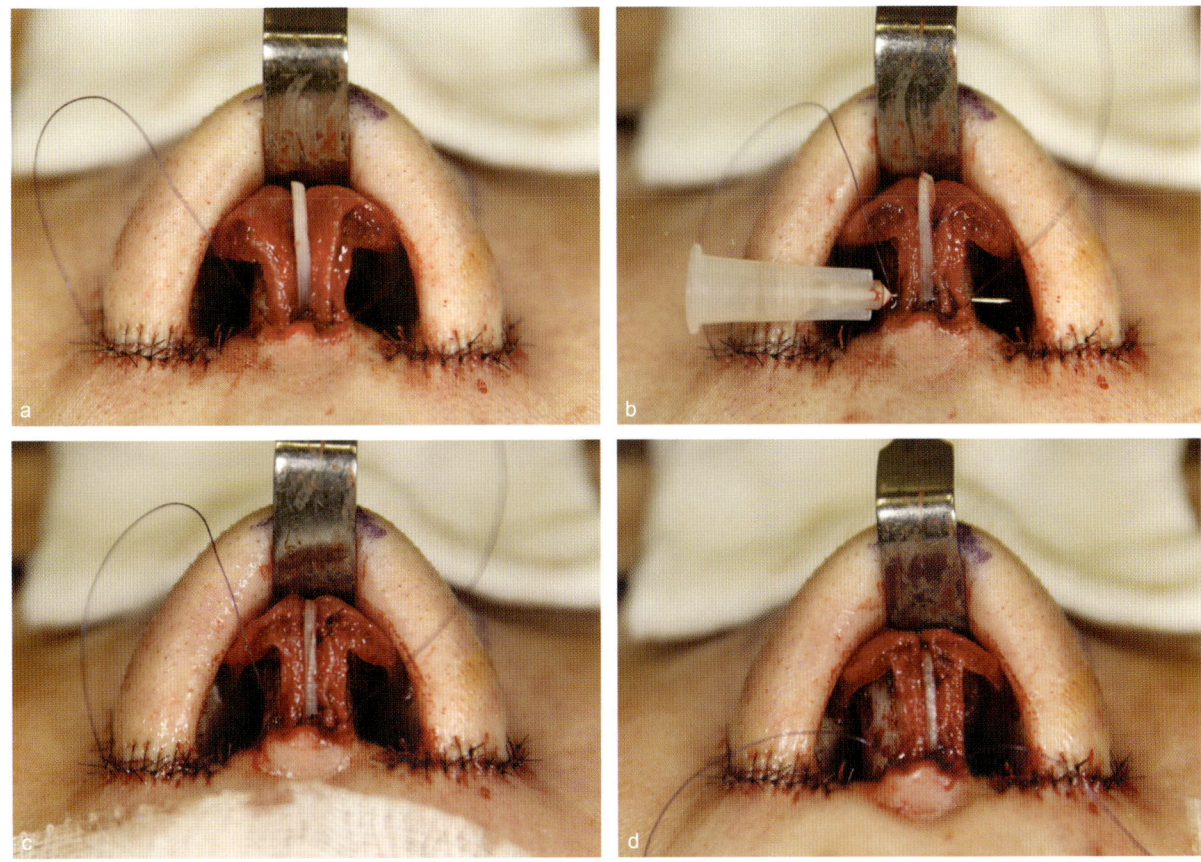

图6-48 鼻小柱支撑移植物的作用 a.于内侧脚间植入支撑移植物；b、c.缝合3针（5-0 PDS）可固定支撑移植物；d.移植物上行穹窿间缝合

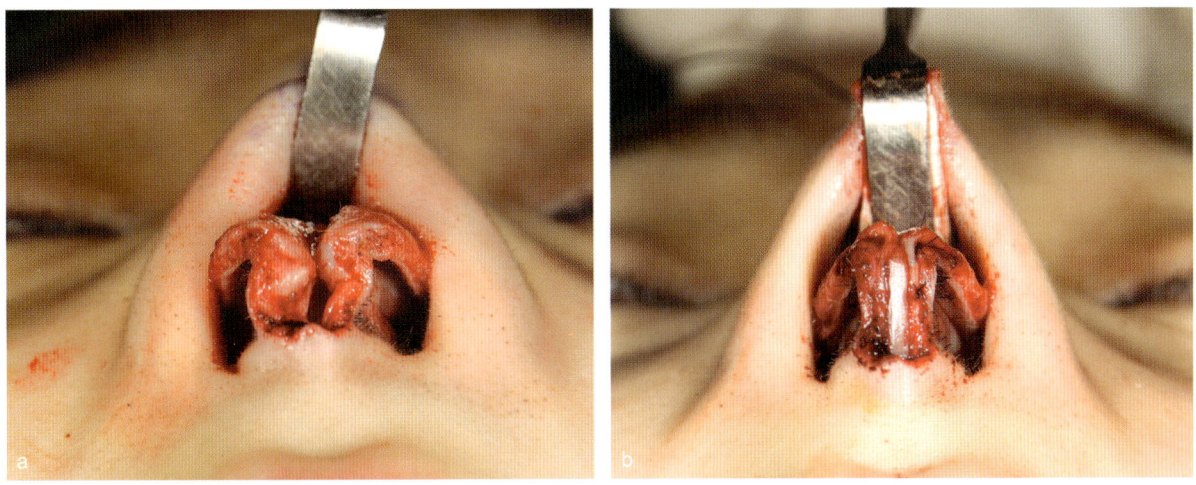

图6-49 鼻小柱支撑移植物用于矫正扭曲的内侧脚 a.薄弱和扭曲的内侧脚使鼻尖高度降低；b.通过展平扭曲的内侧脚（使用鼻小柱支撑移植物）可获得3~4mm的鼻尖高度

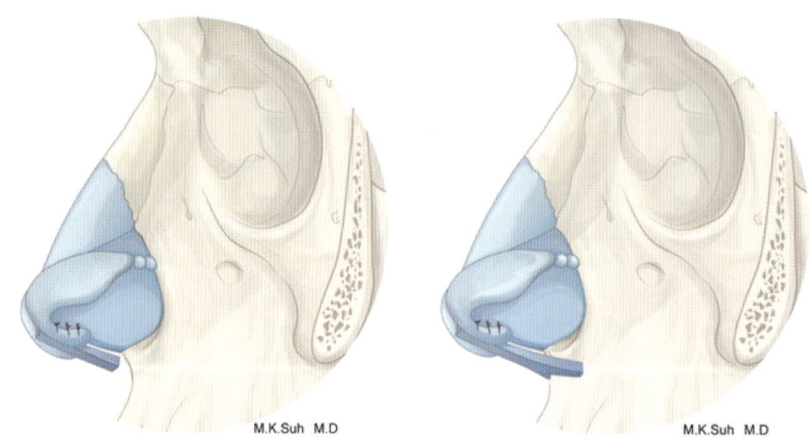

图 6-50　鼻小柱支撑移植物的两种类型　游离型（左）和固定型（右）

使用游离型支撑移植物后，按压鼻尖时有缓冲余地而显得鼻尖部柔软，笑的时候鼻尖略向下，术后外形自然，值得推荐。即使未与鼻前棘紧贴，也可充分支持鼻尖，达到增加鼻尖突出度的作用，有效地支撑重叠移植物或盾牌移植物。

如需要显著增高鼻尖，可使用固定型支撑移植物。但是，术后会导致鼻尖部质地发硬，笑的时候鼻尖固定，给人以不自然的外观。

手术过程如下：

（1）移植软骨的获取

主要使用鼻中隔软骨。切取鼻中隔软骨时建议采用背侧入路。采用内侧脚间入路会损伤鼻翼软骨的内侧脚间组织，引起鼻尖低垂（参见第1章）。

切取鼻中隔软骨后设计适当大小的支撑移植物，宽约为3mm，长为12～25mm（图6-51）。

无法获得鼻中隔软骨时，可用耳甲腔软骨、自体肋软骨及同种异体肋软骨替代（图6-52）。耳软

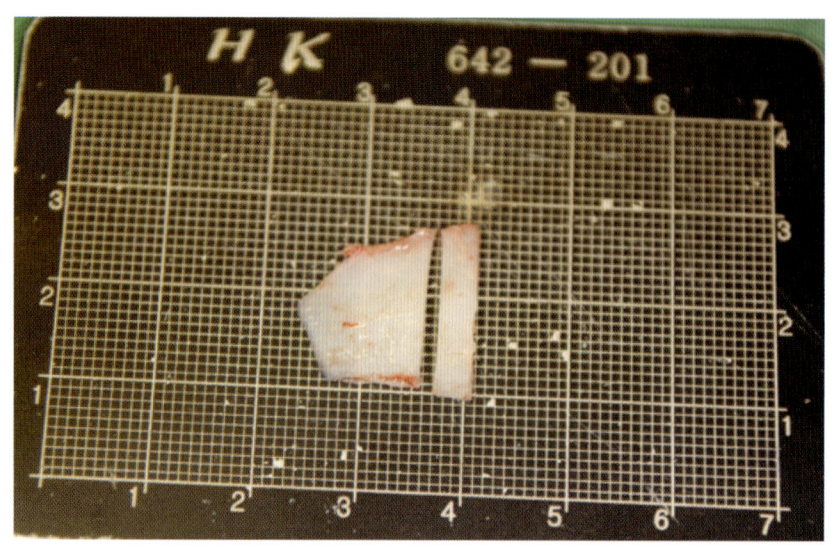

图 6-51　鼻中隔软骨制成的鼻小柱支撑移植物

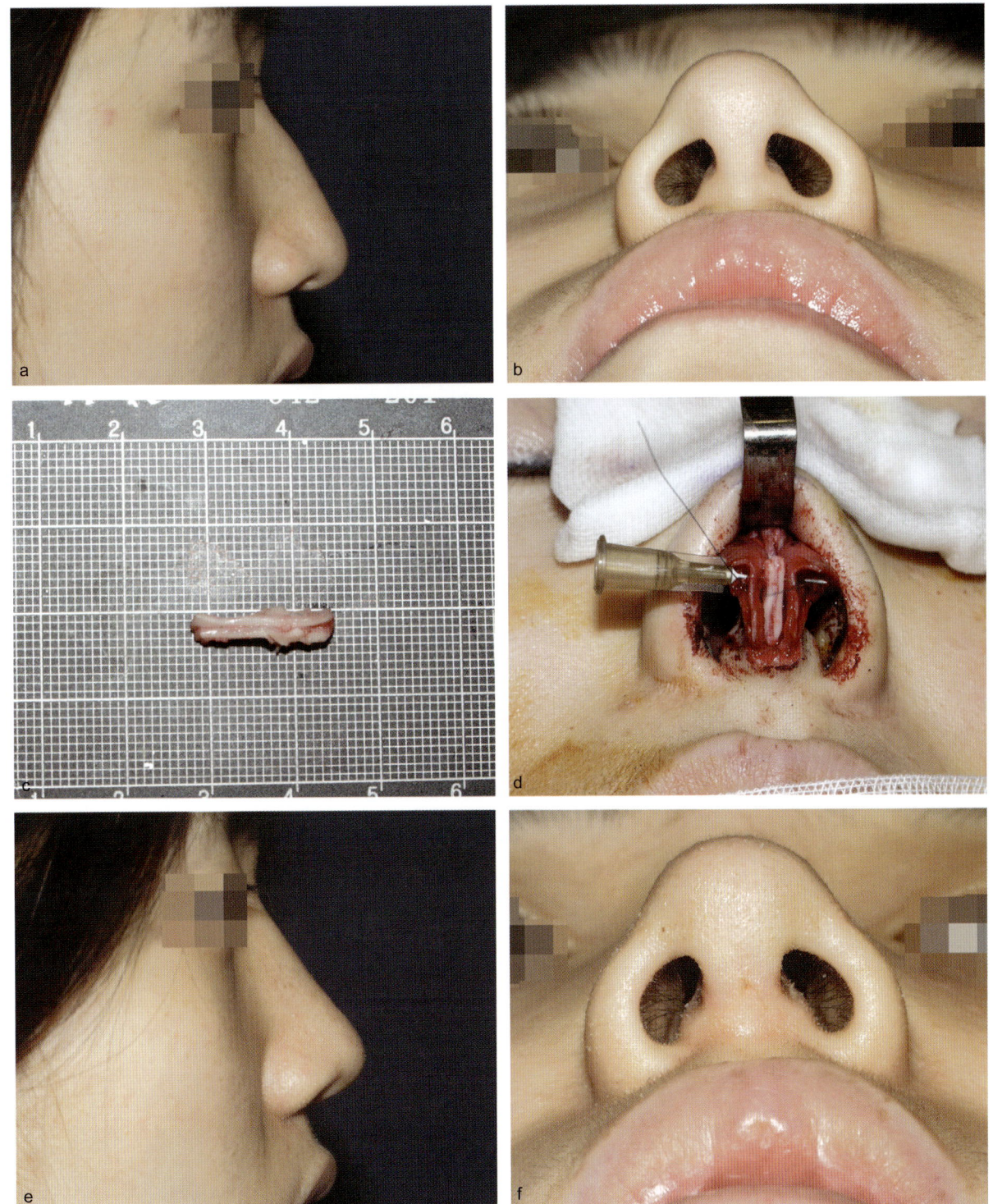

图 6-52 **耳软骨制成的鼻小柱支撑移植物** a、b.术前观;c、d.两个弯曲的耳软骨缝合在一起,可获得直的鼻小柱支撑移植物;e、f.术后观(与鼻中隔软骨相比,耳软骨制成的鼻小柱支撑移植物使鼻小柱增宽)

骨因自身屈曲特性,多需要将 2 片软骨缝合使用或用水平双褥式缝合法纠正屈曲后应用。

(2)内侧脚间分离

鼻翼软骨的内侧脚由软组织支撑,维持这个结构对预防鼻尖下垂至关重要。因此,植入支撑移植物时尽量不要损伤脚间软组织。最好是钝性分离两侧内侧脚间组织,制备移植物腔(图 6-53)。矫正短鼻畸形或鼻小柱退缩时可剪断脚间软组织。

（3）使用 26G 的针头，将鼻小柱支撑移植物对称地固定于两侧内侧脚后缝合，有利于鼻尖的对称（图 6-54）。

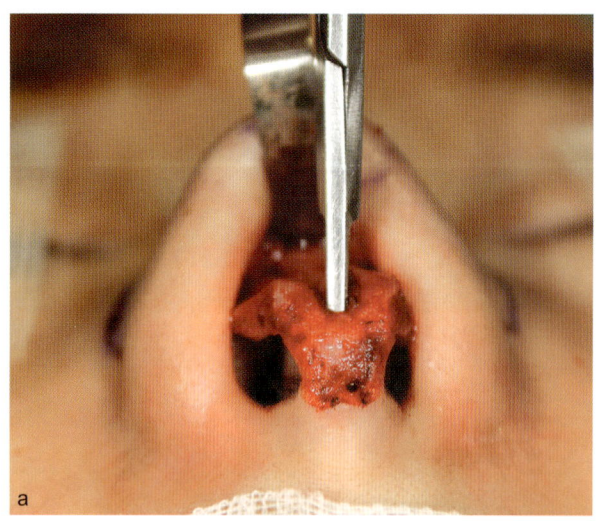
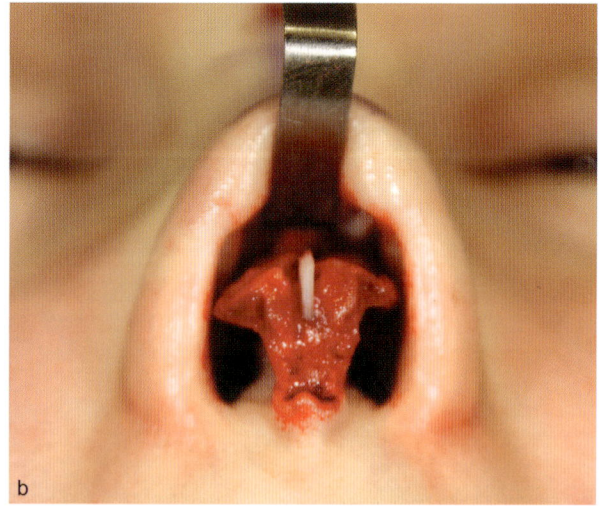

图 6-53　制备鼻小柱支撑移植物腔

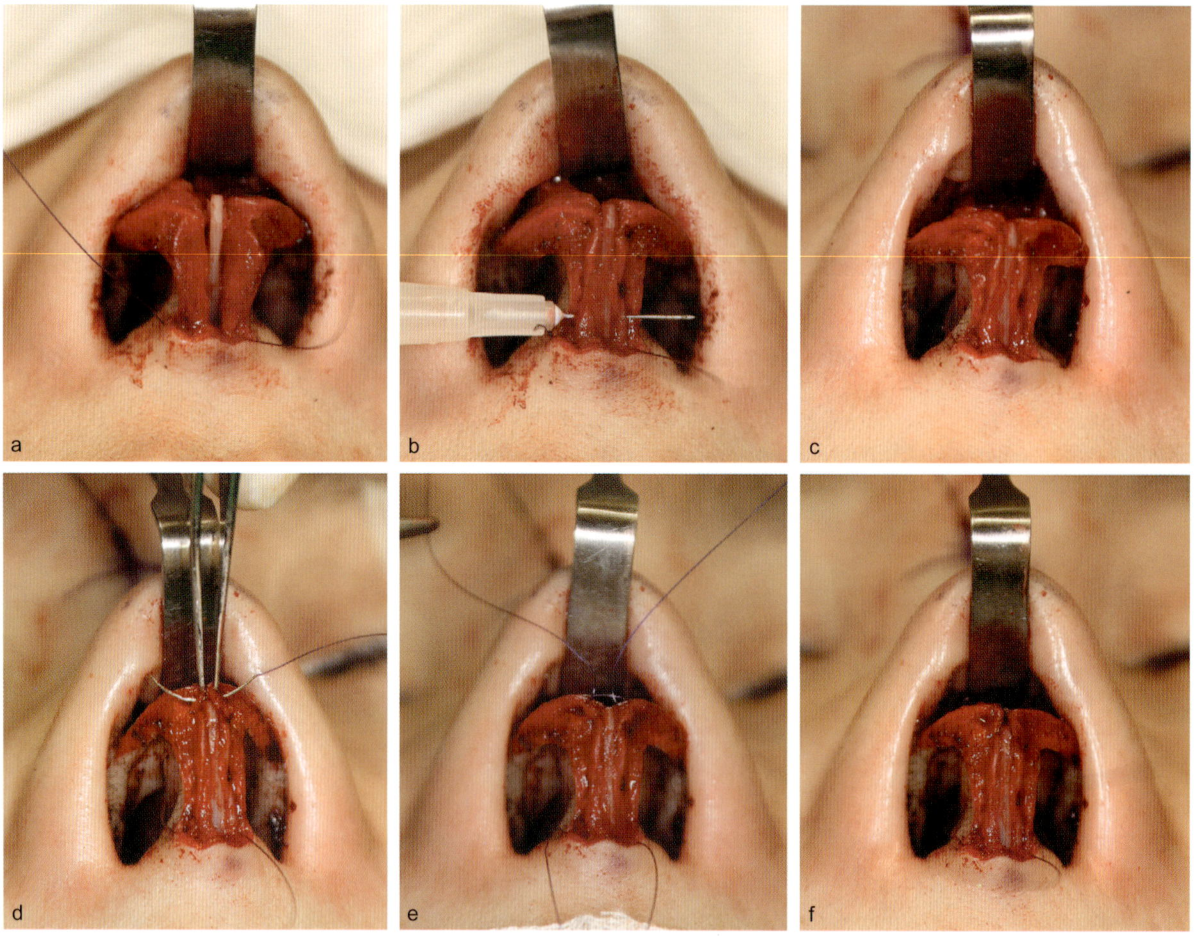

图 6-54　**鼻小柱支撑移植物手术过程**　a. 两侧内侧脚间植入鼻小柱支撑移植物；b. 使用注射针头固定有助于保持两侧的对称性；c. 固定需要缝合 3 针左右；d、e、f. 外侧脚的内侧脚化

（4）使用 5-0 的 PDS 线（圆针）缝合。支撑移植物与内侧脚缝合 3 针左右。使用穹窿间缝合覆盖移植物上端。可联合行贯穿穹窿间缝合及外侧脚的内侧化缝合。如果植入的支撑移植物不对称，会导致鼻小柱偏曲、鼻孔不对称，应注意（图 6-55）。增加支撑移植物的宽度，可能增加鼻小柱突出度（图 6-56）。

鼻小柱支撑移植物可单独使用或与其他软骨移植物联合使用。亚洲人由于鼻翼软骨薄弱，多需要联合使用其他软骨移植物。例如，施行鼻小柱支撑移植物后，为了进一步增加鼻尖突出度，使用盾牌移植物或重叠移植物（图 6-57）。

鼻翼软骨过于薄弱的时候，因外侧脚不能承受支撑移植物的压力，使鼻尖向头侧旋转，导致短鼻、鼻孔朝天等畸形。这时需要施行加强外侧脚的外侧脚重叠移植物或外侧脚支撑移植物，也可施行抑旋转移植物（图 6-58、6-71）。

为了进一步增加鼻尖突出度，可联合施行外侧脚的内侧化缝合。因外侧脚的解剖学结构可导致鼻尖向头侧的旋转（图 6-59）。利用这点可以矫正长鼻（图 6-60）。但是，向头侧旋转的鼻尖从侧面观呈钝圆外形，为了改善建议行盾牌或重叠移植物（图 6-61）。

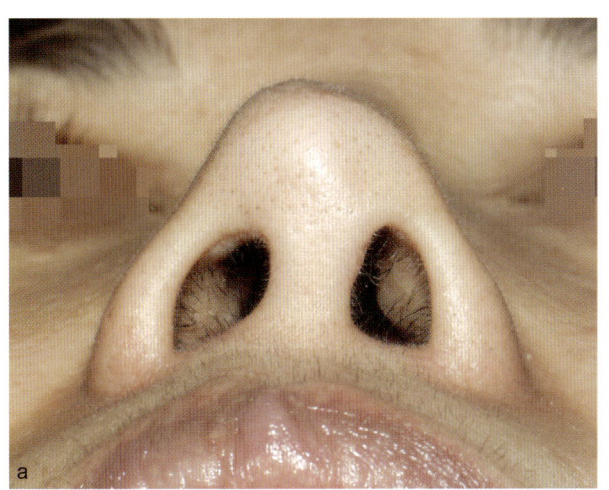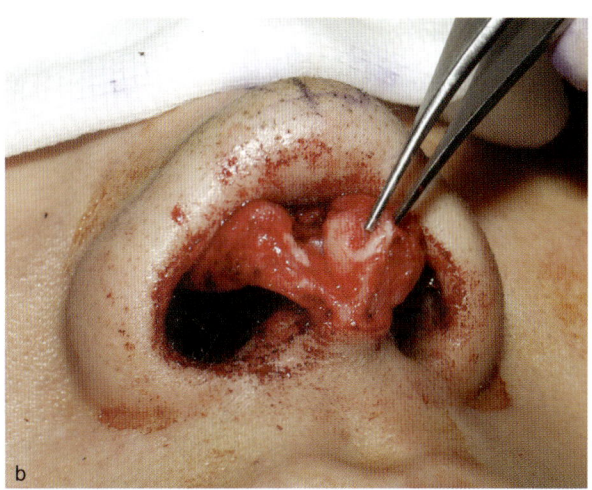

图 6-55　歪斜的鼻小柱支撑移植物使鼻孔不对称

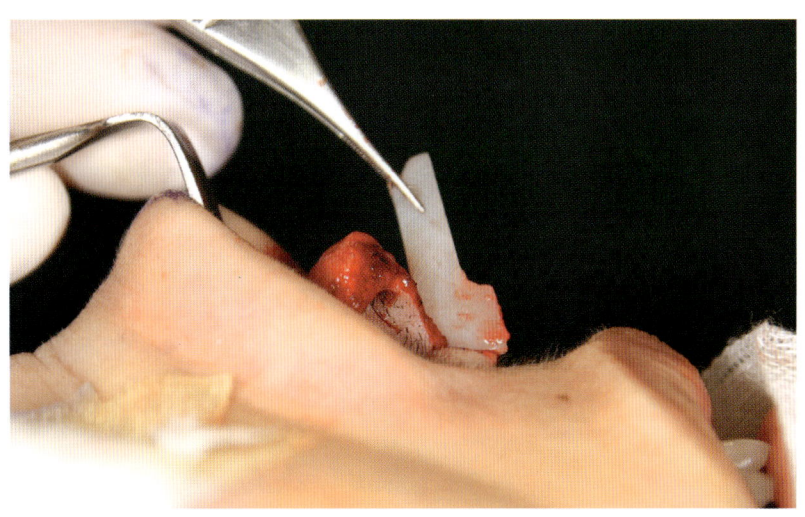

图 6-56　使用鼻小柱支撑移植物增加鼻小柱突出度

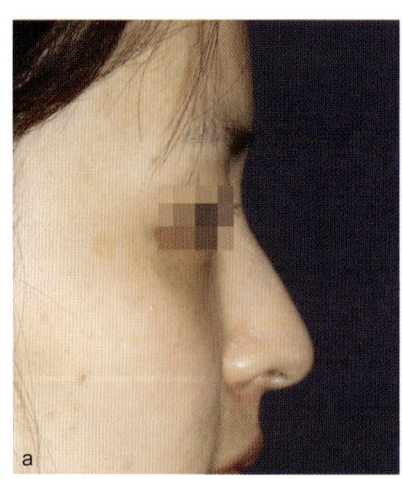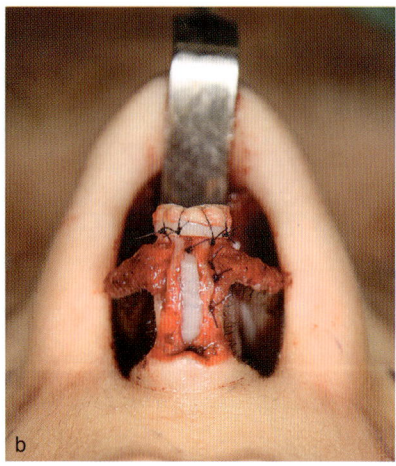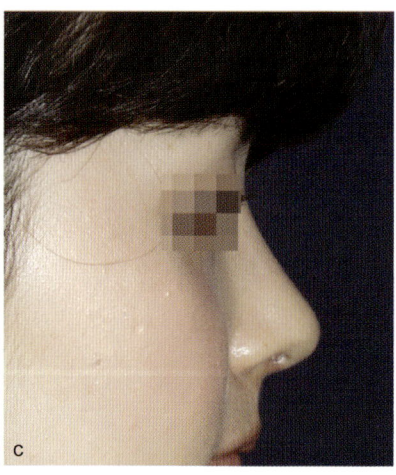

图 6-57 耳软骨制成的重叠移植物置于鼻小柱支撑移植物上方　a. 术前观；c. 术后观

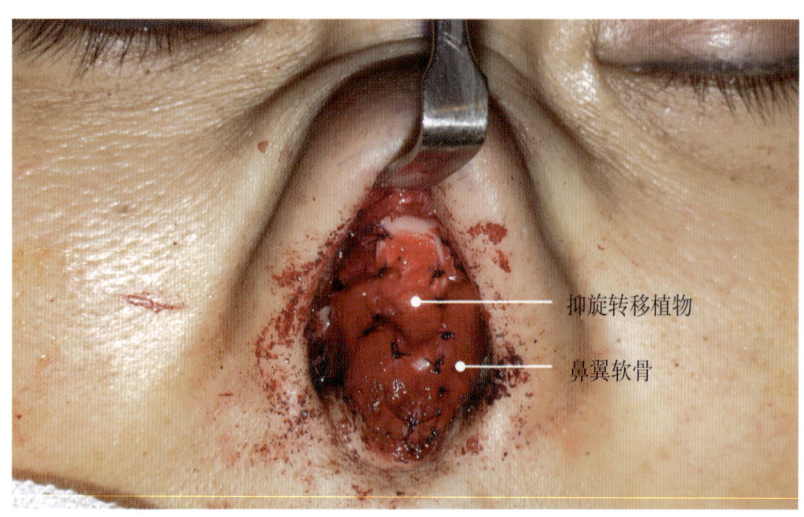

图 6-58 抑旋转移植物推进鼻翼软骨向尾侧旋转

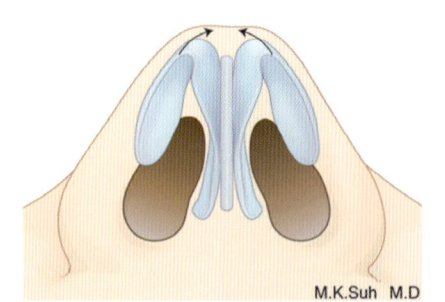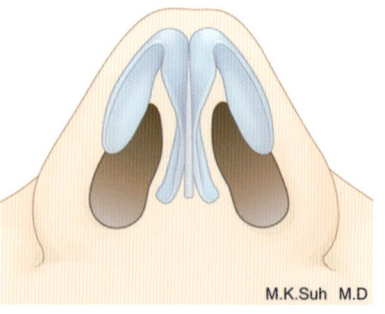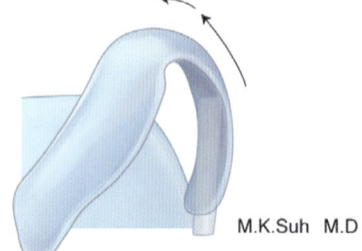

图 6-59 鼻小柱支撑移植物使穹窿向头侧旋转，进而导致鼻尖钝圆外观

4. 鼻中隔延伸移植物

鼻中隔延伸移植物主要用于延长鼻长度，也用于增加鼻尖突出度和鼻小柱突出度。鼻中隔延伸移植物分为三种类型（图6-62）：延伸撑开型、板条型及直接延伸型。

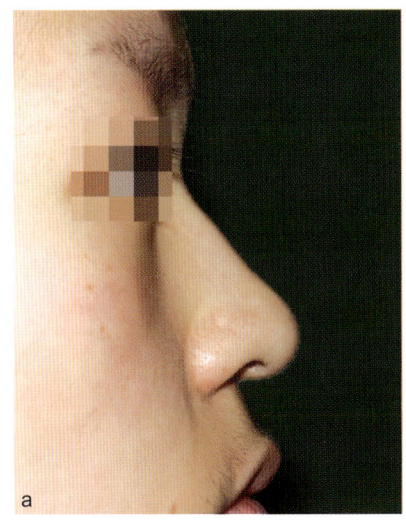 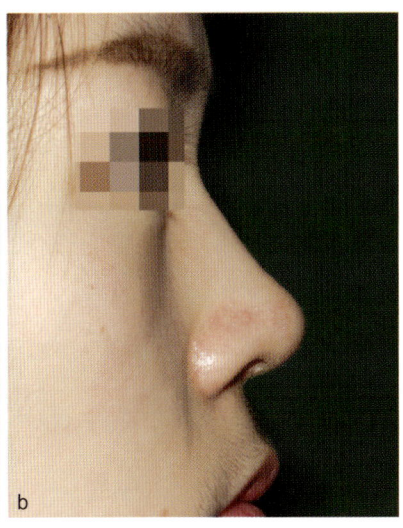

图 6-60 鼻小柱支撑移植物矫正长鼻畸形 a.术前观；b.术后观

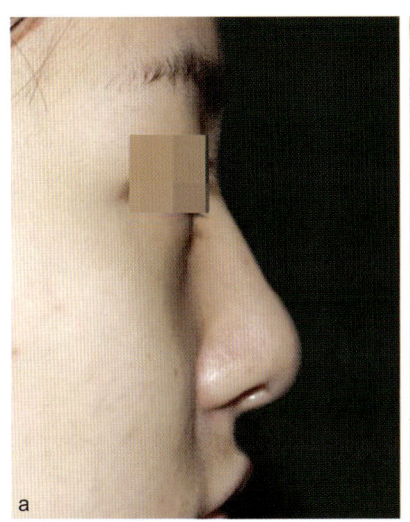 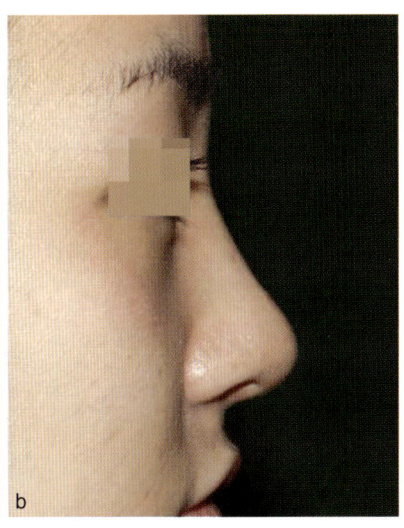

图 6-61 鼻小柱支撑移植物导致钝圆鼻尖 a.鼻小柱支撑移植物使鼻尖呈钝圆外观；b.盾牌移植物有助于改善钝圆鼻尖

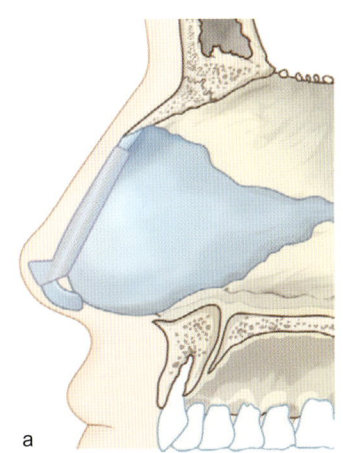 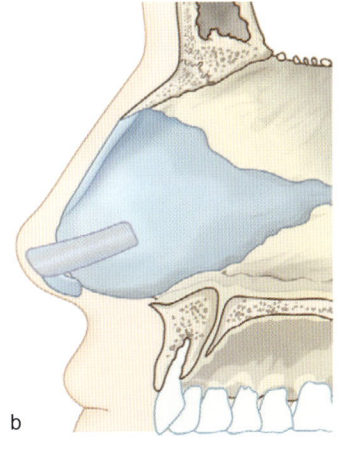 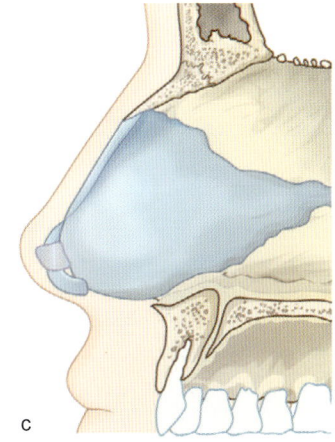

图 6-62 鼻中隔延伸移植物的 3 个类型 a.延伸撑开型；b.板条型；c.直接延伸型

第 6 章 亚洲人的鼻尖整形

鼻中隔延伸撑开型移植物固定于鼻中隔背侧和上外侧软骨之间（图6-63），于鼻中隔单侧或两侧施行。单侧的鼻中隔延伸撑开型移植物可同时矫正短鼻畸形伴歪鼻，可将塌陷的上外侧软骨撑开，是非常实用的一种方法（图6-64）。为了使鼻翼软骨的穹窿部固定于延伸撑开型移植物的末端，建议将移

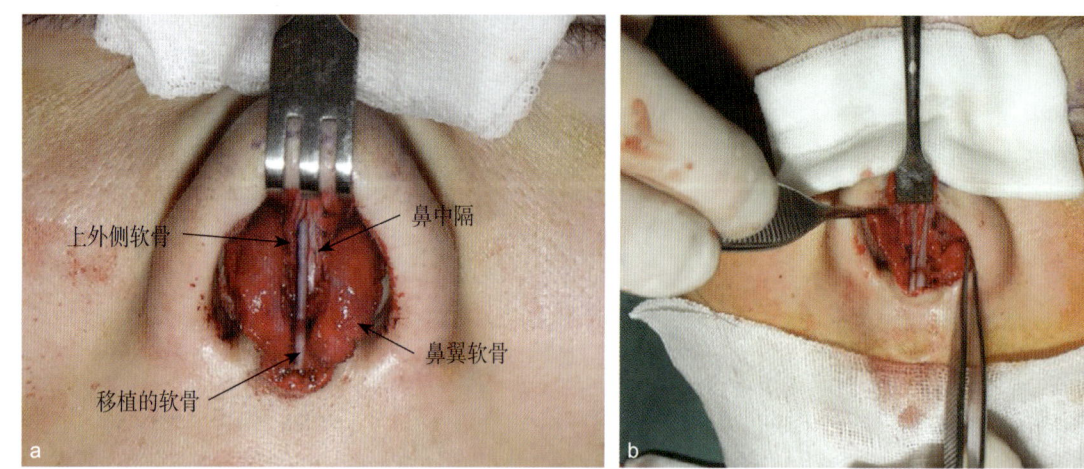

图6-63　延伸撑开型鼻中隔延伸移植物　a.单侧；b.双侧

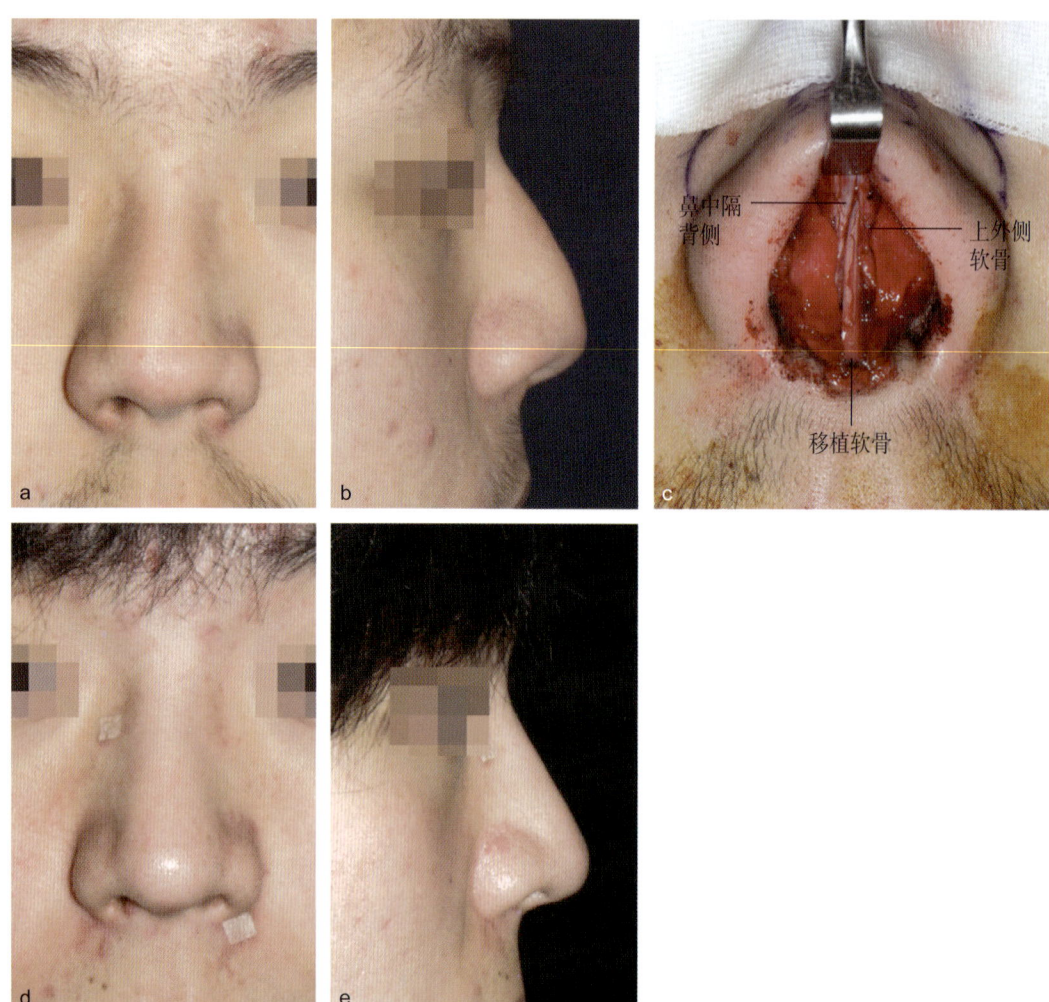

图6-64　延伸撑开型鼻中隔延伸移植物（双侧）　a、b.术前观；c.延伸撑开型鼻中隔延伸移植物（单侧）；d、e.术后观（歪曲的上外侧软骨和短鼻畸形得到矫正）

植物设计为曲棍球杆形（图6-65）。

板条型移植物易于雕刻和固定，是最常用的类型。移植物直接固定于鼻中隔下端或背侧，对于延长鼻长度非常有效（图6-66）。依据板条型移植物的末端位置，可以只延长鼻长度，或同时延长鼻长度和增加鼻尖突出度，或只增加鼻尖突出度（图6-67）。

鼻翼软骨的穹窿部固定于板条型延伸移植物的末端，所以移植物末端的位置决定了鼻尖的位置。通过使用板条型移植物，术者可以调节鼻尖的高度和长度，是一种方便和有效的方法。

在亚洲人的鼻尖整形中，由于皮肤厚、鼻翼软骨薄弱，使用缝合法或鼻小柱支撑移植物可能会使鼻翼软骨的穹窿向头侧偏斜或损失鼻尖高度。鼻中隔延伸移植物的形状和末端位置决定了鼻尖位置，术者可任意调节鼻尖位置，为亚洲人鼻整形术中非常实用的一种方法。但使用鼻中隔延伸移植物后，鼻尖部质地发硬，为其缺点。

鼻中隔延伸移植物首选鼻中隔软骨，也可使用肋软骨或同种异体肋软骨（图6-68）。切取的鼻中隔小，将影响手术效果，对此将在第10章中进一步讲述。

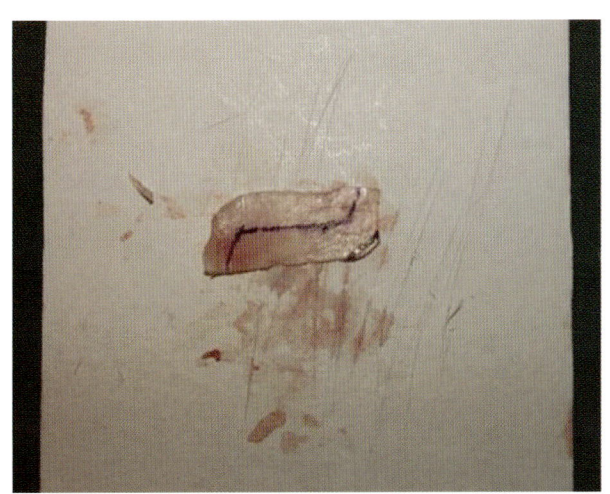
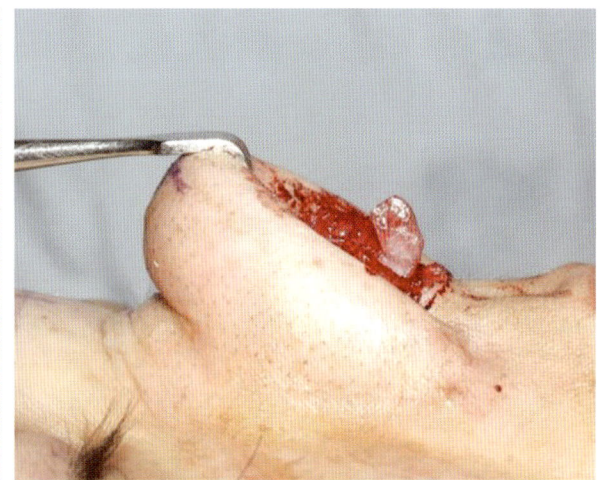

图6-65 曲棍球杆形移植物（延伸撑开型）

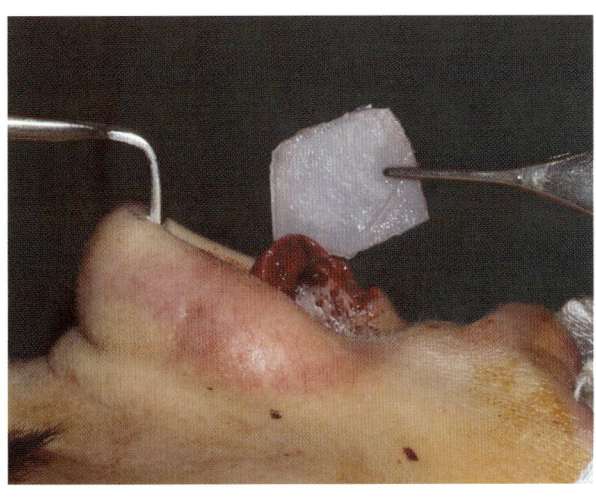
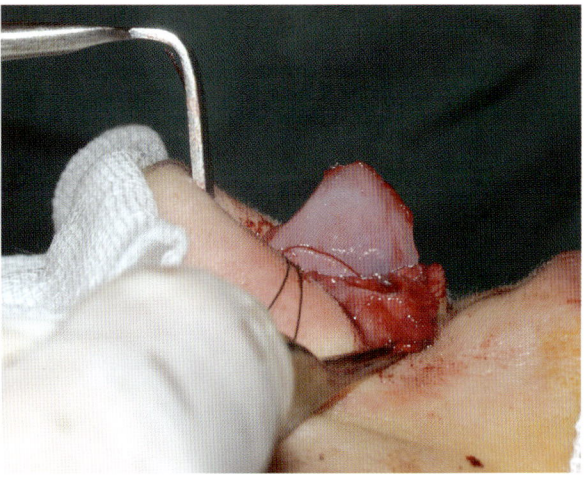

图6-66 板条型鼻中隔延伸移植物

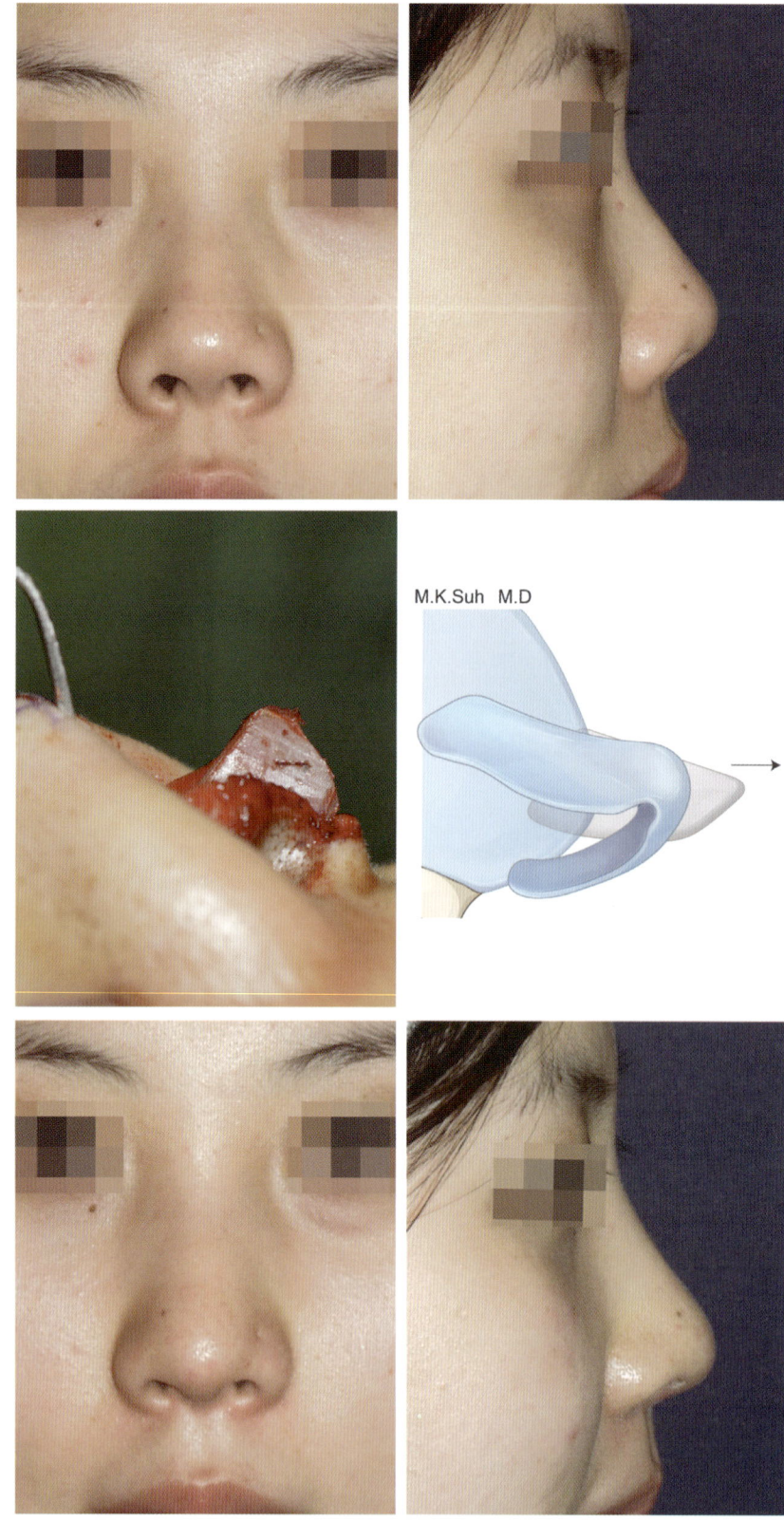

图 6-67-a　板条型鼻中隔延伸移植物的各种用途　鼻尖延长

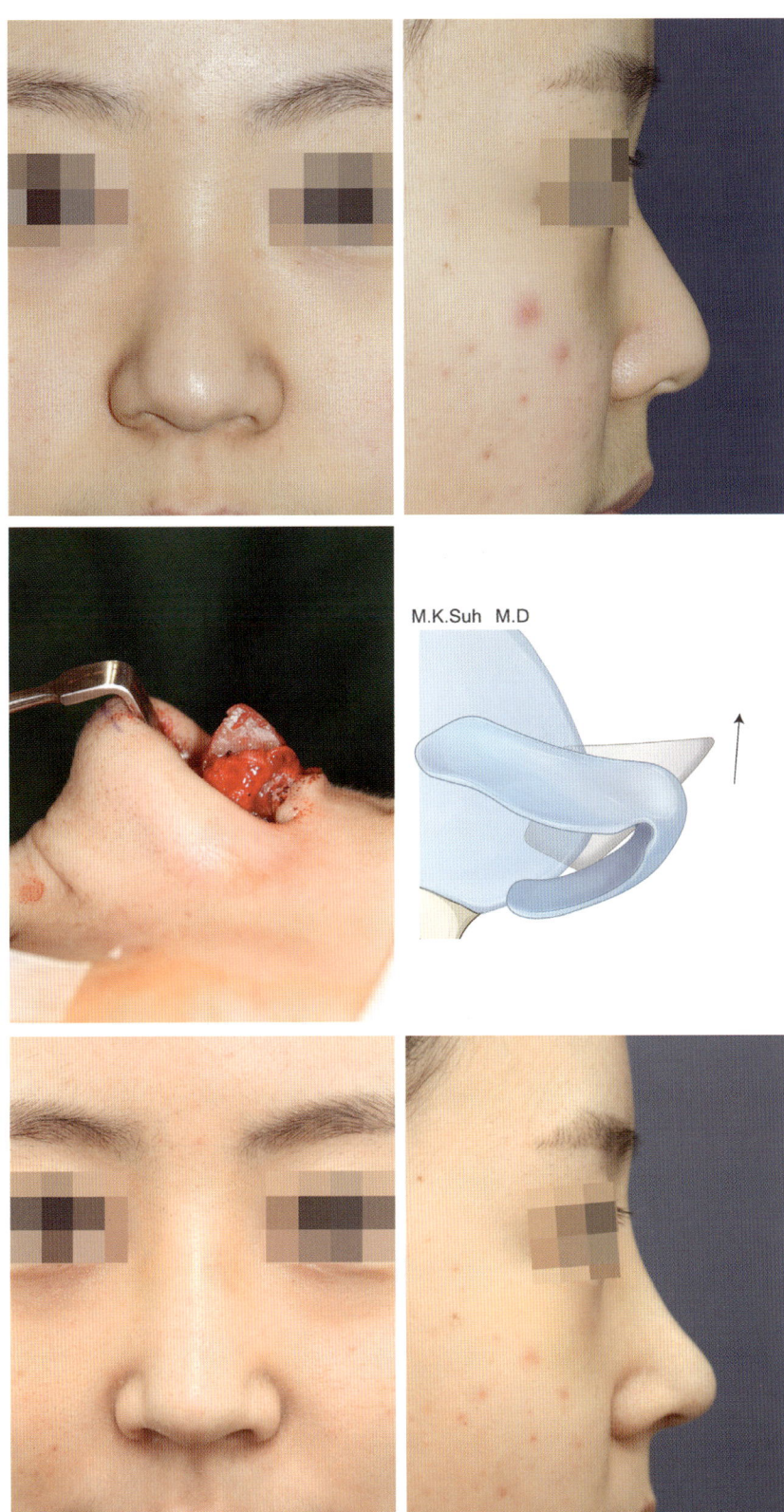

图 6-67-b 板条型鼻中隔延伸移植物的各种用途 鼻尖延长和增高

第 6 章 亚洲人的鼻尖整形

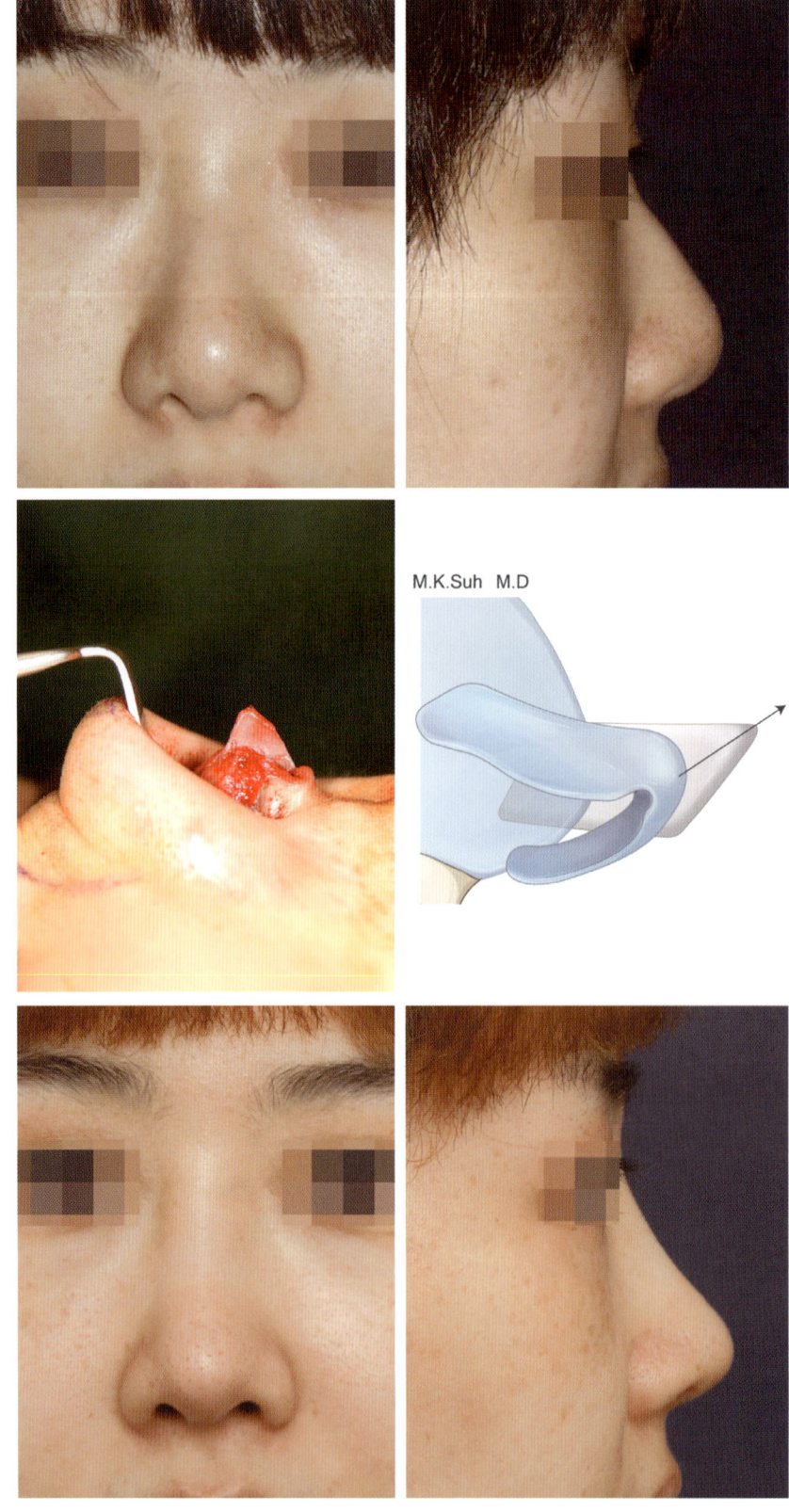

图 6-67-c 板条型鼻中隔延伸移植物的各种用途 单纯鼻尖增高

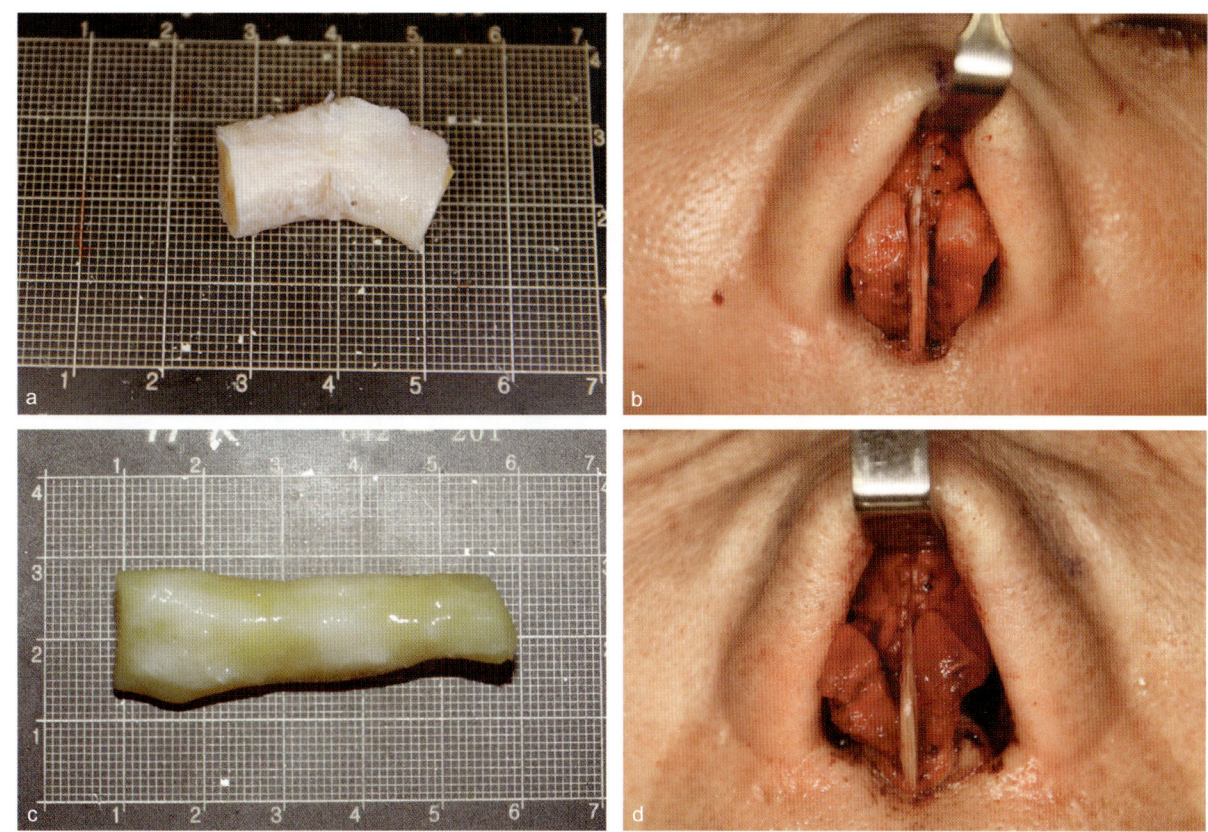

图 6-68 自体和异体肋软骨（鼻中隔延伸移植物） a、b. 自体肋软骨；c、d. 异体肋软骨

5. 鼻翼轮廓移植物

鼻翼轮廓移植物也称鼻翼缘移植物。鼻翼软骨薄弱的亚洲人使用尤为广泛，是沿鼻翼缘移植软骨的手术方法（图 6-69）。该手术适应证如下（图 6-70）：

（1）矫正鼻翼退缩。

（2）矫正夹捏畸形。

（3）矫正外鼻阀的塌陷。

（4）矫正鼻翼软骨的不对称。

（5）显著增加鼻尖高度时，鼻翼缘会向鼻孔侧塌陷，鼻翼轮廓移植物可防止此塌陷，使鼻翼-鼻尖曲线自然。

取自耳甲腔的皮肤软骨复合移植物，也可矫正鼻翼塌陷（图 11-13）。

6. 外侧脚重叠移植物

是在鼻翼软骨外侧脚的表面重叠移植软骨的方法（图 6-71）。该方法主要用于加强外侧脚，适应证如下（图 6-72）：

（1）外侧脚缺如或由于屈曲导致的鼻翼塌陷。

（2）夹捏畸形的矫正。

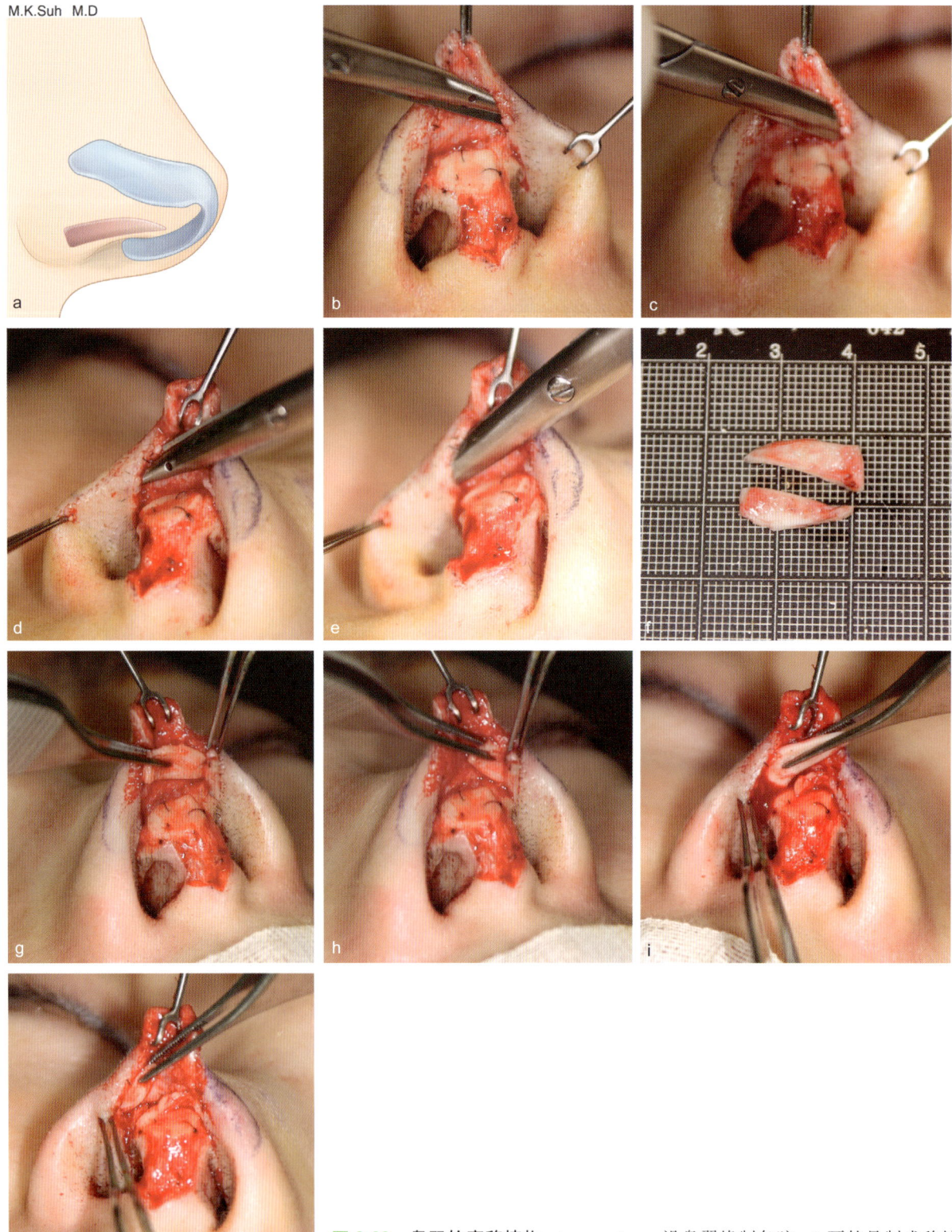

图 6-69 鼻翼轮廓移植物　b、c、d、e. 沿鼻翼缘制备腔；f. 耳软骨制成移植物；g、h、i、j. 植入移植物

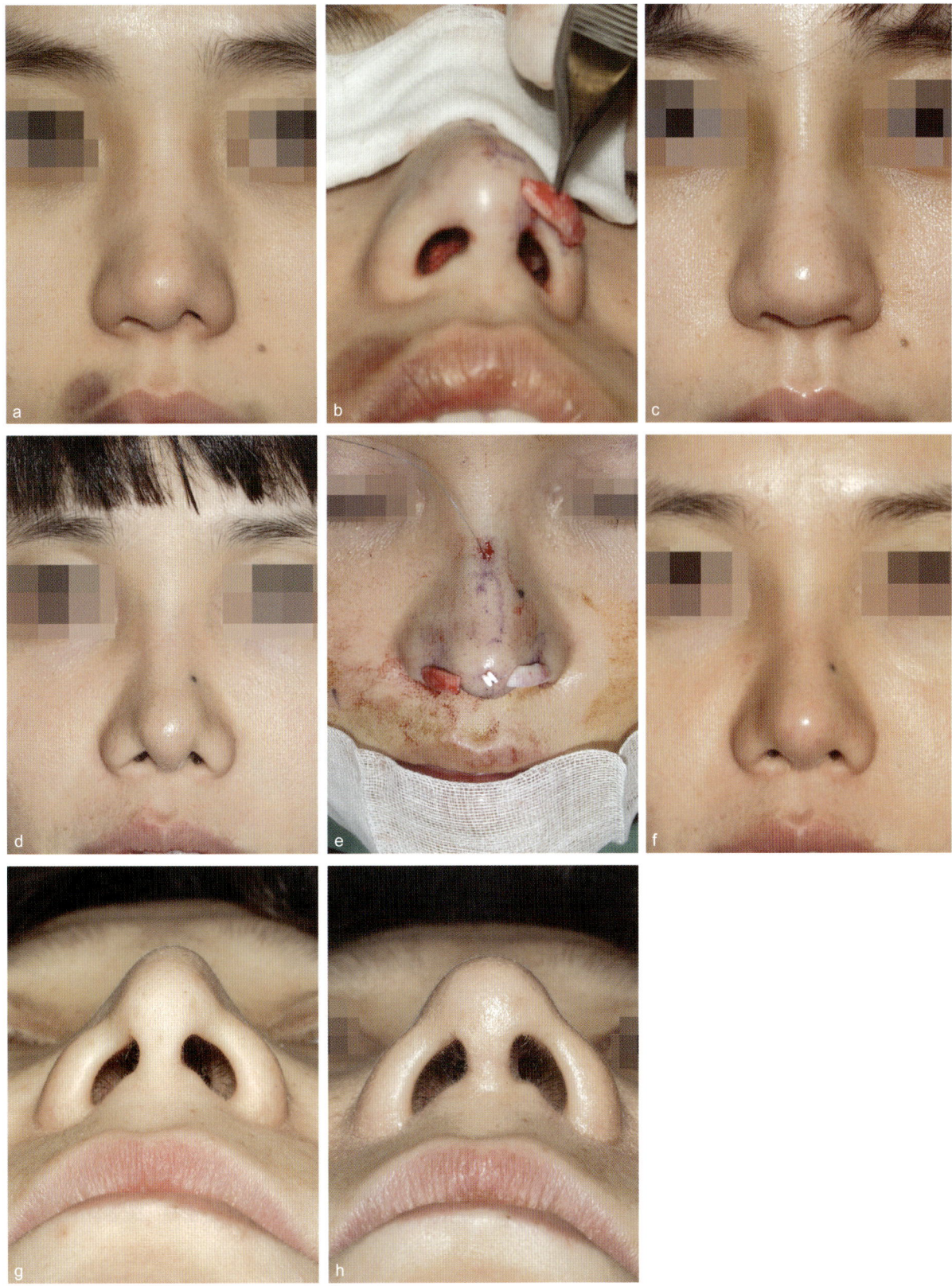

图 6-70　**鼻翼轮廓移植物的适应证**　a~c. 左侧鼻翼退缩的矫正；d~f. 夹捏鼻畸形的矫正；g、h. 右侧外鼻阀塌陷的矫正

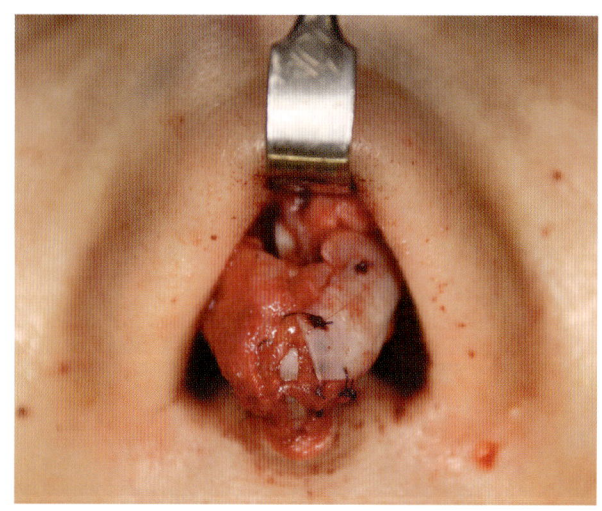

图 6-71　左侧外侧脚重叠移植物

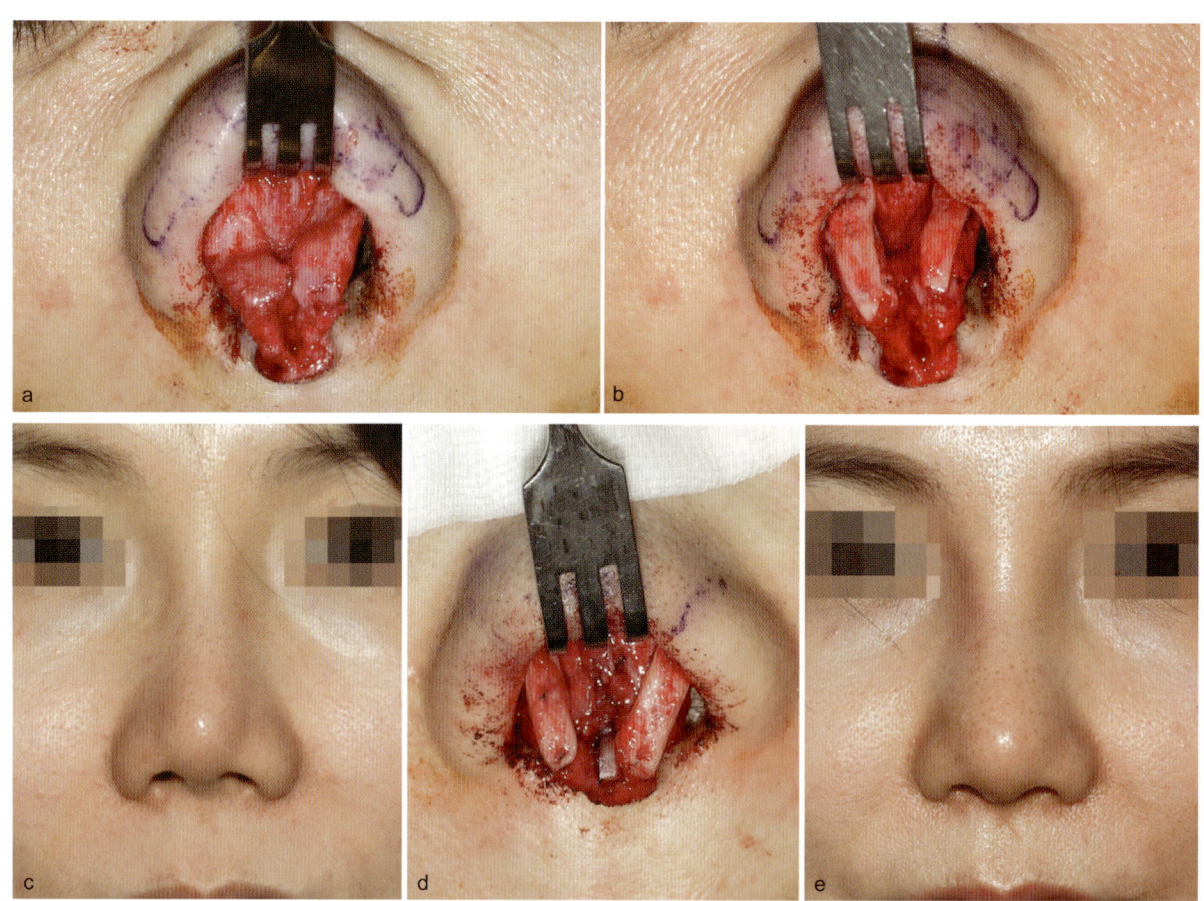

图 6-72　外侧脚重叠移植物　a、b. 矫正外侧脚的屈曲和撕裂；c~e. 夹捏鼻的矫正

(3)外鼻阀塌陷的矫正。

7. 外侧脚支撑移植物

外侧脚支撑移植物置于外侧脚的上面或下面,通过缝合与外侧脚相接。移植物的末端必须置于梨状孔缘(图6-73)。移植物宽为3～4mm,主要取自鼻中隔软骨,也可使用肋软骨(图6-74)。外侧脚支撑移植物的用途如下:

(1)矫正鼻翼缘的退缩。

(2)矫正鼻翼塌陷。

(3)矫正外侧脚凸出。

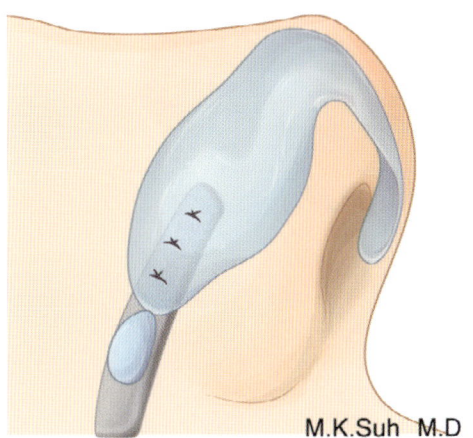

图 6-73　外侧脚支撑移植物

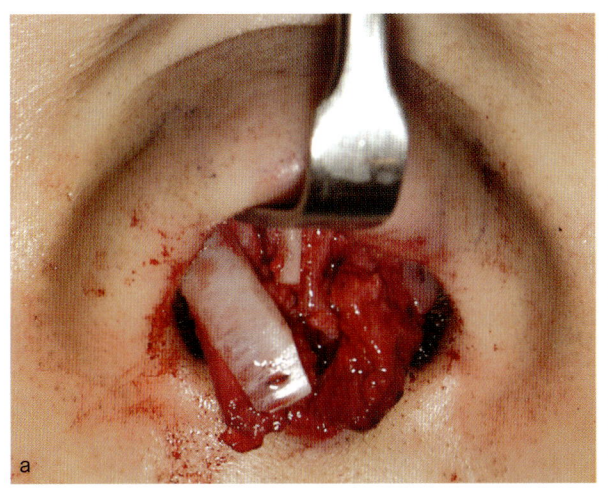 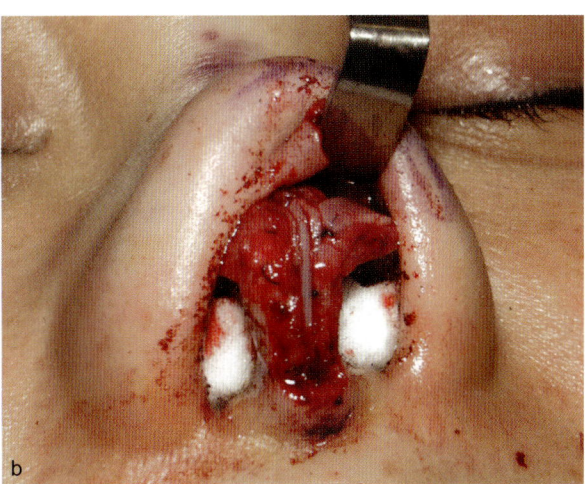

图 6-74　外侧脚支撑移植物　a.肋软骨制成的右侧外侧脚支撑移植物;b.左侧外侧脚支撑移植物和鼻小柱支撑移植物

二、鼻尖整形应用

(一)隆鼻尖

大部分亚洲人的鼻整形术需要同时增加鼻尖高度。鼻尖的高度由前上颌骨、鼻小柱及鼻尖下小叶三个要素决定。韩国人的前上颌骨发育不良、鼻唇点后缩,隆鼻尖时需要同时矫正,使鼻小柱和鼻尖下小叶对应突出。通常的软骨移植法过度强调了鼻尖下小叶的突出,使术后基底观呈现不自然的隆起(图6-75)。增高的鼻尖要与鼻背相协调,鼻尖的过度增高或鼻尖轮廓的过度明显使包括韩国人在内的亚洲人显得不自然,与脸型不符。鼻尖整形术可单独施行,或与鼻背的隆起手术联合施行。

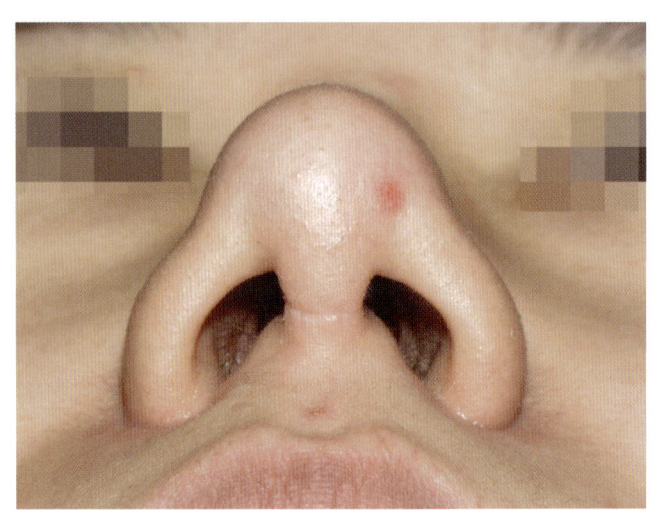

图 6-75　不自然的鼻尖突出

有多种增高鼻尖的手术方法。过去采用单纯植入硅胶假体增高鼻背及鼻尖(图3-38),部分亚洲国家仍在使用此方法。随着鼻整形技术的提高,这已成为历史。由于植入的硅胶末端压迫鼻尖部,会引起鼻尖部皮肤变薄、皮肤变色、假体外露等严重的并发症(图6-76)。

于硅胶末端缝合耳软骨的使用为此术式的改进方法,但仍可引起并发症。使用耳软骨后虽可防止硅胶假体外露,但硅胶压迫软骨致使软骨的界限在皮肤上显现(图6-77)。目前,硅胶主要用于鼻根至鼻尖上小叶区。鼻尖整形可使用软骨移植物单独施行。

增高鼻尖的手术方法大致分为两类:第一,通过非开放入路,植入盾牌移植物或重叠移植物。将移植物置于鼻翼软骨的穹窿部,以达到增高鼻尖的目的,与穹窿间缝合等缝合方法并用。第二,通过开放入路,施行鼻小柱支撑移植物、鼻中隔延伸移植物等更有效的手术方法,确切地改变鼻翼软骨穹窿部结构。选择哪一种方法取决于患者对鼻尖外形的期望值、鼻尖的解剖学特征及同时施行的鼻背部整形手术等多种因素。

鼻尖的支持力强、皮肤薄及鼻尖条件尚好的患者适合选择非开放入路施行软骨移植。需要鼻尖显著改善时(如鼻尖上旋或延长),可通过开放入路施行鼻中隔延伸移植或鼻小柱支撑移植

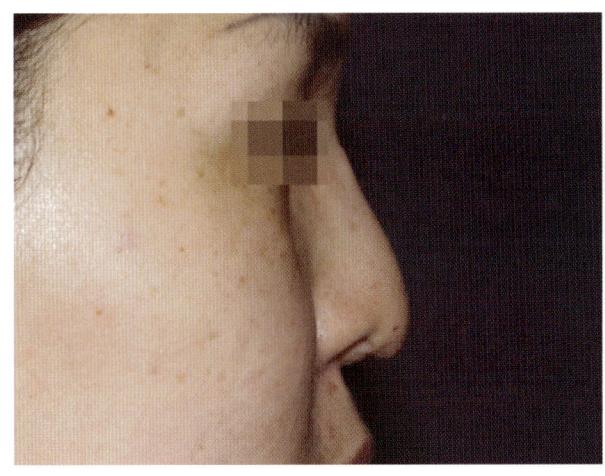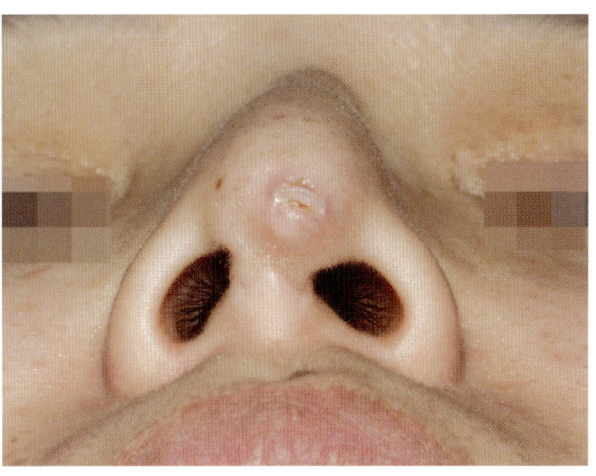

图 6-76 硅胶假体经变薄的鼻尖皮肤外露

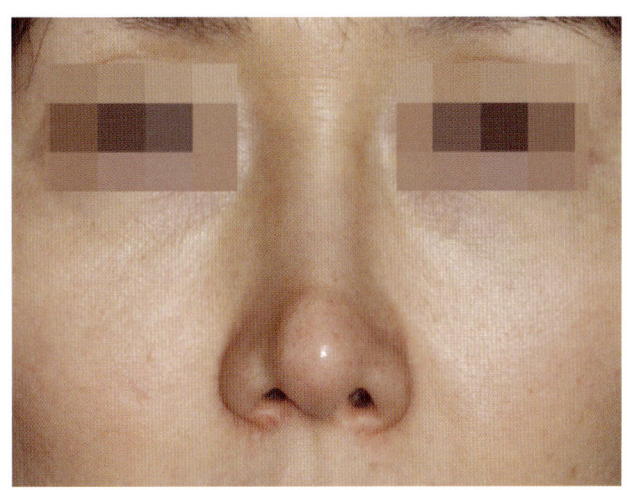

图 6-77 经变薄的鼻尖皮肤可见耳软骨移植物

1. 非开放入路鼻尖整形

非开放入路的鼻尖整形术适用于鼻尖支持力较强的患者,鼻尖皮肤厚或鼻翼软骨内侧脚薄弱的患者不适合此手术方法。通过简便的操作可以达到鼻尖的增高,但是能改善的效果有限。

从鼻小柱的中间水平开始切开,沿内侧脚后缘至穹窿部,再延续为外侧脚下缘(图 1-65),切口位于鼻翼缘的内侧,避免损伤软三角。

切口多选择在右侧,为了更精确的对称,有些术者选择双侧切开。沿鼻翼软骨表面分离至穹窿部,制备移植物腔,植入鼻中隔软骨或耳软骨移植物。根据需要,采用盾牌移植物或重叠移植物(图 6-78)。设计移植物的宽度不超过穹窿间距 8mm,修整移植物的边缘,防止轮廓的显现。

通过移植物植入位置变化,可对鼻尖高度和旋转方向进行微调。例如,需要延长鼻长度和增高鼻尖时,可将移植物植入于穹窿和鼻尖下小叶部;增高鼻尖同时需要向上的旋转时,则植入于穹窿和鼻尖上小叶部(图 6-79)。

移植物可不固定,但为了防止移植物移动,固定更为稳妥。可将移植物固定于鼻翼软骨,但是利

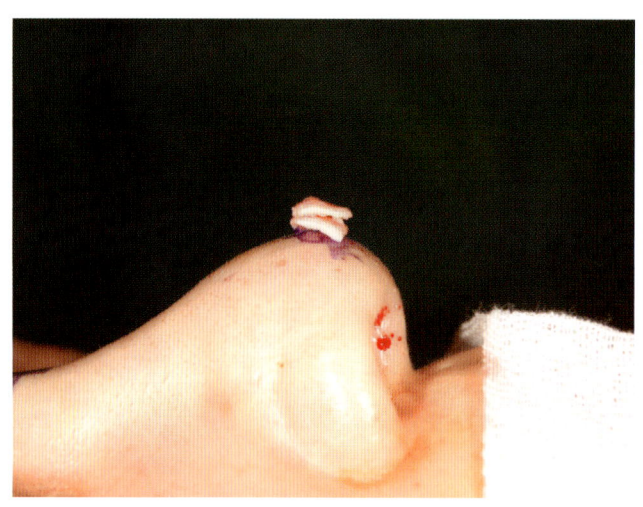

图 6-78 软骨重叠移植物

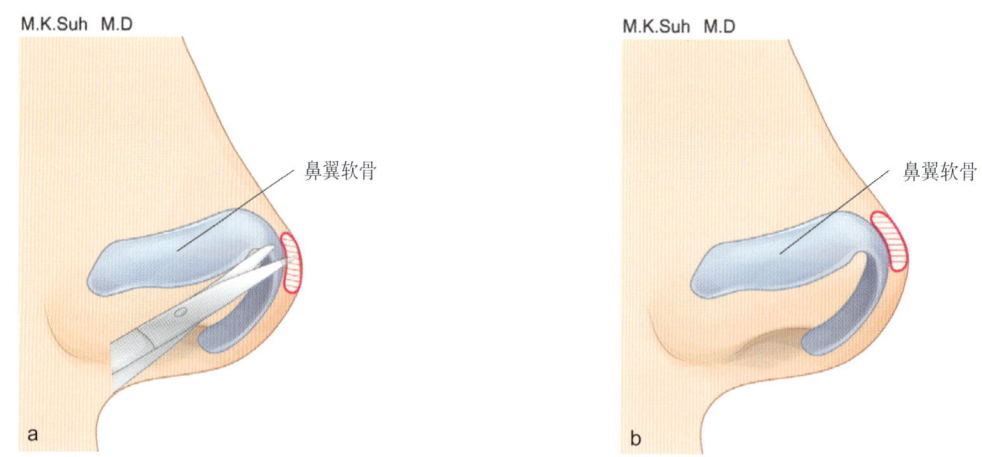

图 6-79 制备软骨腔 a.延长和鼻尖突出；b.鼻尖突出和上旋

用缝合牵引技术用 6-0 尼龙线经皮肤缝合固定的方法更方便，1 周后拆线（图 6-80）。

经两侧切开完全暴露鼻翼软骨后，可以施行更多的操作。通过穹窿间或贯穿穹窿缝合可进一步增加鼻尖高度和上旋。对于亚洲人，单纯的缝合方法是不能获得满意的鼻尖效果的，缝合方法只是为软骨移植物做基础（图 6-81）。

通过非开放入路切口也可施行外侧脚跨越缝合或鼻小柱支撑移植物，有利于缩小鼻尖的体积和增加鼻尖高度。

作者认为，对于软骨薄弱的亚洲人，非开放入路的切口慎用软骨裂开切开和边缘下切口。

2. 开放入路鼻尖整形

对于鼻尖支持力弱、皮肤厚的患者（很多韩国人或亚洲人属于这种类型），可以通过开放入路施行鼻尖整形术。通过开放入路，可以运用多种缝合方法、盾牌移植物、重叠移植物、鼻小柱支撑移植物及鼻中隔延伸移植物等，并可根据患者具体条件联合使用。

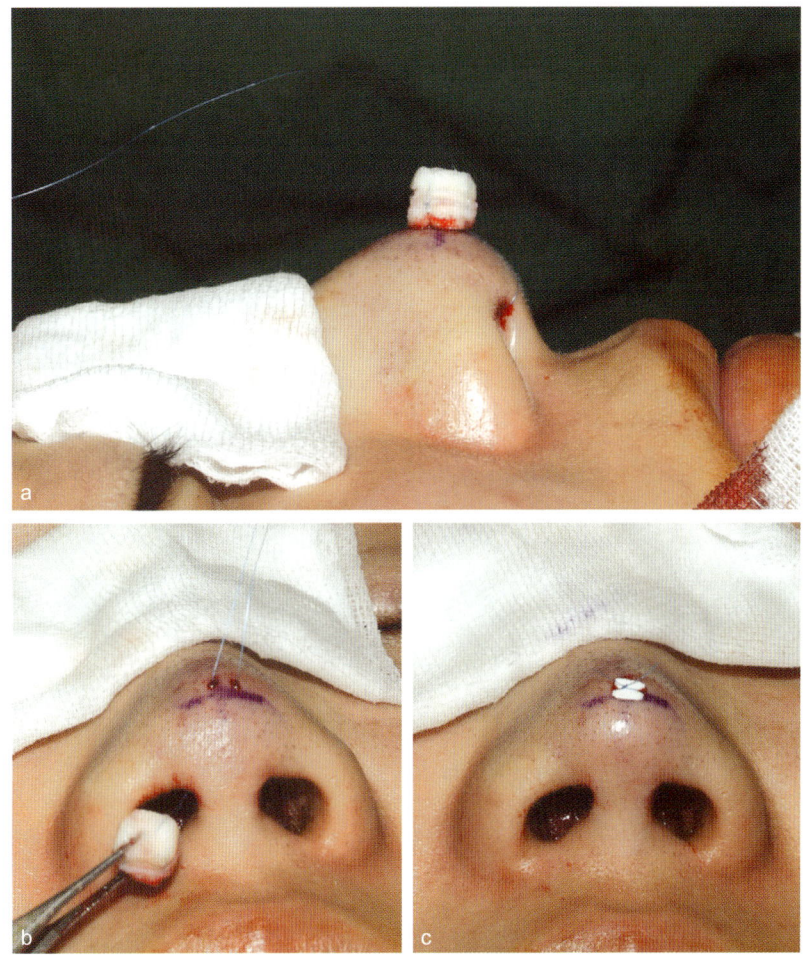

图 6-80 软骨移植物的缝合牵引技术　a. 软骨重叠移植物植入位置；b. 缝合牵引技术；c. 经皮缝合固定移植物

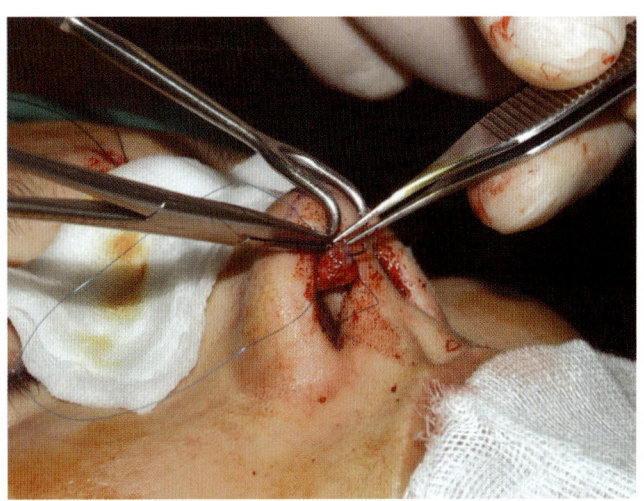

图 6-81 鼻腔内切口施行穹窿间缝合

选择鼻小柱中间最窄的部位切开，相比直线切口，阶梯形或倒 V 形切口（图 1-69）较少出现瘢痕和瘢痕挛缩。鼻小柱的切口向鼻腔内延续，同非开放入路的切口，沿着鼻翼软骨内侧脚后缘及外侧脚下缘切开（图 1-70）。

鼻翼软骨大、支持力强的时候，无须鼻小柱的支撑，只采用软骨缝合的方法就可以获得鼻尖高度及上旋，矫正钝圆的鼻头，但大部分患者需要同时施行软骨移植。最常用的方法是穹窿间缝合联合鼻小柱支撑移植物、盾牌移植物及重叠移植物使用。穹窿间缝合与鼻小柱支撑移植物是为了加强鼻尖的支持力；盾牌移植物及重叠移植物是为了在加强的基础上，增高鼻尖（图 6-82）。

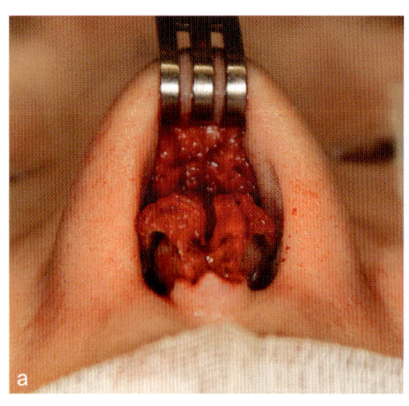 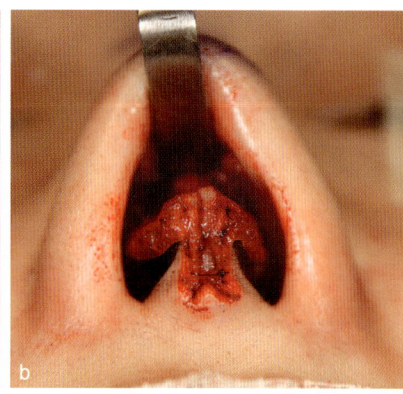 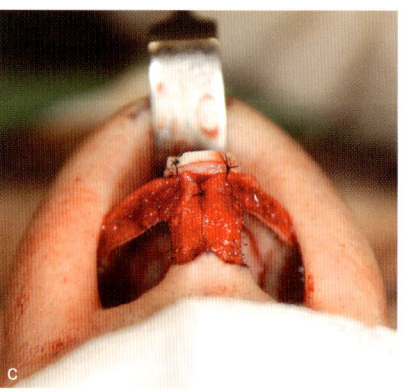

图 6-82 用于鼻尖突出的软骨移植物 a、b. 鼻小柱支撑移植物加强薄弱的内侧脚，给予盾牌移植物或重叠移植物以强有力的支持；c. 发育良好的内侧脚能有力地支撑重叠移植物

鼻中隔延伸移植物能提供强有效的鼻尖支持，不仅可延长鼻长度，也可增高鼻尖高度（图 6-83）。鼻中隔延伸移植物多数不需要联合施行盾牌移植物或重叠移植物，必要时也可并行。

鼻中隔延伸移植物可有效地增高鼻尖和上旋，按术者意愿调节鼻尖高度和位置，术后外形维持稳定，同时可改善前上颌骨、鼻小柱及鼻尖下小叶三部分。所以，需要获得显著的鼻尖增高及旋转或需要获得各部分都自然的鼻尖外形时，鼻中隔延伸移植物是最有效的方法。

由于韩国人前上颌骨发育不良，鼻基底后缩，使鼻唇呈锐角。于前鼻棘上方植入软骨或骨组织，可改善鼻唇角，获得自然的鼻尖外形（图 6-84）。

（二）大鼻头矫正、长鼻矫正

1. 大鼻头矫正

鼻尖宽度过大的鼻头分为钝圆形和盒形两种。鼻翼软骨两侧中间脚的分散角正常为 60 度。两侧中间脚的分散角在正常范围内，只是由于鼻翼软骨过大或鼻尖软组织过多，使鼻尖呈钝圆形，鼻尖表现点不明显，称为钝圆形鼻头。分散角大于 60 度，使鼻尖呈四方形，称为盒形鼻头（图 6-85）。

（1）钝圆形鼻头的矫正

钝圆形鼻头表现为鼻尖钝圆且大，但是与西方人不同，鼻翼软骨并非都大。亚洲人的钝圆形鼻头根据鼻翼软骨的大小分为两种，两种类型的手术方法不同。一种同西方人，鼻翼软骨发育得大、有力；另一种软骨发育正常或反而小，是由于皮肤厚、软组织量增多所致（图 6-86）。

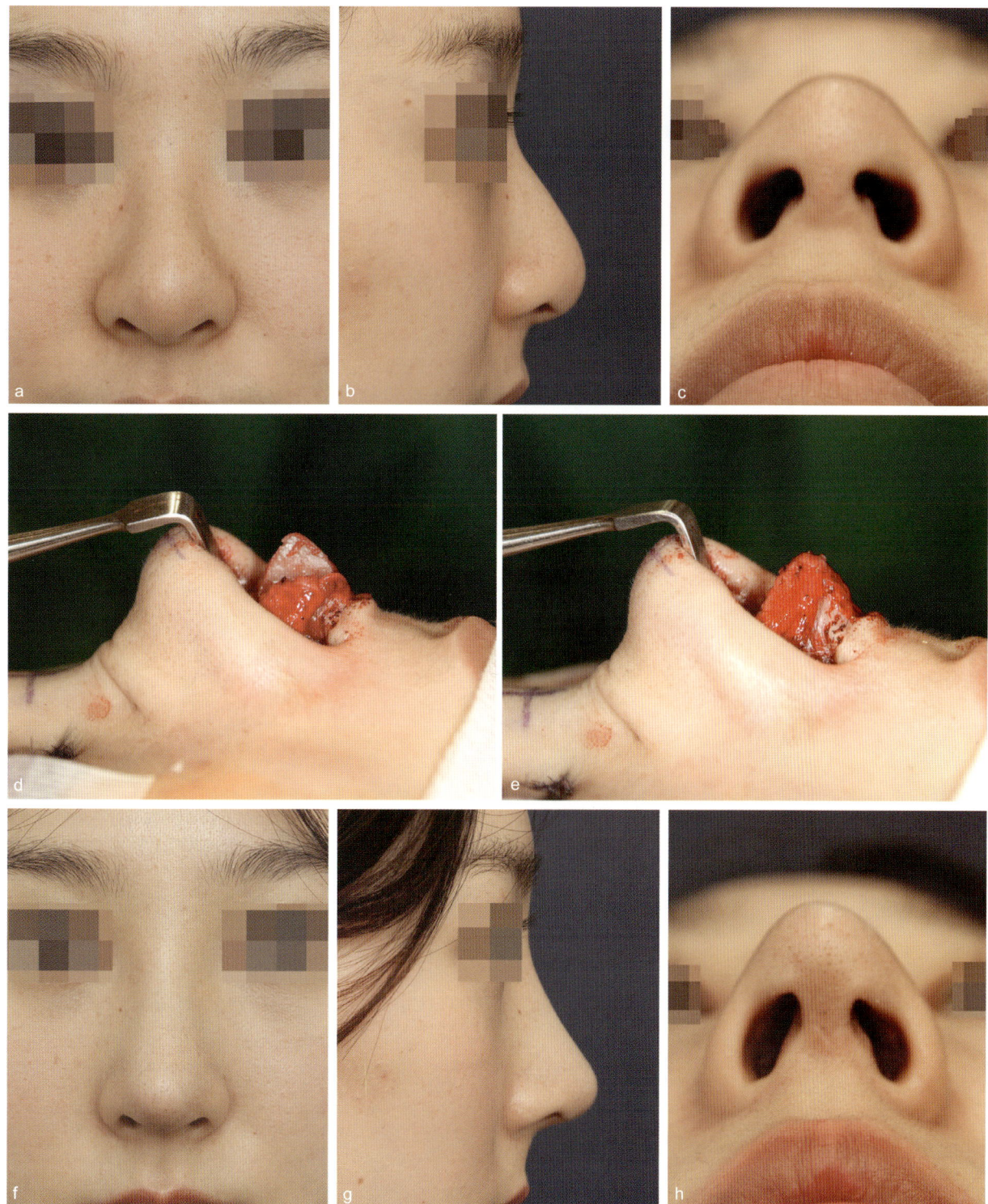

图 6-83 鼻中隔延伸移植物用于鼻尖突出　a、b、c. 术前观；d. 鼻中隔延伸移植物；e. 鼻翼软骨的穹窿固定于移植物末端；f、g、h. 术后观 [硅胶假体鼻背部隆鼻（2mm 增高），鼻中隔延伸移植物的鼻尖整形]

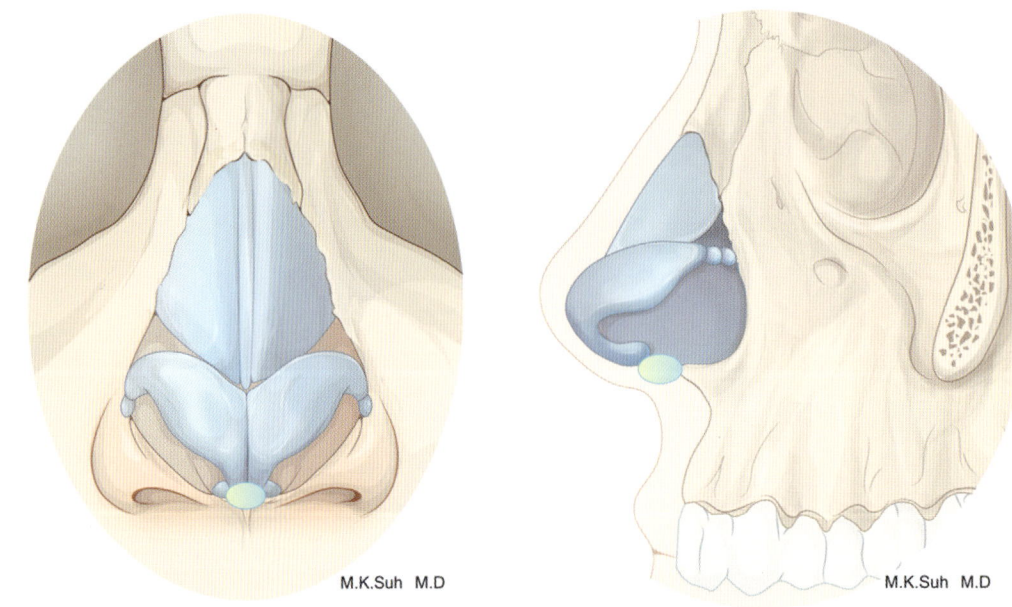

图 6-84 鼻小柱充填移植物

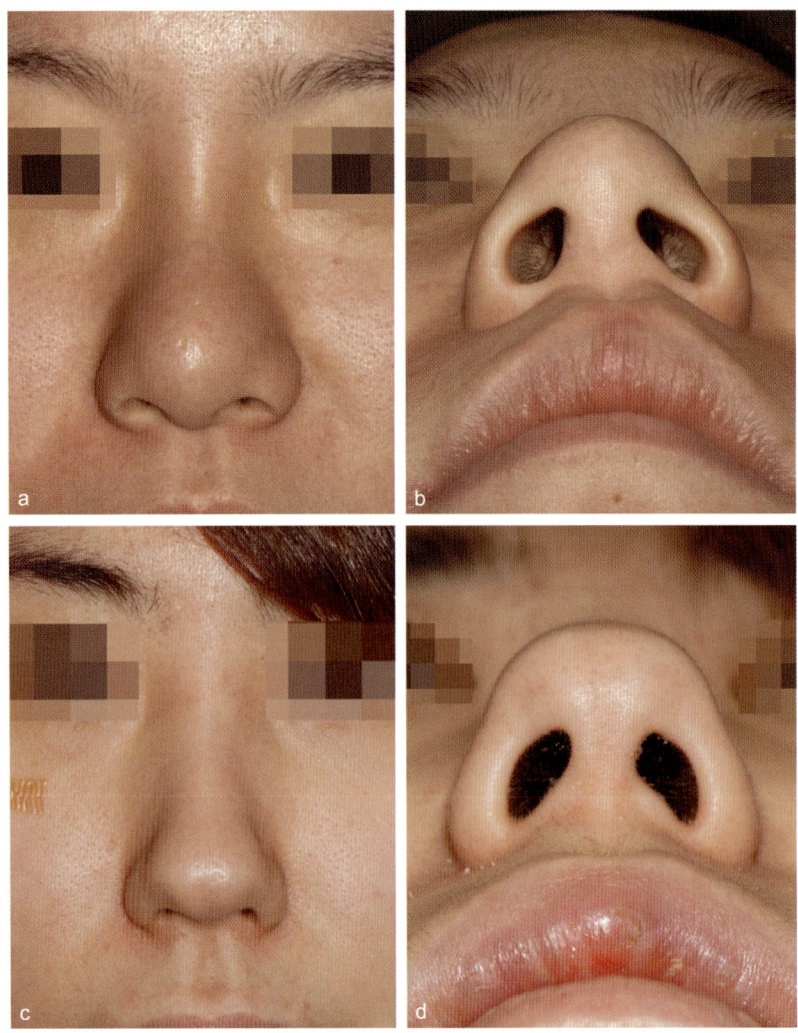

图 6-85 大鼻头 a、b.钝圆形；c、d.盒形

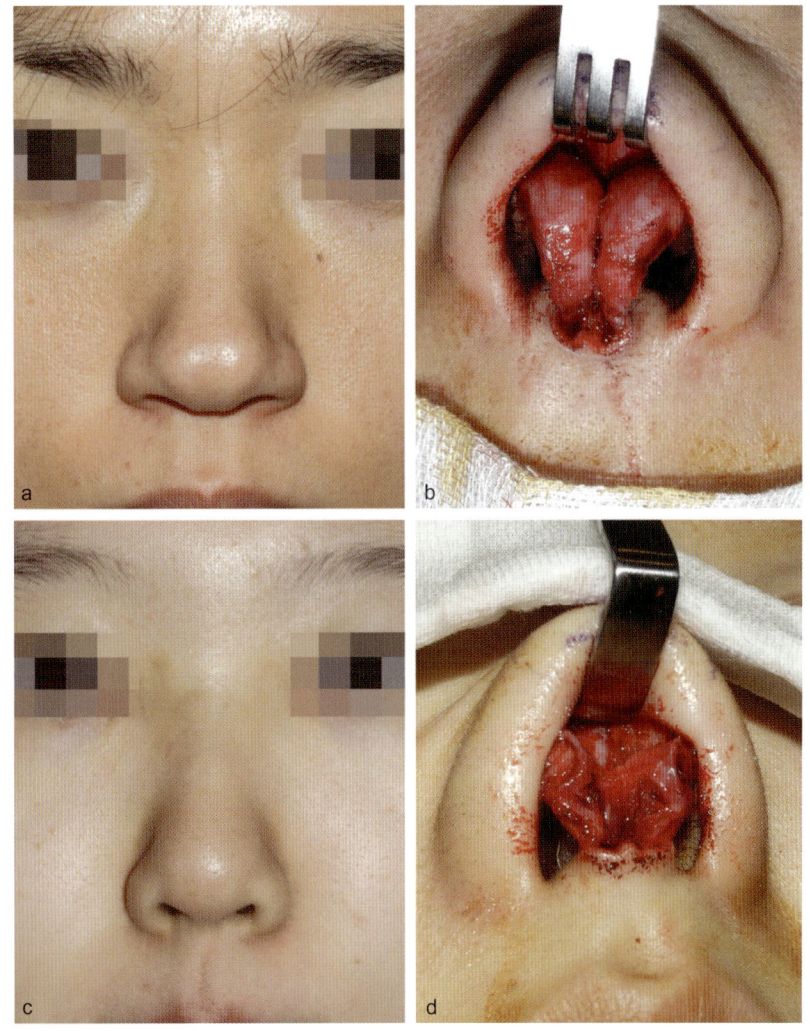

图 6-86　**大鼻尖的两种类型**　a、b. 钝圆鼻尖伴有发育过度的鼻翼软骨；c、d. 钝圆鼻尖伴有发育不良的鼻翼软骨

① 鼻翼软骨发育大的类型

鼻翼软骨发育过大、过宽，行上端部分软骨切除术以减小软骨，通过穹窿间或贯穿穹窿缝合缩短穹窿间距（图 6-87）。有时，外侧脚跨越缝合是有效的方法（图 6-88），但应注意张力过大会并发内鼻阀不通畅或夹捏鼻畸形。

② 鼻翼软骨发育小、软组织过多的类型

这个类型的病例鼻头钝圆，多伴有鼻尖高度不足。因鼻翼软骨本身发育不良，施行软骨切除或施行穹窿间缝合、贯穿穹窿缝合对鼻头的改善效果有限（图 6-89）。

切除部分软组织和加强薄弱的鼻翼软骨为有效的矫正方法，增高的鼻尖及减小的软组织体积使鼻尖呈尖三角形，从而改善钝圆的鼻头。

软组织的切除应在皮肤皮下组织瓣上施行，范围为鼻尖及鼻背下 1/3 部位，围绕中心对称地修剪软组织。尤其是正中间软组织的去除能有效改善外形（图 6-90）。

由于鼻翼软骨薄弱，通常施行鼻小柱支撑移植物或鼻中隔延伸移植物增高鼻尖（图 6-91）。穹窿由于鼻翼软骨内侧脚的支持力薄弱，穹窿间缝合联合重叠移植物的术后远期易出现鼻尖下垂、矫正不全。

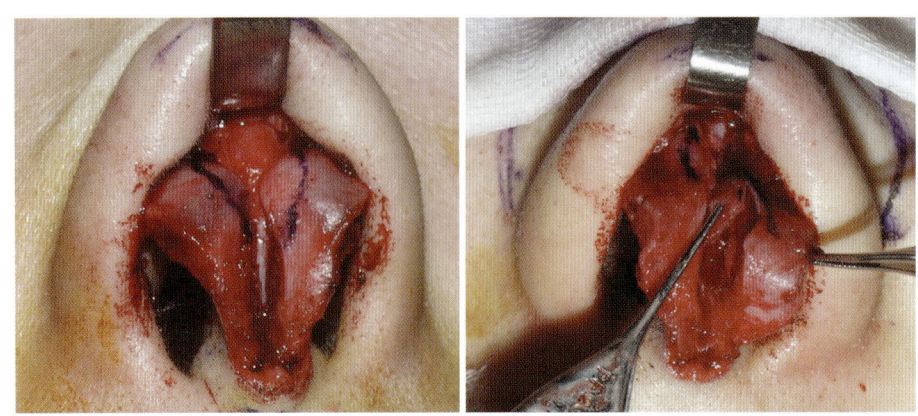

图 6-87 部分切除外侧脚头侧端部分矫正钝圆鼻尖

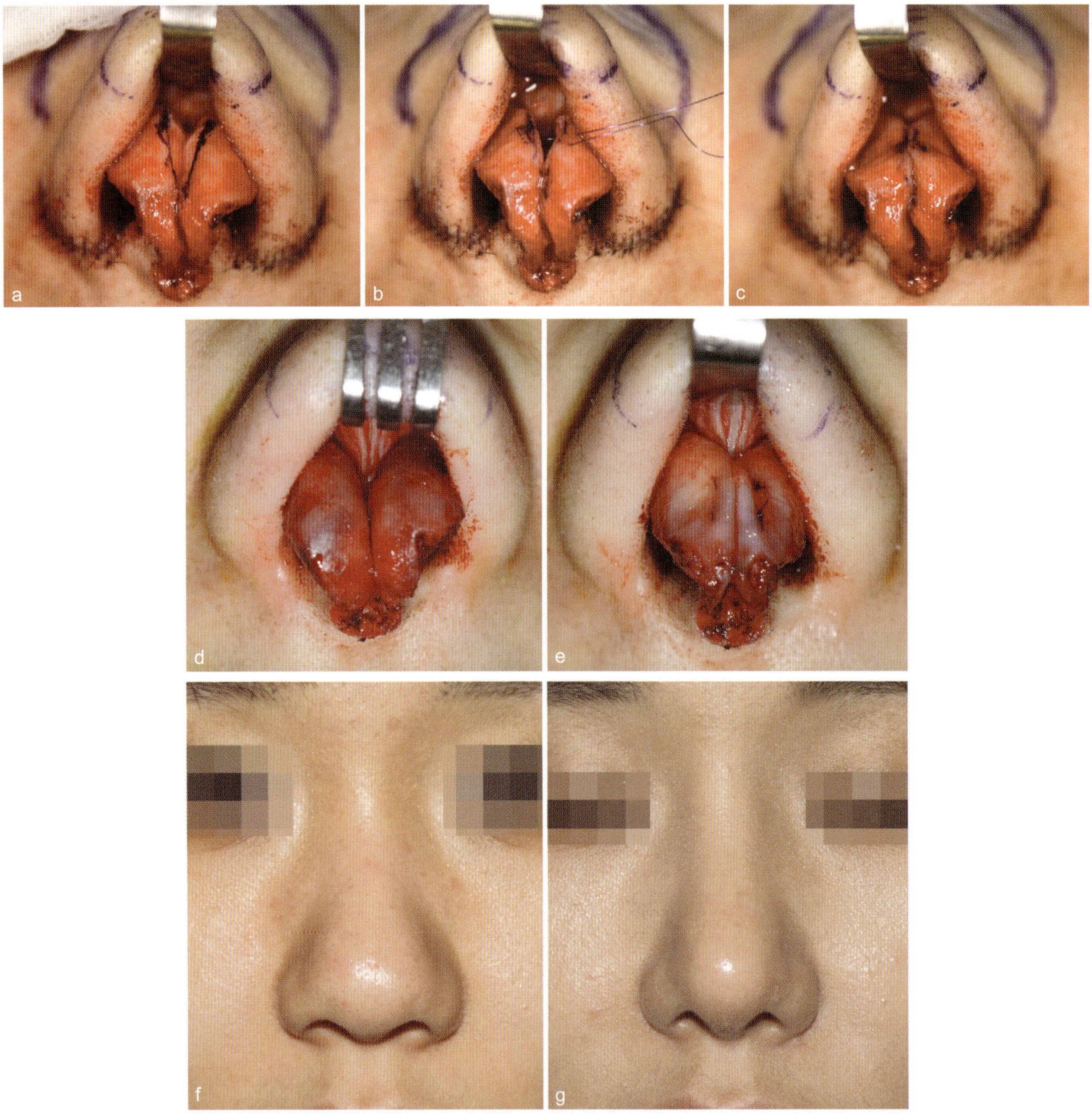

图 6-88 外侧脚跨越缝合矫正钝圆鼻尖　a~c. 部分切除外侧脚头侧部分后，行外侧脚跨越缝合；d、e. 双重水平褥式缝合（未行部分切除）；f、g. 术前观和术后观

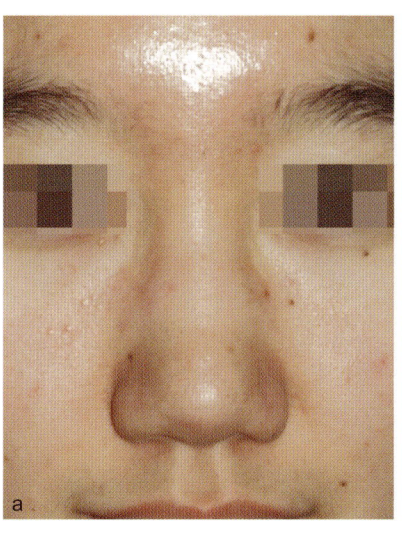
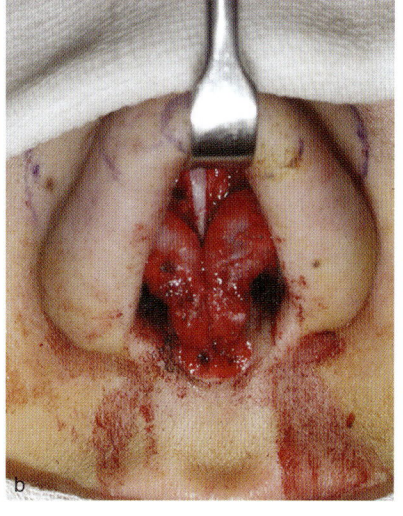

图 6-89　**大鼻尖伴发育小的鼻翼软骨**　a.大鼻尖；b.鼻翼软骨发育小，单纯的缝合效果不明显

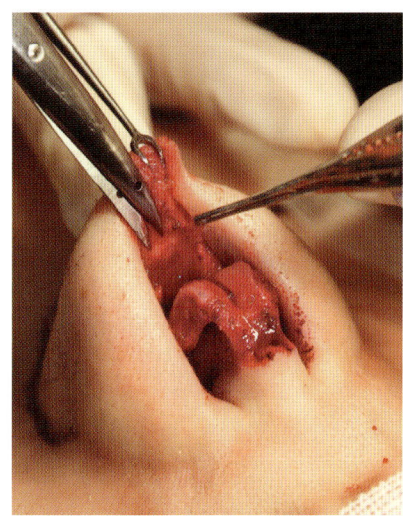
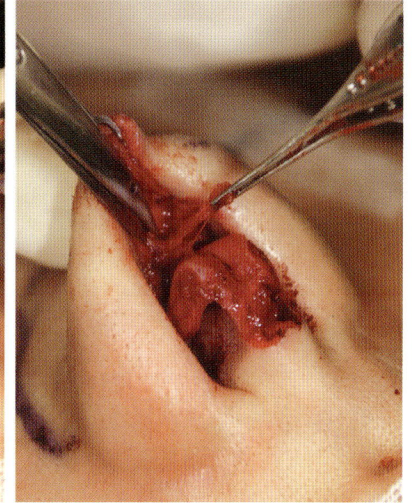

图 6-90　鼻尖和鼻尖上小叶的软组织切除

（2）盒形鼻头的矫正

盒形鼻头使用穹窿间缝合和贯穿穹窿缝合矫正。改善不明显时，行外侧脚跨越缝合，可减少外侧脚的凸出，缩小鼻头体积（图 6-92）。

2. 长鼻矫正

长鼻一般表现为鼻长度过长，伴有鼻尖下垂，笑的时候鼻尖下垂加重。长鼻的解剖学特点包括（图 6-93）：①外侧脚过长。②膜性鼻中隔过长。③鼻中隔尾侧端下移。④降鼻中隔鼻翼肌发达。

矫正长鼻的解剖学结构，将鼻翼软骨向头侧旋转固定。为了使鼻翼软骨向头侧旋转，需要行穹窿间缝合及外侧脚的内侧化缝合。妨碍鼻翼软骨向上旋转的因素包括（图 6-94）：①外侧脚头侧部分过大，致使上外侧软骨阻碍了向头侧的旋转。②外侧脚过长。③鼻中隔尾侧端过长。④膜性鼻中隔过长。

通过下面讲述的方法可消除以上的制约因素，为矫正手术最关键的过程。

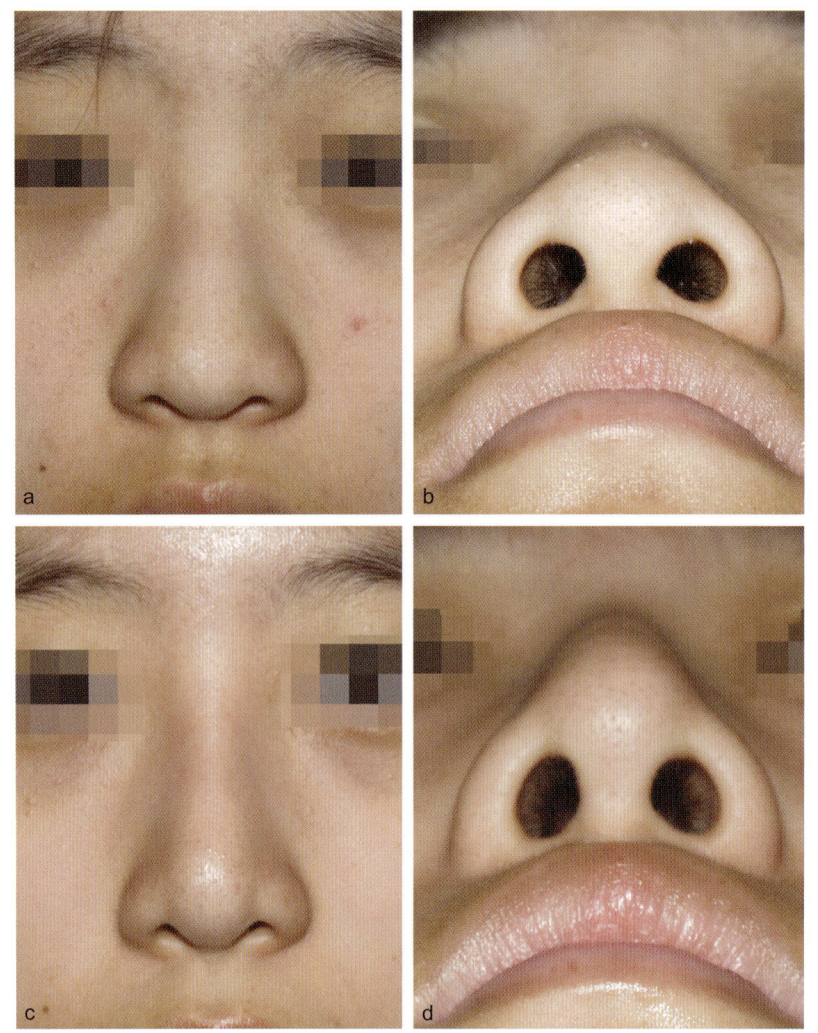

图 6-91 钝圆鼻尖的矫正（软组织的切除、鼻中隔延伸移植物） a、b.术前观；c、d.术后观

① 部分切除鼻翼软骨外侧脚头侧部分：上外侧软骨阻碍过大的鼻翼软骨向头侧旋转，切除部分鼻翼软骨外侧脚头侧部分可解决此制约因素。同时，操作过程中剥离的卷轴区引起瘢痕挛缩，有助于长鼻矫正。

但是对于韩国人，不经常使用此方法。为了使软骨间缝合更易施行，也为了减小鼻尖体积，才偶尔使用。切除过多的外侧脚，会导致外侧脚屈曲，出现夹捏畸形或内鼻阀塌陷，应至少保留6mm（图6-95）。但是，韩国人由于鼻翼软骨薄弱且皮肤厚，单纯使用此方法难以达到预期效果，需与缝合法或鼻小柱支撑移植物等联合使用。

② 外侧脚过长时，可行末端部分切除术（图6-96）。

③ 切除部分鼻中隔尾侧端：鼻中隔尾侧端过长，可阻碍内侧脚向头侧的旋转（图6-97）。带状切除部分鼻中隔尾侧端可解决。

④ 带状切除膜性鼻中隔：此方法不经常使用，但对于特别长的长鼻矫正有必要施行部分切除术（图6-98）。

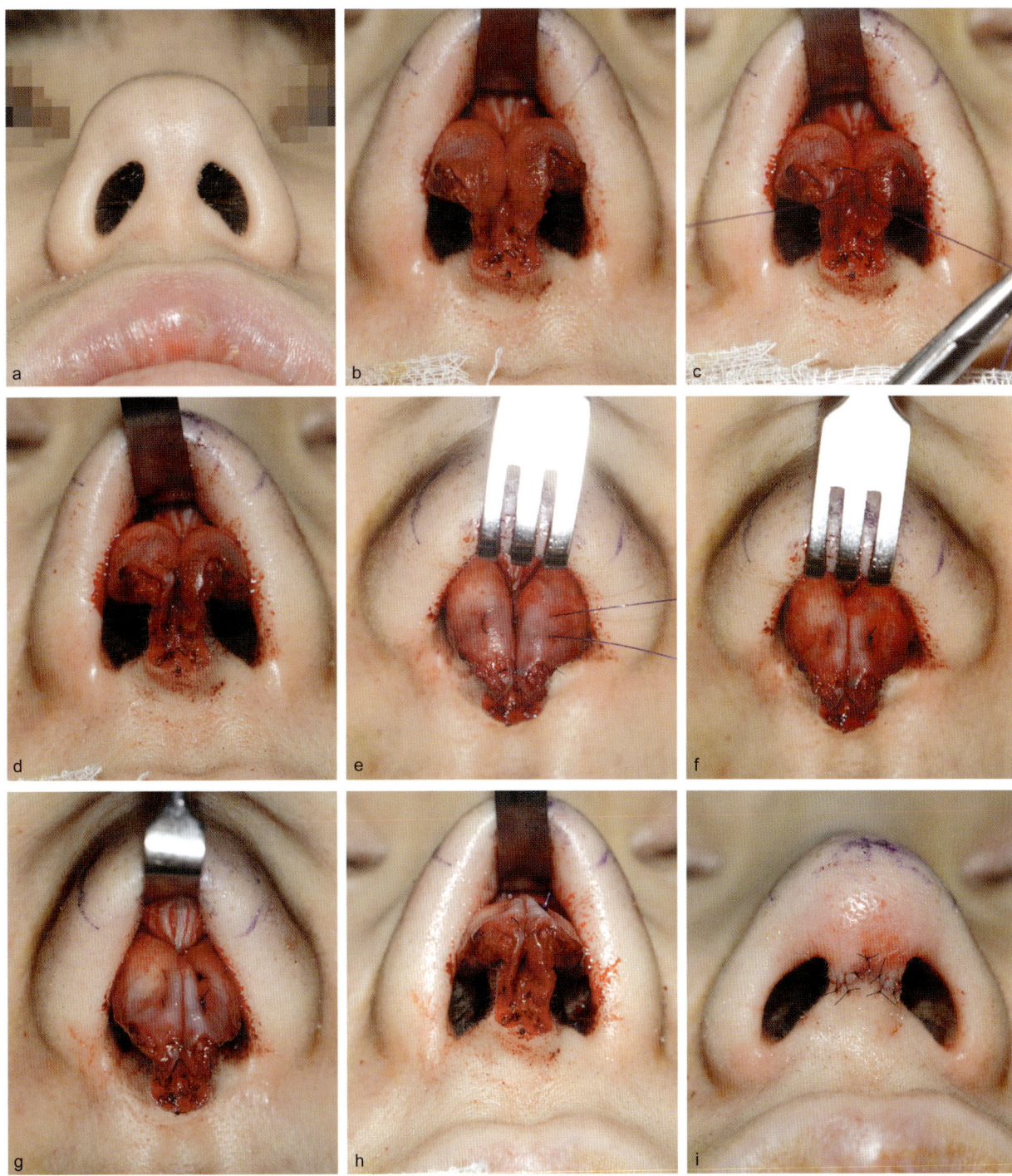

图 6-92　**盒形鼻尖的矫正**　a、b. 术前观；c、d. 穹窿间缝合；e、f、g. 外侧脚水平跨越缝合；h、i. 术后观，可见穹窿分散角减小，外侧脚凸度减小

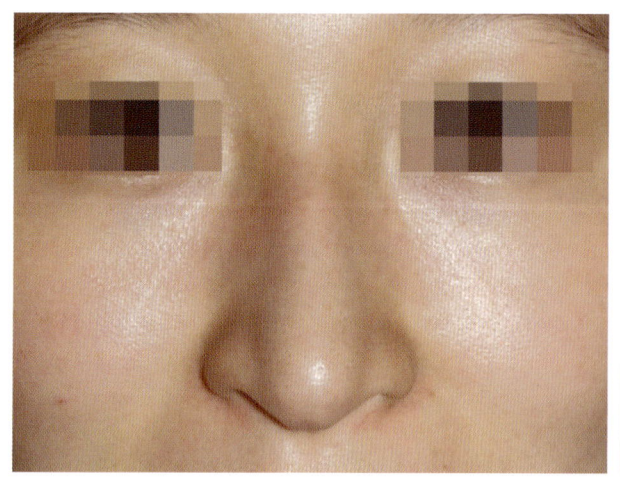
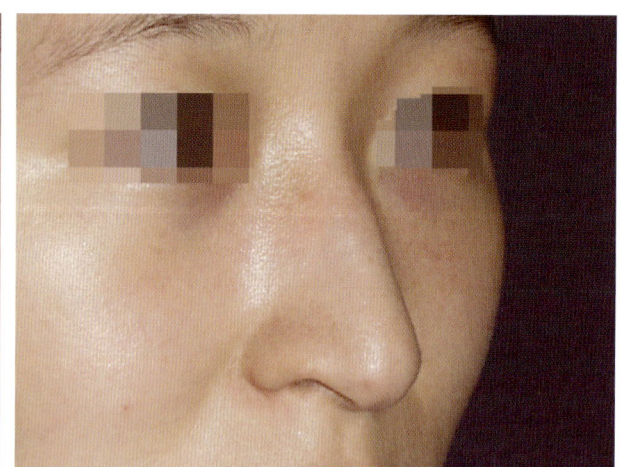
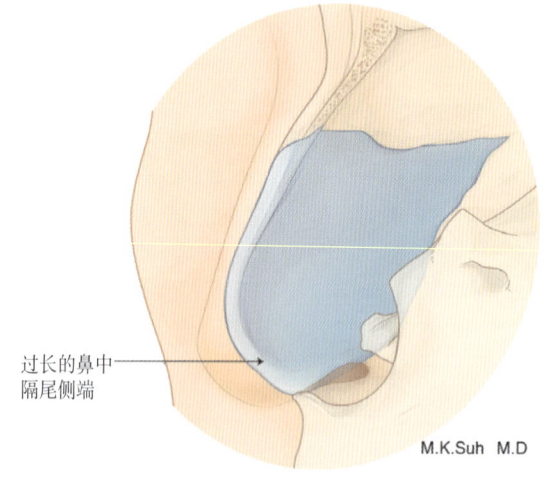
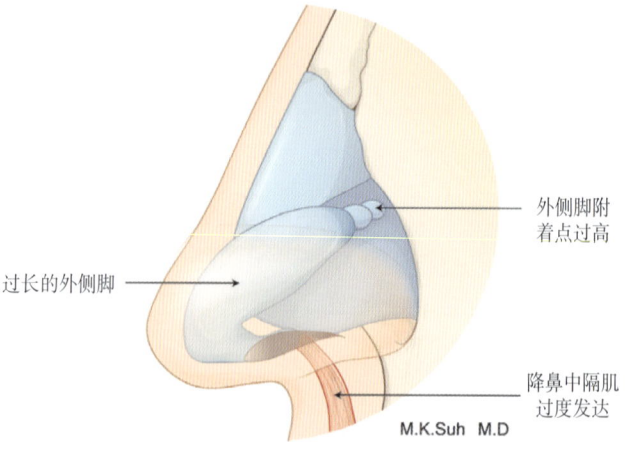

过长的鼻中隔尾侧端

过长的外侧脚

外侧脚附着点过高

降鼻中隔肌过度发达

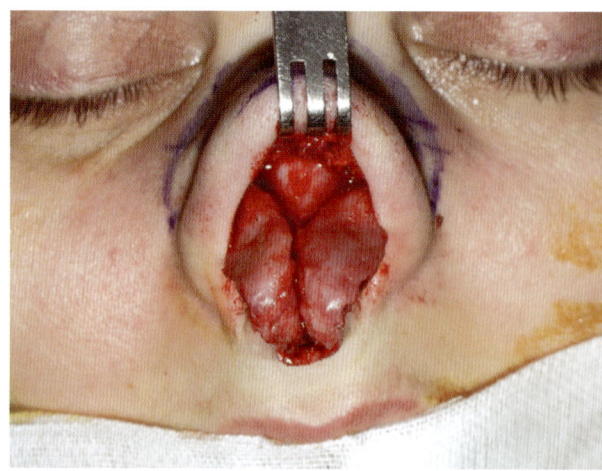
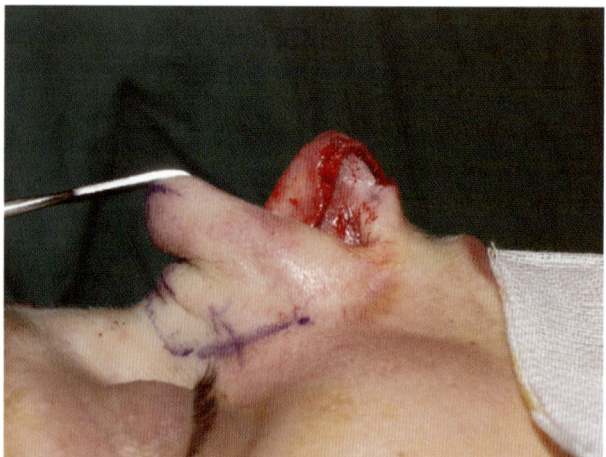

图 6-93　长鼻的解剖学结构

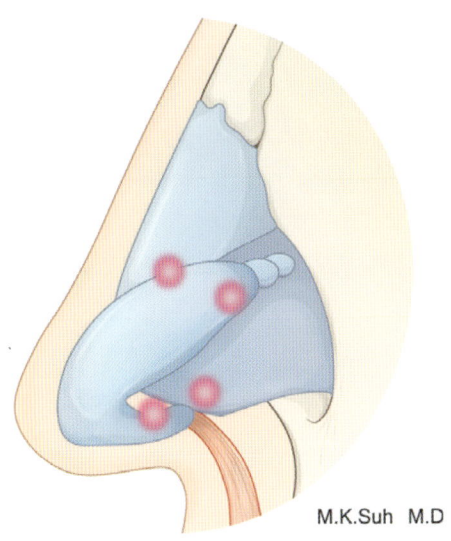

图 6-94　影响鼻翼软骨向头侧旋转的因素

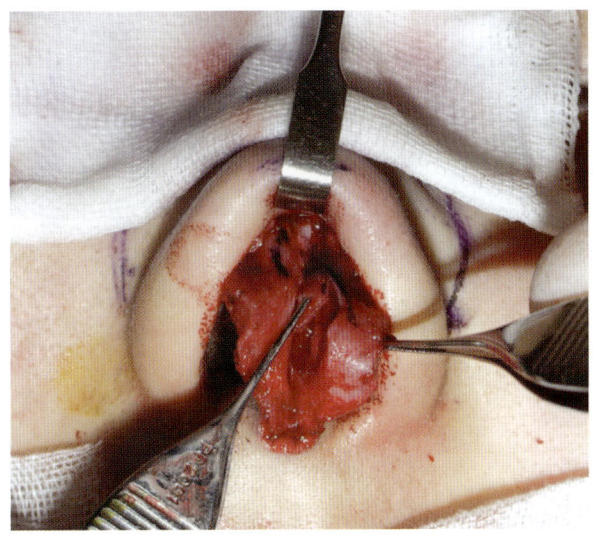

图 6-95　外侧脚头侧部分的部分切除

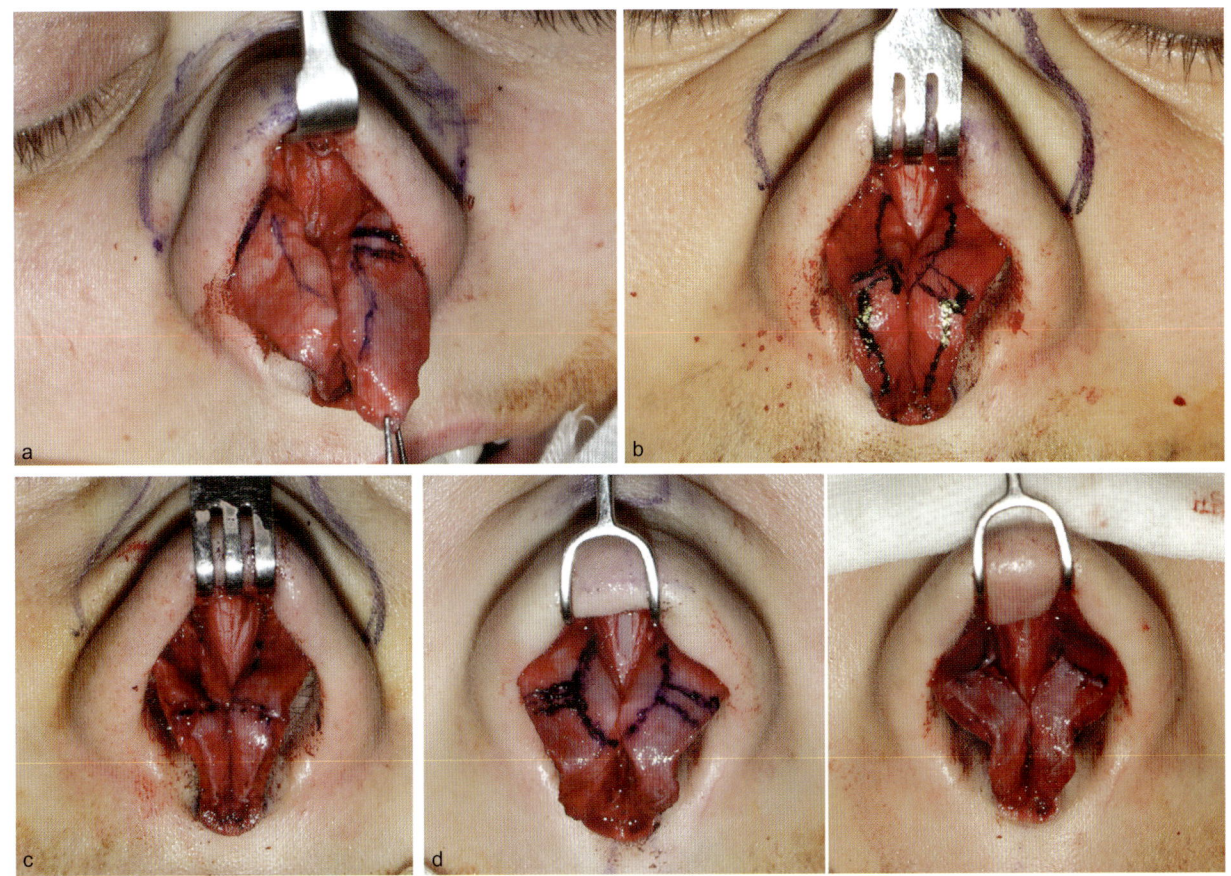

图 6-96　**节段切除外侧脚**　节段切除外侧脚远侧端（a）较近侧端（b、c）安全。但是，亚洲人伴有厚的鼻尖皮肤时，近侧端和穹窿部分切除不引起可见的改变或不规则（d）

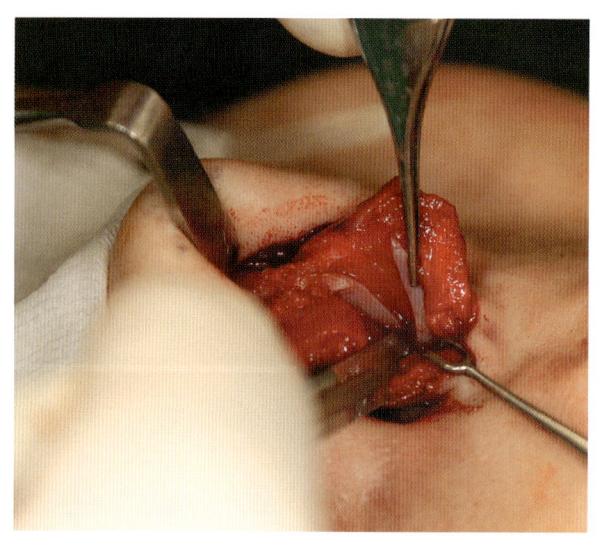

图 6-97　鼻中隔尾侧端带状切除

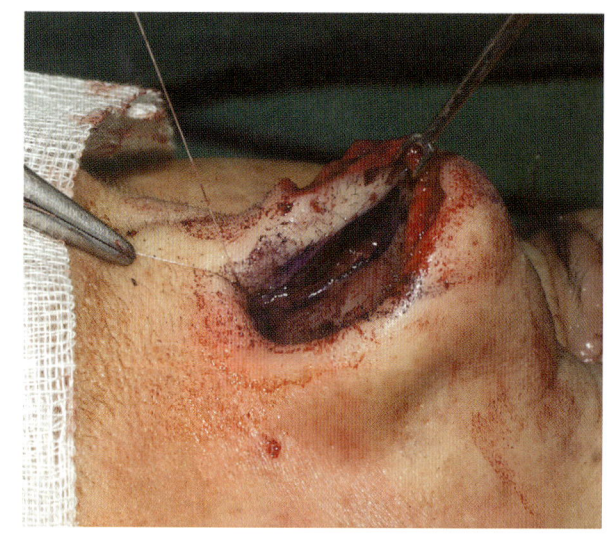

图 6-98　膜性鼻中隔的带状切除

根据患者鼻部条件，选择一种或多种方法联合使用。通过以上描述的方法及缝合法，可减小鼻长度，但是为了获得显著、永久的改善，需要施行以下手术：

① 鼻小柱支撑移植物（图 6-99）：为最有效的手术方法。可防止因鼻翼软骨的内侧脚薄弱而并发的鼻尖下垂及长鼻复发。

② 内侧脚与鼻中隔尾侧端的缝合（图 6-100）。

③ 外侧脚与上外侧软骨的缝合（图 6-101）。

④ 切除降鼻中隔鼻翼肌（图 6-102）。

由于术中肿胀引起的误差及术后恢复过程中的复发等原因，应矫枉过正。图 6-103 是手术实例照片。

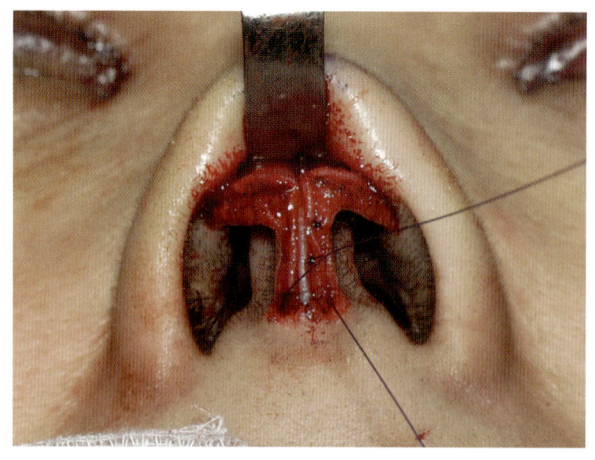

图 6-99　鼻中隔软骨制成的鼻小柱支撑移植物

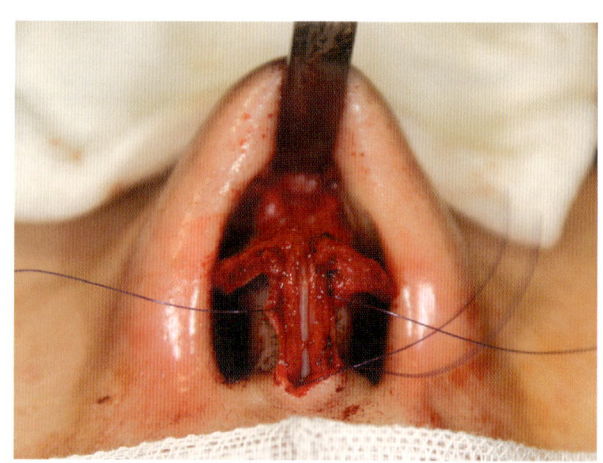

图 6-100　内侧脚与鼻中隔缝合　中间和低位的内侧脚鼻中隔缝合

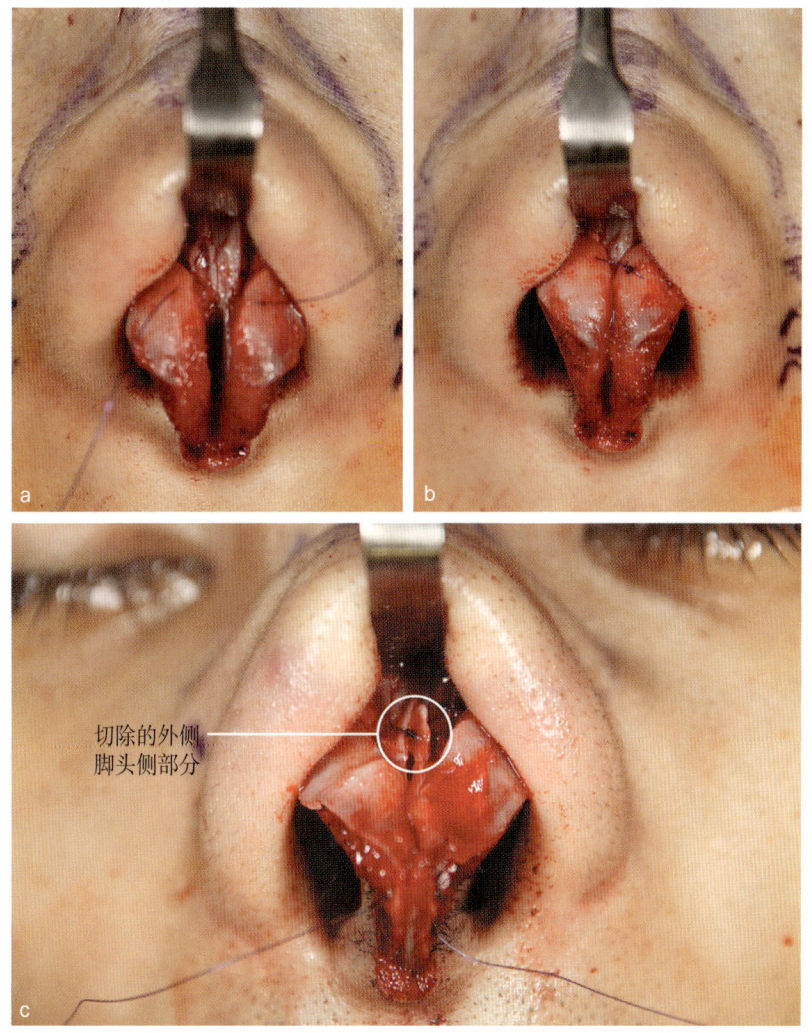

图 6-101 外侧脚与上外侧软骨缝合 a、b. 外侧脚与上外侧软骨缝合后,左侧鼻翼软骨向上移位;c. 切除的外侧脚头侧部分可缝合于鼻翼软骨与上外侧软骨间,以起到牵拉作用

切除的外侧脚头侧部分

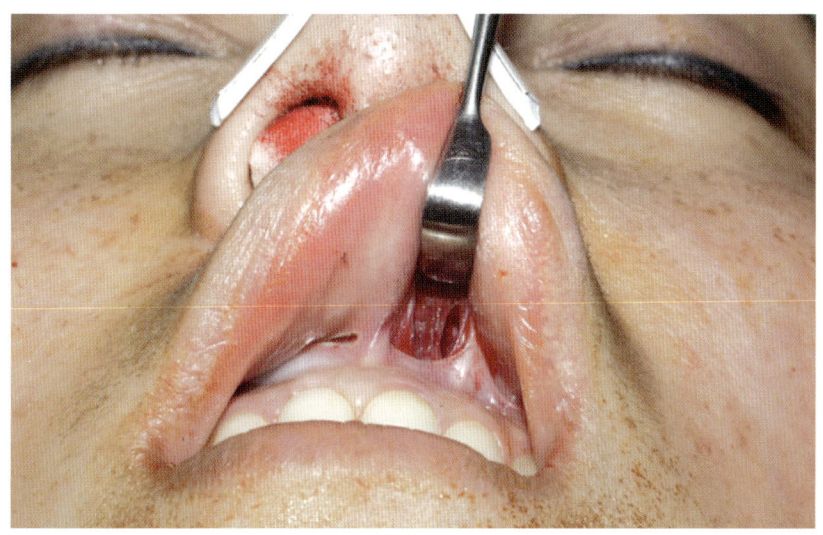

图 6-102 降鼻中隔肌

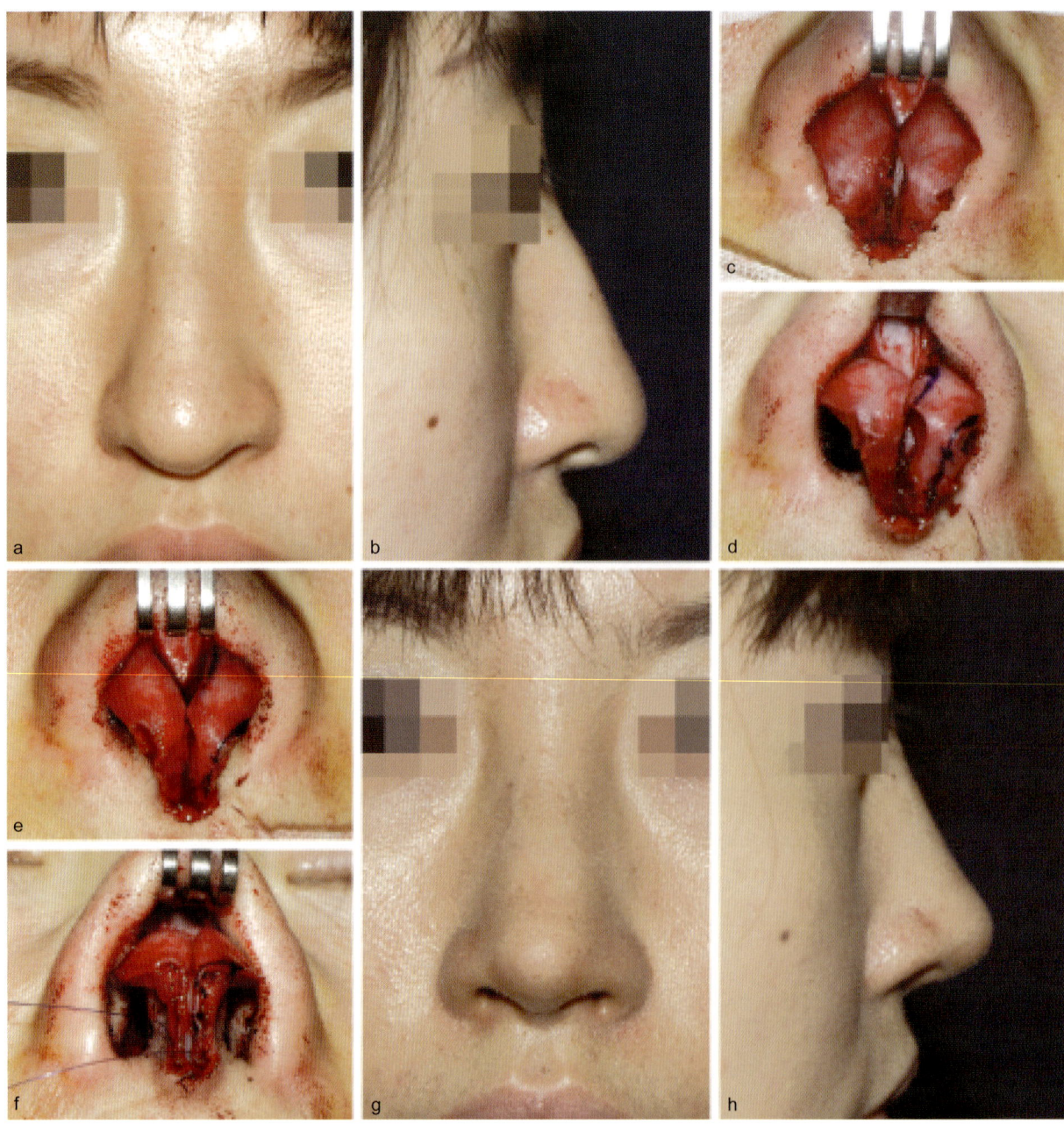

图 6-103　**长鼻矫正的术前、术后观** [病例 1]　a、b. 术前观；c. 宽大的外侧脚和内侧脚；d、e. 外侧脚头侧部分的部分切除和内侧脚的带状切除；f. 鼻中隔软骨制成的鼻小柱支撑移植物与内侧脚鼻中隔尾侧端缝合；g、h. 术后观

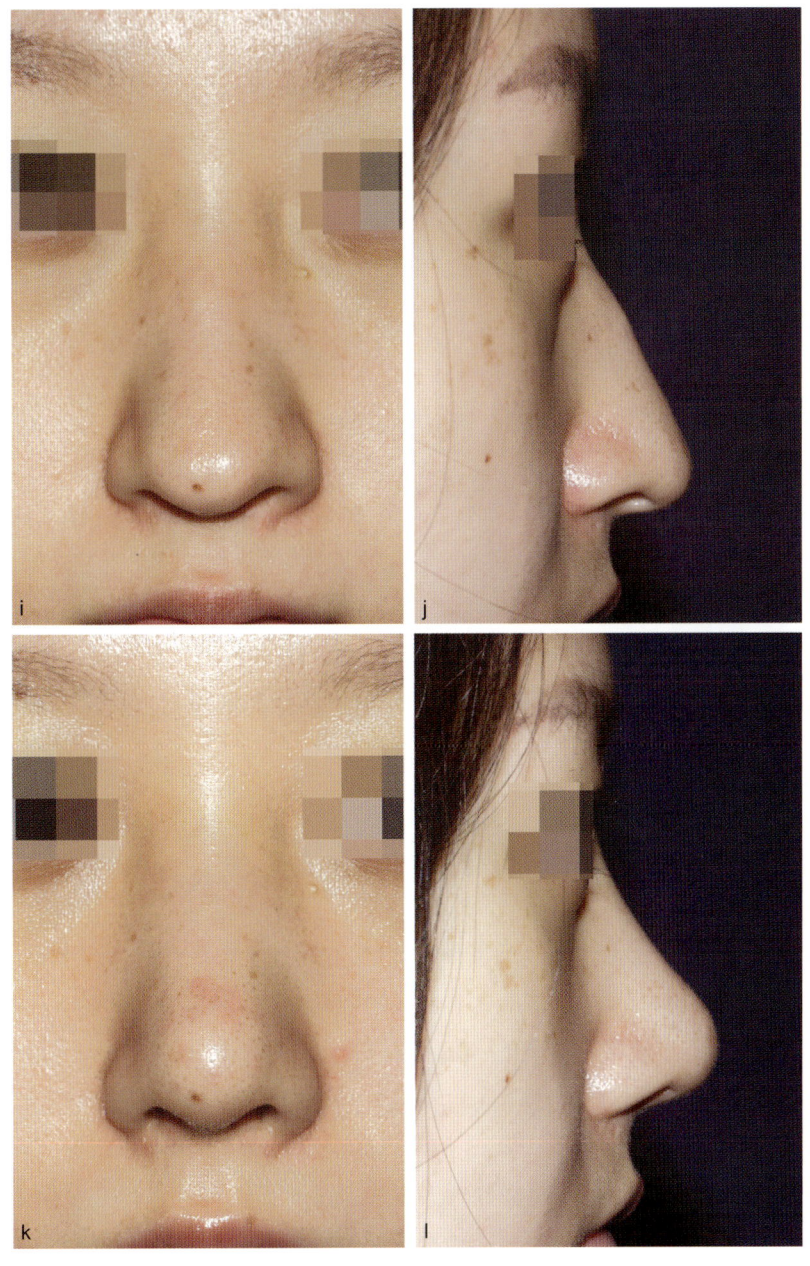

图 6-103 续　长鼻矫正的术前、术后观 [病例 2]　i、j. 术前观；k、l. 术后观

三、鼻尖整形难点：短鼻畸形的矫正

短鼻畸形指鼻长度短伴鼻孔外露过多的鼻畸形。短鼻畸形的矫正包含鼻延长和矫正鼻孔外露过多两部分内容。过去，使用 L 形硅胶假体延长鼻长度，这可能会引起严重的并发症（图 6-104）。

使用假体隆鼻背部，鼻尖部植入耳软骨盾牌移植物，在一定程度上可延长鼻长度（图 6-105），但这种改善有限，且不能矫正鼻孔朝天，适合矫正轻度的短鼻畸形。

矫正朝天鼻畸形是鼻尖整形术中的难点。鼻尖软骨、皮肤及鼻黏膜等均制约着鼻尖的延长。为了

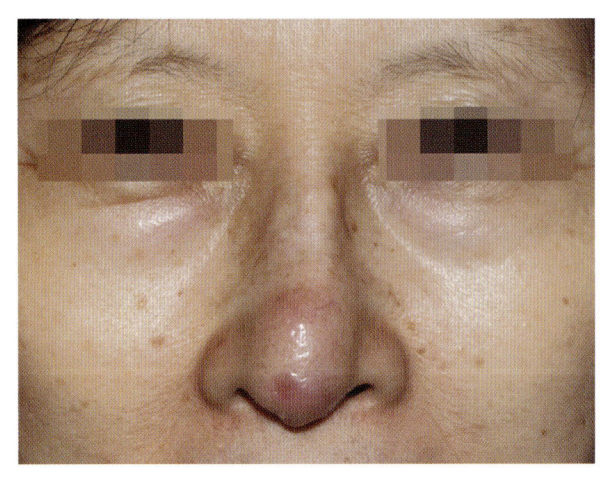

图 6-104　硅胶假体过长导致的并发症　鼻尖皮肤显示发红及变薄,预示即将发生假体外露

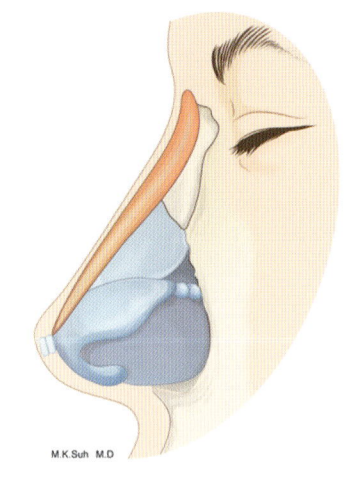

图 6-105　用于鼻尖延长的盾牌移植物

克服这些制约因素,需要把软组织充分地游离,以增加鼻尖的支持力。

短鼻畸形矫正术,即延长鼻长度、矫正鼻孔外露过多的核心要素包括:①鼻翼软骨从上外侧软骨的充分游离。②软组织的游离。③固定延长的鼻翼软骨。

(一) 鼻翼软骨从上外侧软骨的充分游离

短鼻矫正术是将鼻翼软骨沿鼻长度方向移位的手术,需将鼻翼软骨从三个限制其移动的部位充分游离。这三个部位分别为上外侧软骨、附件软骨(外侧脚复合体)及膜性鼻中隔(图 6-106)。

鼻翼软骨的外侧脚与上外侧软骨相接的部位称为卷轴区或软骨间韧带。剥离这个部位对短鼻矫正尤其重要。将鼻翼软骨与上外侧软骨间组织完全剥离,只保留薄层黏膜(图 6-107)。

如果通过卷轴区充分地游离,仍无法获得有效的鼻延长,可切断附件软骨,将有助于鼻延长(图 6-108)。对膜性鼻中隔的游离不是必需的步骤,根据患者情况可选择性进行(图 6-109)。

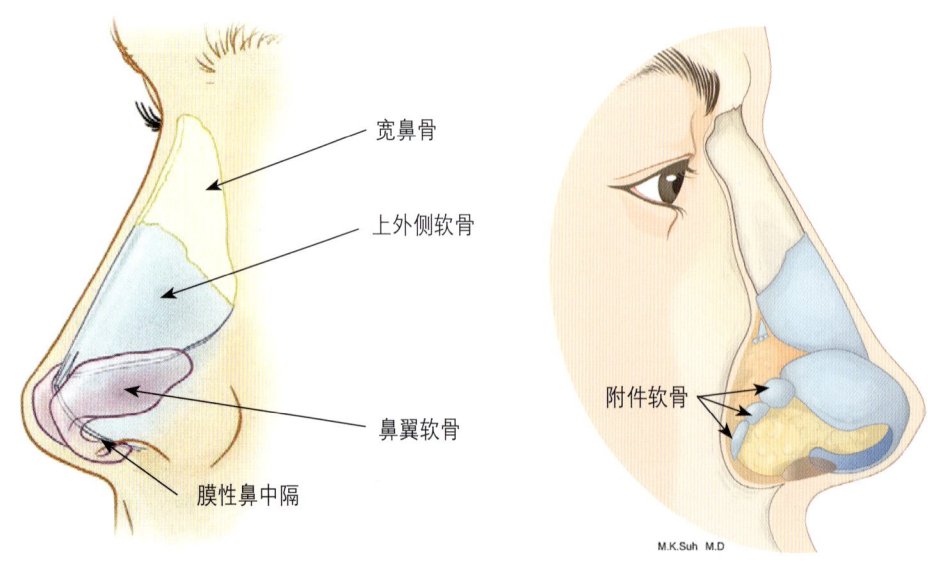

图 6-106　限制鼻翼软骨向下移动的 3 个部位

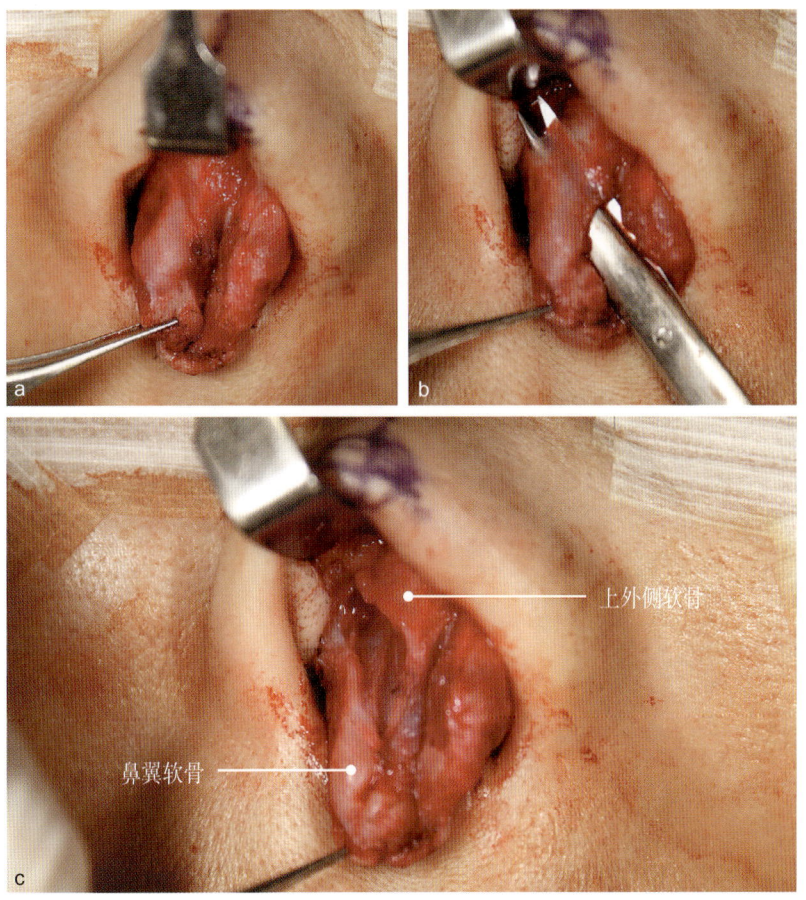

图 6-107　卷轴区的游离（软骨间韧带）

上外侧软骨
鼻翼软骨

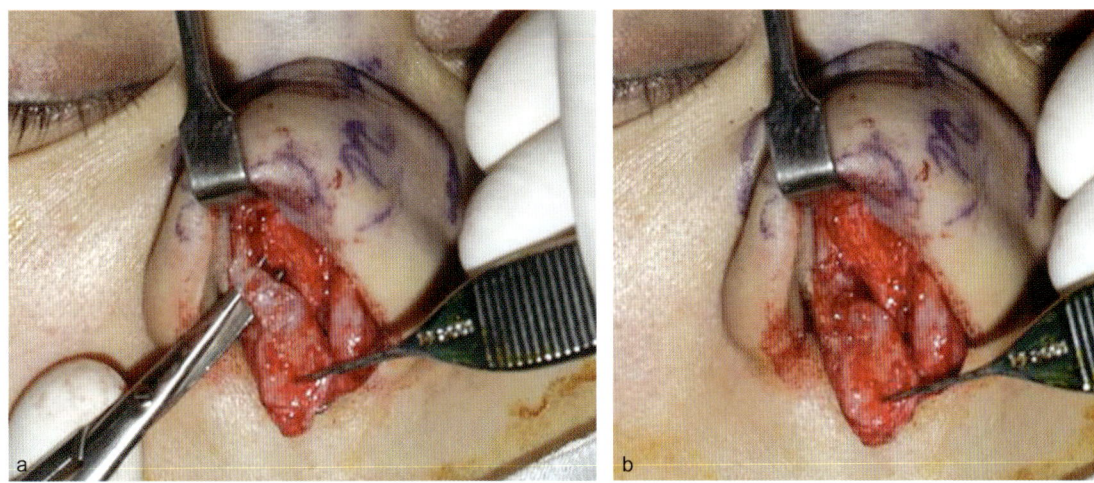

图 6-108　外侧脚复合体的切断

第 6 章　亚洲人的鼻尖整形

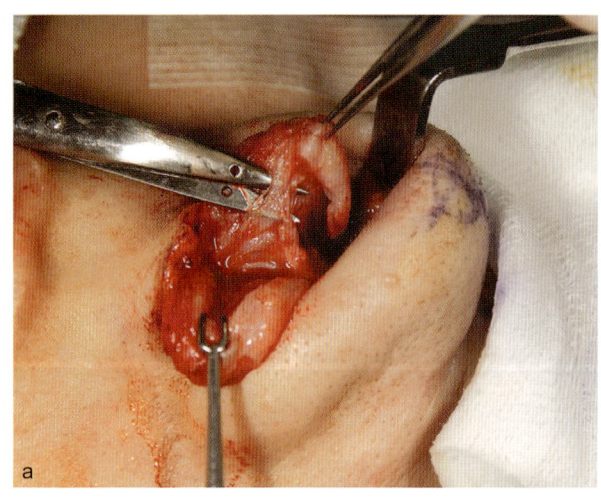
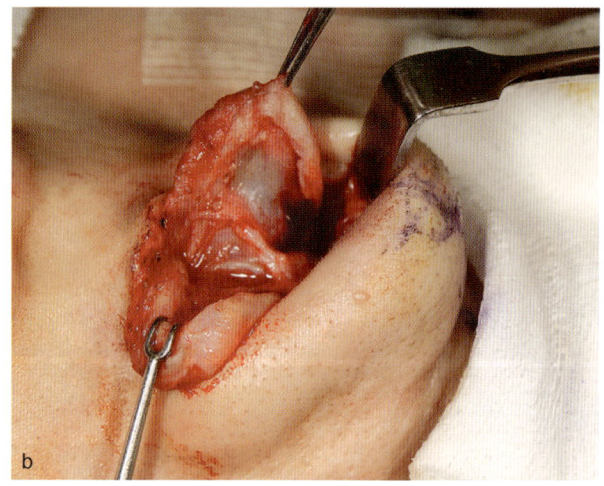

图 6-109　膜性鼻中隔的游离　将膜性鼻中隔的纤维组织游离，仅保留薄薄的黏膜，有助于内侧脚的向下移动

（二）软组织的游离

即使鼻翼软骨已获得充分的延长，但是，如果皮肤不能有效地伸展，将无法达到满意的术后效果。皮肤的剥离要尽可能宽，将两侧的横鼻肌切断，有助于皮肤的伸展（图 6-110）。

（三）固定延长的鼻翼软骨

固定已延长的鼻翼软骨的手术方法有两种：鼻中隔延伸移植物和抑旋转移植物。

1. 鼻中隔延伸移植物

鼻中隔延伸移植物是在亚洲人短鼻矫正术中使用最广泛、最有效的手术方法。使用鼻中隔延伸移植物的手术方法请参见第 6 章。将自体软骨移植物固定于鼻中隔背侧或尾侧端，再在移植物的末端固定鼻翼软骨的穹窿部。鼻中隔延伸移植物首选鼻中隔软骨，无法获取鼻中隔软骨时，可使用肋软骨。

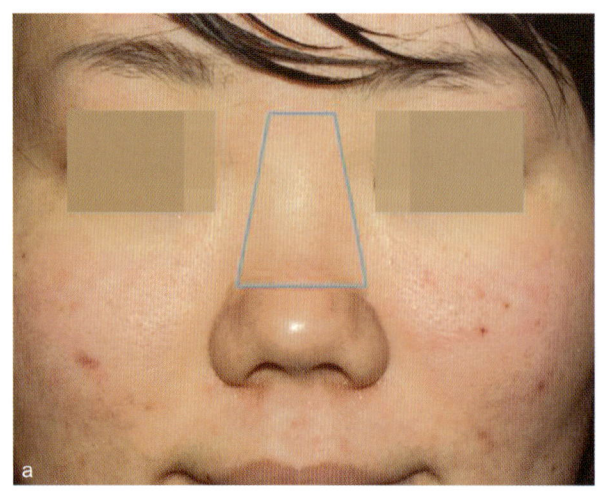
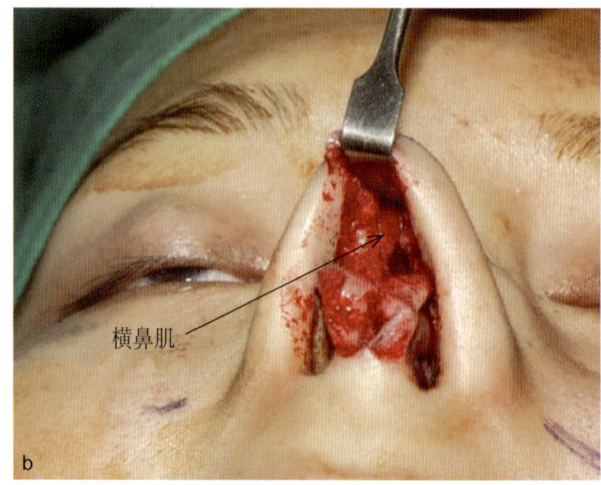

图 6-110　软组织被覆组织的游离　a. 皮肤的游离需广泛；b. 切断横鼻肌

鼻中隔延伸移植物主要有两种类型（图6-111）。一种是将软骨移植物固定于鼻中隔尾侧端或背侧及尾侧端两处，称为板条型；另一种是固定于鼻中隔背侧与上外侧软骨间，称为延伸撑开移植物。对于初学者，板条型移植物易于掌握、效果佳，建议使用。在大部分的病例，作者也使用板条型延伸移植物（图6-112）。但是，需要同时矫正歪鼻时，固定于上外侧软骨与鼻中隔背侧间的延伸撑开移植物更有效（图6-113）。

鼻翼软骨固定于移植物末端时，先固定鼻翼软骨穹窿部（图6-114），再固定外侧脚或内侧脚。使用5-0 PDS线（圆针）缝合。鼻中隔延伸移植物对朝天鼻或鼻尖重度下垂的病例改善有效。

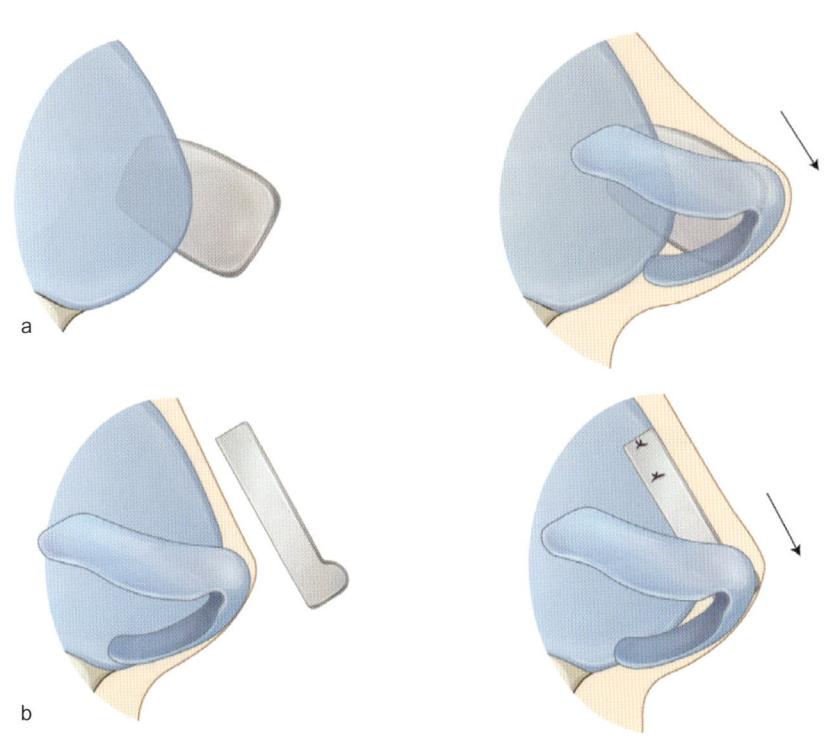

图6-111　鼻中隔延伸移植物的两种类型　a.板条型；b.延伸撑开型

2. 抑旋转移植物

是将鼻翼软骨从上外侧软骨游离并向鼻延长方向移动，利用固定在上外侧软骨的移植物固定鼻翼软骨的手术方法（图6-115）。

抑旋转移植物不适用于鼻翼软骨发育小或向头侧的旋转力大时。移植物多取自耳软骨。

内侧脚薄弱时，由于抑旋转移植物的压迫，使穹窿部下压，鼻尖表现点下移，降低了鼻尖，需联合应用鼻小柱支撑移植物（图6-116）。

在鼻中隔延伸移植物或抑旋转移植物的基础上使用盾牌或重叠移植物，可以获得更多的鼻延长和鼻尖隆起（图6-117）。

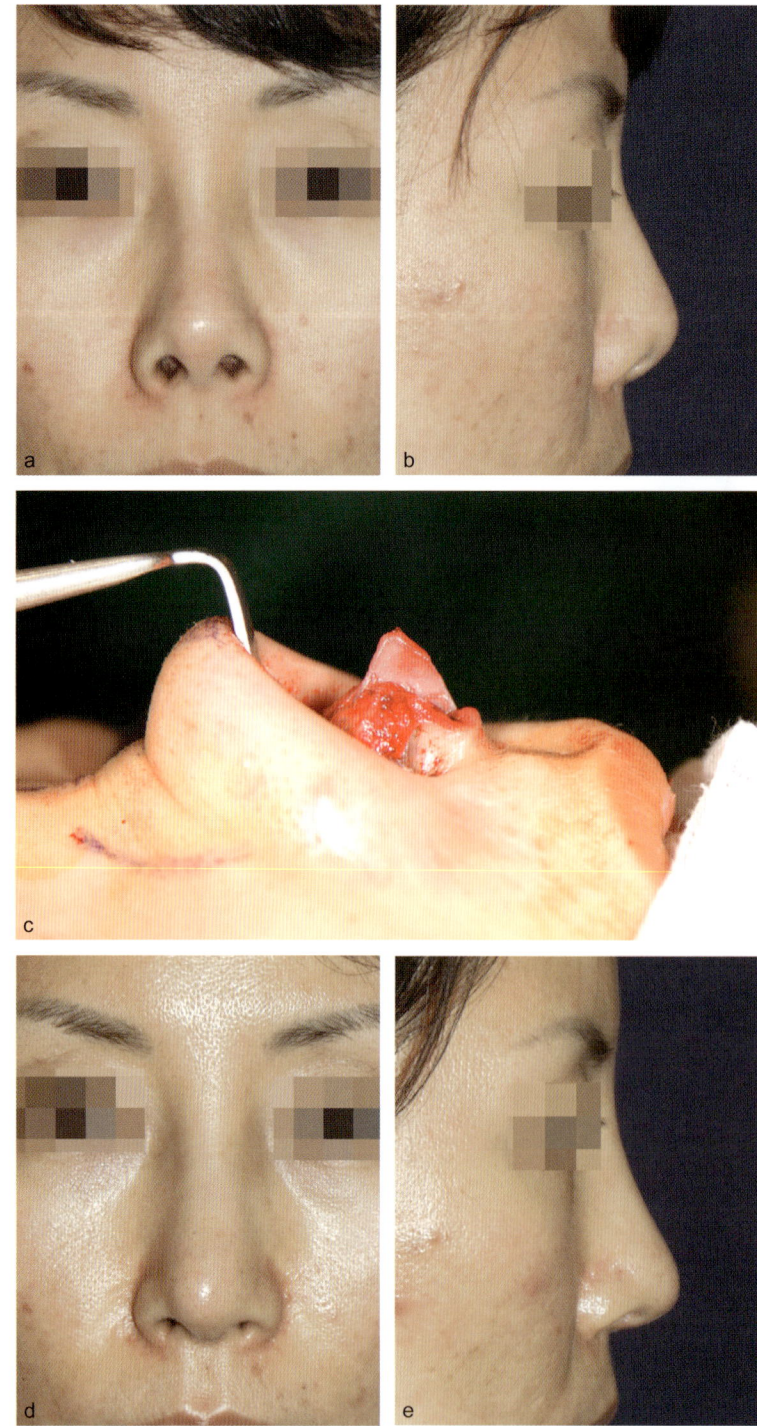

图 6-112 **板条型鼻中隔延伸移植物** a、b. 术前观；c. 板条型鼻中隔延伸移植物；d、e. 术后观

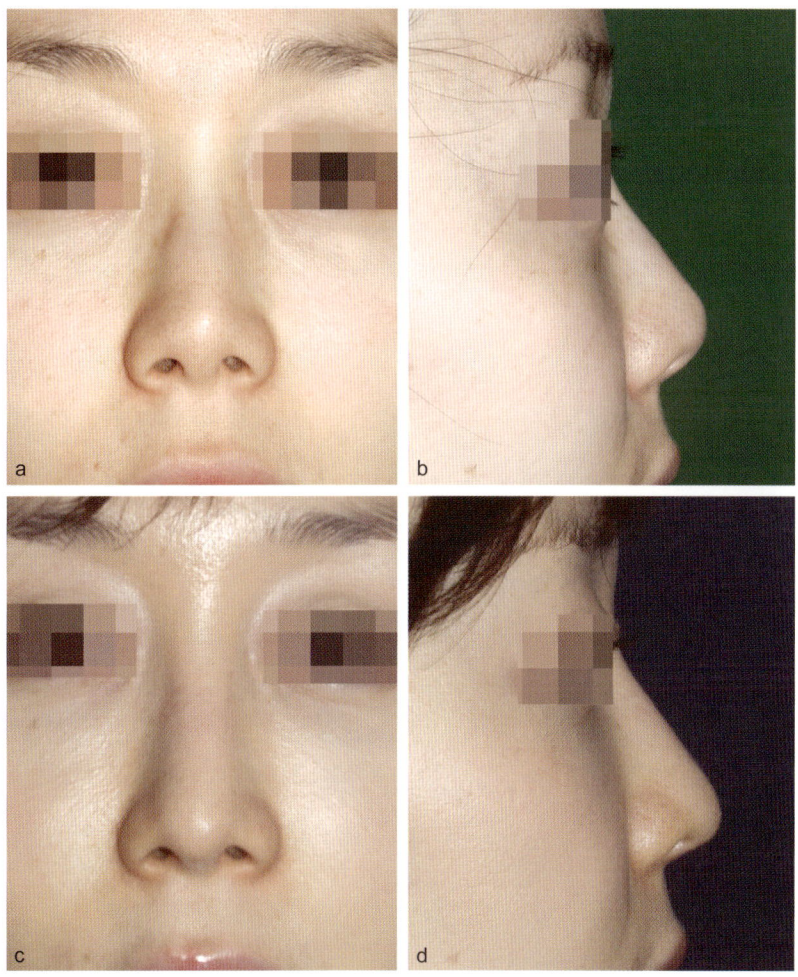

图 6-113 延伸撑开型鼻中隔延伸移植物　a、b.术前观；c、d.术后观

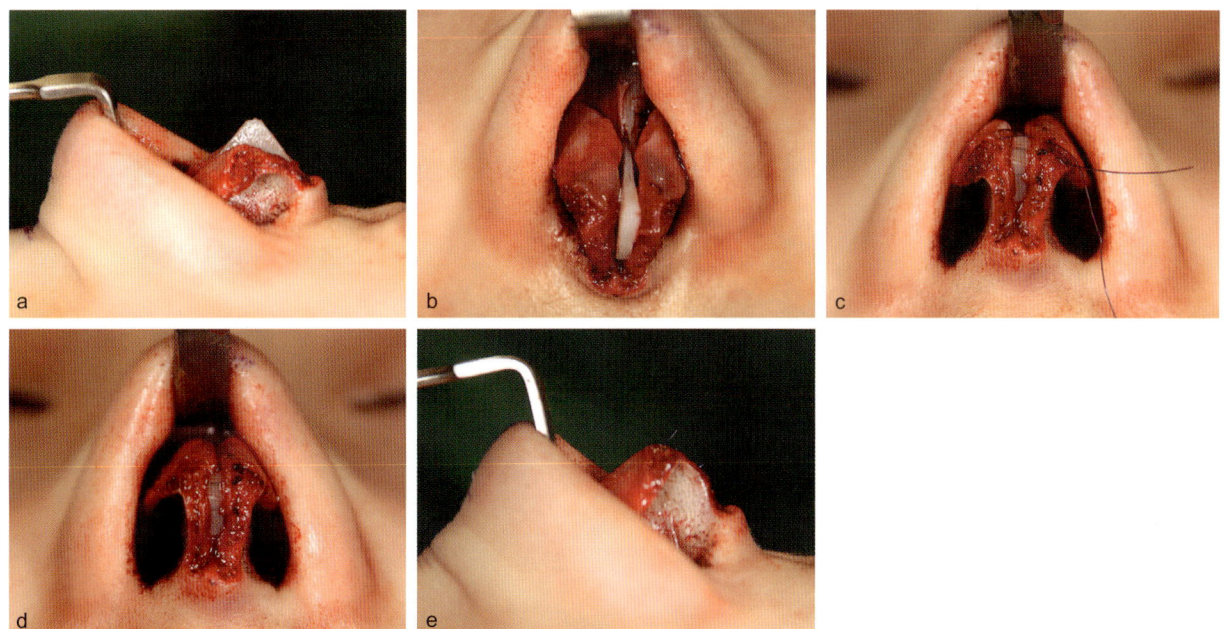

图 6-114 鼻翼软骨固定于鼻中隔延伸移植物的末端　a、b.固定前；c.内侧脚上端已固定于移植物，施行穹窿间缝合；d、e.穹窿间缝合后

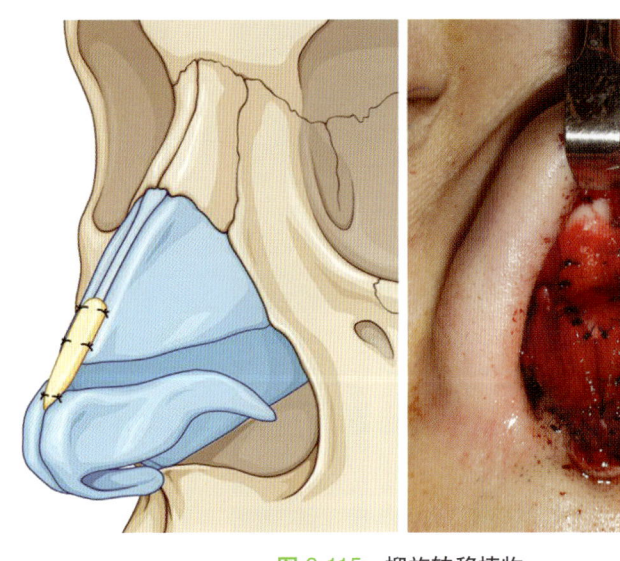

图 6-115 抑旋转移植物

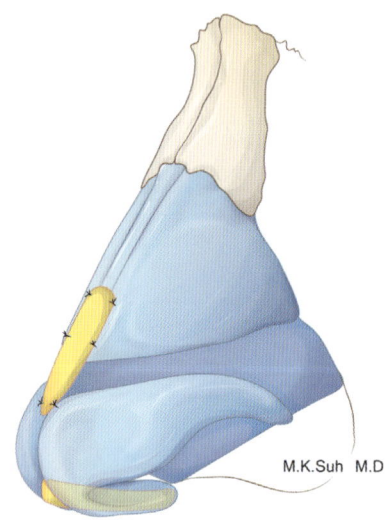

图 6-116 抑旋转移植物与鼻小柱支撑移植物联合应用

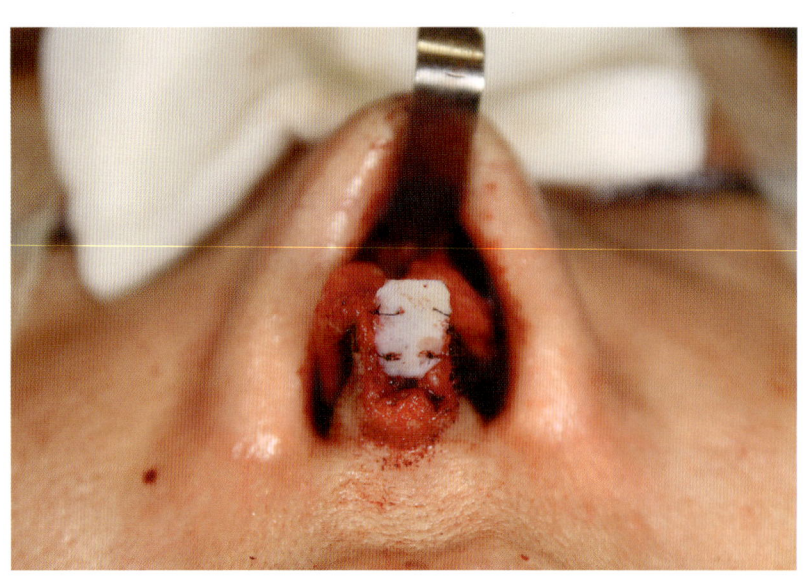

图 6-117 鼻中隔延伸移植物与重叠移植物

四、亚洲人不满意的鼻尖整形原因和解决方案

（一）对鼻尖高度的不满意

亚洲人鼻尖整形术后，由于鼻尖高度达不到预期而引起不满意的原因如下：
- 鼻翼软骨内侧脚缺如或薄弱。
- 鼻翼软骨内侧脚下垂。
- 钝圆鼻头时未行盾牌或重叠移植物，或不够充分。

- 厚且致密的皮肤。
- 发达的降鼻中隔鼻翼肌。

以下详细讨论各项原因及解决方案。

1. 鼻翼软骨内侧脚的缺如或薄弱

鼻翼软骨内侧脚是支持鼻尖和决定鼻尖高度的主要结构。与西方人不同，有些亚洲人的内侧脚非常薄弱，部分或全部缺如，表现为鼻尖低平，按压鼻尖时支持力弱，易下陷（图6-118）。这时，如单纯行重叠移植物，由于不能承受压力，鼻翼软骨内侧脚会出现屈曲或扭曲，导致鼻尖降低（图6-119）。所以，对这类患者，应行鼻小柱支撑转移物或鼻中隔延伸移植物加强内侧脚，而后再行重叠移植物（图6-120、6-121）。

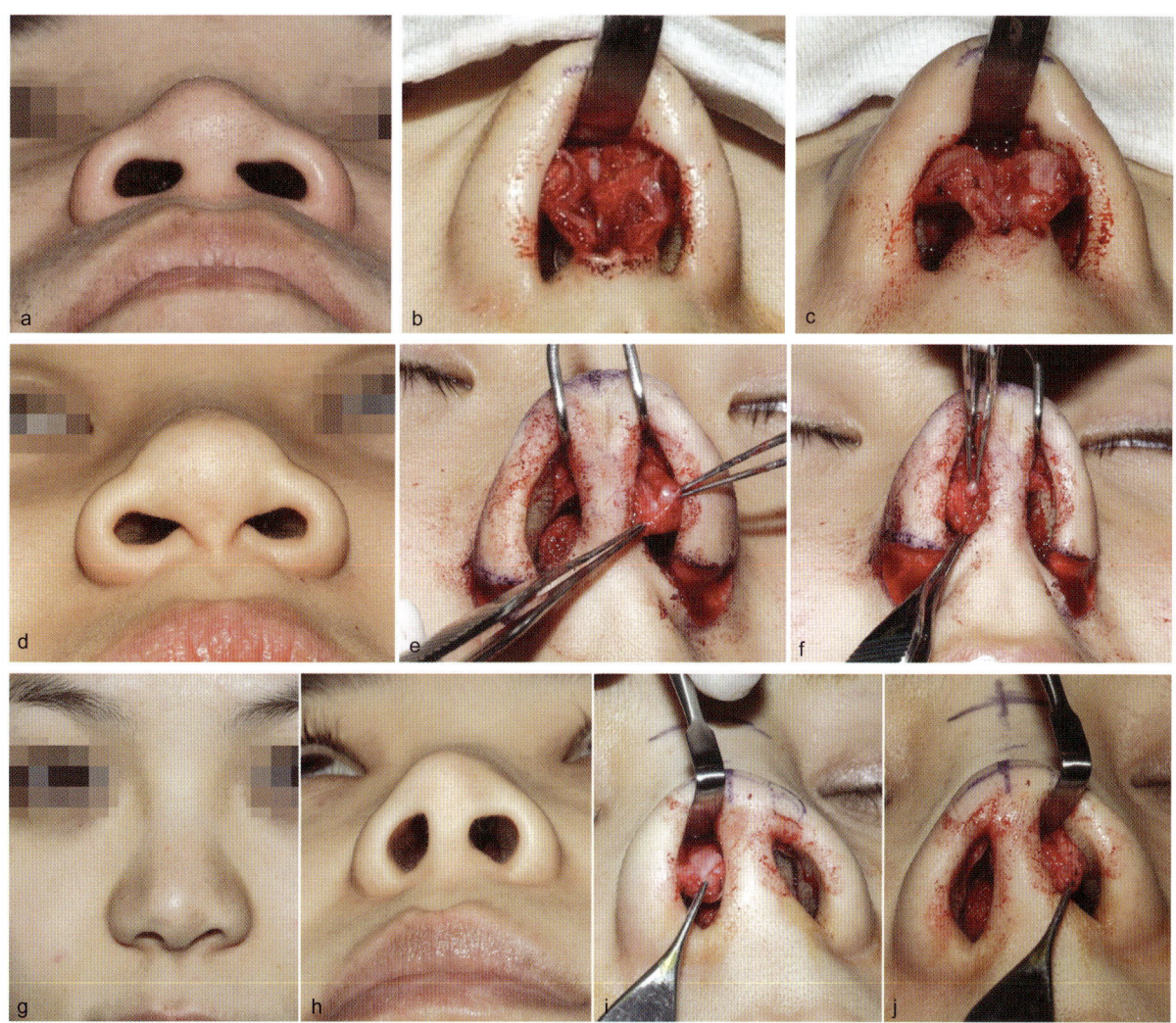

图 6-118　**内侧脚的薄弱或缺如**　a. 显示短小和薄弱的鼻小柱。在这种病例，内侧脚可能缺如（b），或内侧脚的中间部分不连续（c）。d~f. 双侧先天性内侧脚缺如导致鼻小柱重度短小和薄弱。g~j. 先天性左侧鼻翼软骨的缺如导致鼻小柱短小（左侧）和左侧鼻翼塌陷

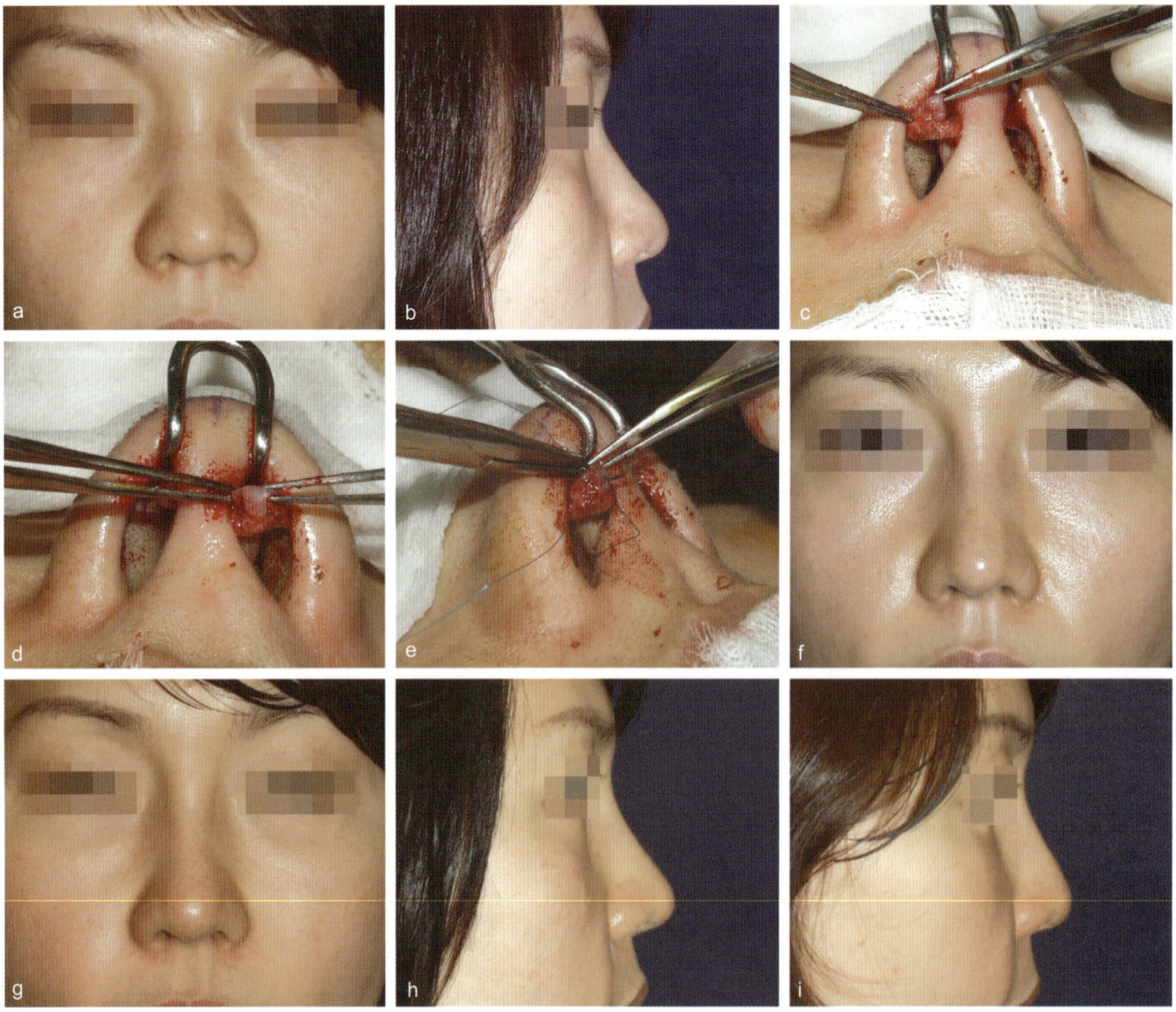

图 6-119 薄弱的内侧脚植入重叠移植物病例的长期随访　a、b 为术前观，这个病例中 2/3 的内侧脚缺如，使用耳软骨对称地行穹窿间缝合（e）和重叠移植物。鼻尖高度术后 2 个月保持良好（f、h），但是术后 1 年鼻尖低垂复发（g、i）

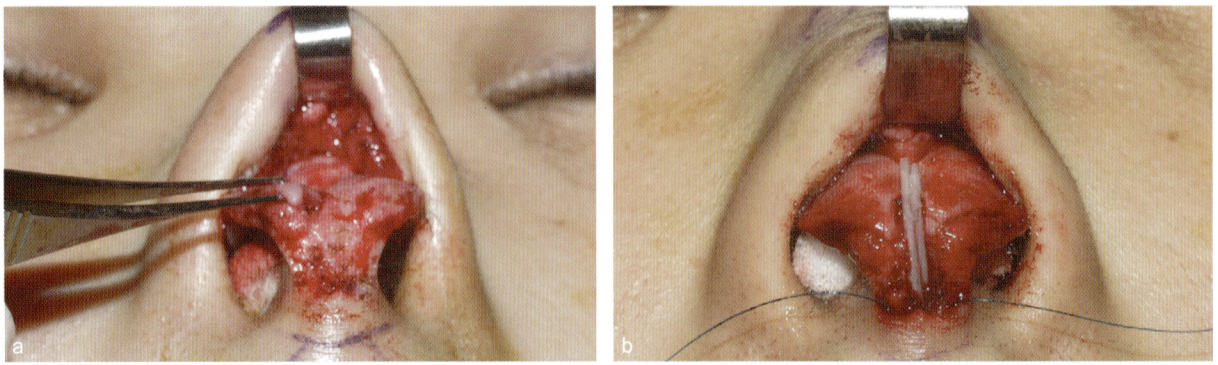

图 6-120 内侧脚缺如的病例施行鼻小柱支撑移植物　a. 双侧内侧脚缺如；b. 鼻中隔软骨制成的鼻小柱支撑移植物

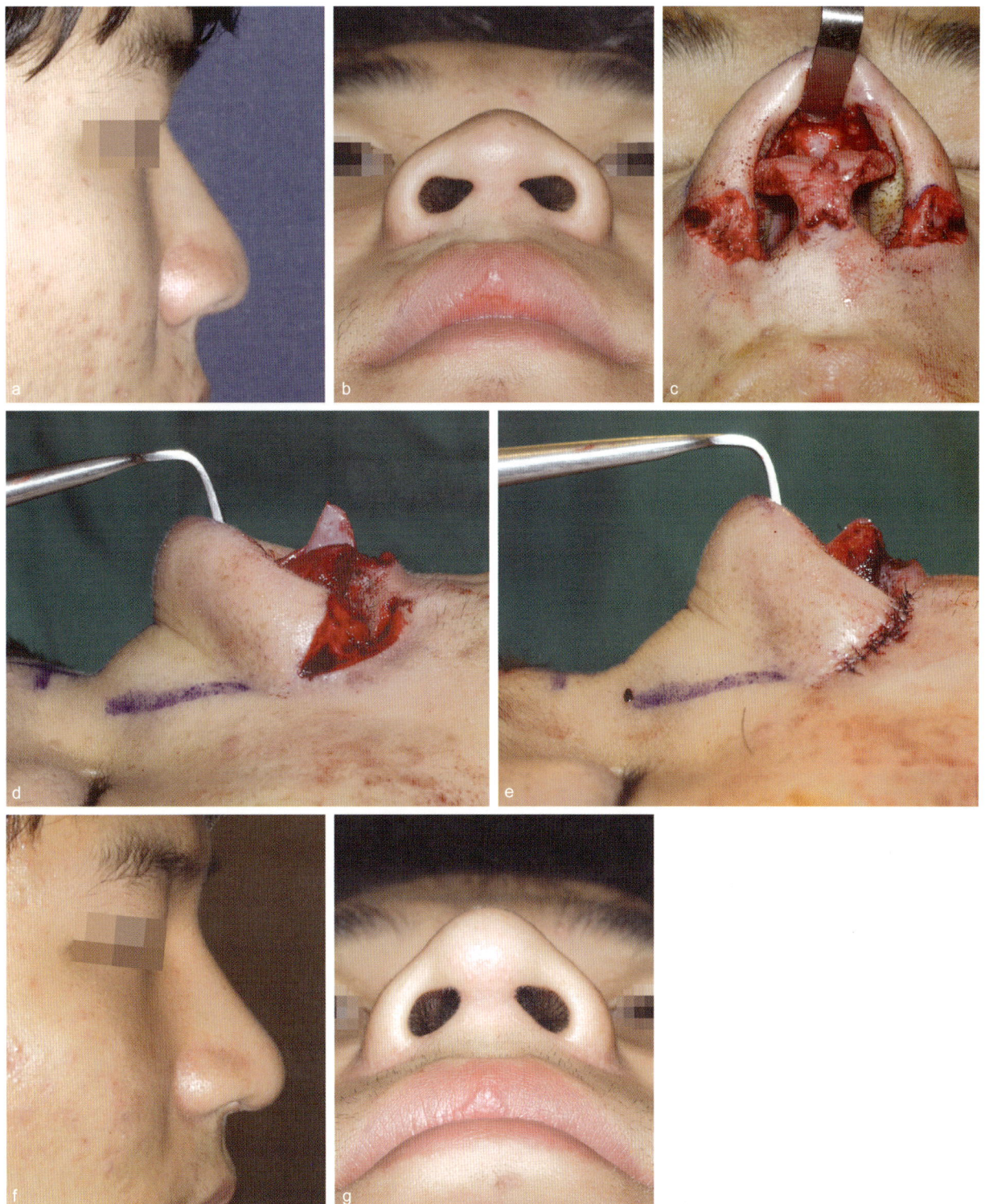

图 6-121 内侧脚缺如的病例行鼻中隔延伸移植物 a、b. 术前观；c. 内侧脚的缺如；d. 鼻中隔软骨制成的鼻中隔延伸移植物；e. 鼻翼穹窿固定于鼻中隔延伸移植物末端；f、g. 术后观（1年后）

2. 鼻翼软骨内侧脚下垂（图 6-122）

鼻小柱下垂的患者或按压鼻尖时诱发鼻小柱下垂的患者，单纯行鼻尖部重叠移植物，会加重鼻小柱下垂，降低鼻尖高度，从而达不到预期的效果，需同时矫正鼻小柱下垂（图 6-123）。

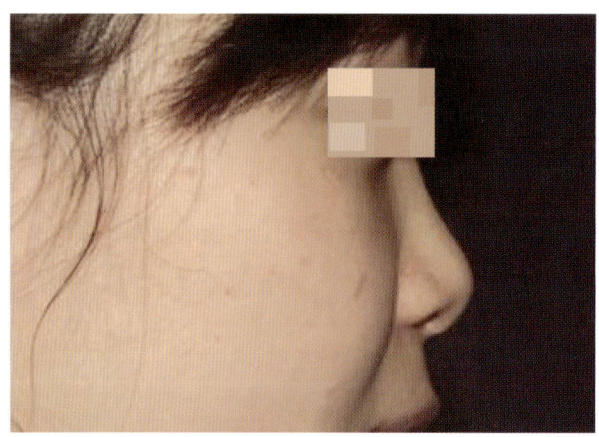

图 6-122 鼻小柱下垂

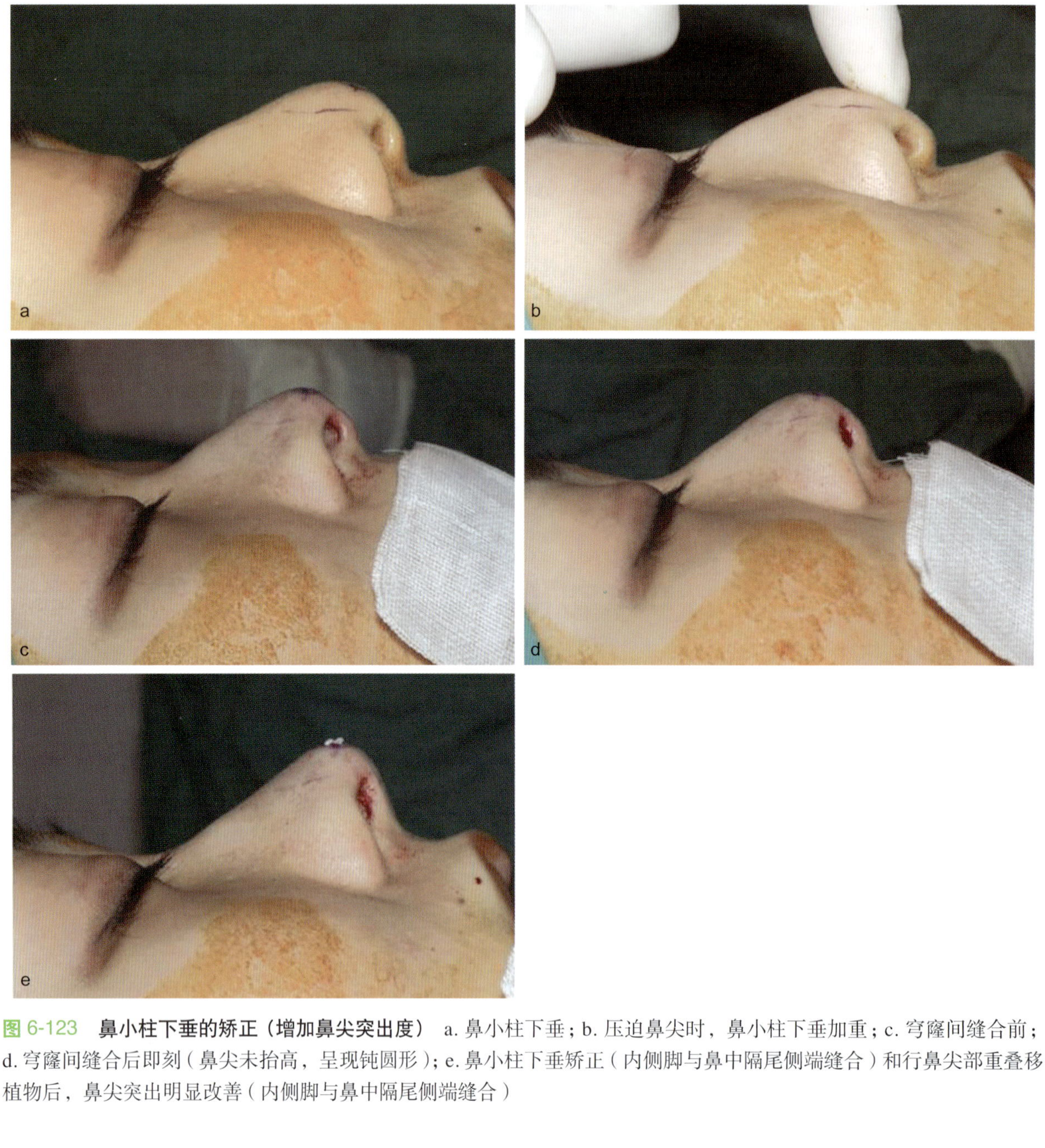

图 6-123 鼻小柱下垂的矫正（增加鼻尖突出度） a. 鼻小柱下垂；b. 压迫鼻尖时，鼻小柱下垂加重；c. 穹窿间缝合前；d. 穹窿间缝合后即刻（鼻尖未抬高，呈现钝圆形）；e. 鼻小柱下垂矫正（内侧脚与鼻中隔尾侧端缝合）和行鼻尖部重叠移植物后，鼻尖突出明显改善（内侧脚与鼻中隔尾侧端缝合）

3. 钝圆鼻头患者未行重叠移植物或盾牌移植物

缝合法和鼻小柱支撑移植物是亚洲整形外科医生普遍采用的鼻尖整形术。但是，由于外侧脚的解剖学结构，使用缝合法或鼻小柱支撑移植后出现不同程度的鼻尖向头侧的旋转，侧面观呈钝圆形鼻头（图 6-124）。患者将此描述为鼻尖不够高或鼻尖不够上翘。

对于鼻翼软骨薄弱的亚洲人，单纯寄希望于缝合法以改善鼻尖形状是不现实的。缝合法是为后续的盾牌或重叠移植物做基础，应与适当的软骨移植物联合使用。

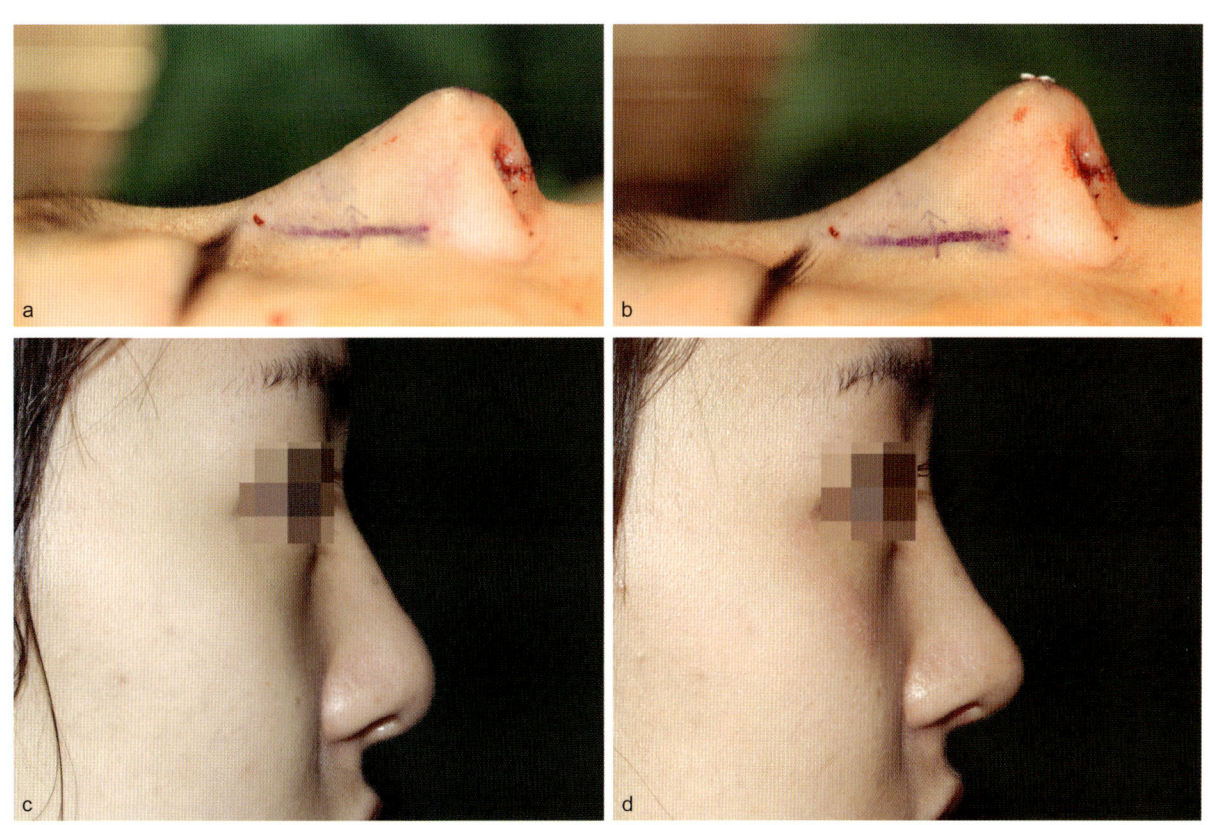

图 6-124　钝圆鼻尖的矫正　a. 在亚洲人，单纯的缝合技术使鼻尖呈钝圆外观，不足以增加鼻尖突出度；b. 这种病例需行软骨重叠移植物；c. 缝合后致钝圆鼻尖；d. 缝合技术后导致的钝圆鼻尖，行软骨重叠移植物后增加了鼻尖突出度，使鼻尖呈现自然、挺拔的外观

4. 厚且致密的皮肤

多数亚洲人的鼻尖皮肤厚且致密。即使行缝合法和软骨移植后，由于鼻尖部皮肤不能充分伸展，鼻尖仍无法达到预期的高度。而且，如果单纯行重叠移植物，移植物陷落穹窿间，更无法增加鼻尖高度（图 6-20）。

对于皮肤致密且厚的患者，为了克服皮肤的张力，需要加强内侧脚的支持力，需同时行重叠移植物。为此，必须施行鼻中隔延伸移植物或鼻小柱支撑移植物。

5. 发达的降鼻中隔鼻翼肌

降鼻中隔鼻翼肌过于发达的患者，在鼻尖整形术后，由于降鼻中隔鼻翼肌长期的作用力，使鼻尖缓慢下垂。鼻小柱支撑移植物可提供强有力的支持对抗降鼻中隔鼻翼肌的牵拉力，也可切除降鼻中隔鼻翼肌（图 6-125）。

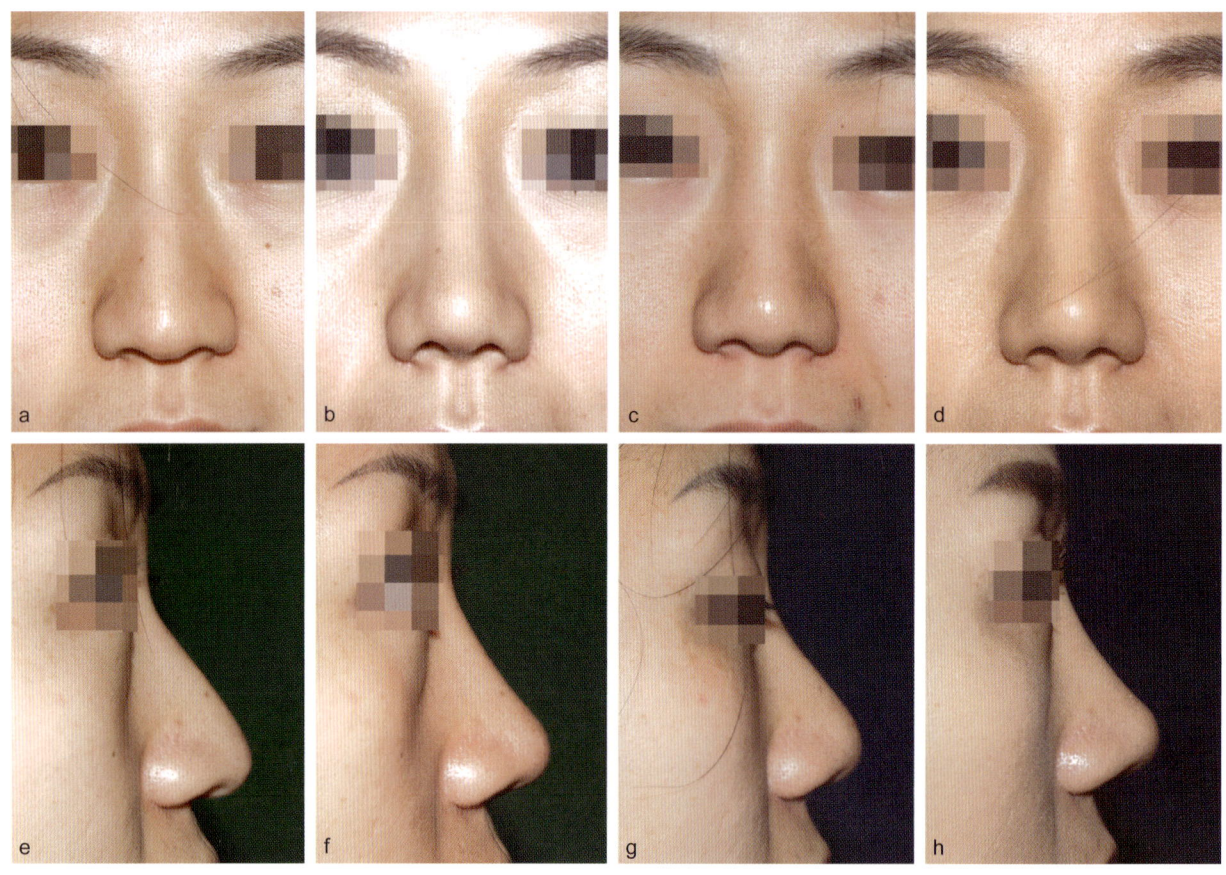

图 6-125　二次鼻尖整形：鼻尖下垂复发的矫正　a、e. 术前观；b、f. 缝合技术与软骨重叠移植物联合应用 2 个月后（未行鼻小柱支撑移植物）；c、g. 鼻尖下垂复发（1 年后）；d、h. 行鼻小柱支撑移植物和降鼻中隔肌切除后，矫正了鼻尖下垂

（二）鼻尖不对称

- 过长的假体延伸到鼻尖部引起歪曲。
- 重叠移植物的位置不适当。
- 软骨结构重排不对称。
- 鼻小柱支撑移植物歪曲。
- 鼻翼软骨内侧脚与鼻中隔缝合不适当。
- 不适当的切口缝合。

以下详细讨论各项原因。

1. 过长的假体延伸到鼻尖部引起歪曲

假体普遍用于亚洲人的鼻背部隆鼻。虽然多数医生认为假体的使用应仅限于鼻背部，鼻尖部使用自体组织移植物，但仍有部分医生在鼻尖部使用假体。这可能会引起鼻尖部皮肤变色或假体外露。伸入到鼻尖部的假体出现歪斜时，压迫一侧的鼻翼软骨，会出现鼻尖和鼻孔的不对称（图 6-126）。矫正手术需要取出假体，释放和重排受压的鼻翼软骨，多需施行鼻小柱支撑移植物（图 6-127）。

2. 重叠移植物的位置不适当

为重叠移植物或盾牌移植物的位置偏移鼻尖部正中所致（图 6-128）。调整移植物位置可矫正。

3. 软骨结构的重排不对称

鼻翼软骨的缝合不对称会导致鼻尖的不对称。可通过重排软骨结构矫正，但是为了矫正扭曲变形的鼻翼软骨，多数患者需要施行鼻小柱支撑移植物（图 6-129、6-130）。

4. 鼻小柱支撑移植物的歪曲

歪曲的鼻小柱支撑移植物会导致鼻尖及鼻孔的不对称（图 6-131）。大部分病例是因为术后并发移植物歪曲，而非使用术前已歪曲的移植物所致。发生的原因为：①鼻小柱支撑移植物薄弱；②利用肋软骨为支撑移植物时，出现软骨弯曲。需用新的支撑移植物替代。

5. 鼻翼软骨内侧脚与鼻中隔缝合不适当

已有鼻中隔尾侧端偏曲的患者，如行鼻翼软骨内侧脚与鼻中隔尾侧端缝合，可导致鼻小柱歪曲及鼻尖歪曲。应矫正鼻中隔尾侧端偏曲后再进行缝合。

6. 切口缝合不当

仔细的切口缝合是非常重要的。应保持从鼻小柱至鼻腔内的切口缝合对称，否则会导致夹捏鼻畸形或鼻尖不对称。

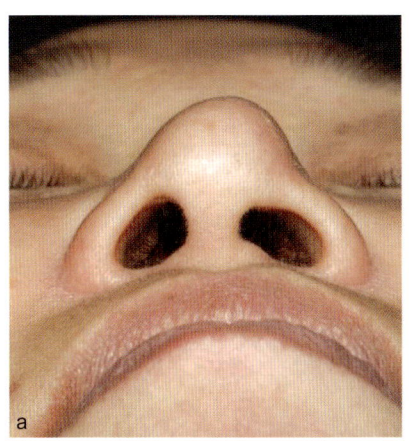 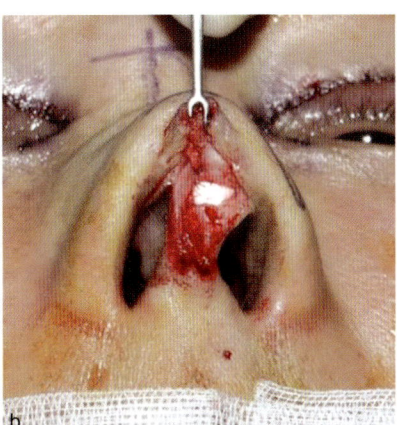 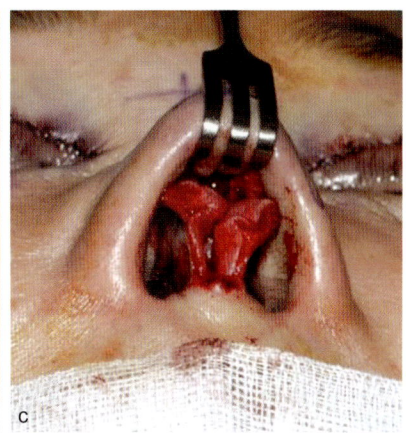

图 6-126　假体压迫左侧鼻翼软骨导致鼻尖及鼻孔不对称　a. 鼻尖及鼻孔的不对称；b. 假体末端压迫了左侧鼻翼软骨；c. 假体取出后，鼻翼软骨未能恢复正常

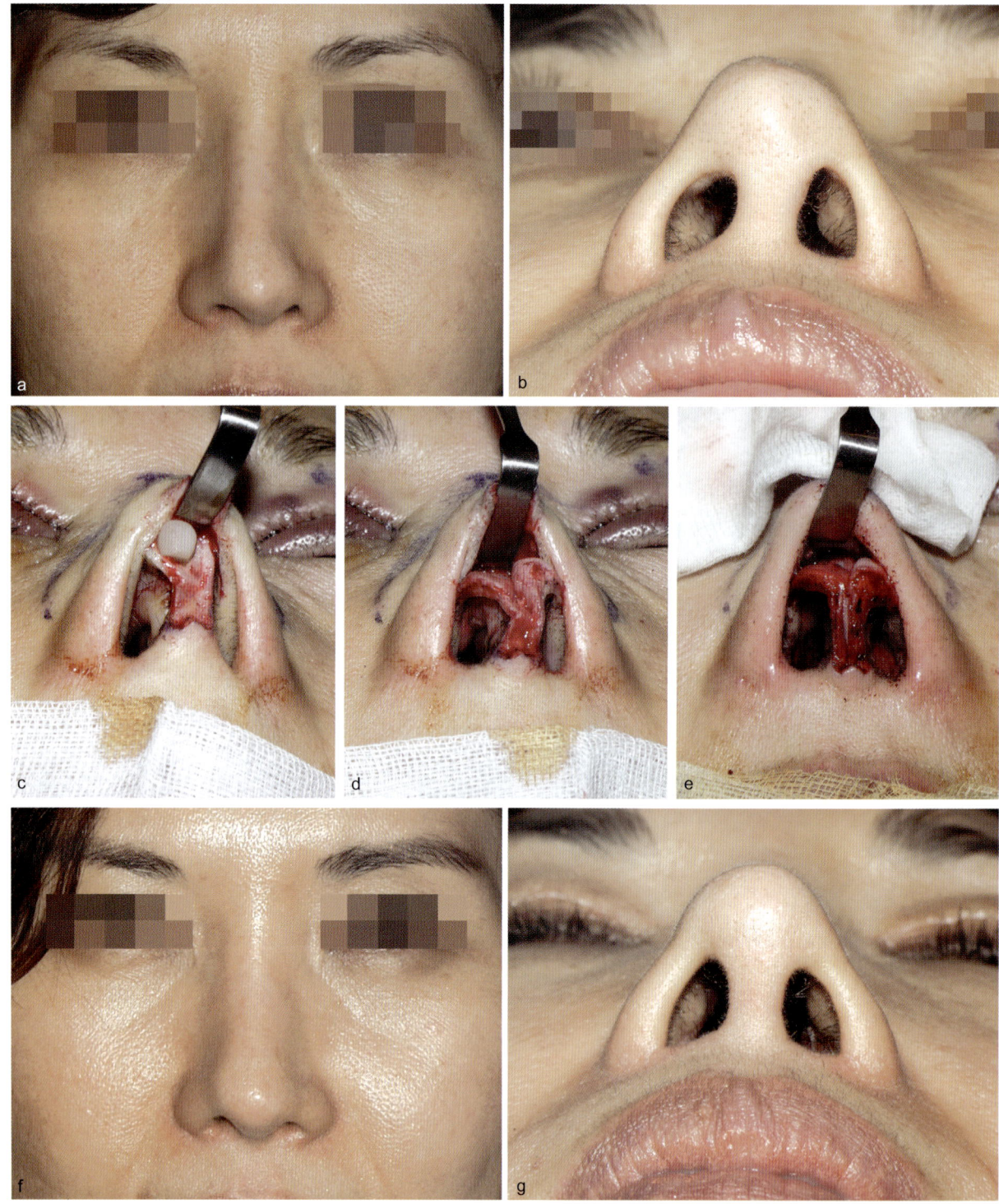

图 6-127　假体歪斜导致鼻尖和鼻小柱不对称的矫正　a、b. 过长的假体伸入到鼻尖部，导致鼻尖及鼻小柱的不对称；c. 假体末端压迫右侧鼻翼软骨；d. 虽然取出假体，但是鼻翼软骨未能恢复正常；e. 鼻小柱支撑移植物（鼻中隔软骨）矫正鼻翼软骨畸形；f、g. 术后矫正了鼻尖及鼻小柱的不对称

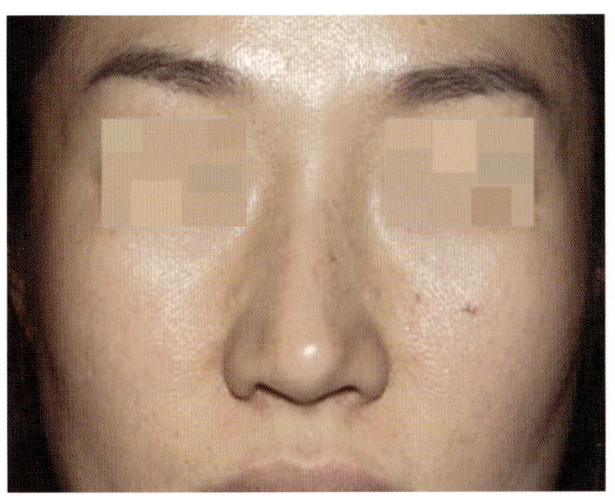
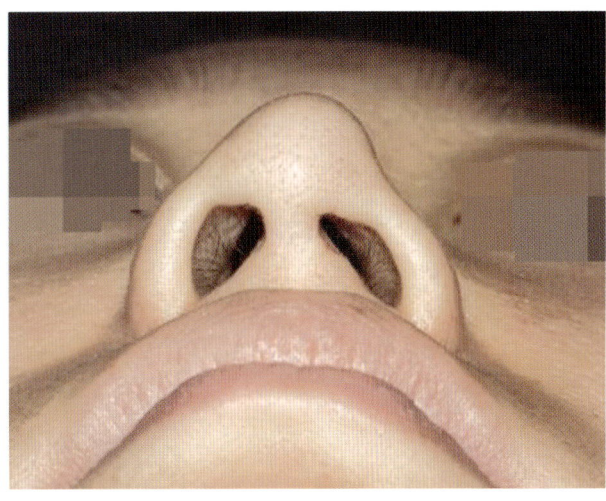

图 6-128　歪曲的耳软骨重叠移植物

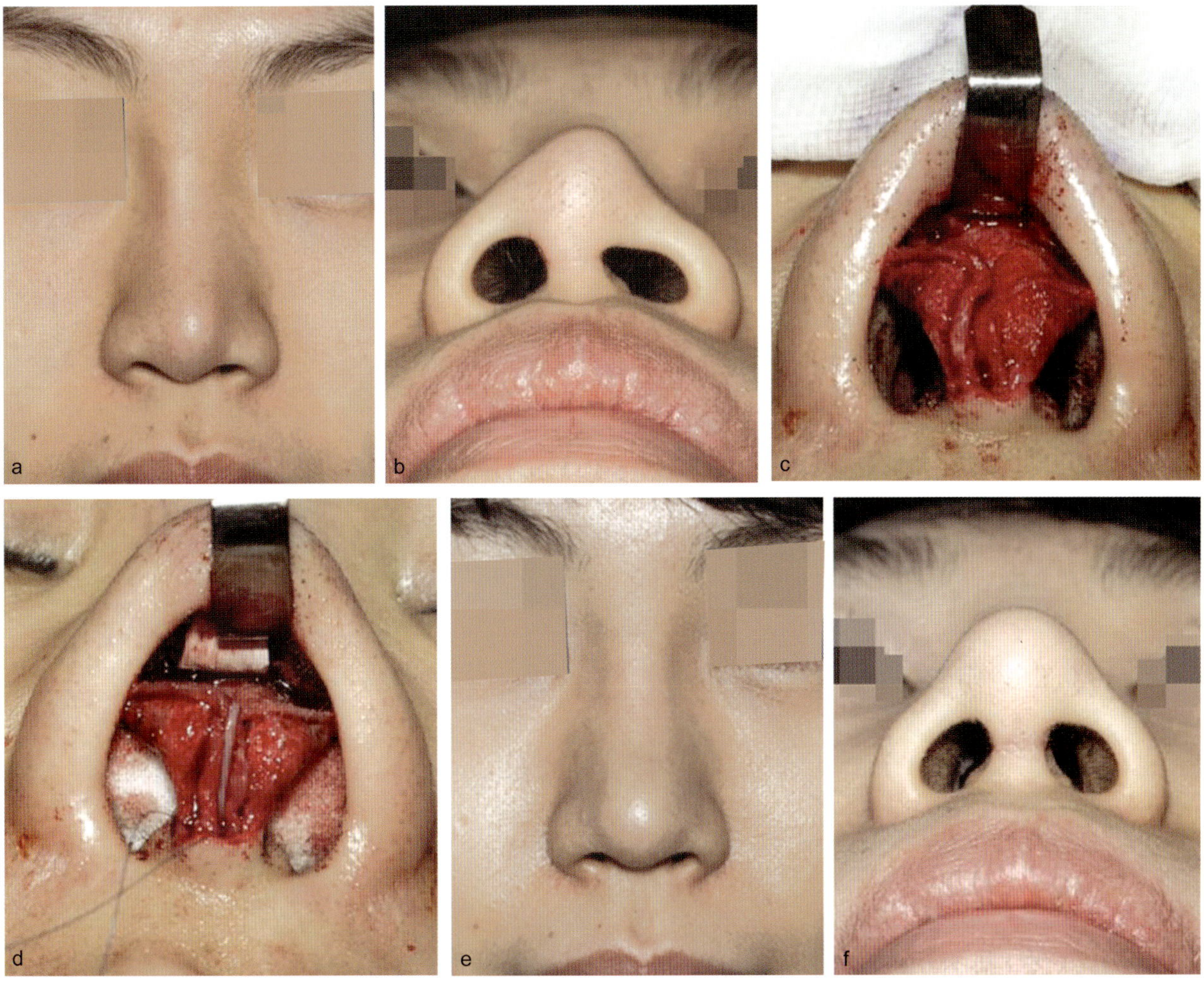

图 6-129　鼻翼软骨畸形导致鼻尖和鼻小柱不对称的矫正　a、b. 术前观示鼻尖和鼻小柱不对称；c. 既往手术缝合导致内侧脚扭曲而不对称；d. 鼻小柱支撑移植物矫正鼻翼软骨不对称；e、f. 术后观

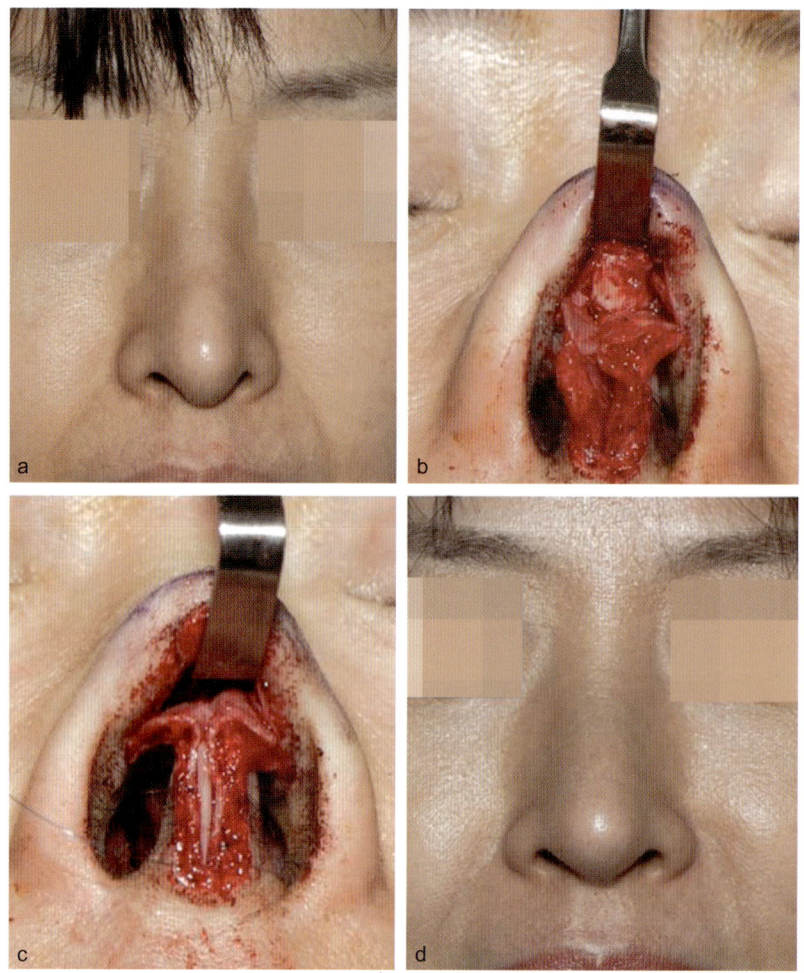

图 6-130 **歪曲畸形的鼻翼软骨的矫正** a. 术前观；b. 不对称的软骨缝合导致鼻翼软骨畸形；c. 鼻小柱支撑移植物重建鼻翼软骨；d. 术后观

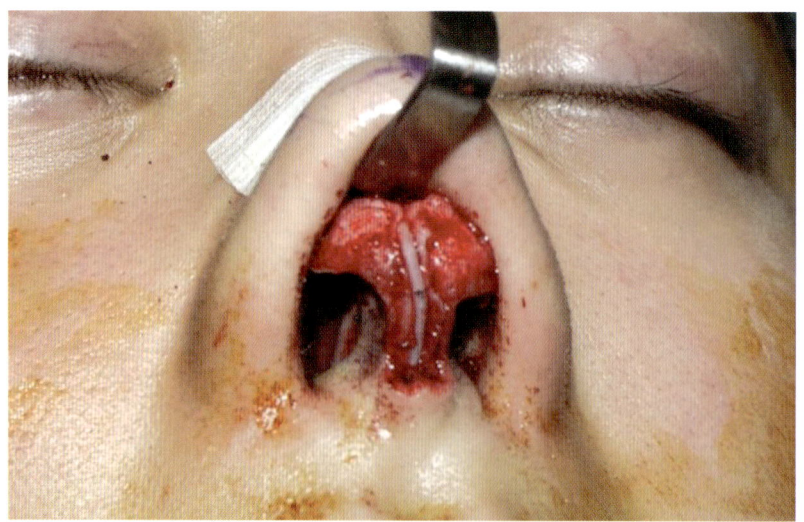

图 6-131 歪曲的鼻小柱支撑移植物

（三）夹捏鼻畸形

1.导致夹捏鼻畸形的原因

（1）边缘下切口的缝合不当

鼻整形术时，缝合切口是非常重要的一环。缝合应遵循两侧对称及无张力的原则，否则易出现夹捏鼻畸形（图6-132）。

（2）外侧脚跨越缝合或贯穿穹窿缝合不对称

在矫正钝圆鼻头而施行贯穿穹窿缝合或外侧脚跨越缝合时，如果张力过大或缝合过深，会导致夹捏鼻畸形（图6-133）。

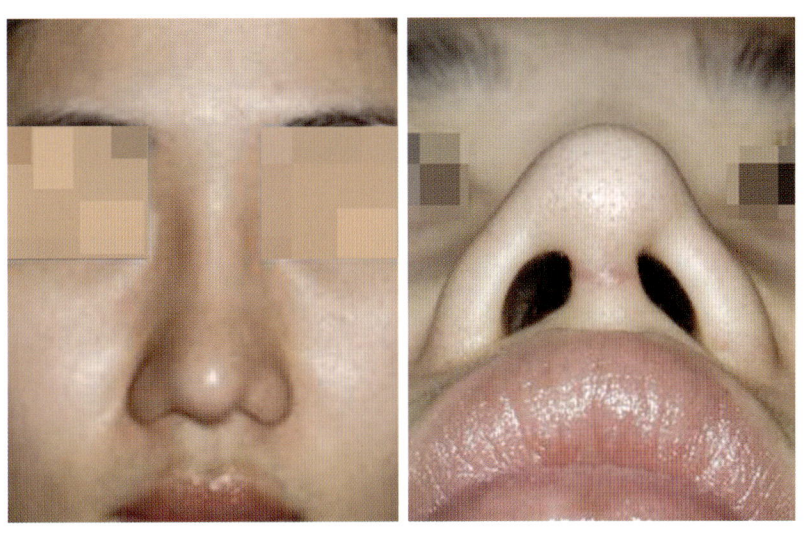

图 6-132　边缘下切口缝合不当导致的左侧夹捏鼻畸形

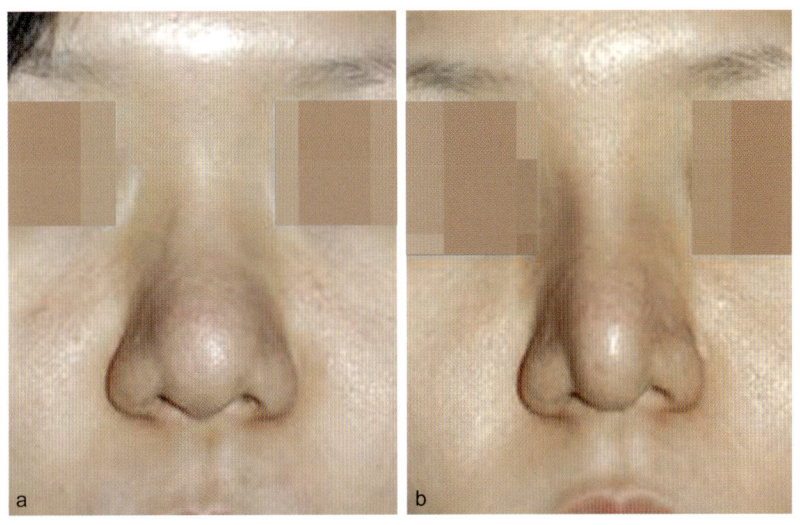

图 6-133　钝圆鼻尖矫正后导致的夹捏鼻畸形　a.术前观；b.术后观（过紧的贯穿穹窿缝合和外侧脚跨越缝合是主要的原因）

（3）外侧脚的断裂

外侧脚的断裂会导致该部位的塌陷，并发夹捏鼻畸形，可伴有外鼻阀或内鼻阀的不畅（图6-134）。

（4）外侧脚头侧部分的过度切除

在矫正钝圆鼻头而施行外侧脚头侧部部分切除术时，如果切除过多会导致外侧脚薄弱、屈曲，并发夹捏鼻畸形（图6-135）。

（5）在亚洲人，不适当的鼻尖部假体或重叠移植物可引起夹捏鼻畸形（图6-136）。

2. 夹捏鼻畸形的矫正方法

（1）软骨或真皮移植物

与鼻翼软骨结构、位置无关，只因切口缝合不对称导致的夹捏鼻畸形，可于两侧塌陷部位植入软骨或真皮移植物矫正（图6-137）。

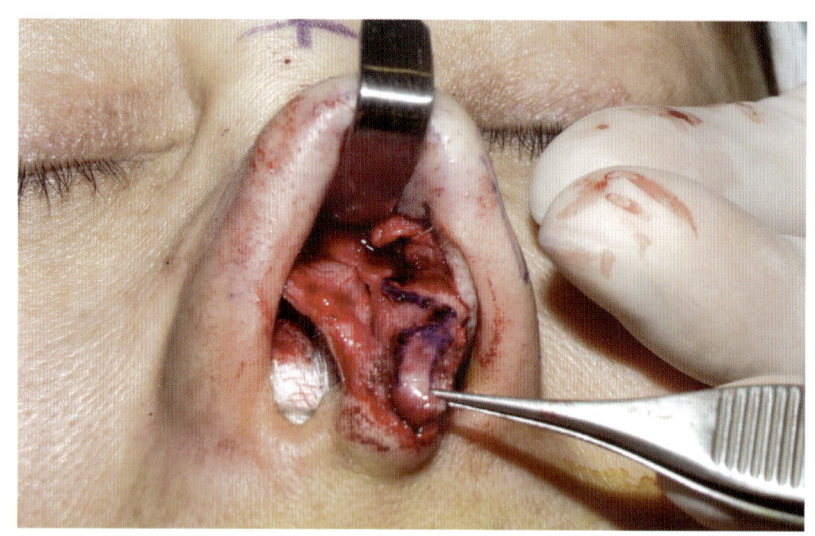

图6-134　外侧脚断裂

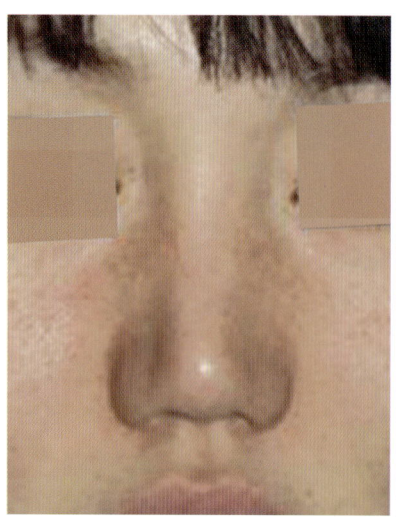
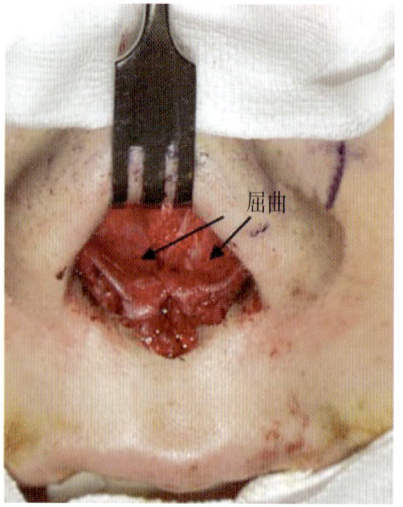

图6-135　外侧脚屈曲导致的夹捏鼻畸形

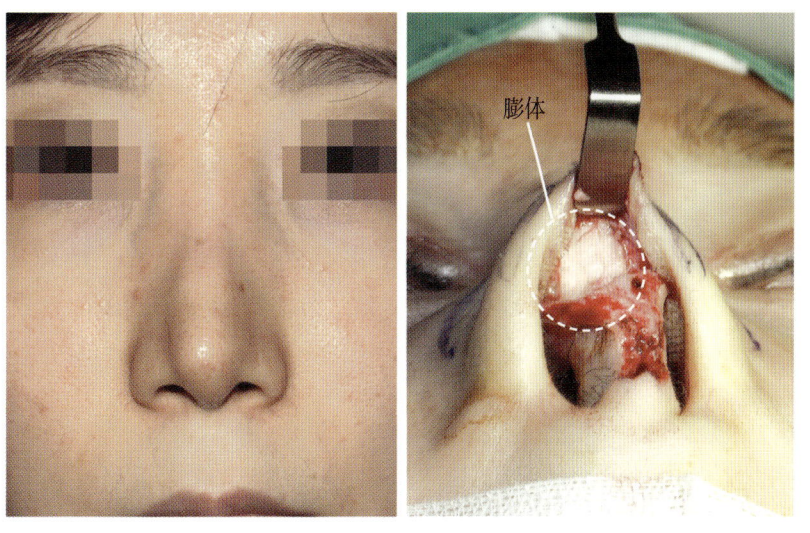

图 6-136 假体增加鼻尖突出度导致的夹捏鼻畸形

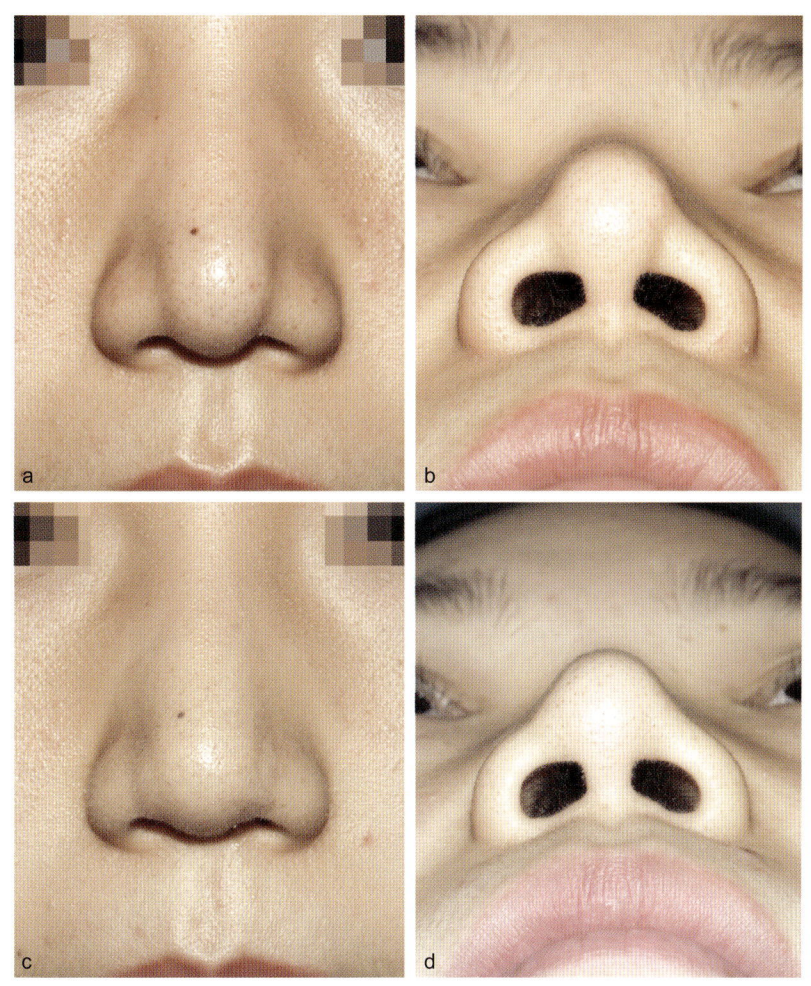

图 6-137 真皮移植物矫正夹捏鼻畸形

（2）鼻翼轮廓移植物

鼻翼轮廓移植物不仅可用于鼻翼软骨外侧脚异常导致的夹捏鼻畸形，也可用于其他原因导致的夹捏鼻畸形，是一种非常有效的方法（图 6-138）。

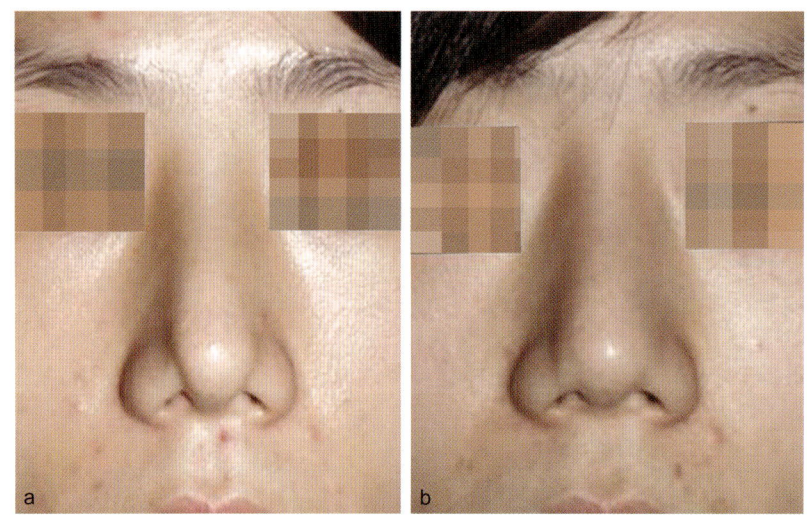

图 6-138　鼻翼轮廓移植物矫正夹捏鼻畸形　a. 术前观；b. 术后观

（3）外侧脚重叠移植物

可矫正因外侧脚屈曲或断裂导致的鼻翼塌陷和夹捏鼻畸形（图 6-139）。

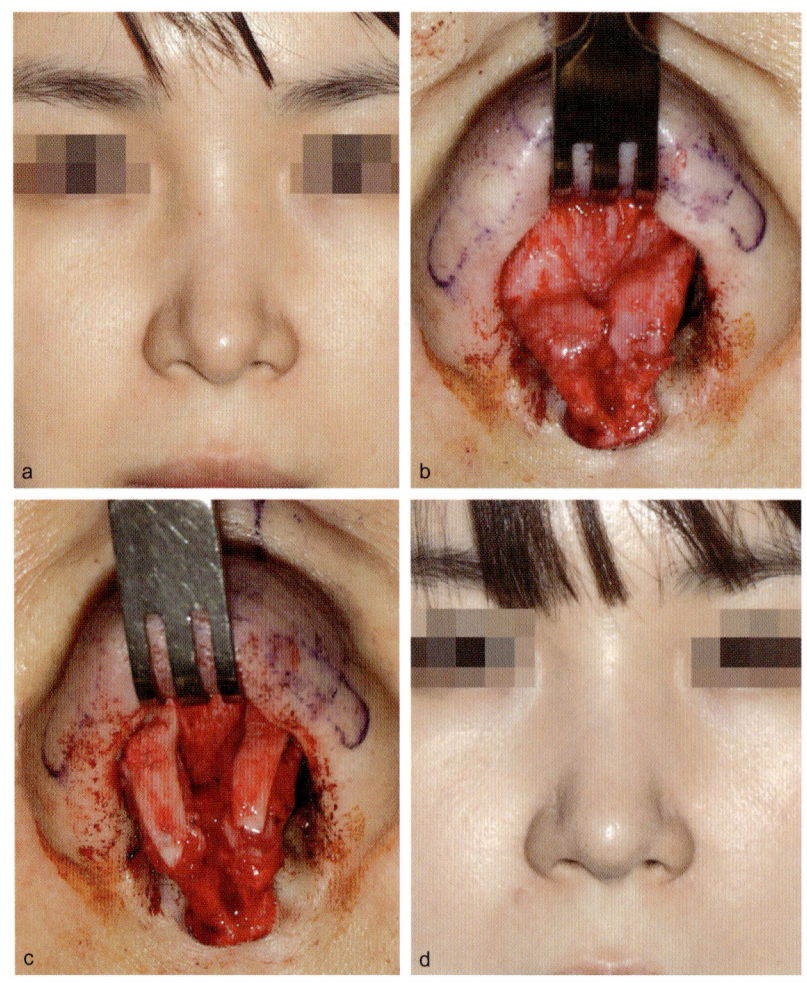

图 6-139　外侧脚重叠移植物矫正夹捏鼻畸形　a. 术前观；b、c. 术中观，可见耳软骨制成的外侧脚重叠移植物；d. 术后观

（4）外侧脚支撑移植物

外侧脚支撑移植物可矫正因外侧脚屈曲或断裂导致的鼻翼塌陷，特别对内鼻阀塌陷的矫正有效（图 6-140）。

（5）伞形移植物

伞形移植物可修复外侧脚或穹窿的断裂，增宽穹窿间距，以矫正过窄的鼻尖（图 6-141）。

（6）鼻翼软骨撑开移植物

外侧脚跨越缝合时张力过大可导致夹捏鼻畸形。此时，可使用鼻翼撑开移植物增宽外侧脚或矫正穹窿间距（图 6-142）。

（7）假体或重叠移植物不适当

可取出导致畸形的穹窿上的假体或重叠移植物，增高穹窿自身高度。

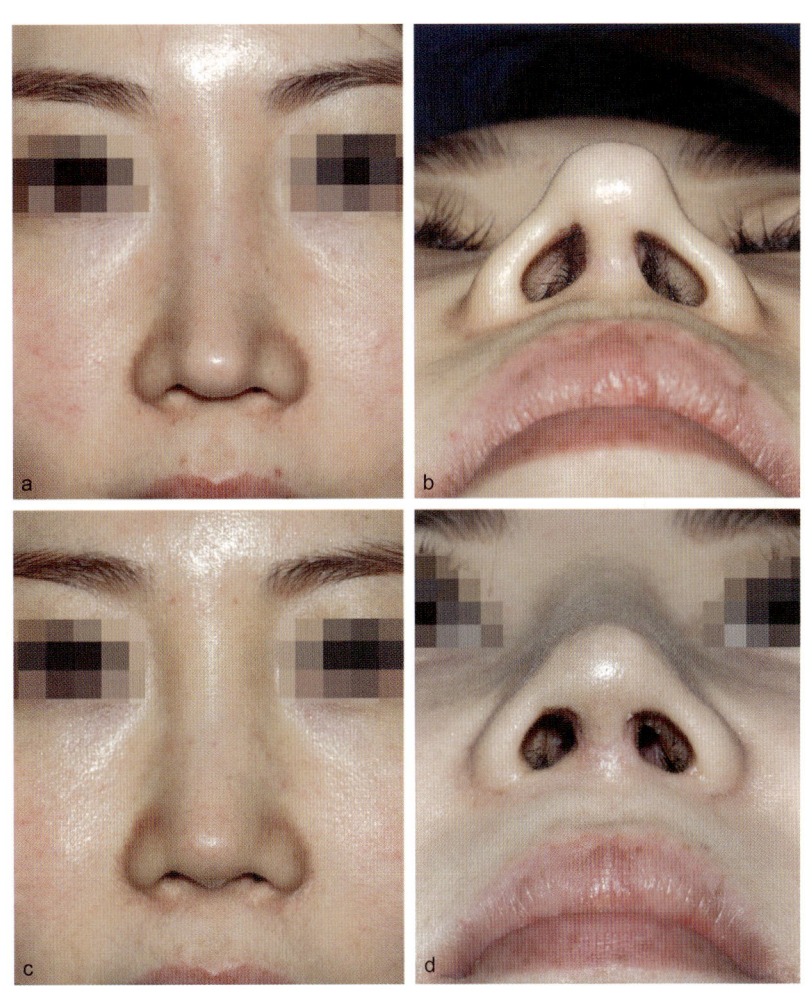

图 6-140　外侧脚支撑移植物矫正内鼻阀塌陷　a. 夹捏鼻畸形；b. 外侧脚塌陷导致内鼻阀几乎闭锁；c、d. 术后观（夹捏鼻畸形改善，内鼻阀角度增大）

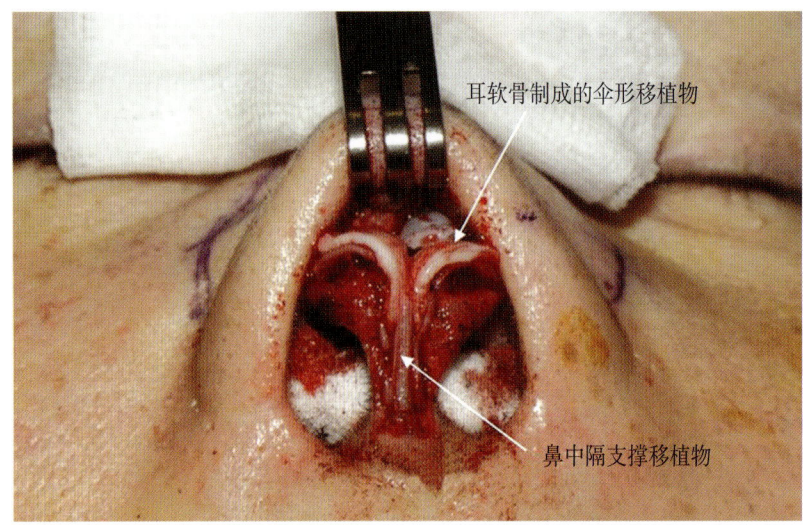

图 6-141 伞形移植物

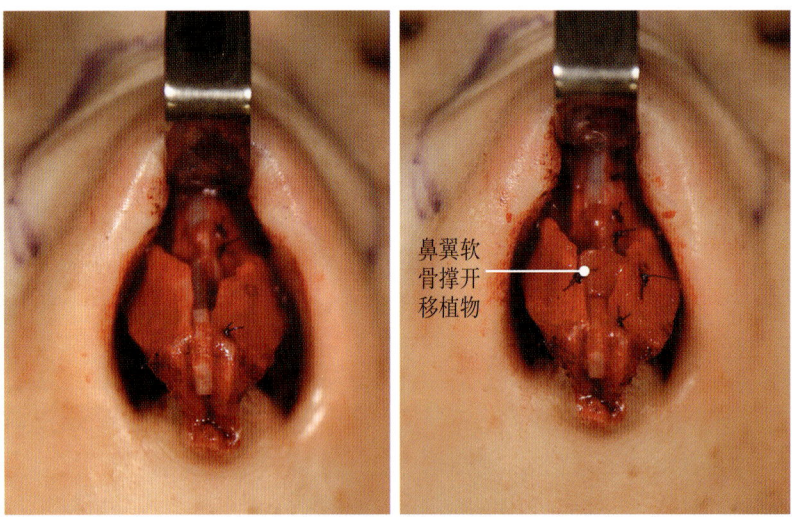

图 6-142 鼻翼软骨撑开移植物

参考文献

1. Adamson PA, Morrow TA. The nasal hinge. Otolaryngol Head Neck Surg, 1994, 111：219.
2. Amarjit S. Dosanjh, Charles Hsu, Gruber RP. The hemitransdomal suture for narrowing the nasal tip. Ann Plast Surg, 2010, 64：708.
3. Anderson JR. Personal techniques of rhinoplasty, Otolaryngol Clin N Am, 1975, 8：599.
4. Anderson JR. Surgery of the nasal base. Arch Otolaryngol, 1984, 110：349-358.
5. Ann Letourneau, Rollin K Daniel. The superficial musculoaponeurotic system of the nose. Plast Reconstr Surg, 1988, 82：48.
6. Arregui JS, Elejalde MV, Reglado J, et al. Dynamic rhinoplasty for plunging nasal tip：Functional unity of inferior third of the nose. Plast Reconstr Surg, 2000, 106：1624.
7. Ashkan Ghavamil, Jeffrey E Janis. Tip shaping in primary rhinoplasty：An algorithmic approach. Plast Reconstr Surg, 2008, 122：1229.
8. Behmand RA, Ashkan Ghavami, Guyuron B. Nasal tip sutures part I：The evolution. Plat Reconstr Surg, 2003, 112：1125.

9. Behmand RA, Ghavami A, Guyuron B. Nasal Tip Suture Part I : The evolution Plast Reconstr Surg, 2000, 106 : 1624.
10. Byrd HS, Andochick S, Copit S, et al. Septal extension graft : Amethod of controlling tip projection shape. Plast Reconstr Surg, 1997, 100 : 999.
11. Byrd HS, Scott Andochick. Septal extension grafts : A method of controlling tip projection shape. Plat Reconstr Surg, 1997, 100 : 999.
12. Byrd SH, Andochick S, Copit S, et al. Septal extension grafts, A method of controlling tip projection shape, Plast Reconstr Surg, 1997, 100 : 999.
13. Byrd SH. Septal extension grafts: A method of controlling tip projection shape. Plast Reconstr Surg, 1997, 100: 999.
14. Daniel RK. Rhinoplasty : An atlas of surgical technique. New York, Springer-Verlag, 2002, 82.
15. Daniel RK. Rhinoplasty : A simplified, three stitch, open tip suture techniques. Part II : Secondary rhinoplasty. Plast Reconstr Surg, 1999, 103 : 1503.
16. Foda HMT. Management of the drooping tip : A comparison of three alar cartilage-modifying technique. Plast Reconstr Surg, 2003, 112 : 1408.
17. Gruber JP, Rodrich RJ. Correction of the pinched nasal tip with alar spreader graft. Plat Reconstr Surg, 1992, 90 : 821.
18. Gruber RP, Farzad Nahai, Bogdan MA, et al. Changing the convexity and concavity of nasal cartilages and cartilage grafts with horizontal mattress sutures : part II. Clinical results. Plast Recontr Surg, 2005, 115 : 595.
19. Gruber RP, Friendman GD. Suture algorithm for the broad or bulbous nasal tip. Plat Reconstr Surg, 2002, 110 : 1752.
20. Gruber RP, Nahai F, Bogdan MA, et al. Changing the convexity and concavity of nasal cartilages and cartilage grafts with horizontal mattress sutures : parti I. clinical results. Plat Reconstr Surg, 2005, 111 : 595.
21. Gruber RP, Nahai F, Bogdan MA, et al. Changing the convexity and concavity of nasal cartilages and cartilage grafts with horizontal mattress sutures : parti I. experimental results. Plat Reconstr Surg, 2005, 111 : 589.
22. Gruber RP, Weintraub J, Pomerantz P. Suture techniques for the nasal tip. Aesthetic Surg J, 2008, 28 : 92.
23. Gruber RP. Suture correction of nasal tip cartilage concavities. Plast Reconstr Surg, 1997, 100 : 1616.
24. Gunter JP. Basic nasal tip surgery. Dallas Rhinoplasty Symp, 1997, 14 : 101.
25. Gunter JP, Clark CP. Internal stabilization of autogenous rib cartilage grafts in rhinoplasty : a barrier to cartilage warping. Plast Reconstr Surg, 1997, 100 : 161.
26. Gunter JP, Landecker A. Frequently used graft in rhinoplasty : Nomentclature and analysis. Plat Reconstr Surg, 2006, 118 : 14.
27. Gunter JP, Landecker A, Cochran CS. Frequently used grafts in rhinoplasty : Nomenclature and analysis, Plast Reconstr Surg, 2006, 118 : 14e.
28. Gunter JP, rodrich RJ. Lengthening the aesthetically short nose. Plast Reconstr Surg, 1989, 83 : 793.
29. Gunter JP, Rodrich RJ, Adams WP. Dallas Rhinoplasty. MISSOURI, St. Louis, 2002, 254.
30. Gunter JP, rodrich RJ, Friedman RM. Classification and Correction of alar-columellar Discrepancies in Rhinoplasty. Plat Reconstr Surg, 1996, 97 : 643.
31. Guyuron B, Behmand RA. Nasal tip sutures part II : The interplay. Plast Reconstr Surg, 2003, 112 : 1130.
32. Guyuron B, Deluca L, Lash R. Supratip deformity. Plast Reconstr Surg, 2000, 105 : 1140.
33. Guyuron B. Footplates of the medial crura. Plast Reconstr Surg, 1998, 101 : 1359.
34. Han SK, Erick G Dicut, Kim SB. Factors affecting nostril shape in asian noses. Plast Recontr Surg, 2006, 118 : 1613.
35. Han SK, Lee DY. The effect of releasing tip-supporting structures in short nose correction. Ann Plast Surg, 2005, 54 : 375.
36. Hubbard TJ. Exploiting the septum for maximal tip control. Ann Plast Surg, 2000, 44 : 173.
37. John B. Tebbetts, MD. Shaping and positioning the Nasal tip Without Structural Disruption; A New, Systematic Approach, Plast Reconstr Surg, 1994, 94 : 61.
38. Kridel RWH, Konior RJ, Shumrick KA, et al. Advances in nasal tip surgery. Arch Otolaryngol Head neck Surg, 1989, 115 : 1206.
39. M.H. Paik. Correction of short nose. J Korean Soc Aesthe Plast Sur, 2005, 11(1) : 22-26.

40. McCarthy JG, Kawamoto H, Grayson BH, Colen SR, et al. Surgery of jaws, In McCarthy JG (ed) : Plastic Surgery. 1st ed; Philadelphia, WB Saunders Co., 1990, 1191.
41. Nasal base reduction : A treatment algorithm including alar release with medialization. Plast Reconstr Surg, 2009, 123 : 716.
42. Gunter JP, Rodrich RJ, Adams WP(ed). Dallas Rhinoplasty : Nasal surgery by the Master. St. Louis : Quality edical Publishing Inc, 2002, 292.
43. Pitanguy I. Revisiting dermocartilaginous ligament. Plast Reconstr Surg, 2001, 107 : 264.
44. Pitanguy I. Surgical importance of a dermocartilaginous ligament in bulbous noses. Plast Reconstr Surg, 1965, 36 : 247.
45. Pitanguy I, Salgado F, radwanski HN, et al. The surgical importance of the dermocartilaginous ligament of the nose. Plast Reconstr Surg, 1995, 95 : 790.
46. Robert M. Oneal, Richard J. Beil Jr, Paul H. Izenberg, et al. Surgical Anatomy of the nosa. Operative Techniques in Plast and Reconstr Surg, 2000, 7(4) : 11.
47. Rod J. Rodrich, Ronald E. Hoxworth. The pyriform Ligamnet. Plast Reconstr Surg, 2008, 121 : 277.
48. Rodrich RJ, Bang H. Importance of the depressor septi nasi muscle in rhinoplasty Plast Reconstr Surg, 2000, 105 : 376.
49. Rodrich RJ, Adams WP. The boxy nasal tip : Classification and management based on alar cartilage techniques. Plast Reconstr Surg, 2001, 107 : 1849.
50. Rodrich RJ. Graduated approach to tip projection in rhinoplasty. Dallas Rhinoplsty Symp, 1990, 10 : 109.
51. Rodrich RJ, Hoxworth RE, Thronton JF, et al. The pyriform ligament. Plast Reconstr Surg, 121 : 277, 2008.
52. Rodrich RJ, Mumaffar AR. Primary rhinoplasty. Mathes SJ(ed) : Platic Surgery. 2nd ed. Philadelphia: WB Saunders Co., 2006, 2 : 443.
53. Rodrich RJ, Raniere J Jr, Ha RY. The alar contour graft : correction and prevention of alar rim deformities in rhinoplasty. Plat Reconstr Surg, 2002, 109 : 2495.
54. Rohrich RJ, Bang H. Importance of the depressor septi nasal muscle in rhinopolasty. Plast Reconstr Surg, 2000, 105: 376.
55. Tardy ME Jr, Patt BS, Walter MA. Transdomal suture refinement of the nasal tip : Long term outcomes. Facial Plast Surg. 1993, 9 : 275.
56. Tebbetts JB. Primary rhinoplasty, A new approach to the logic and the techniques. St. Louis : Mosby Co., 1998, 5.
57. Tebbetts JB. Shaping and repositioning the nasal tip without structure disruption : a new systemic approach. Plast Reconstr Surg, 1994, 94 : 61.
58. Toriumi DM. New concepts in Nasal tip Contouring. Arch Facial Plast Surg, 2006, 8 : 156.
59. Toriumi DM, Pero CD. Asian rhinoplasty. Clin Plast Surg, 2010, 37 : 335.

第 7 章

截骨术基础

截骨术是截断鼻骨使其骨折的手术方法,是为了改变鼻骨拱形状而施行的。截骨术的适应证为(图 7-1):

- 鼻骨过宽需要缩窄时;
- 鼻骨过窄需要增宽时;
- 截除驼峰后,需要关闭开放的顶板畸形时;
- 歪鼻矫正时。

截骨术分为驼峰截除术、内侧截骨术、外侧截骨术及中间截骨术等,还有施行于鼻根正中的中线垂直截骨术(图 7-2)。

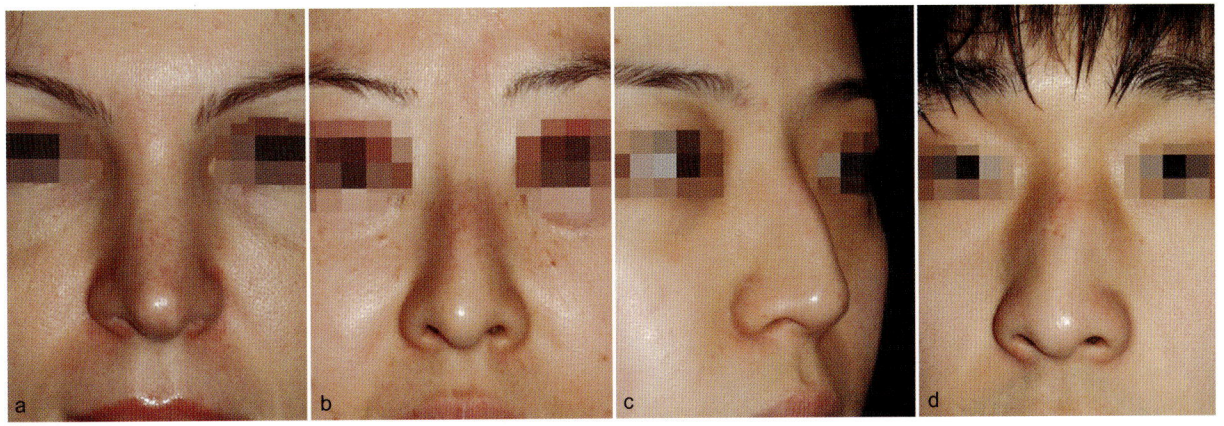

图 7-1 **截骨术的适应证** a. 宽鼻骨;b. 窄鼻骨;c. 驼峰鼻;d. 歪鼻

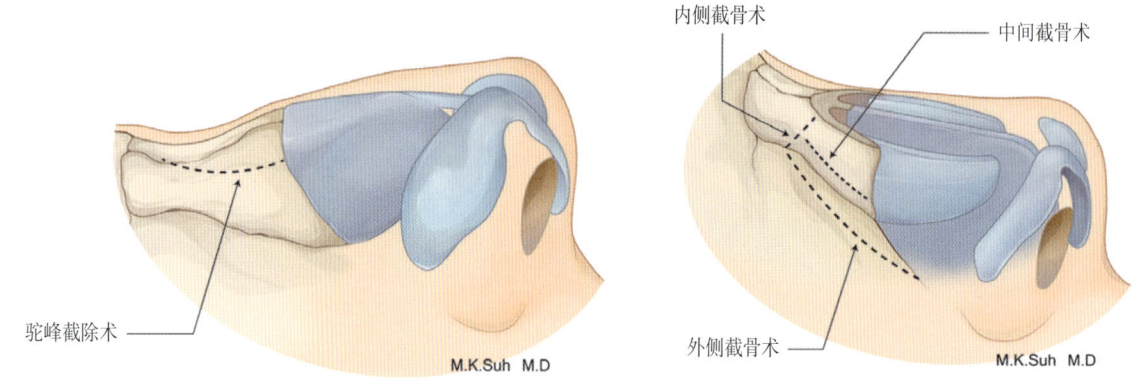

图 7-2　截骨术的种类

一、驼峰截除术

术前于皮肤表面标记需要截除的驼峰范围（图 7-3）。驼峰由软骨性驼峰和骨性驼峰组成（图 7-4）。软骨性驼峰由上外侧软骨和鼻中隔软骨的背侧部分构成。因软骨的弹力作用，截骨刀截除困难，用 15 号刀片可易于切除（图 7-5）。骨性驼峰需要使用截骨刀或骨锉（图 7-6）。小的骨性驼峰可用骨锉磨除，

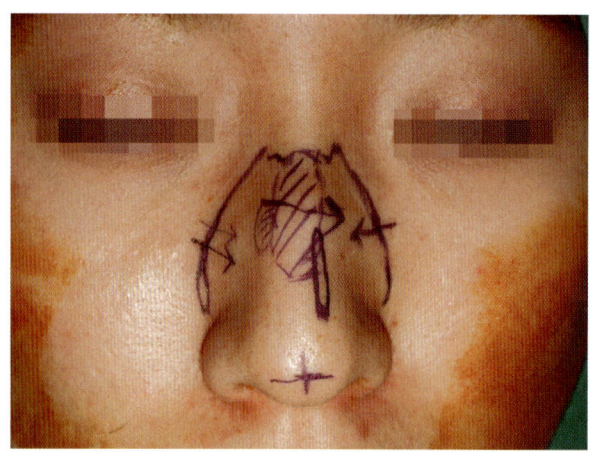

图 7-3　驼峰截除及截骨线标记

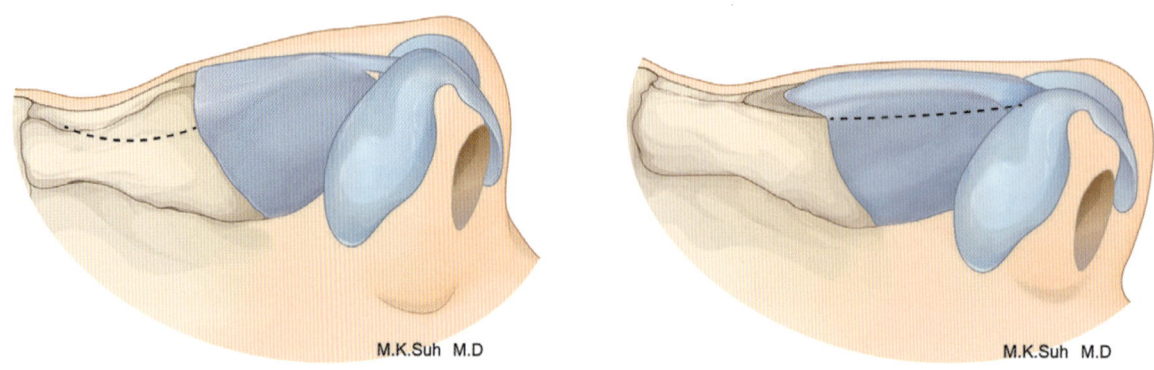

图 7-4　驼峰的构成

大的骨性驼峰需要使用截骨刀截除后再用骨锉磨平表面。

较上面描述的整块截除术，目前多采用分段截除术（图8-10）。分段截除术是将上外侧软骨与鼻中隔软骨背侧分离，使用15号刀片切除鼻中隔软骨的驼峰部分，再截除骨性驼峰。接着，切除上外侧软骨的驼峰部分，但是最近主张保留上外侧软骨的部分，可作为自撑开瓣使用，与撑开移植物的效果相同（图7-7）。

鼻背的软组织厚度不均，鼻根和鼻尖上区软组织厚，鼻缝点软组织薄，驼峰鼻截除术时应充分考虑这点（图7-8）。驼峰鼻截除后鼻背表面平整时，实际上其内部仍有轻微的驼峰；反过来，彻底地截除驼峰会出现鼻背部塌陷。所以，截除驼峰时，应考虑覆盖皮肤后的效果。

使用截骨刀施行的截骨术，需要术者具备丰富的经验和熟练的操作技术。相对来说，骨锉易于掌握，操作简便。

驼峰截除术后复发是常见的并发症。作者认为，多数是因为术中截除驼峰不足所致，而非复发。尤其在使用骨锉磨平时，软骨性驼峰的矫正不足经常发生。

为防止驼峰复发，需要遵循以下原则：①轻度的过度矫正；②使用骨锉磨除驼峰后，需要充分地冲洗；③使用胶布多层重叠包扎固定（图2-13）。

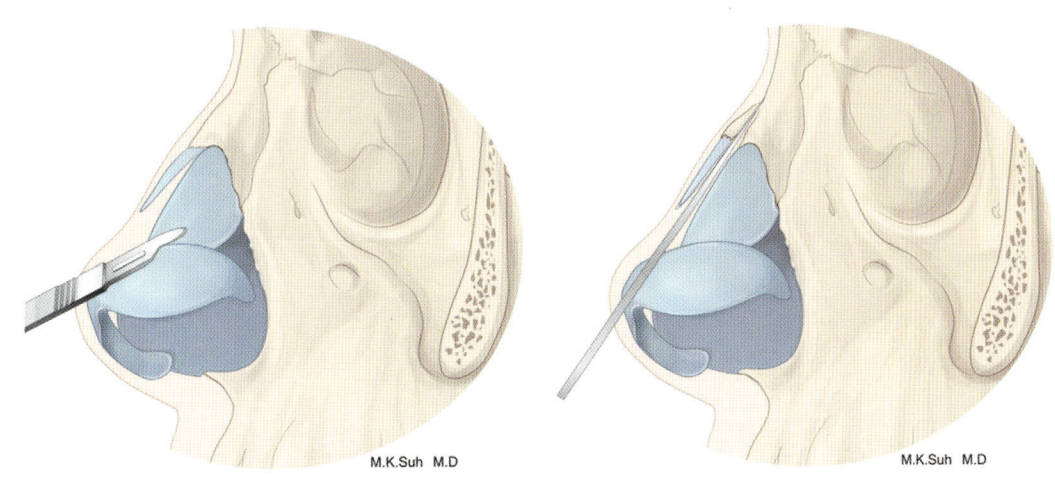

图 7-5　**软骨性驼峰的切除**

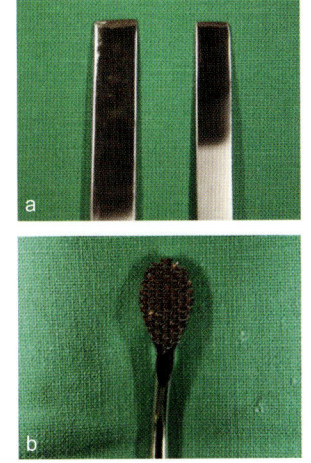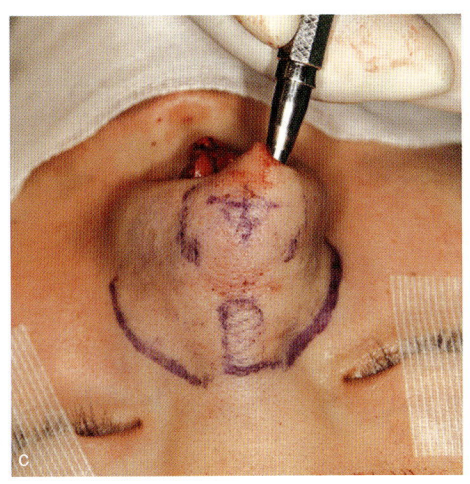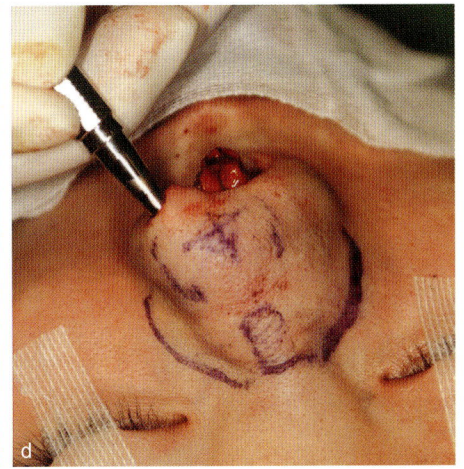

图 7-6　**截骨刀和骨锉**　a. 截骨刀；b. 骨锉；c、d. 骨锉需从两个不同方向磨除驼峰

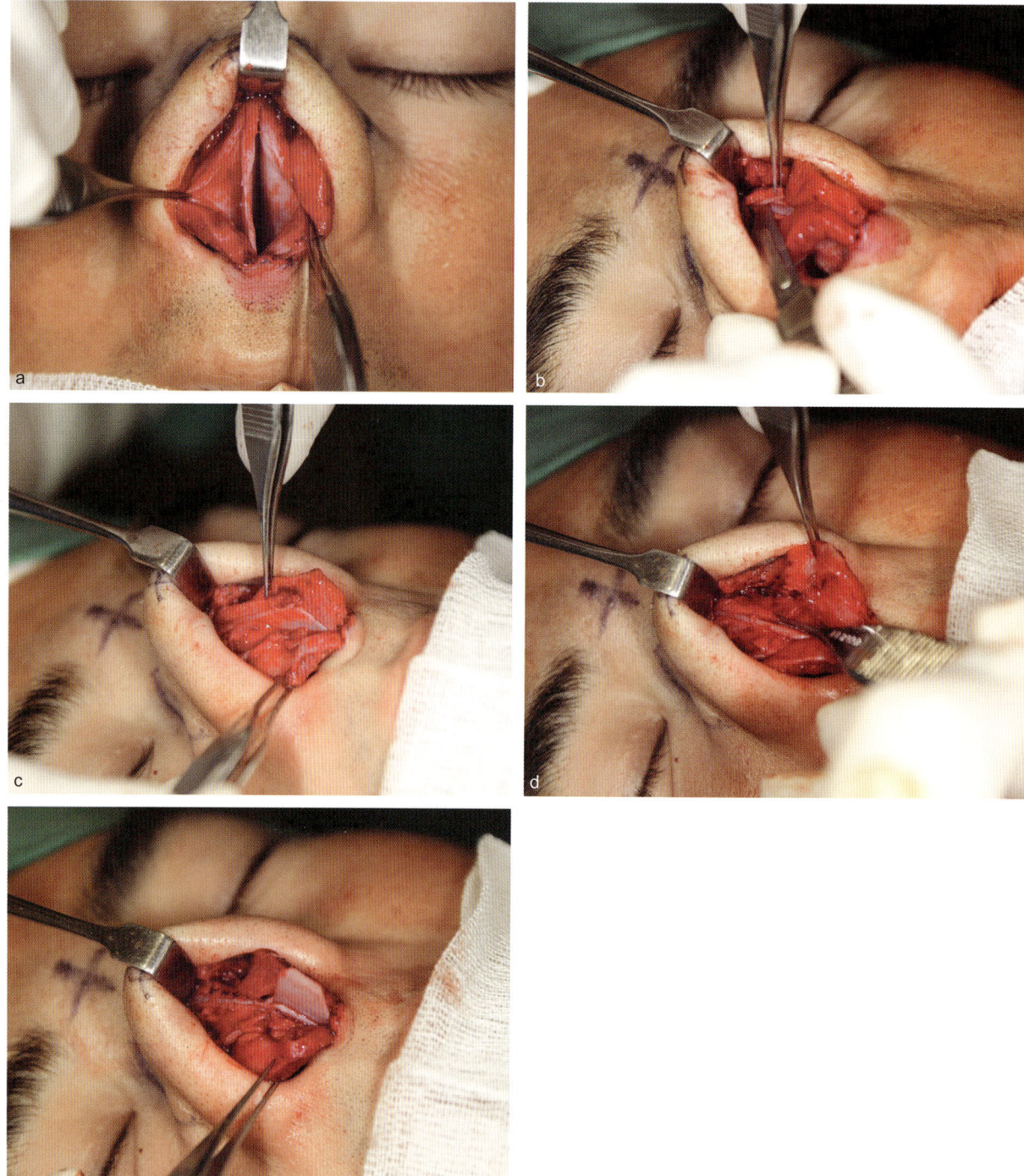

图 7-7 自撑开瓣　a. 从背侧鼻中隔分离上外侧软骨；b. 切除软骨性驼峰；c. 保留上外侧软骨的驼峰部分；d. 上外侧软骨的边缘对称地缝合固定于软骨性鼻中隔；e. 伴或不伴上外侧软骨的向内侧卷曲

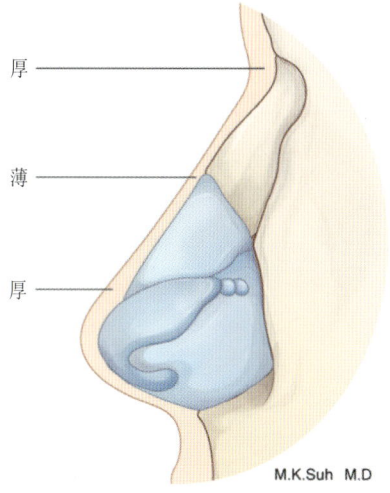

图 7-8 鼻部皮肤的厚度

二、内侧截骨术

内侧截骨术起始于鼻骨和鼻中隔相接部,略向上外侧方向移行,不超过内眦连线水平(图 7-9)。歪鼻和鹰钩鼻矫正时,内侧截骨术与外侧截骨术联合施行;如歪鼻矫正需要增宽鼻骨时,也可单独施行。

内侧截骨术多使用带皮肤保护器的宽约 4mm 的直截骨刀(图 7-10)。鹰钩鼻矫正术时,于截除驼峰后出现的顶板开放畸形下端开始至鼻根部施行内侧截骨术。歪鼻矫正时,使用 15 号刀片或 D 形刀分离上外侧软骨和鼻中隔软骨,沿着这条线自鼻骨下端开始至鼻根部施行内侧截骨术(图 7-11)。内侧截骨线设计为旁开鼻背正中线约鼻中隔软骨厚度,在鼻根部稍下方向外侧移行,在鼻根部与外侧截骨线相连。超过鼻根的过高的截骨术,由于鼻根点的支点作用,会并发皮肤表面可触及的跷跷板畸形(图 7-12)。

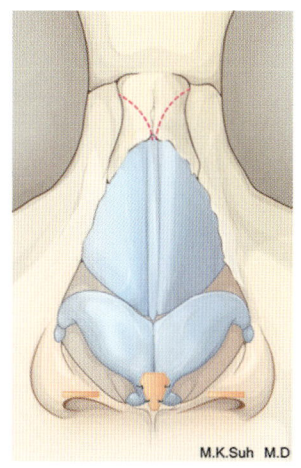

图 7-9 内侧截骨术

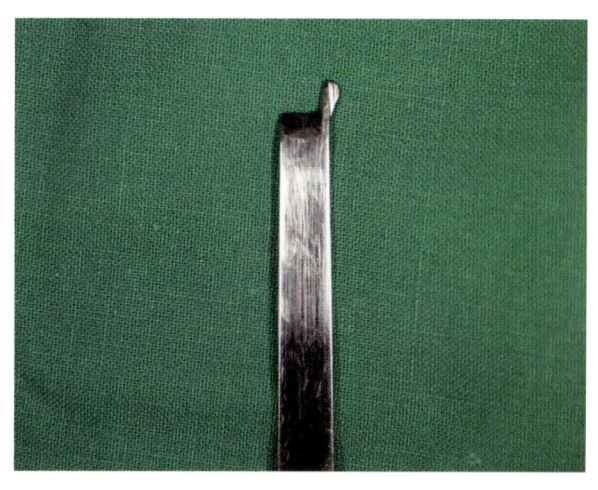

图 7-10 带导引的直截骨刀

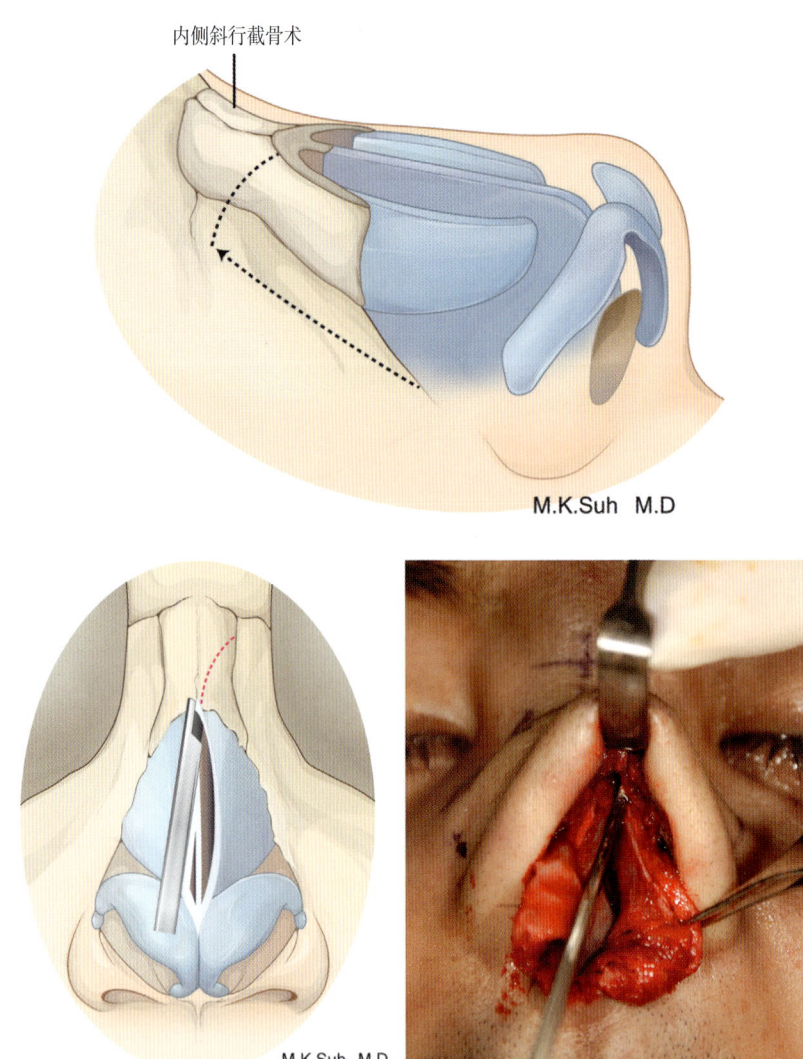

图 7-11　**内侧截骨术**　a.起于开放顶板的下缘；b.截骨刀置于上外侧软骨与鼻中隔间，从鼻骨下端开始截骨

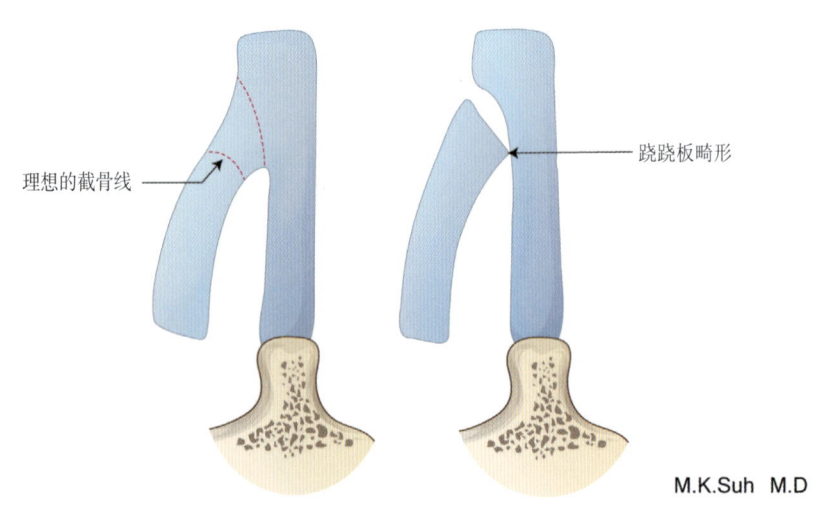

图 7-12　跷跷板畸形

三、外侧截骨术

外侧截骨术是为了缩窄鼻背宽度或矫正歪鼻而施行的。外侧截骨线起始于鼻腔的外侧壁、下鼻甲稍下方，略向下后沿着鼻面沟向上走行，至内眦水平向内侧移行与内侧截骨线相接（图7-13）。使用带皮肤保护器的宽约4mm的，向左、右侧弯曲的截骨刀施行（图7-14）。

通常所说的截骨线的高低是相对于患者仰卧时，天花板和地板位置来说明的。外侧截骨线以低到低或低到高的轨迹走行（图7-15）。

- 低到低截骨术

截骨线起始于梨状孔边缘最低的水平部位，向上沿着上颌骨的额突边缘走行。该方法有损伤鼻泪管的危险。

- 低到高截骨术

截骨线的起始部位同低到低截骨，越向上，越靠近内侧。该方法可降低损伤鼻泪管的危险，减轻

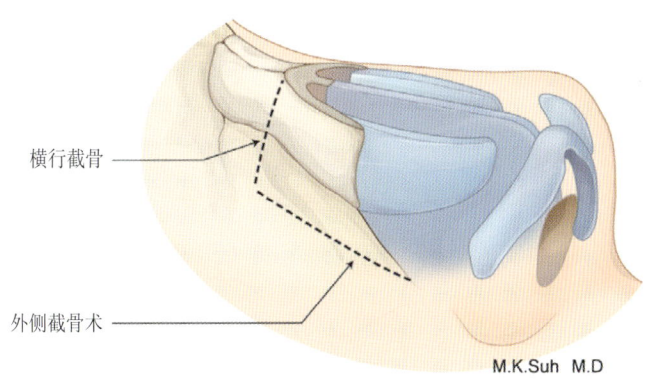

图7-13　外侧截骨术

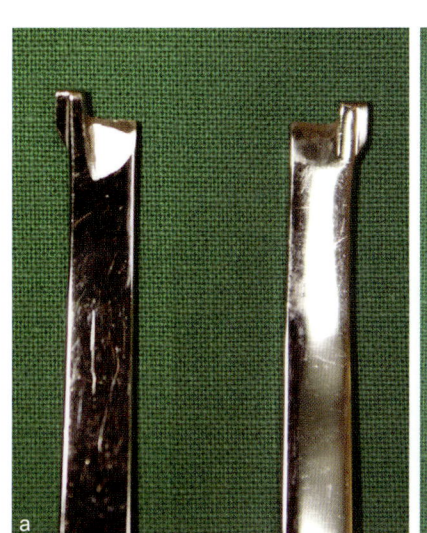 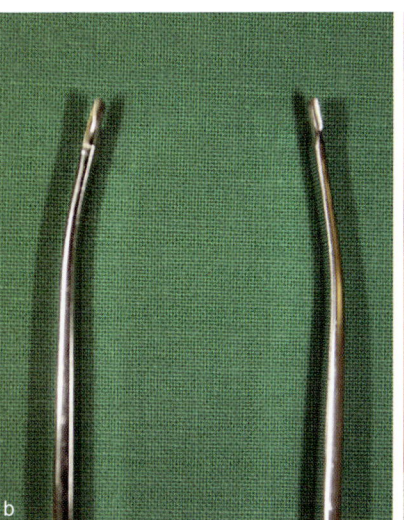 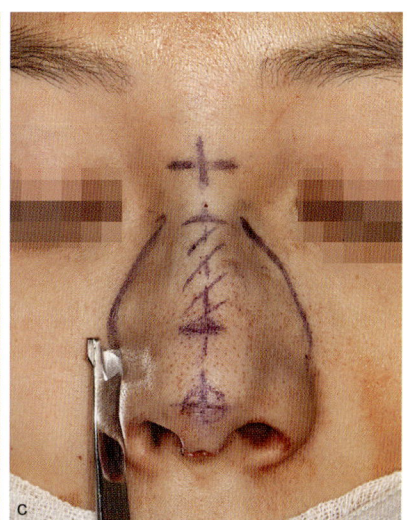

图7-14　带导引的弯截骨刀　a、b.带导引的弯截骨刀；c.截骨刀的导引朝向皮肤侧

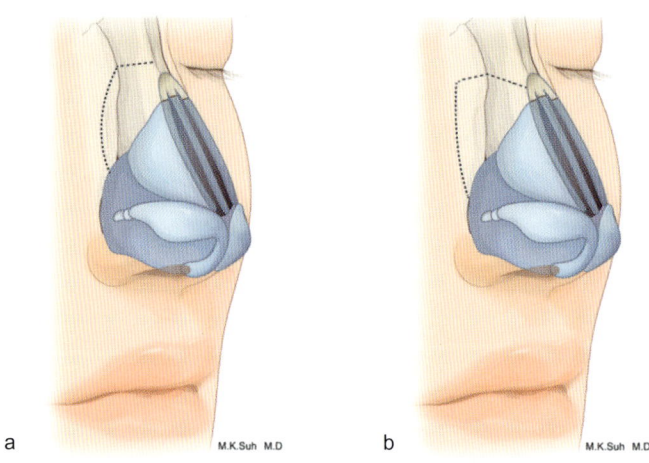

图 7-15　**外侧截骨术路径**　a. 低到高截骨术；b. 低到低截骨术

眼周淤紫。

将截骨线的起始部位设于低点的原因是：①有利于歪鼻或过宽鼻骨的矫正；②不易触到截骨形成的骨性台阶。

但是，外侧截骨线的起始点定位过低，由于外侧截骨术后下鼻甲向内侧移动，会导致鼻腔狭窄、通气功能障碍（图 7-16）。所以，作者建议截骨线的起始点定为略高部位（约为下鼻甲起始部），经过低点再向上移行，该方法称为中到低到高截骨术（图 7-17）。这样，可以保留梨状孔边缘下端的三角形骨结构（Webster 三角），避免下鼻甲向内侧移动引起的鼻气道阻塞。但是，低到高截骨术操作简便、易于掌握，如能排除术后引起的气道阻塞，建议初学者使用低到高截骨术。如有并发气道阻塞的危险性，应在下鼻甲的起始部开始截骨。

假如术后出现了下鼻甲内移，并发通气功能障碍，可用以下方法矫正下鼻甲：

◇　下鼻甲外截骨（图 7-18）

下鼻甲外截骨使下鼻甲向外侧移位，增加了鼻腔容积。适用于主要由骨性成分所致的下鼻甲肥大患者。利用剥离子将下鼻甲向内侧推移，形成青枝骨折后，再向外侧推移，使下鼻甲完全骨折而外移。

◇　射频消融（图 7-19）

是将射频探针插入鼻腔内黏膜，利用射频能量引起消融的方法。适用于黏膜肥厚所致的下鼻甲肥大患者。射频消融的优点是：只针对黏膜下组织进行射频消融、收缩，术后不形成下鼻甲黏膜坏死及结痂。术后易于管理，效果佳，是近来常用的治疗方法（图 7-20）。联合应用下鼻甲射频消融和外截骨可获得满意的效果。

◇　下鼻甲成形术（图 7-21）

是切开下鼻甲黏膜，截除骨组织，切除部分黏膜后缝合的手术方法。下鼻甲成形术有并发鼻腔干燥综合征的危险，应慎用。

外侧截骨术的截骨顺序和方法如图 7-22 所示。

外侧截骨术的并发症如下：

➢　鼻泪管或泪囊的损伤。低到低截骨术时，由截骨线过低引起。鼻泪管损伤的临床表现为溢泪，但溢泪的患者并不都是鼻泪管损伤所致，为了鉴别，需行泪道通畅试验（图 7-23）。

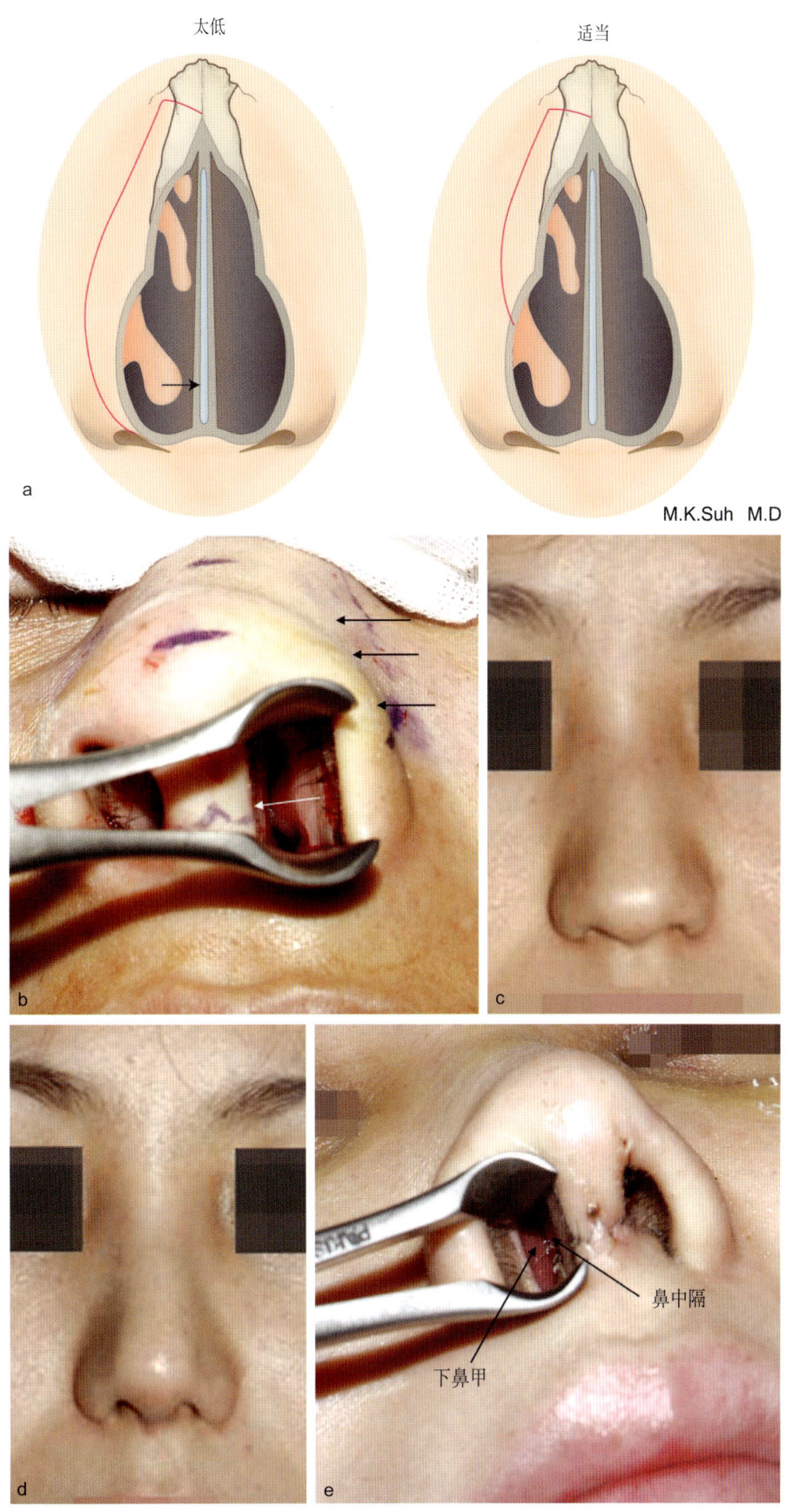

图 7-16 **外侧截骨术与下鼻甲** a.外侧截骨术导致下鼻甲移动；b.外侧截骨术使下鼻甲内移；c.术前观，鼻骨宽大的病例；d.术后观，外侧截骨术后；e.病例显示下鼻甲已贴近鼻中隔（d）

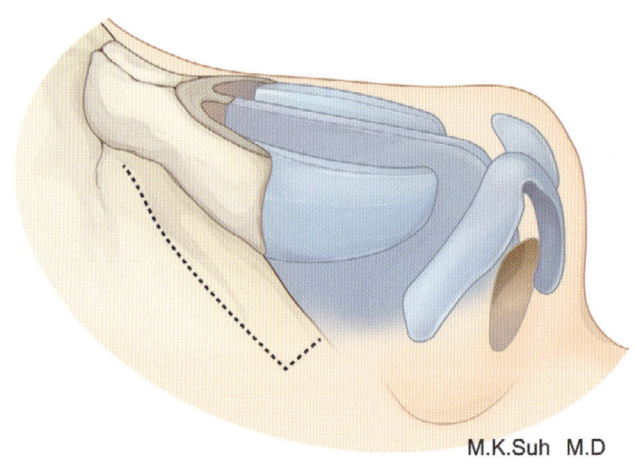

图 7-17　中到低到高截骨术

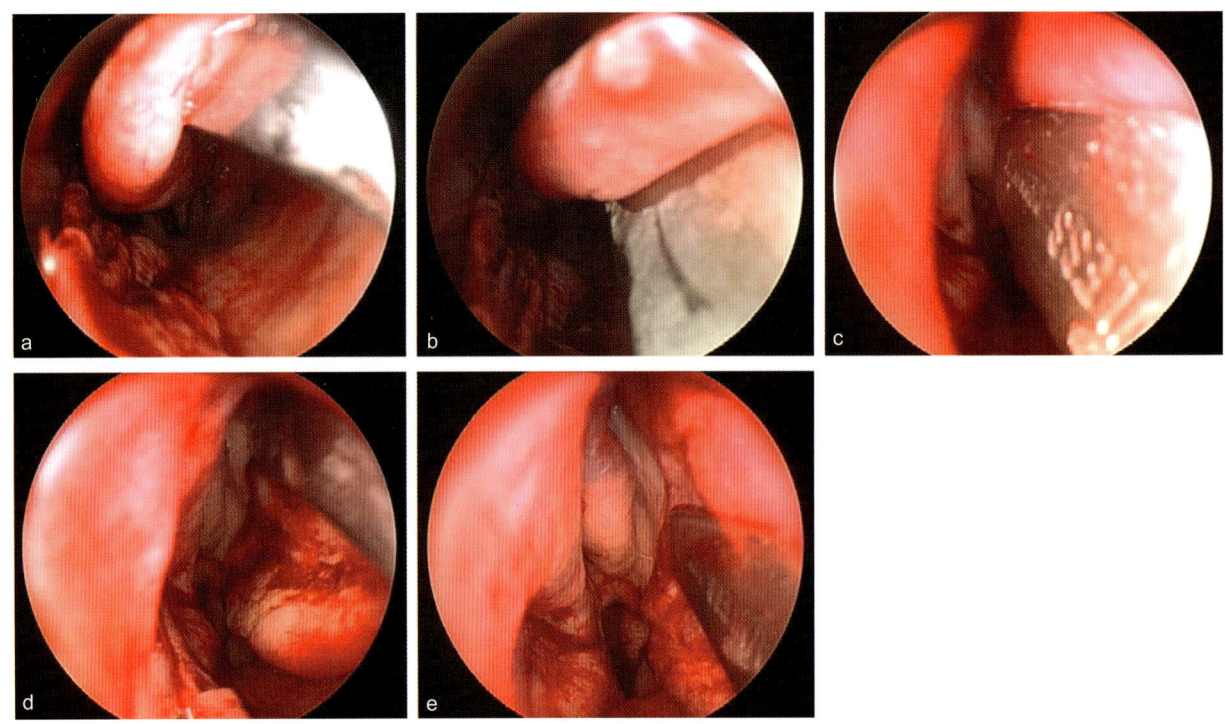

图 7-18　下鼻甲外截骨术　a、b. 先行内截骨；c、d、e. 再行外侧截骨

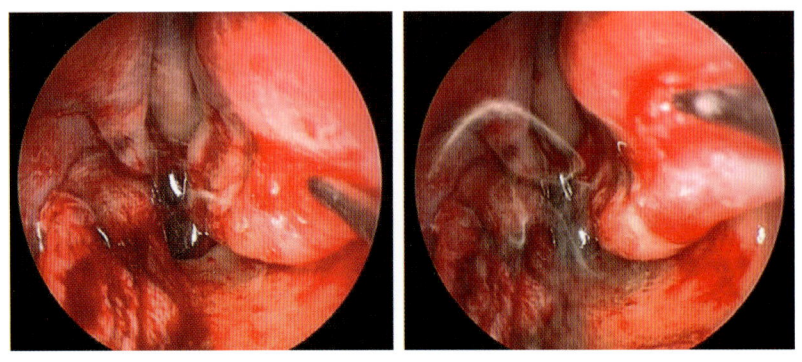

图 7-19　下鼻甲射频消融术（RF）

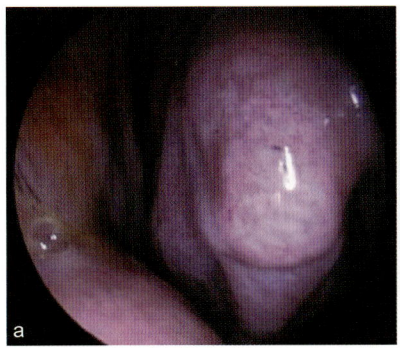
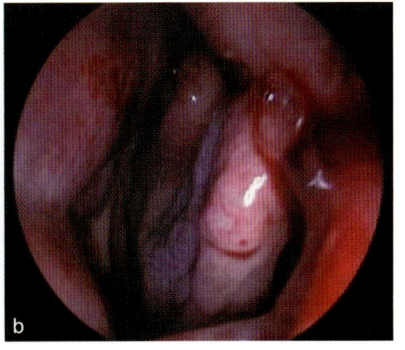

图 7-20　下鼻甲射频消融术　a. RF 前；b. RF 后

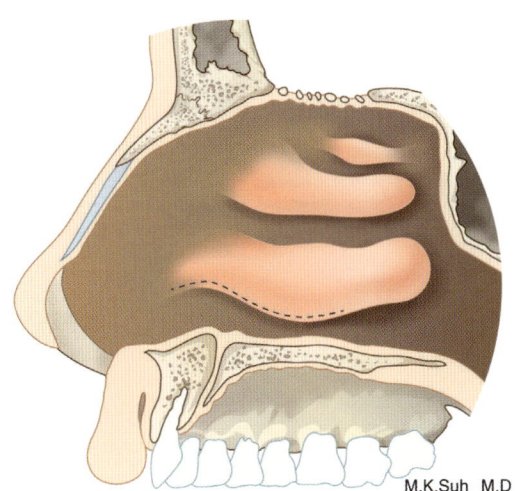

M.K.Suh M.D

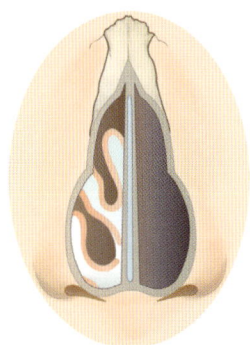
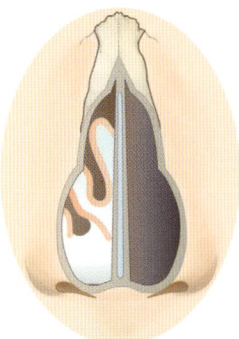
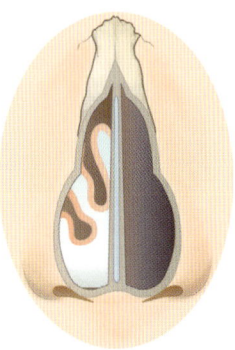

图 7-21　下鼻甲成形术

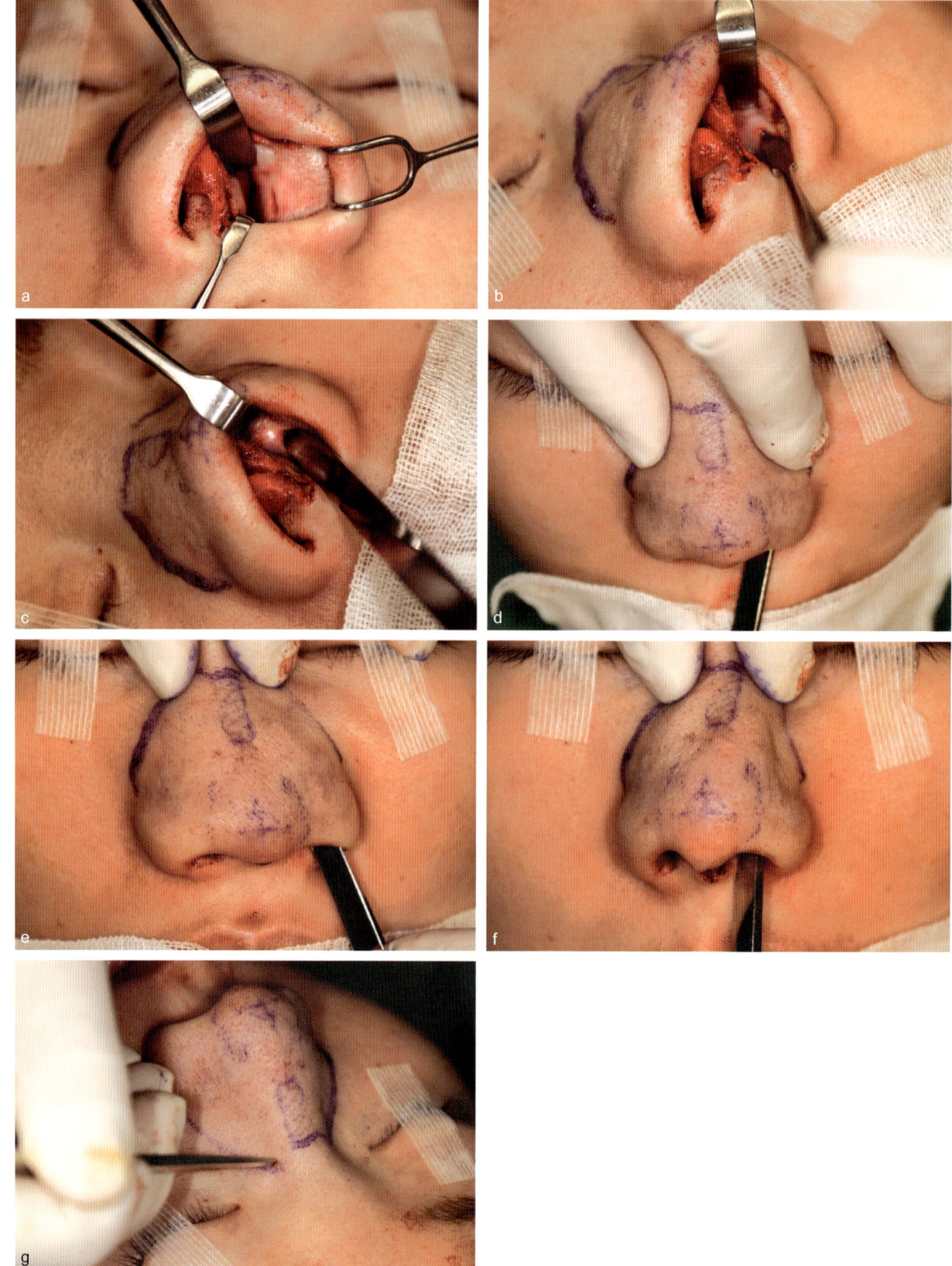

图 7-22　外侧截骨术的手术过程　a. 于下鼻甲的起始部切开。b. 骨膜剥离子剥离骨膜。作者通常剥离 1~1.5cm 范围的骨膜。c. 置入截骨刀。d. 于中间位开始截骨,即向低位移行。e. 截骨刀向高位移行。f. 外侧截骨后,向内侧移动鼻骨。g. 青枝骨折不明显时,使用 2mm 的截骨刀行经皮外侧截骨,使截骨更确切

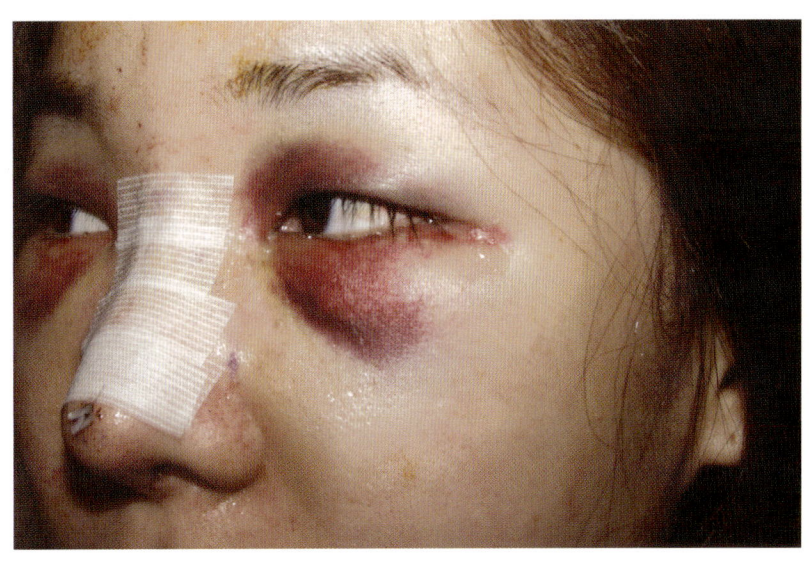

图 7-23　左侧溢泪（未损伤鼻泪管）

➢ 矫正不全或不对称。截骨线过高所致。表现为歪鼻矫正不全、经皮肤可触到阶梯状变形、宽的鼻背部无改善等。

➢ 矫正鹰钩鼻截除驼峰后，施行的外侧截骨不完全，会形成顶板开放畸形。

➢ 外侧截骨线起始部过低，会使下鼻甲内移，从而出现通气障碍。

应尽量维持截骨刀为水平位，如截骨刀倾斜角度大，会出现向内的截骨片向内滑移，使鼻宽度变窄或鼻闭塞（图 7-24）。

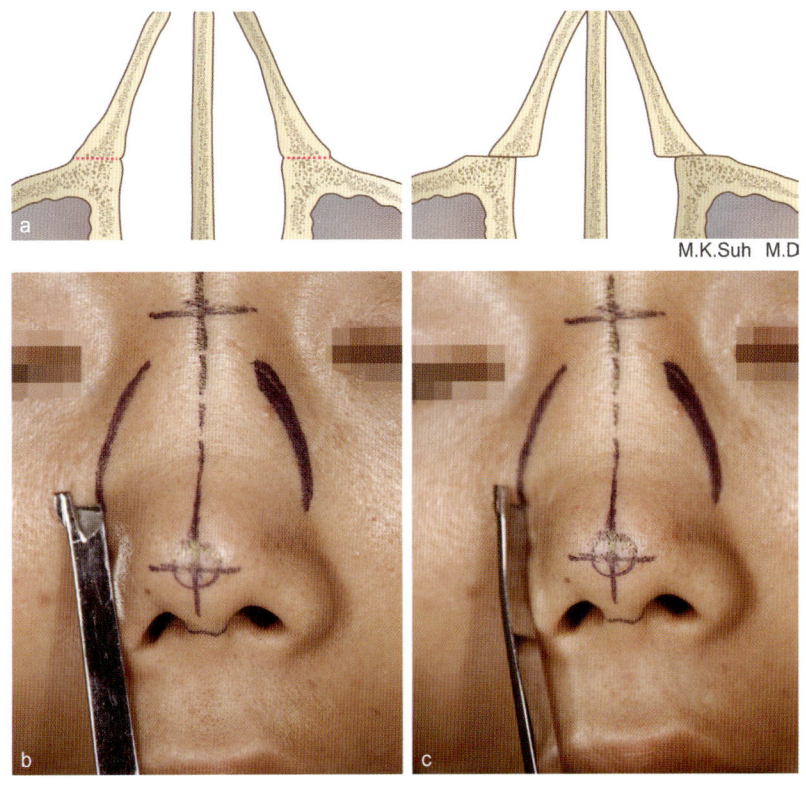

图 7-24　**截骨刀的角度**　a. 截骨刀的角度；b. 正确的；c. 错误的

严重的鼻畸形或两侧鼻骨非常凸出且宽的患者，需要施行双平面截骨。双平面截骨的顺序为先行内侧的截骨，再行外侧的截骨，这样才可维持鼻骨的稳定性（图7-25）。但是，由于亚洲人鼻骨小，很少需要施行双平面截骨。

四、截骨术注意事项

截骨术前10分钟，应注射含有肾上腺素的局麻药，以减轻截骨时的出血。

截骨术后，应使大片鼻骨向内侧移位，才能预防阶梯状畸形的发生。歪鼻矫正时，外侧截骨线与内侧截骨线应相连，使截断的鼻骨能自由地左右移动。截断的鼻骨上要有骨膜覆盖，才能维持稳定。内、外侧截骨线未相连时，可施行经皮外侧截骨。使用2mm宽的骨凿截断连接部位，形成完全性骨折（图7-26）。

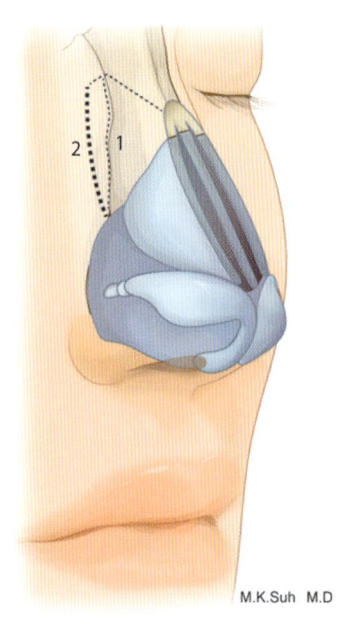

图7-25　双平面截骨术

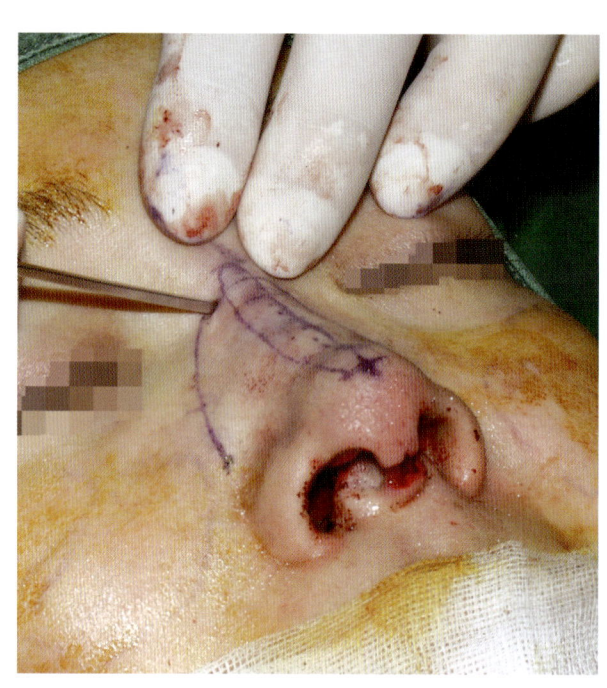

图7-26　经皮外侧截骨

五、截骨术后的包扎

截骨术后，使用胶布压迫包扎，外用铝塑板或热塑板固定（图7-27）。热塑板可减轻术后肿胀，预防血肿形成，保持鼻骨稳定。为减轻眼周的瘀斑，可用纱布压迫6～8小时（图7-28）。

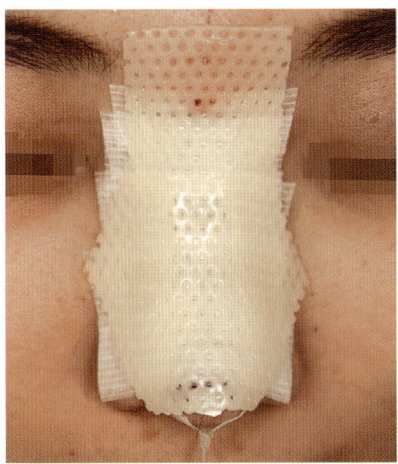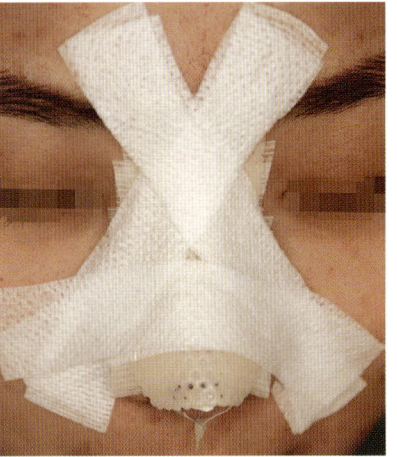

图 7-27　截骨术后的包扎

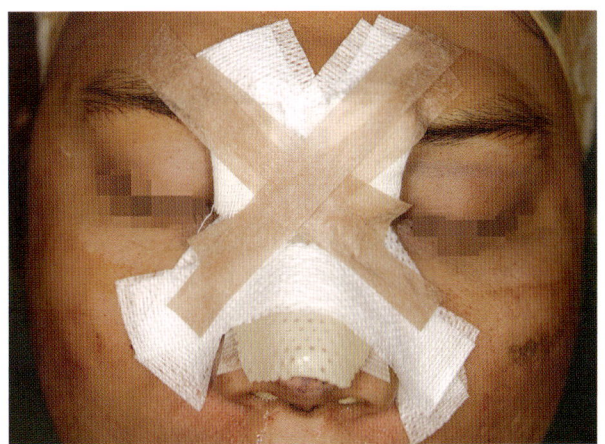

图 7-28　加压包扎使眶周的瘀斑减轻到最低程度

参考文献

1. Daniel RK. Mastering rhinoplasty. Berlin : Springer, 2010.
2. Gruber R, Chang TN, Kahn D. Broad nasal bone reduction: an algorithm for osteotomies. Plast Reconstr Surg, 2007, 119: 1044.
3. Tardy ME. Rhinoplasty: The art and the science. Philadelphia: Sauinders, 1997.
4. Webster RC. Curved lateral osteotomy for airway protection in rhinoplasty. Arch Otolaryngol, 1977, 103(8): 454.

第 8 章　驼峰鼻和宽鼻骨的矫正

一、驼峰鼻的矫正

驼峰导致的鹰钩鼻畸形在韩国很常见（图 8-1）。驼峰是指高出鼻根和鼻尖假想连线的鼻背部分。驼峰主要由鼻骨、上外侧软骨及鼻中隔背侧部分组成，但个体差异很大（图 8-2）。

驼峰鼻通常伴有鼻尖低垂，这种鼻外形称为鹰钩鼻畸形。鹰钩鼻给人以固执、强悍的印象，不少女性患者因此要求矫正。

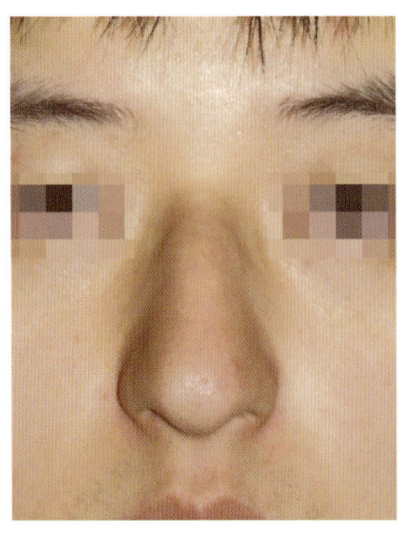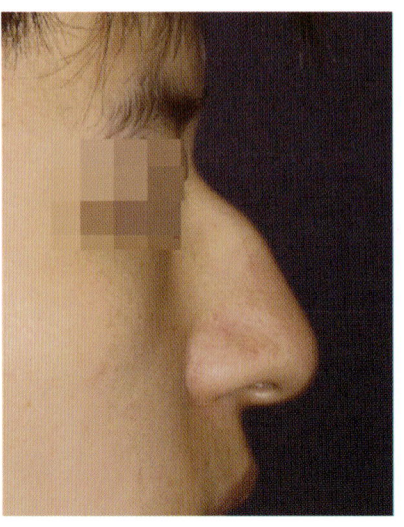

图 8-1　驼峰鼻

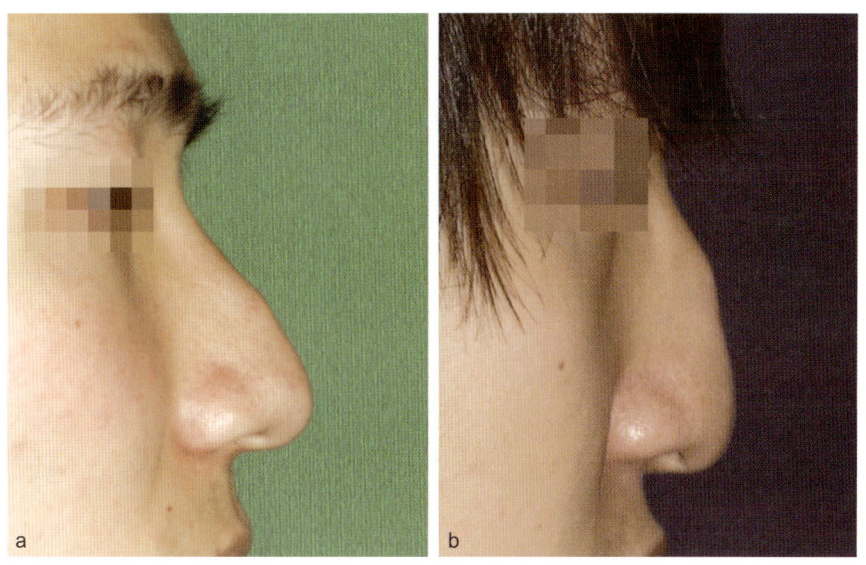

图 8-2 驼峰鼻　a.软骨性驼峰为主；b.骨性驼峰为主

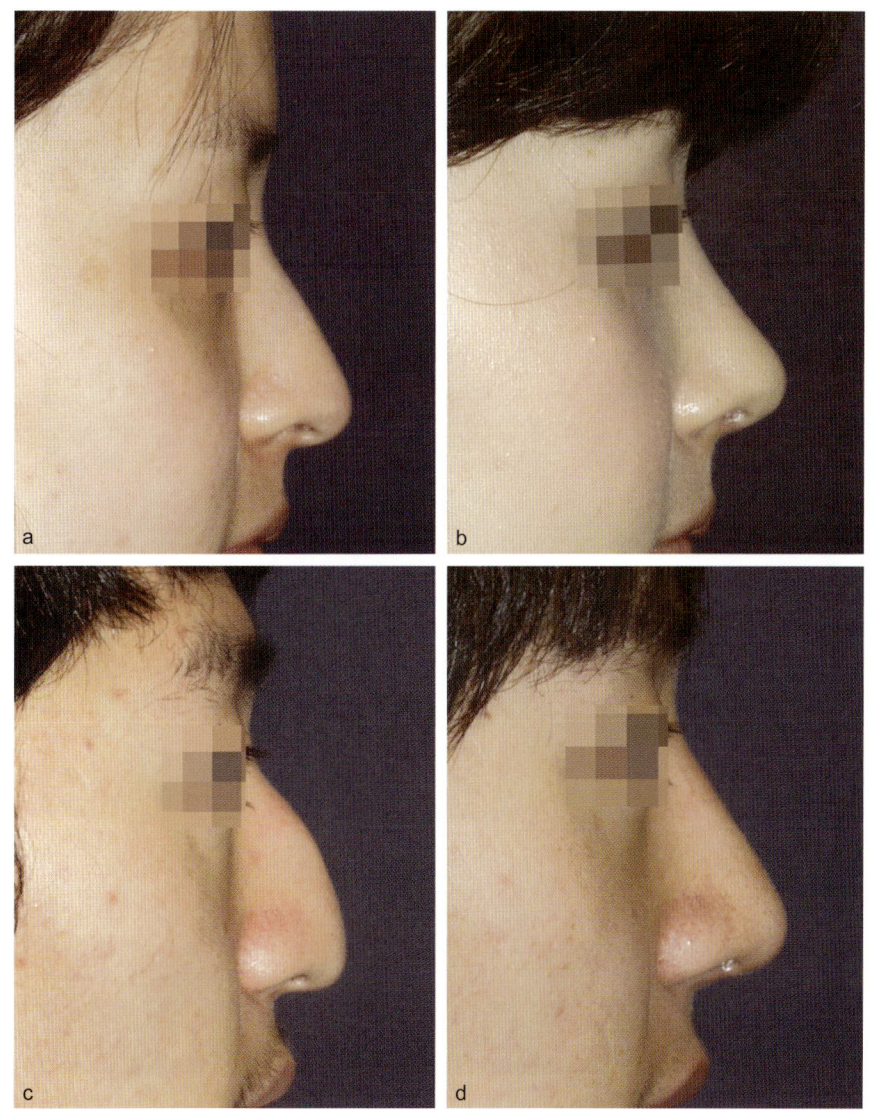

图 8-3 亚洲人偏爱的鼻背曲线　a.术前观；b.术后观，在女性为弯曲曲线；c.术前观；d.术后观，在男性为直线

（一）手术目的

要求矫正鹰钩鼻的患者多源于单纯的美容目的，所以应把重点放在美的体现上。从侧面观，理想的鼻背应为高度适中的直线，鼻尖比鼻背略高或平，形成柔和的曲线。在女性，鼻根到鼻尖应呈轻微的曲线，而男性应呈直线（图8-3）。在亚洲人，过于夸张的曲线会显得不自然。

（二）术前评估

与西方人不同，韩国人的鹰钩鼻畸形驼峰多不大，多伴有鼻根、鼻尖及鼻背高度低的情况。所以，截除驼峰之前，要评估理想的鼻背高度，要考虑是否需要增加鼻根和鼻尖的高度，再决定驼峰的截除程度。即驼峰鼻伴鼻根低的时候，不需要截除驼峰，于鼻根部植入假体或软骨移植物，增加鼻根高度来矫正驼峰。所以，驼峰鼻矫正术前应根据具体患者的条件制订详细的手术计划，手术计划包括是否需要增加鼻根及鼻尖高度、是否需要截除驼峰及驼峰截除的程度等（图8-4）。

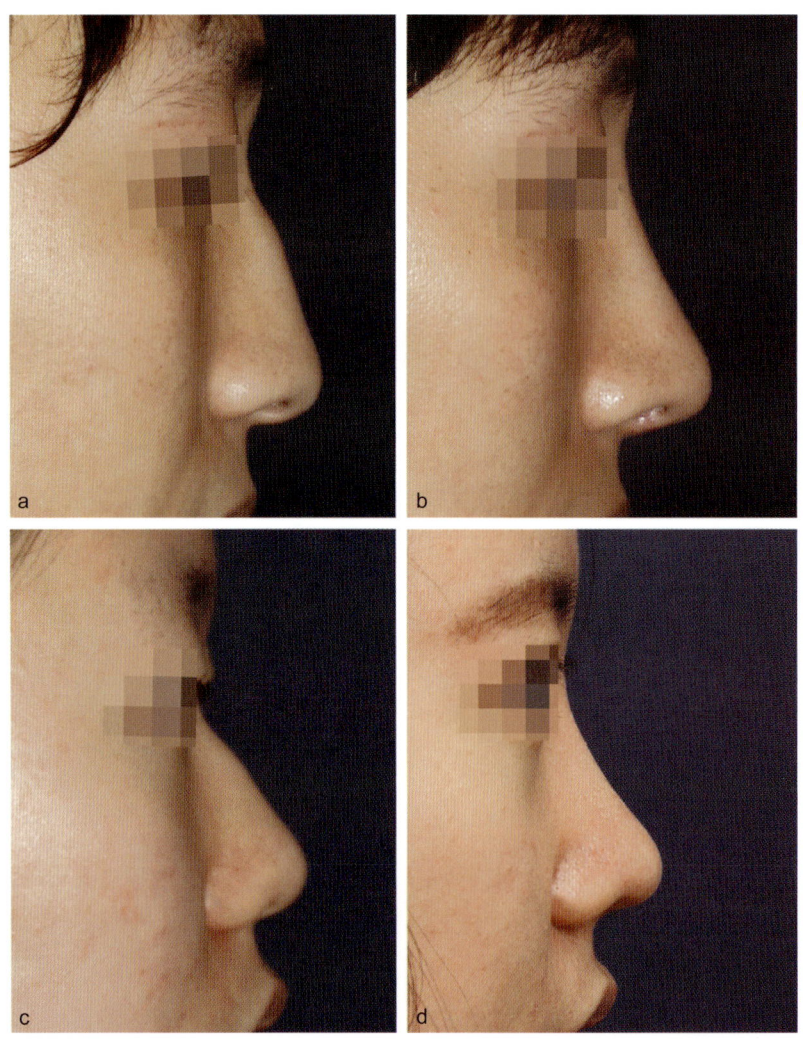

图 8-4　亚洲人的驼峰鼻矫正与西方人不同　a. 术前观；b. 术后观（部分驼峰切除术，鼻根部的软骨移植物，鼻尖整形）；c. 术前观；d. 术后观（使用硅胶假体的鼻根部隆鼻，鼻尖整形，未行驼峰切除术）

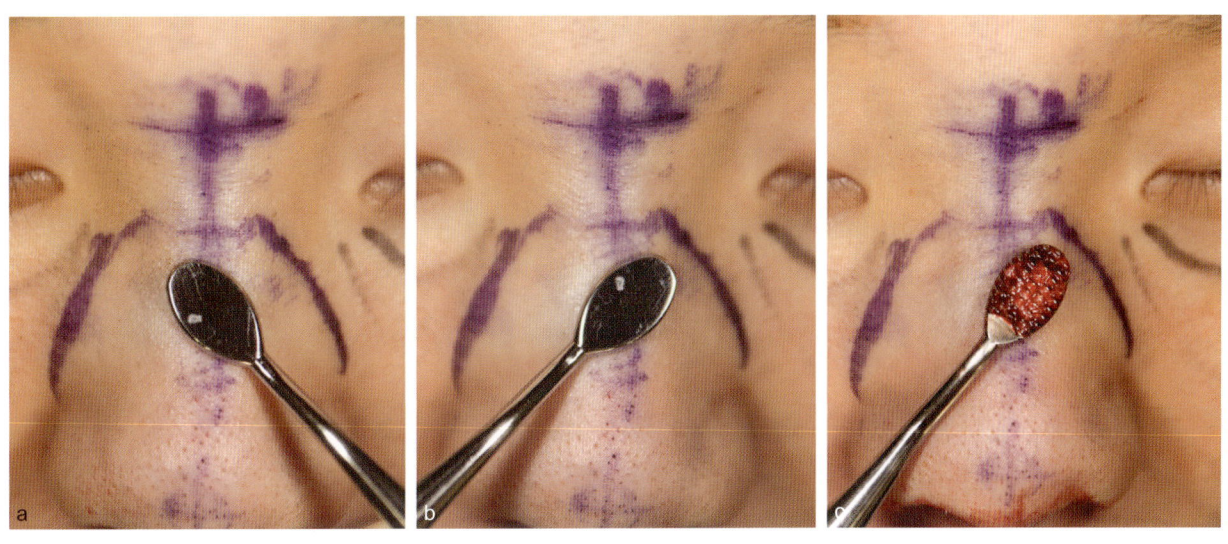

图 8-9　使用骨锉磨除驼峰

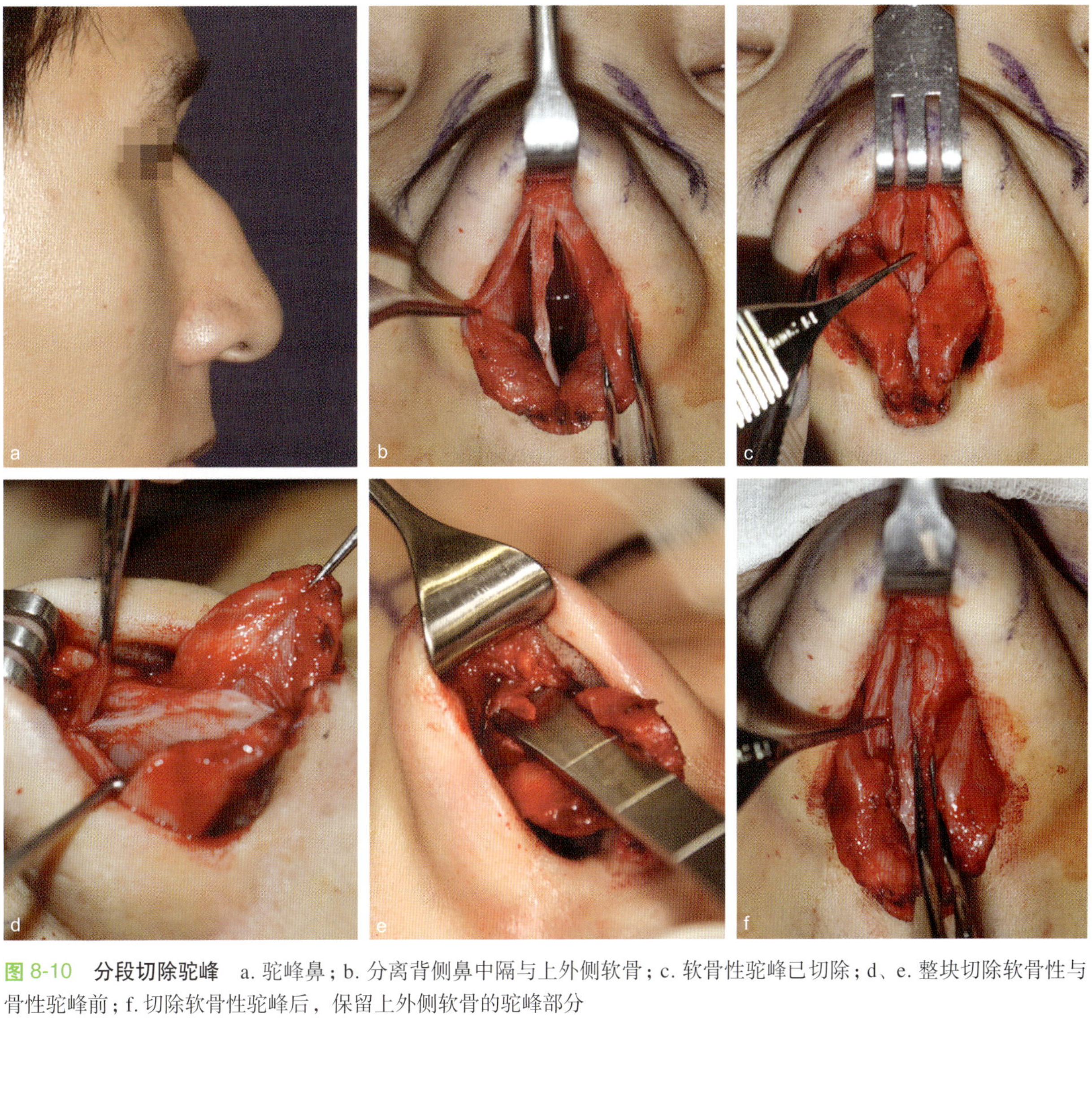

图 8-10　**分段切除驼峰**　a. 驼峰鼻；b. 分离背侧鼻中隔与上外侧软骨；c. 软骨性驼峰已切除；d、e. 整块切除软骨性与骨性驼峰前；f. 切除软骨性驼峰后，保留上外侧软骨的驼峰部分

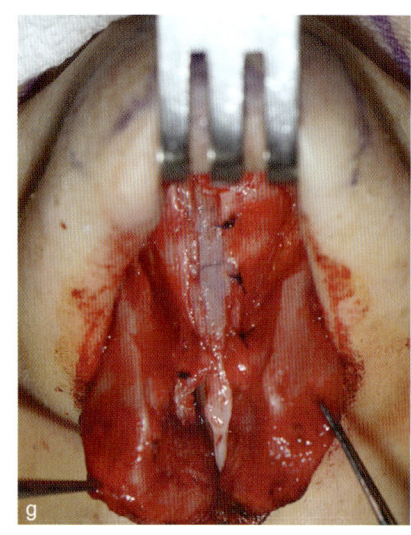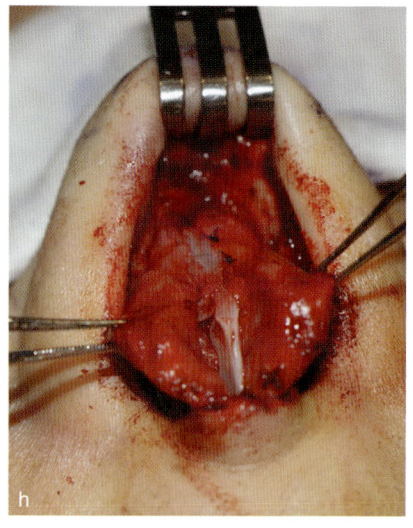

图 8-10 续　分段切除驼峰　g、h.上外侧软骨的驼峰部分未被切除，用于自撑开移植物

侧软骨使上外侧软骨的宽度缩小，可能并发倒 V 畸形（图 8-11），需用撑开移植物矫正（图 8-12）。尤其是韩国人因鼻骨短小，截除驼峰后，鼻骨和上外侧软骨的连接部易分离，术后易并发倒 V 畸形，需用两侧的撑开移植物加强。撑开移植物使眉到鼻尖的曲线更自然，可增宽窄的软骨性鼻背，扩大内鼻阀。

但是最近倾向于不切除上外侧软骨，将上外侧软骨缝合于降低的鼻中隔背侧（自撑开瓣），即使不使用撑开移植物，也可以预防倒 V 畸形（图 7-7）。

4. 开放的顶板畸形的矫正

开放的顶板小，可以不处理。但是，如果开放的顶板大，需要使用以下方法矫正：

（1）使用假体或真皮脂肪瓣覆盖

鼻根部低平，需要增加鼻背部高度时，植入假体或真皮脂肪瓣覆盖包括开放的顶板在内的整个鼻背（图 8-13）。

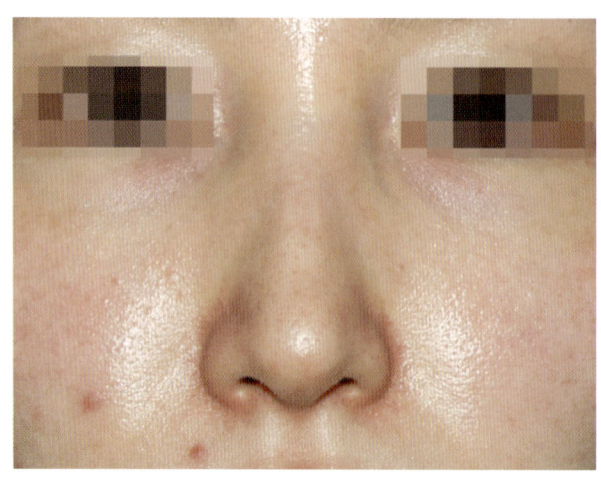

图 8-11　驼峰切除后的倒 V 畸形

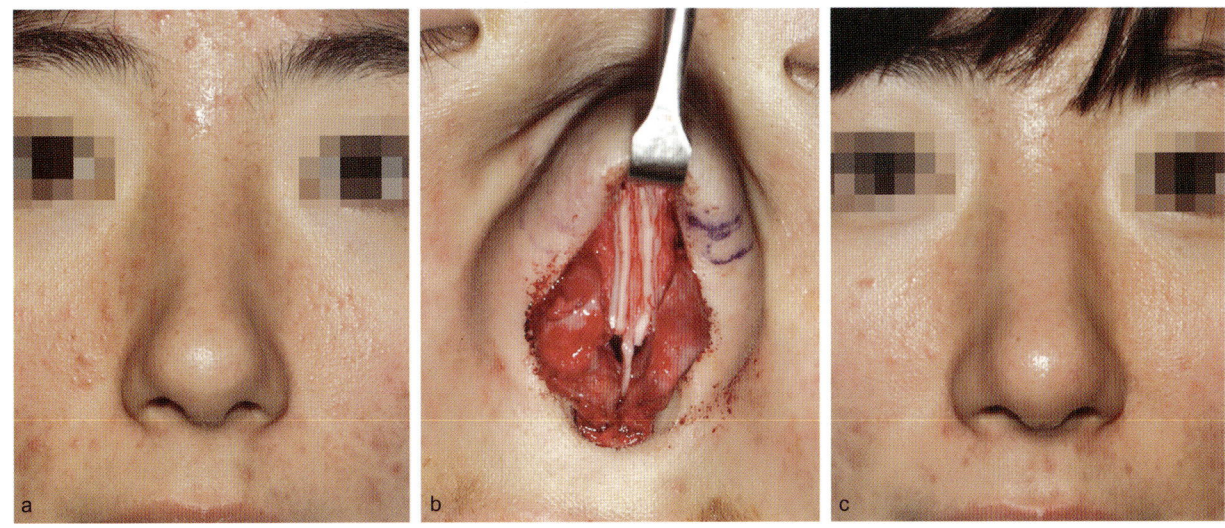

图 8-12 撑开移植物矫正倒 V 畸形　a. 倒 V 畸形；b. 双侧撑开移植物（鼻中隔软骨与耳软骨）；c. 术后观

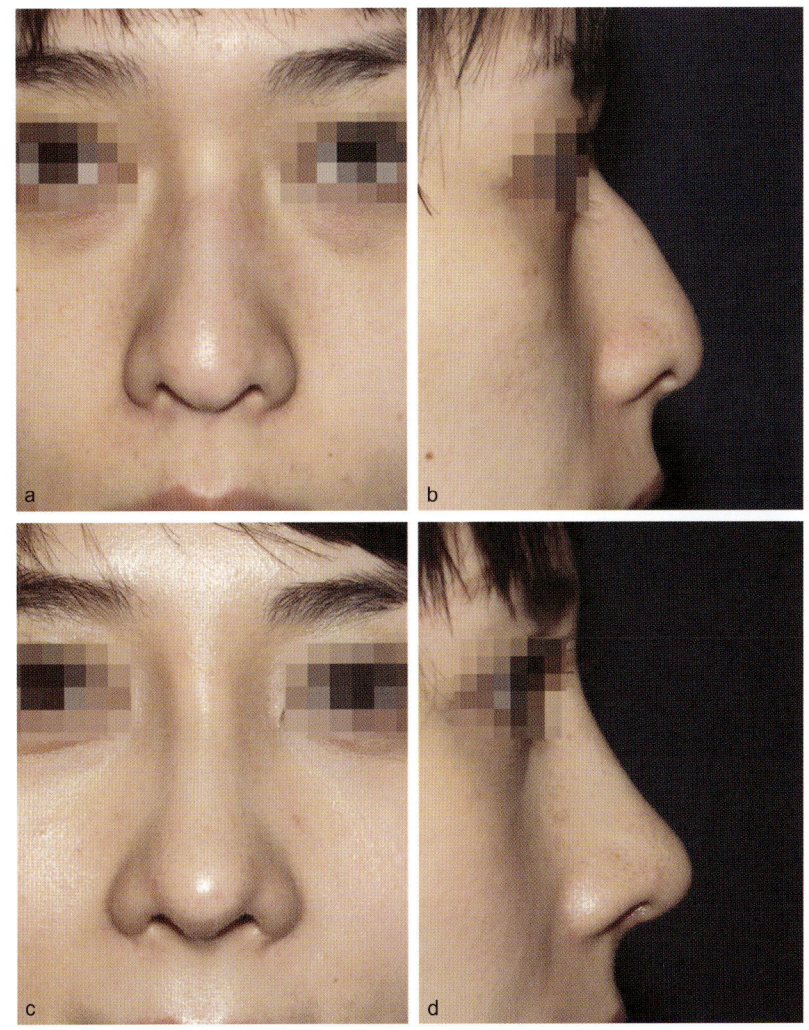

图 8-13 使用硅胶假体覆盖顶板开放畸形　a、b. 术前观；c、d. 术后观（驼峰切除术，使用硅胶假体的鼻背部隆鼻，鼻尖整形）

(2)截骨

鼻骨宽的患者,可通过低位的外侧截骨关闭开放的畸形。但是,鼻骨窄的患者,建议中间位截骨(图 8-14)。

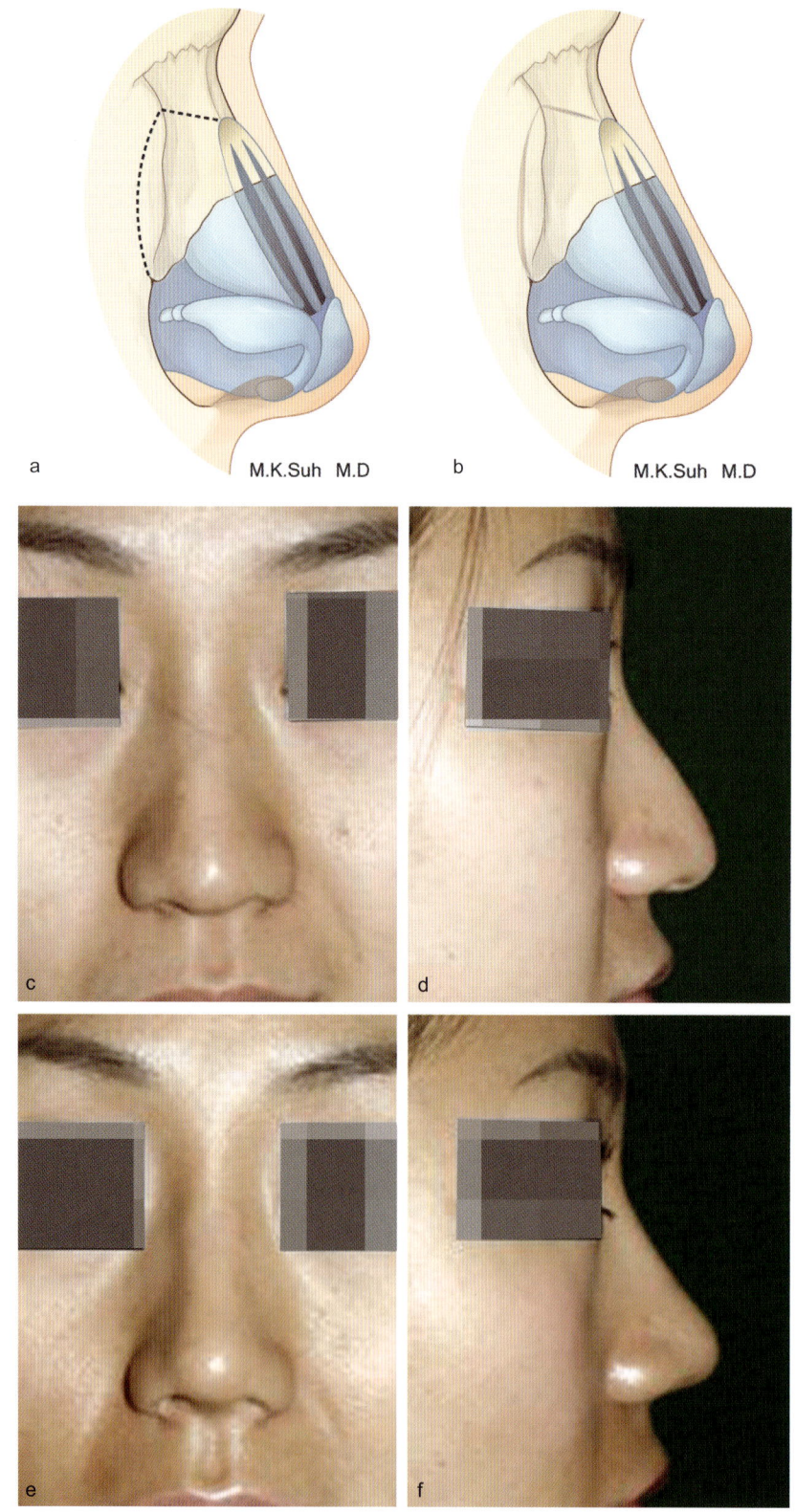

图 8-14 外侧截骨术关闭顶板开放畸形　a. 驼峰切除术后的顶板开放畸形;b. 外侧截骨术关闭顶板开放畸形;c、d. 术前观;e、f. 术后观(驼峰切除术,中间截骨术,鼻尖整形)

5. 鼻背部隆鼻和鼻尖整形

与西方人不同，亚洲人的驼峰鼻经常伴有鼻背部低平，需要增加鼻根及鼻背的高度（图 8-15）。这时，可截除驼峰后植入假体或真皮脂肪瓣以增加鼻背高度。一些整形外科医生认为，截除驼峰后使用假体会增加感染的可能性。但是，截除驼峰时，如能保持鼻腔黏膜不破裂，并不会增加感染的可能性（图 8-16）。疑有黏膜损伤时，使用真皮脂肪瓣是安全的选择（图 8-17）。

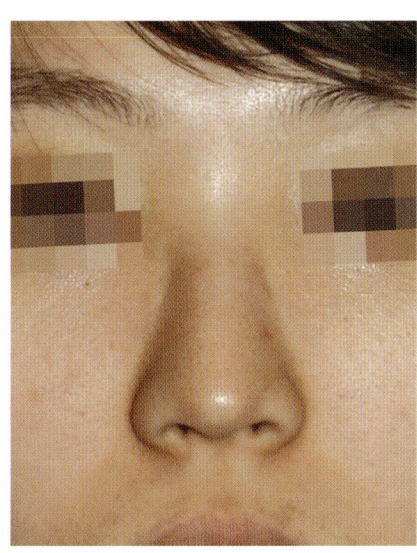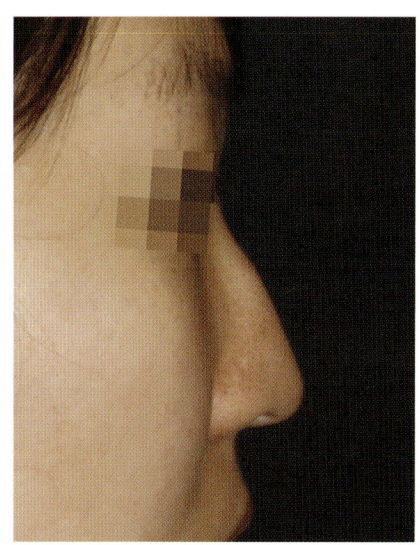

图 8-15　驼峰鼻伴鼻背部低平

有些时候，可保留部分或全部驼峰，仅用软骨或真皮移植物植入鼻根的方法矫正驼峰鼻（图 8-18）。于鼻根部植入软骨时，可用 Brown-Andson 镊子弱化软骨边缘后植入，也可使用颞筋膜包绕的切碎的软骨。

对于较大的驼峰，应充分切除鼻中隔背侧和上外侧软骨至鼻中隔前角，否则会因鼻尖上小叶的凸出而导致鹰钩鼻畸形（图 8-19）。切除驼峰后联合行鼻尖整形术，可预防和矫正鹰钩鼻畸形（图 8-20）。

驼峰鼻多伴有鼻尖低垂，鼻尖整形术可增加驼峰鼻的矫正效果。

驼峰鼻的鼻尖低垂分为三个类型（图 8-21）：

- 鼻尖低垂，鼻长度正常。
- 鼻尖低垂，伴短鼻畸形。
- 鼻尖低垂，伴长鼻畸形。

不同类型的矫正方法参见第 6 章，图 8-22 是各类型的手术实例。

韩国人的鹰钩鼻矫正，从解剖学、美学角度区别于西方人。韩国人的驼峰鼻矫正不同于西方人，应将重点放在鼻背的起始点、高度和鼻尖的协调上，再确定驼峰切除程度。应循序渐进地切除驼峰，注意并预防潜在的可引起鼻背塌陷的各种因素。

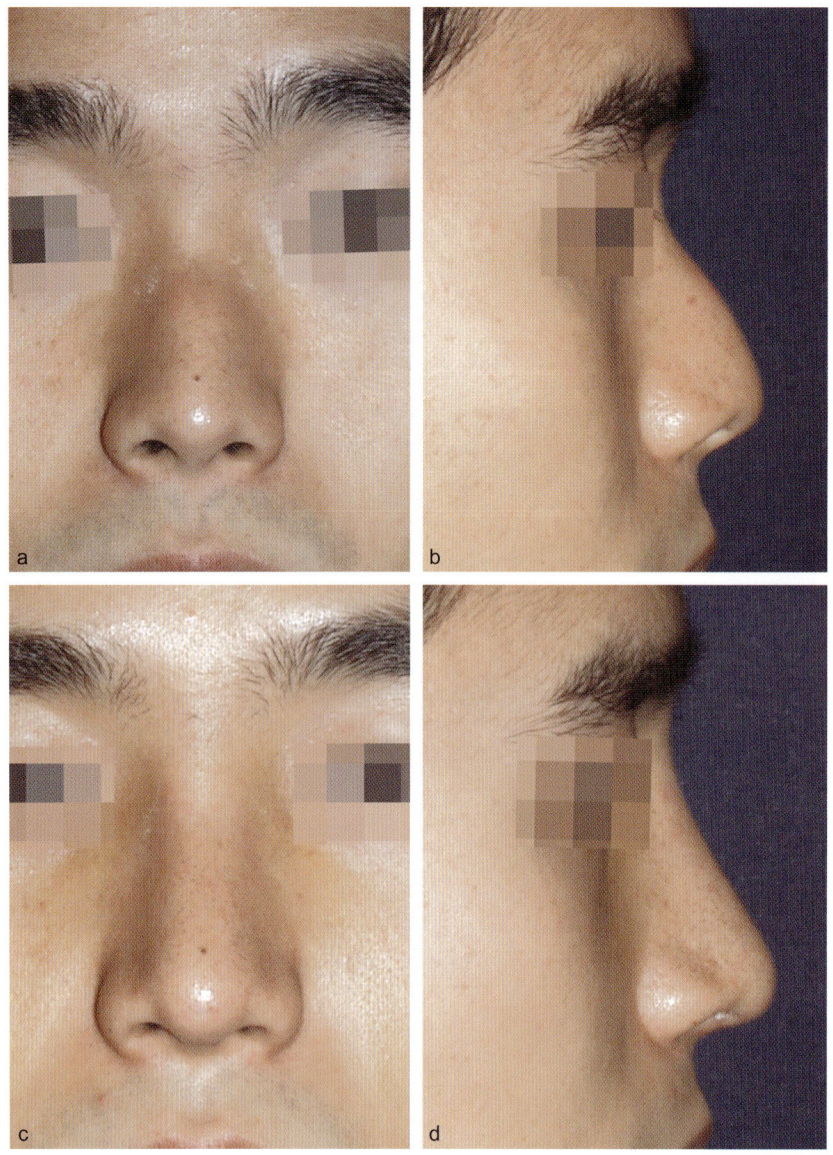

图 8-16　驼峰切除术联合鼻背部假体隆鼻　a、b.术前观；c、d.术后观（驼峰切除术，应用硅胶假体的鼻背部隆鼻，鼻尖整形）

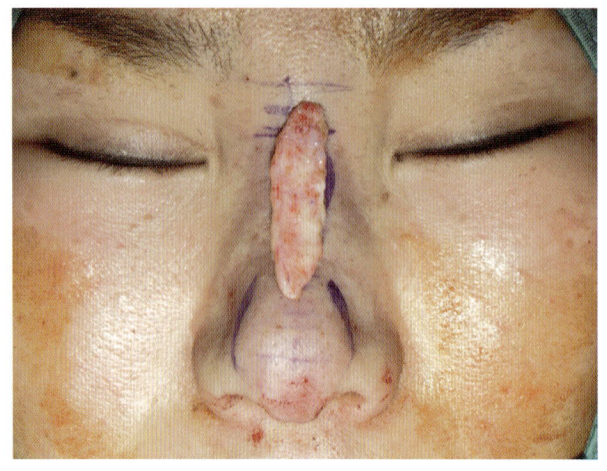

图 8-17　驼峰切除术联合行真皮脂肪瓣移植物

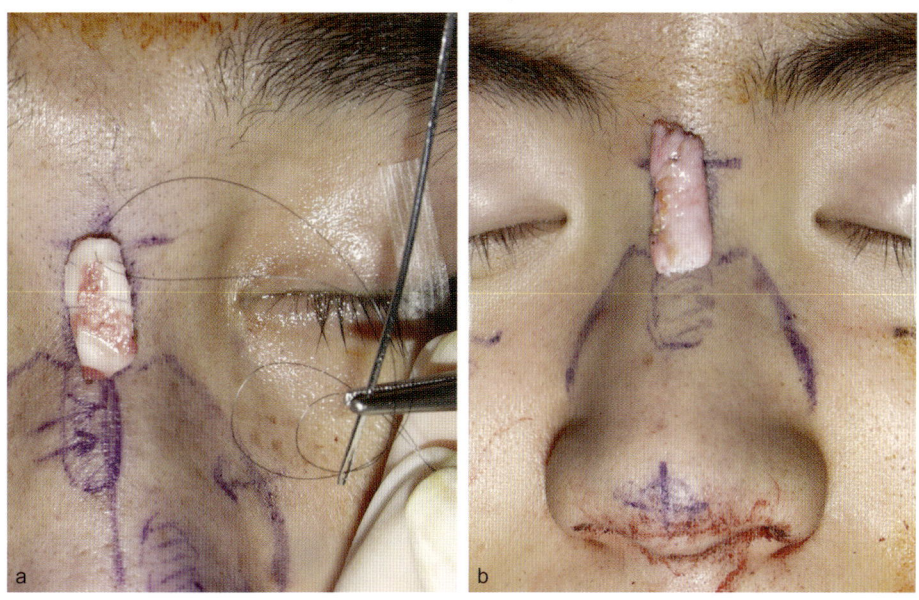

图 8-18 鼻根部移植物　a.耳软骨移植物；b.颞筋膜移植物

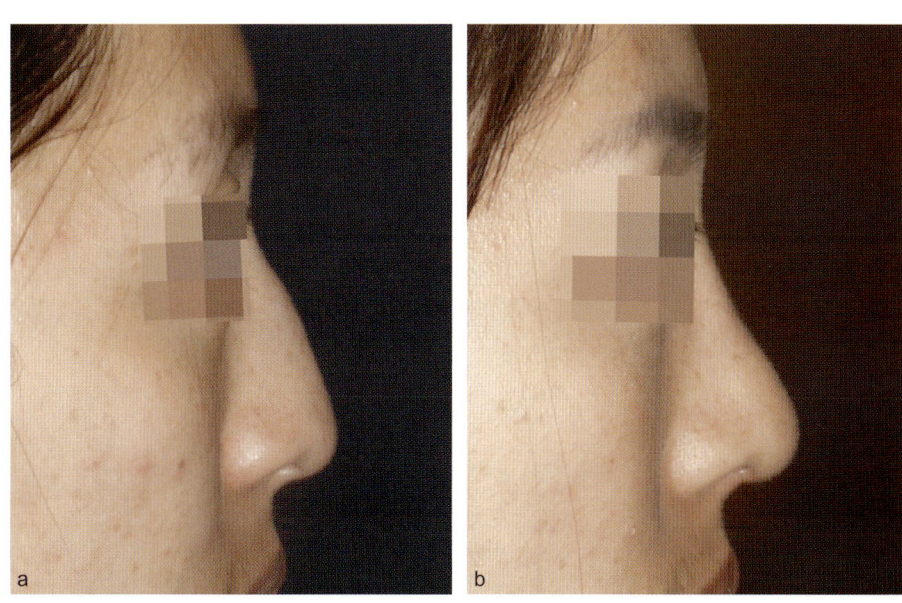

图 8-19 驼峰切除术后鹦鹉嘴样畸形　a.鼻背部驼峰；b.不充分的软骨性驼峰切除导致鹦鹉嘴样畸形

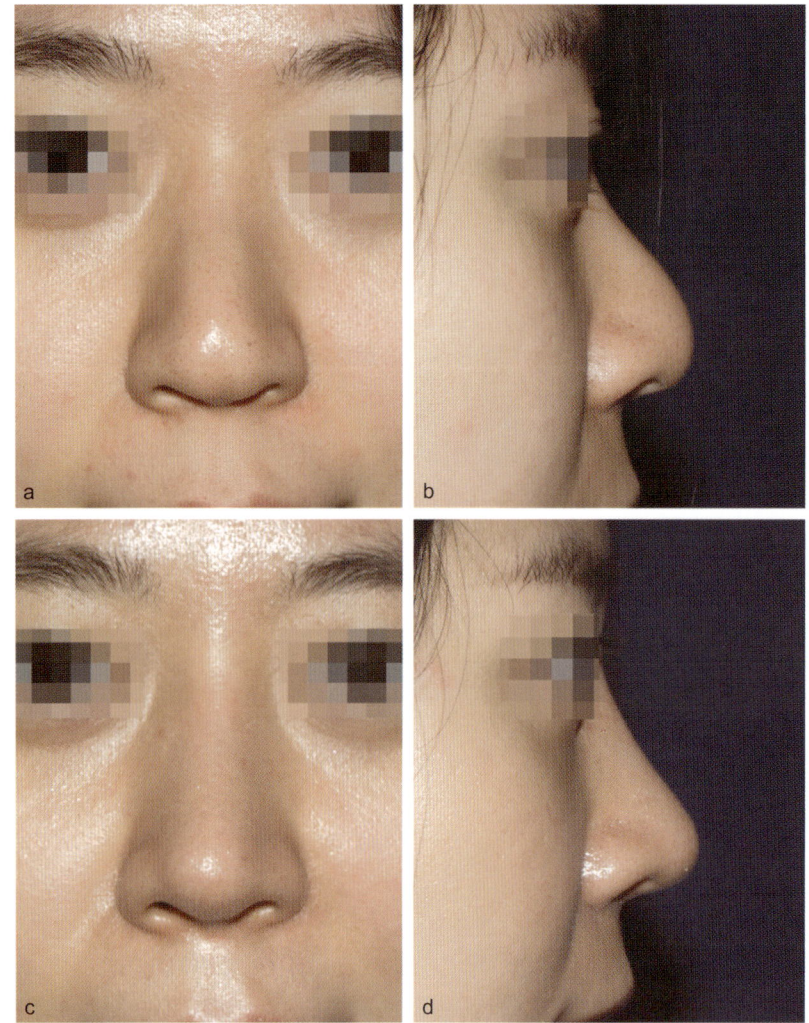

图 8-20 鹦鹉嘴样畸形的矫正　a、b. 术前观；c、d. 术后观

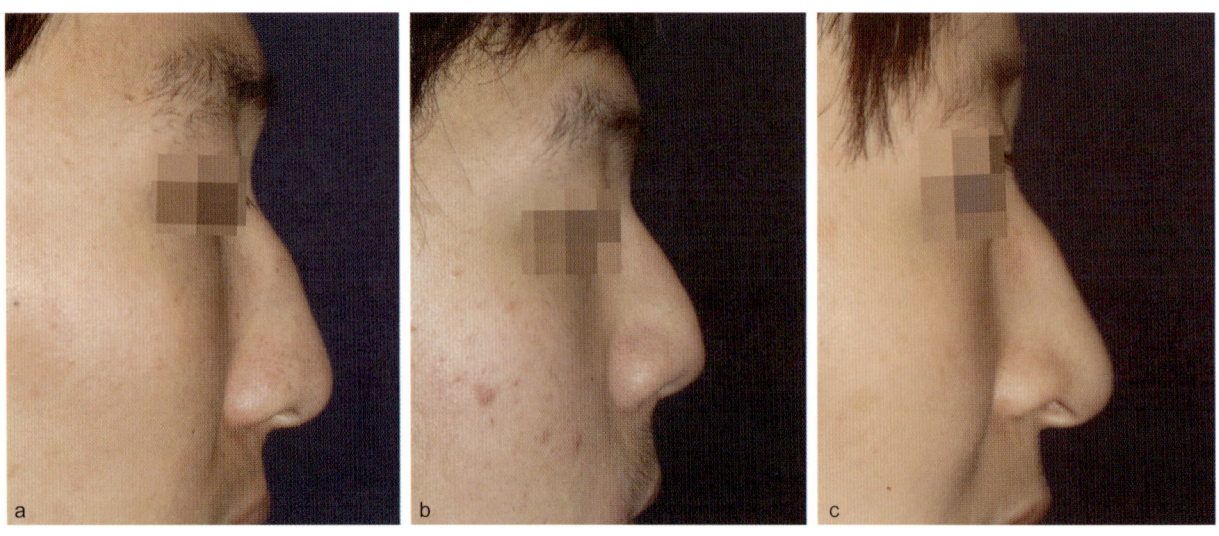

图 8-21 驼峰鼻伴鼻尖下垂的三种类型　a. 鼻尖下垂，鼻长度正常；b. 鼻尖下垂伴短鼻畸形；c. 鼻尖下垂伴长鼻畸形

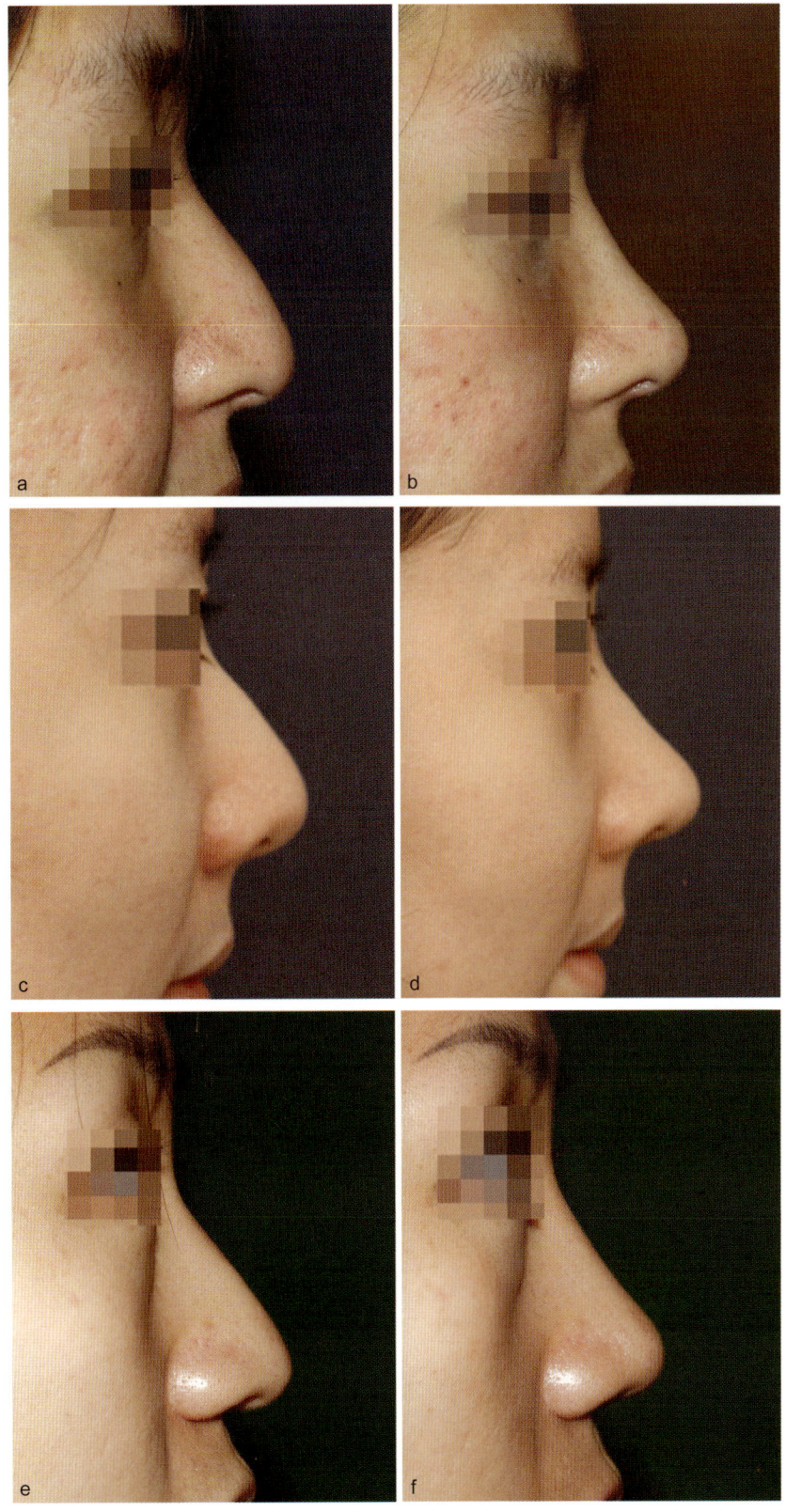

图 8-22 驼峰鼻伴鼻尖下垂的矫正 a、b. 鼻尖下垂，鼻长度正常（驼峰切除术 + 应用鼻小柱支撑移植物和鼻尖重叠移植物施行鼻尖整形）；c、d. 鼻尖下垂伴短鼻畸形（驼峰切除术 + 应用鼻中隔延伸移植物施行鼻尖整形）；e、f. 鼻尖下垂伴长鼻畸形（驼峰切除术 + 应用外侧脚头侧部分的部分切除与鼻小柱支撑移植物施行鼻尖整形）

二、宽鼻骨的矫正

在亚洲人，鼻骨宽的患者并不少见。通过外侧截骨，使鼻骨内移矫正宽的鼻骨。根据鼻骨外形上的差异，具体的手术方案不同（图 8-23）。图 8-24 是各种手术实例。

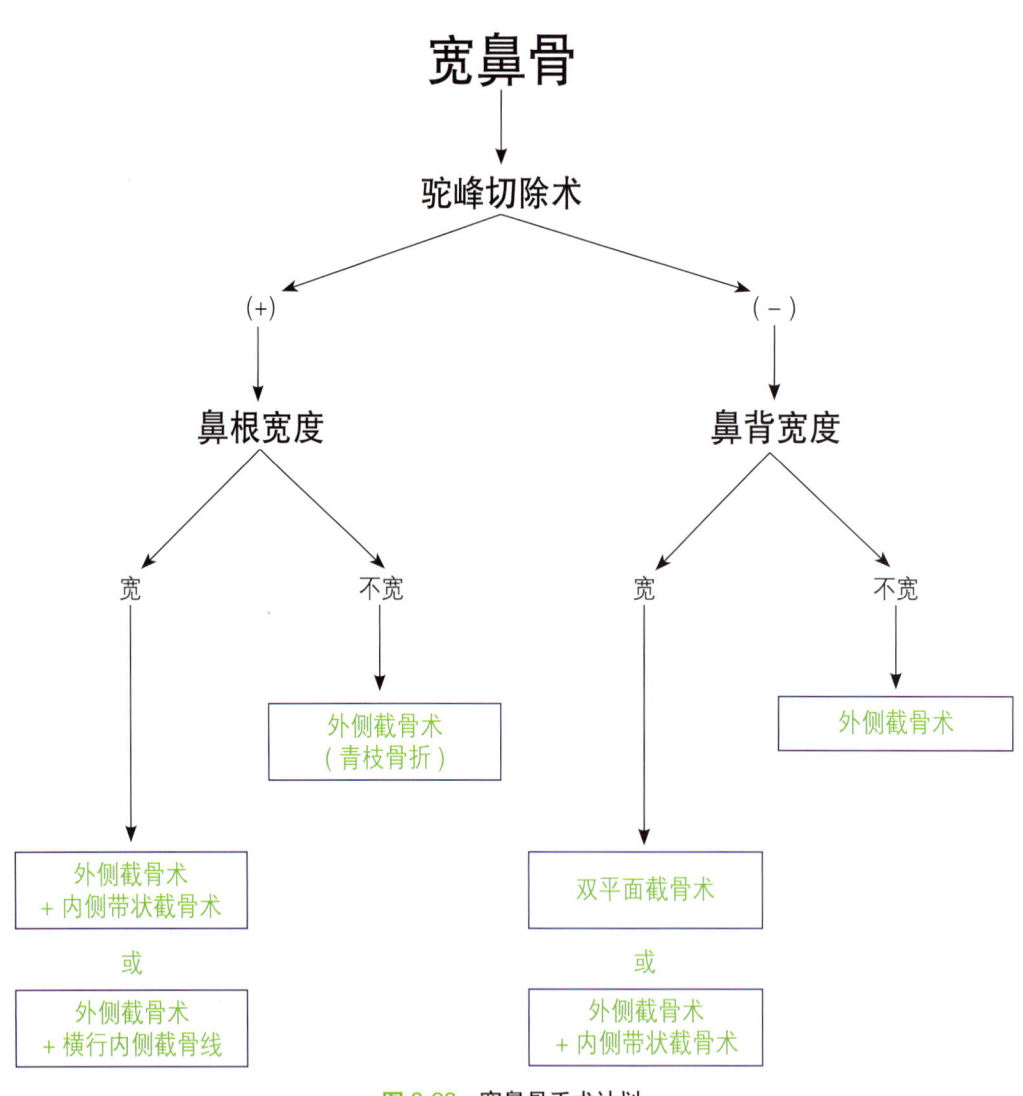

图 8-23　宽鼻骨手术计划

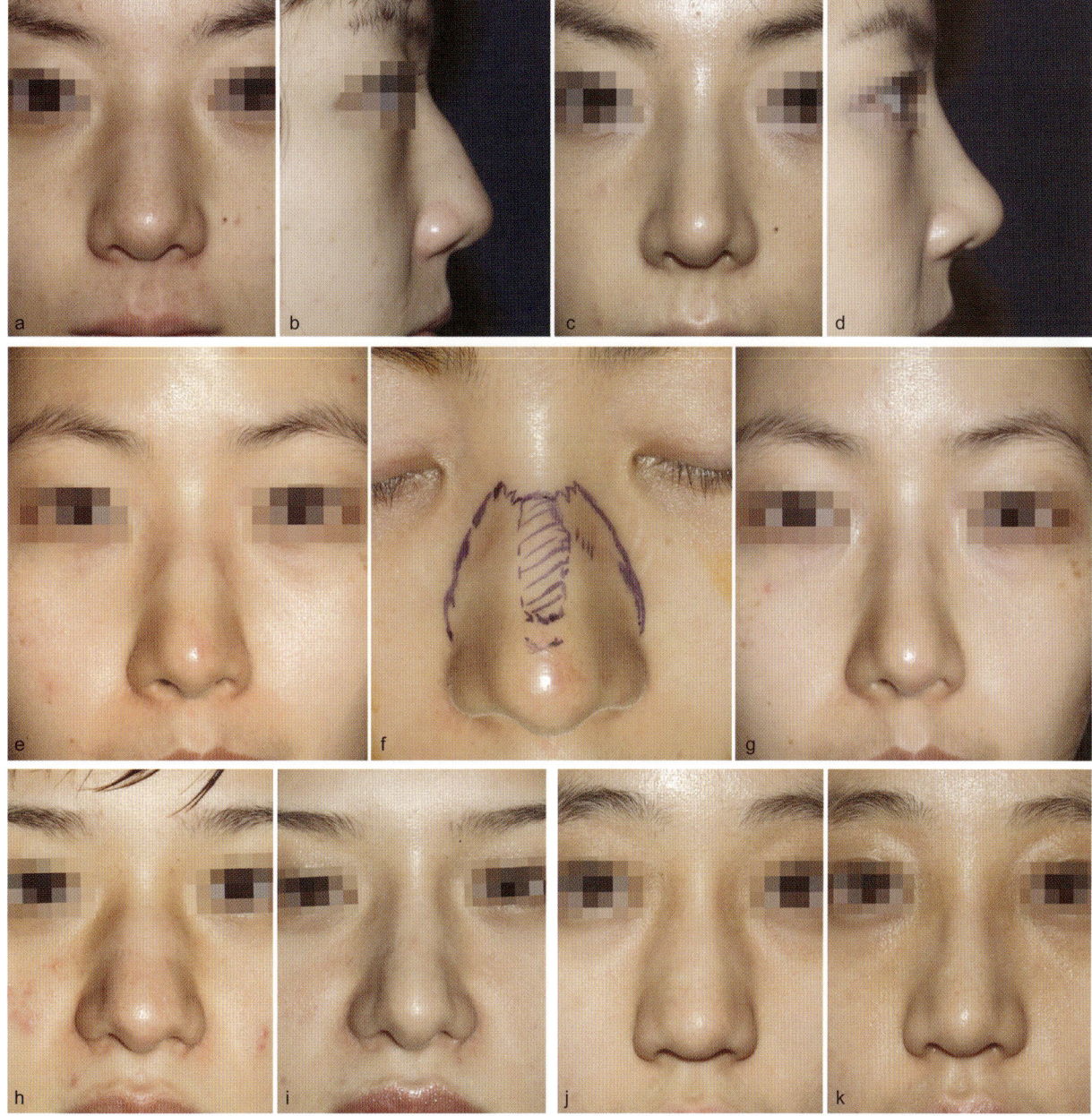

图 8-24 宽鼻骨矫正的病例　a~d. 宽鼻骨伴有驼峰和鼻根宽（驼峰切除术，外侧截骨术，内侧截骨术）；e~g. 宽鼻骨伴有驼峰，但鼻根不宽（驼峰切除术，外侧截骨术）；h、i. 宽鼻骨伴鼻背宽大，不伴有驼峰（双平面截骨）；j、k. 宽鼻骨不伴鼻背宽大和驼峰（外侧截骨术）

参考文献

1. Byrd SH, Meade RA, Gonyon DL. Using the autospreader flap in primary rhinoplasty. Plast Reconstr Surg, 2007, 119: 1897.
2. Daniel RK. Mastering rhinoplasty. Berlin: Springer, 2010.
3. Rohrich RJ, Muzaffar AR, Janis JE. Component dorsal hump reduction: The importance of maintaining dorsal aesthetic lines in rhinoplasty. Plast Reconstr surg, 2004, 114: 1298.
4. Sheen JH. Rhinoplasty: personal evolution and milestone. Plast Reconstr Surg, 2000, 105: 1820,
5. Skoog T. A method of hump reduction in rhinoplasty. Arch Otolaryngol Head Neck Surg, 1975, 101: 207.
6. Tardy ME. Rhinoplasty: The art and the science. Philadelphia: Sauinders, 1997.

第 9 章 歪鼻的矫正

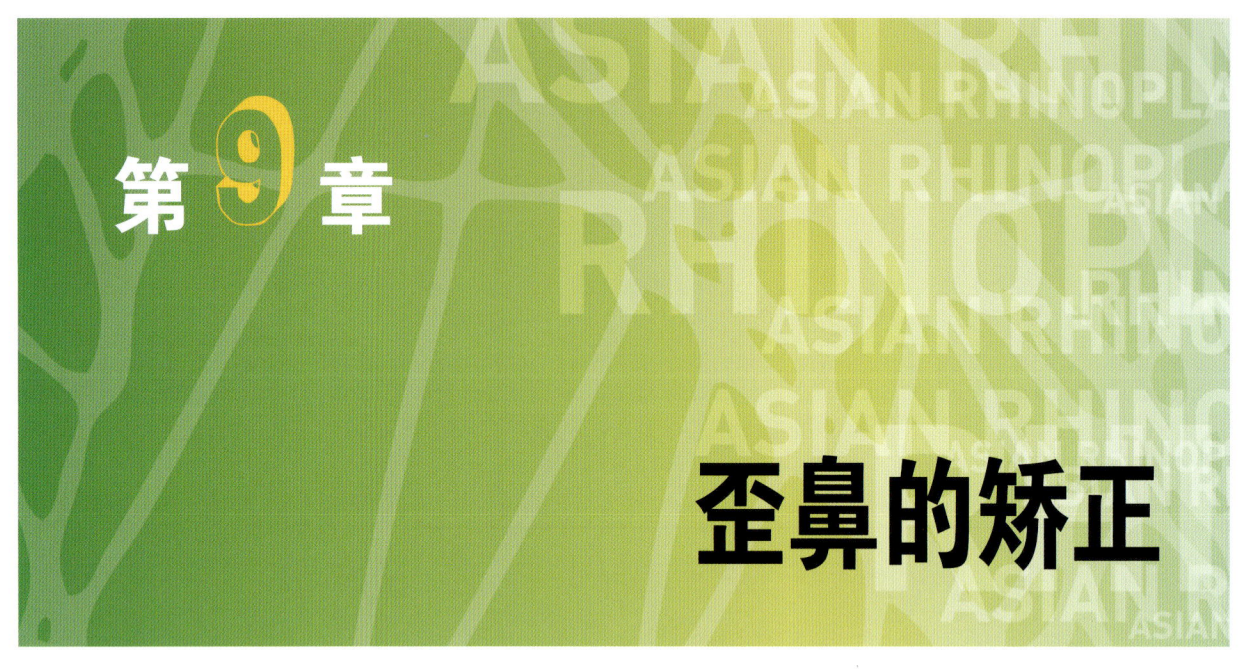

歪鼻是指鼻背偏离面部正中线的鼻畸形（图 9-1）。歪鼻除了影响美观外，还伴有鼻塞等功能性障碍。诱发歪鼻的解剖学结构多样，较难矫正。

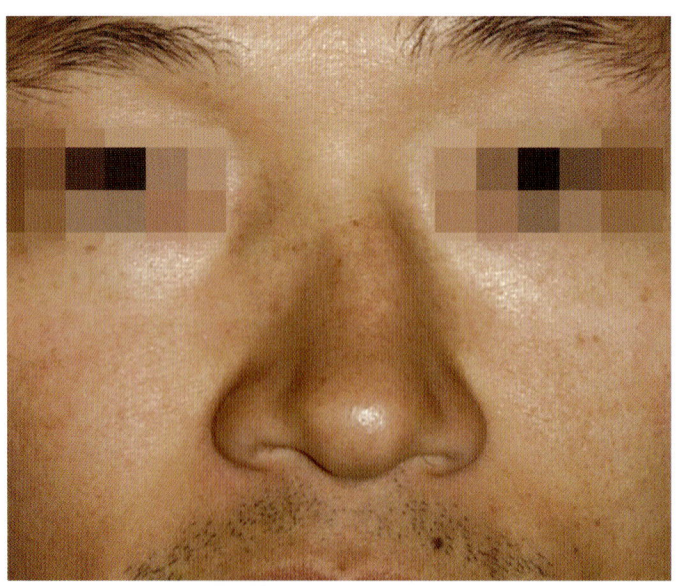

图 9-1　歪鼻

一、歪鼻的原因

歪鼻多继发于外伤。外伤引起的水肿减轻后，继发瘢痕挛缩或纤维化，导致歪鼻。尤其是年幼时对鼻中隔发育部分不经意的外伤冲击，可导致成年后明显的歪鼻。此外，先天性颅颌面部发育不全、感染及既往的鼻部手术史，都可导致歪鼻。

二、歪鼻的类型

歪鼻大体上可分为直线形歪鼻、C 形或反 C 形歪鼻及 S 形歪鼻三种（图 9-2）。C 形或反 C 形歪鼻是最常见的类型。在有些情况下，也可见鼻背部无偏曲，但由于鼻中隔尾侧端的偏曲表现为鼻尖偏曲。

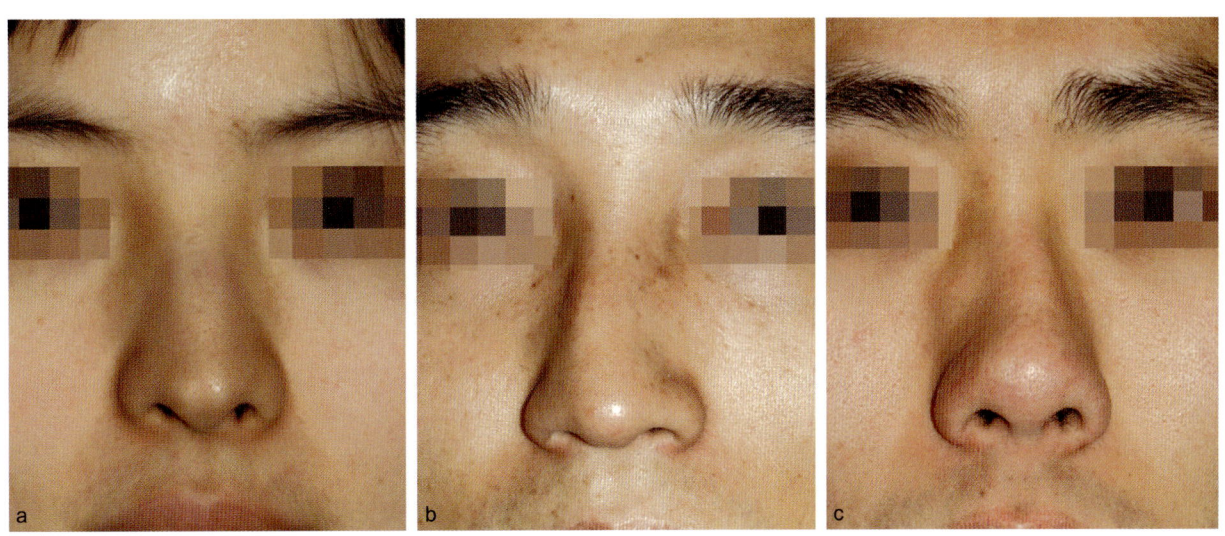

图 9-2　**歪鼻的类型**　a. 线形偏曲；b. C 形偏曲；c. S 形偏曲

三、术前分析

歪鼻矫正是鼻整形术中最难的手术。术者需要具备丰富的经验，熟悉鼻部的解剖结构，进行正确的术前分析并制订手术计划。此外，术者还应了解术后软骨和软组织变化，熟练掌握矫正各种解剖学异常的方法。

通过询问病史，获得详细的信息。术前确认既往有无面部和鼻部外伤史、鼻中隔或鼻窦手术史及有无鼻塞等症状。伴有鼻塞症状的患者还应鉴别是否继发感染。

有外伤史的患者，应了解发生外伤的时间和原因、外伤前的鼻外形。

通过查体，仔细观察歪鼻的形态。使用鼻镜或内镜观察鼻腔内部，明确引起歪鼻的解剖学异常。检查鼻骨的对称性、上外侧软骨和鼻翼软骨的对称性、鼻中隔尾侧端的偏曲程度及下鼻甲肥厚程度等，仔细检查是否伴有面部不对称。术前照相有助于进一步检查面部和鼻部不对称，并加以分析。必要时行平片和CT检查（图9-3）。

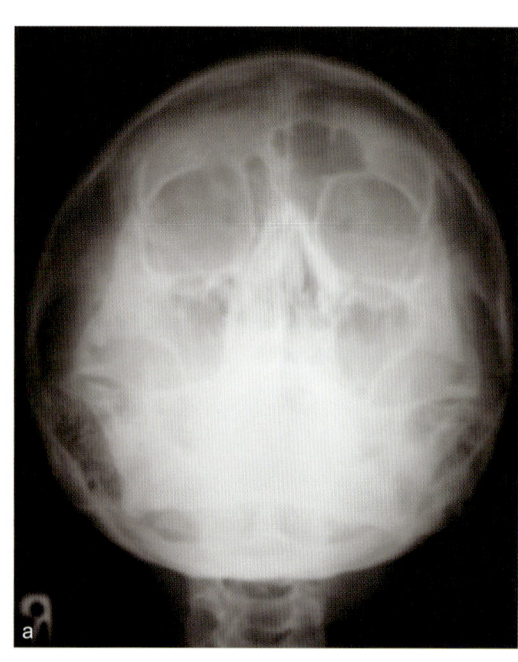 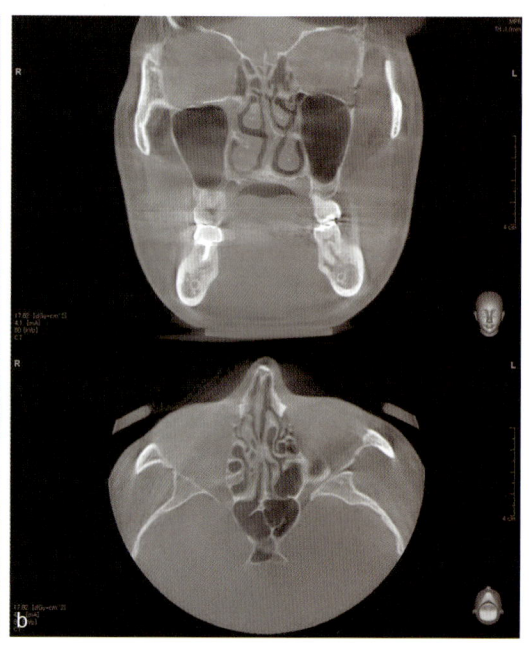

图9-3　歪鼻的放射线检查　a. X线平片（瓦式位）；b. CT

四、手术方法

歪鼻矫正的手术方案如下：

第一，鼻中隔偏曲的矫正。

第二，施行内、外侧截骨术矫正两侧骨性偏曲。

第三，使用撑开移植物或鼻中隔背侧手术，矫正软骨性鼻背偏曲。

第四，下鼻甲的矫正。

第五，适当的修饰。

根据需要联合应用上述几种方案，可获得满意的矫正效果（图9-4）。

（一）手术入路

可选择开放或非开放入路施行手术。单纯的鼻骨偏曲，不伴有软骨性鼻背和鼻尖偏曲，无鼻中隔偏曲的病例，可经非开放入路。非开放入路的切口首选半贯穿切口。但是，伴有软骨性鼻背偏曲、鼻中隔尾侧端偏曲或鼻尖部不对称时，需要行开放入路手术。

（二）鼻中隔和软骨性鼻背的矫正

歪鼻矫正手术最先施行鼻中隔的矫正。

鼻中隔矫正的目的是：①为了充分矫正歪鼻；②为了解决鼻塞等功能性障碍；③为了获取施行手术必要的移植物；④为了矫正软骨性鼻背的偏曲，仅施行上外侧软骨的矫正是不完全的，必须首先矫正鼻中隔背侧的偏曲。

1. 非开放入路时采用贯穿或半贯穿切口显露鼻中隔，开放入路时经脚间入路显露鼻中隔（图 9-5）。

2. 剥离鼻中隔两侧的黏软骨膜，从鼻中隔分离上外侧软骨，才可施行鼻中隔和鼻背的完全矫正（图 9-6）。

3. 将鼻中隔从上外侧软骨、筛骨垂直板、梨骨及上颌骨嵴分离，可解决由外力导致的偏曲因素，余下的偏曲是由自身弹力所致的。

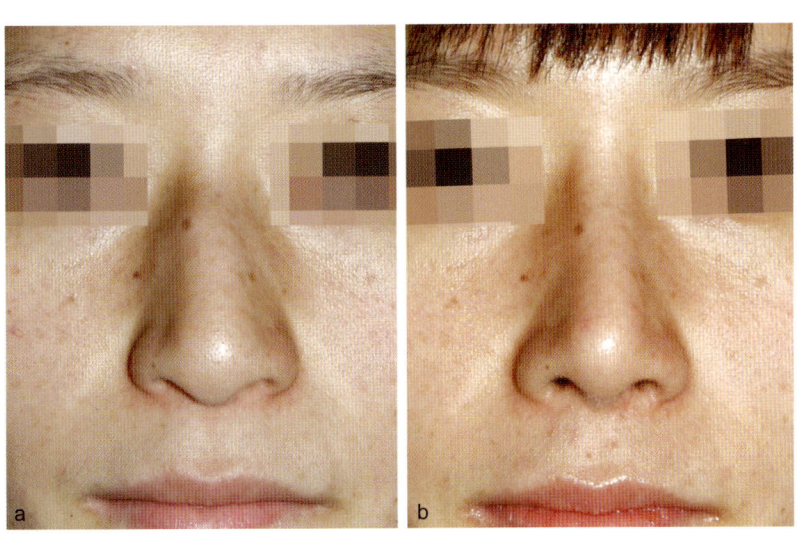

图 9-4　歪鼻的矫正　a. 术前观；b. 术后观

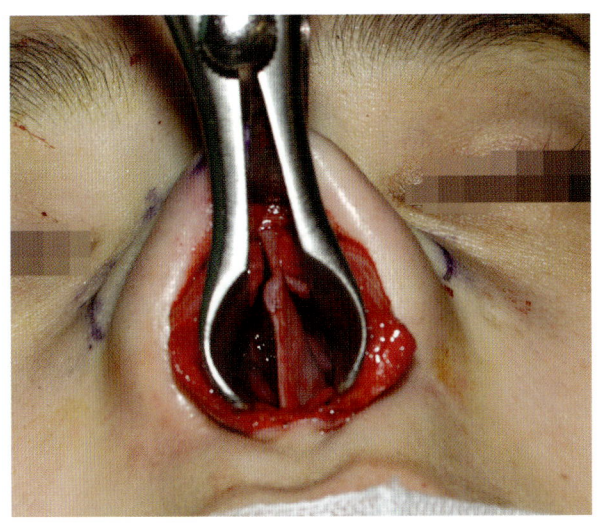

图 9-5　内侧脚间入路

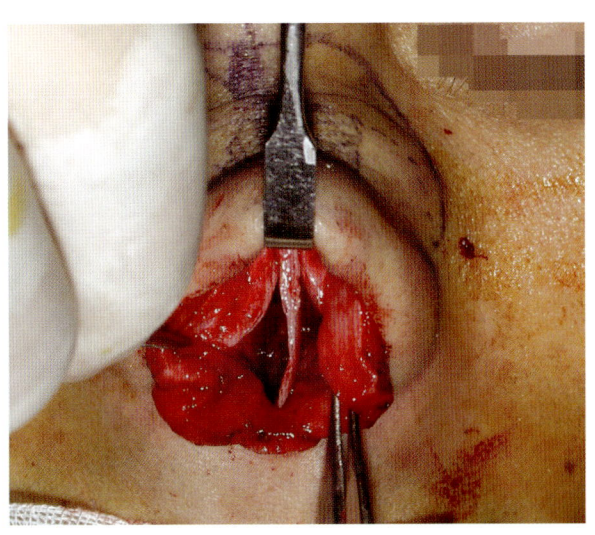

图 9-6　分离上外侧软骨与鼻中隔软骨

4.鼻中隔偏曲的矫正可以选用下述方法中的一种或或联合使用。

（1）黏膜下切除术（SMR）

SMR是最经典和常用的手术方法（图9-7）。至少保留10mm宽的L形支架，切除余下的鼻中隔。切取的鼻中隔软骨可用于鼻尖手术或修饰手术。鼻中隔软骨的剥离和切取方法参照第1章。伴有骨性鼻中隔偏曲时，需要一并处理。筛骨、梨骨及上颌骨嵴的偏曲可使用鼻中隔镊或鼻中隔咬骨钳谨慎地切除（图9-8）。

（2）鼻中隔成形术

该术式是从骨性鼻中隔分离后，不切除鼻中隔软骨而施行的矫正方法。将鼻中隔软骨从梨骨和上颌骨嵴游离后，以键石区为轴心，摆动到正确的位置。这一技术称为"摆动门技术"（图9-9），需要将阻碍摆动的多余软骨切除。偏曲的鼻中隔也可通过切开和楔形切除矫正（图9-10）。但是，亚洲人在矫正歪鼻的同时，需要为后续的鼻尖整形提供大量的软骨材料。因此，鼻中隔成形术对亚洲的受术者来说不是很适合。

（3）鼻中隔背侧偏曲的矫正

经摆动门手术后仍存在的鼻中隔背侧偏曲，可使用撑开移植物施行修饰手术的方法（图9-11）。在凹进去的一侧，植入撑开移植物，水平褥式缝合固定（图9-12）。严重偏曲的病例，可行楔形切除后，用板条型移植物加强（图9-13），或完整切除后用平整的鼻中隔软骨或耳软骨重建鼻中隔（图9-14）。

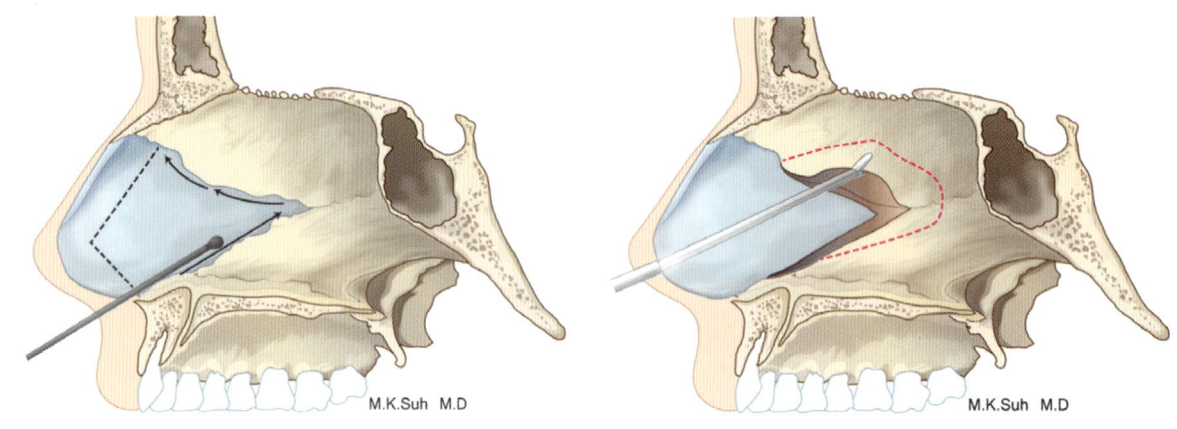

图9-7　黏膜下切除术

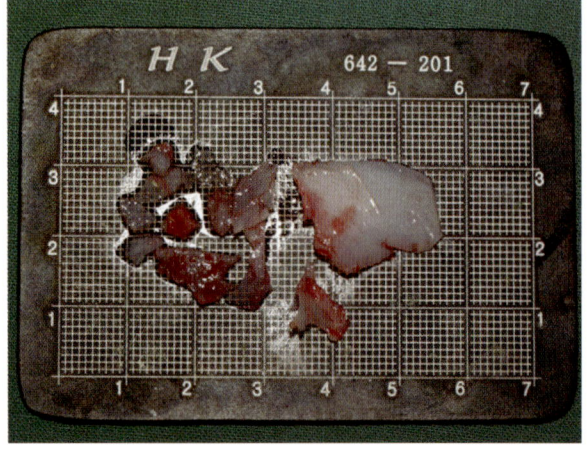

图9-8　从偏曲的鼻中隔取出的软骨和骨

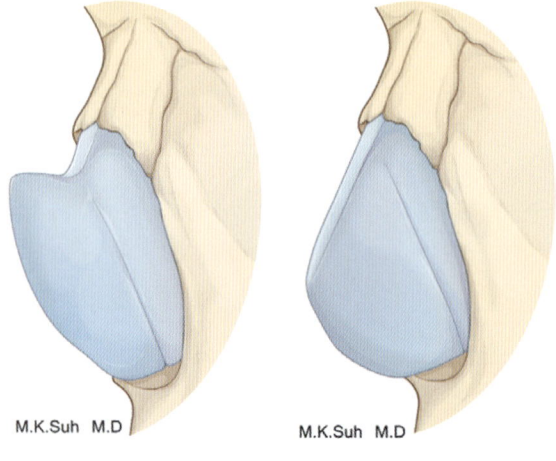

图9-9　摆动门技术

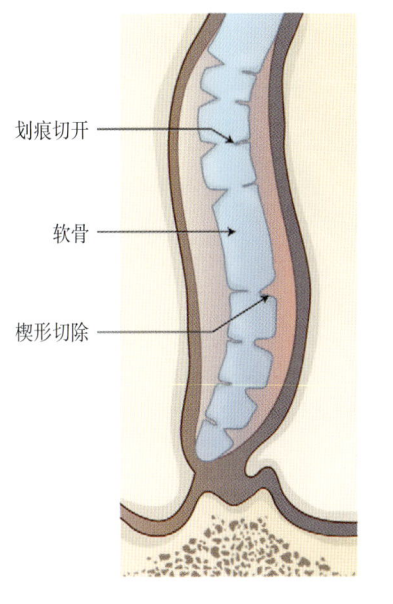
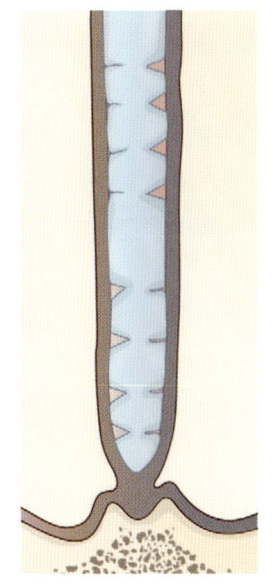
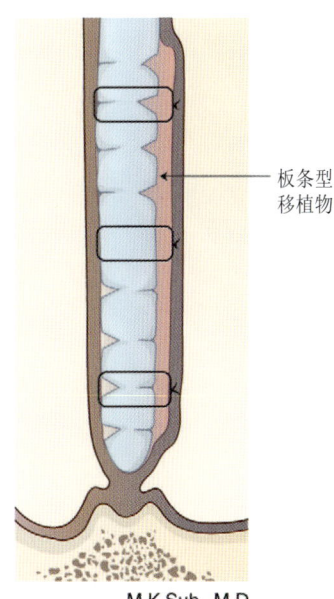

图 9-10　鼻中隔成形术中使用的划痕切开和楔形切除

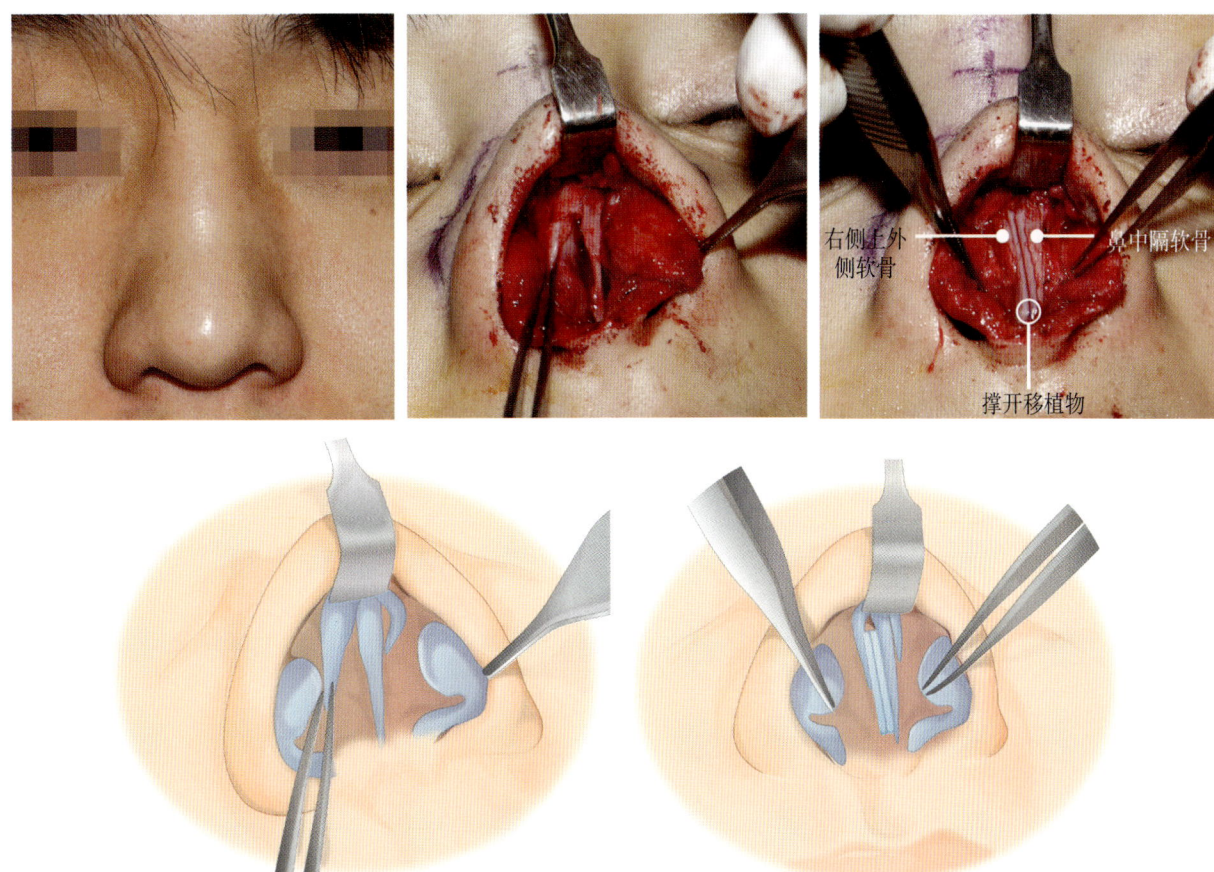

图 9-11　**撑开移植物矫正歪鼻**　双层的鼻中隔软骨撑开移植物置于鼻中隔凹侧

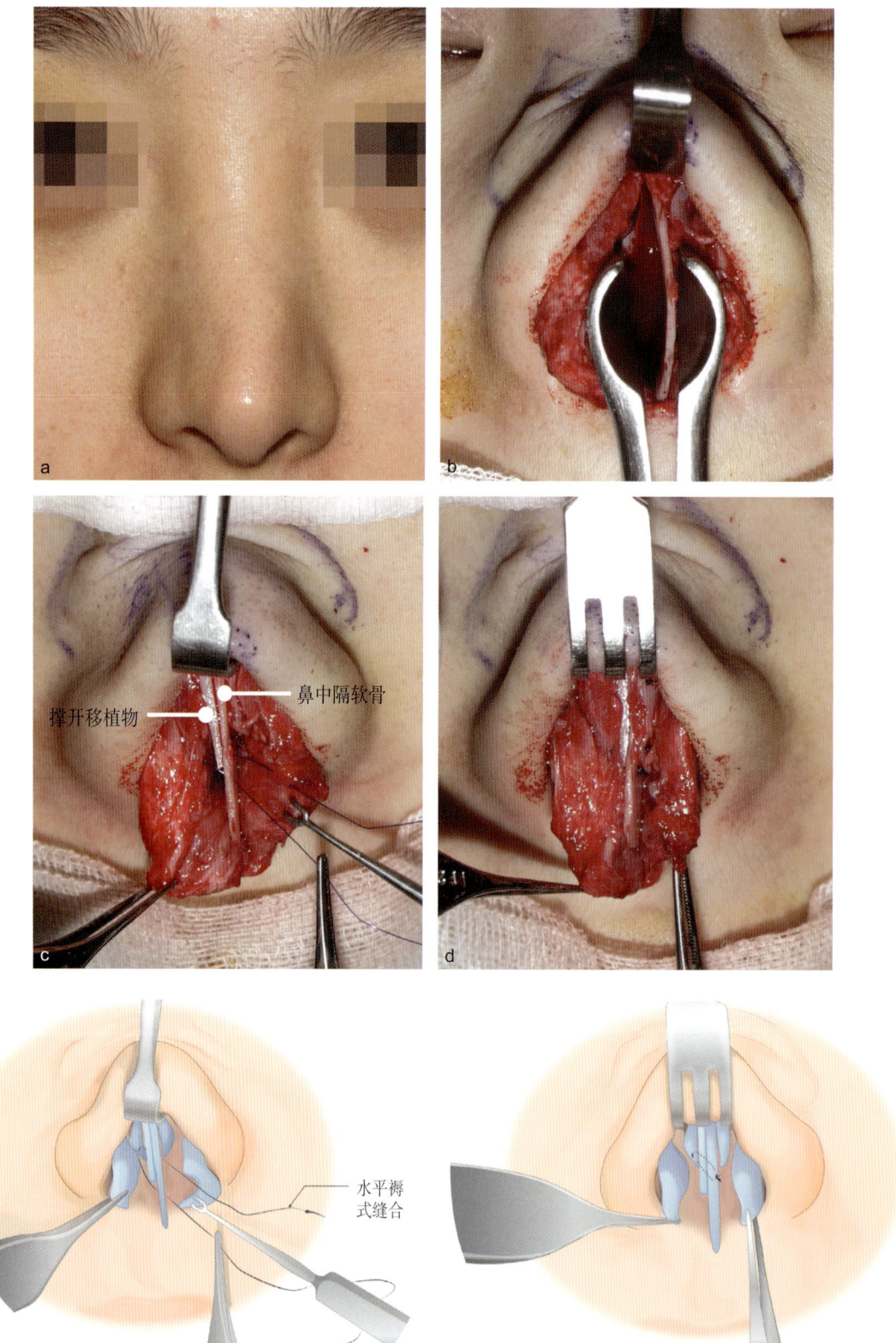

图9-12 撑开移植物与水平褥式缝合　a、b. 鼻中隔背侧的偏曲；c. 于背侧鼻中隔右侧植入撑开移植物，右侧上外侧软骨与背侧鼻中隔行水平褥式缝合；d. 偏曲的背侧鼻中隔矫正至中间位

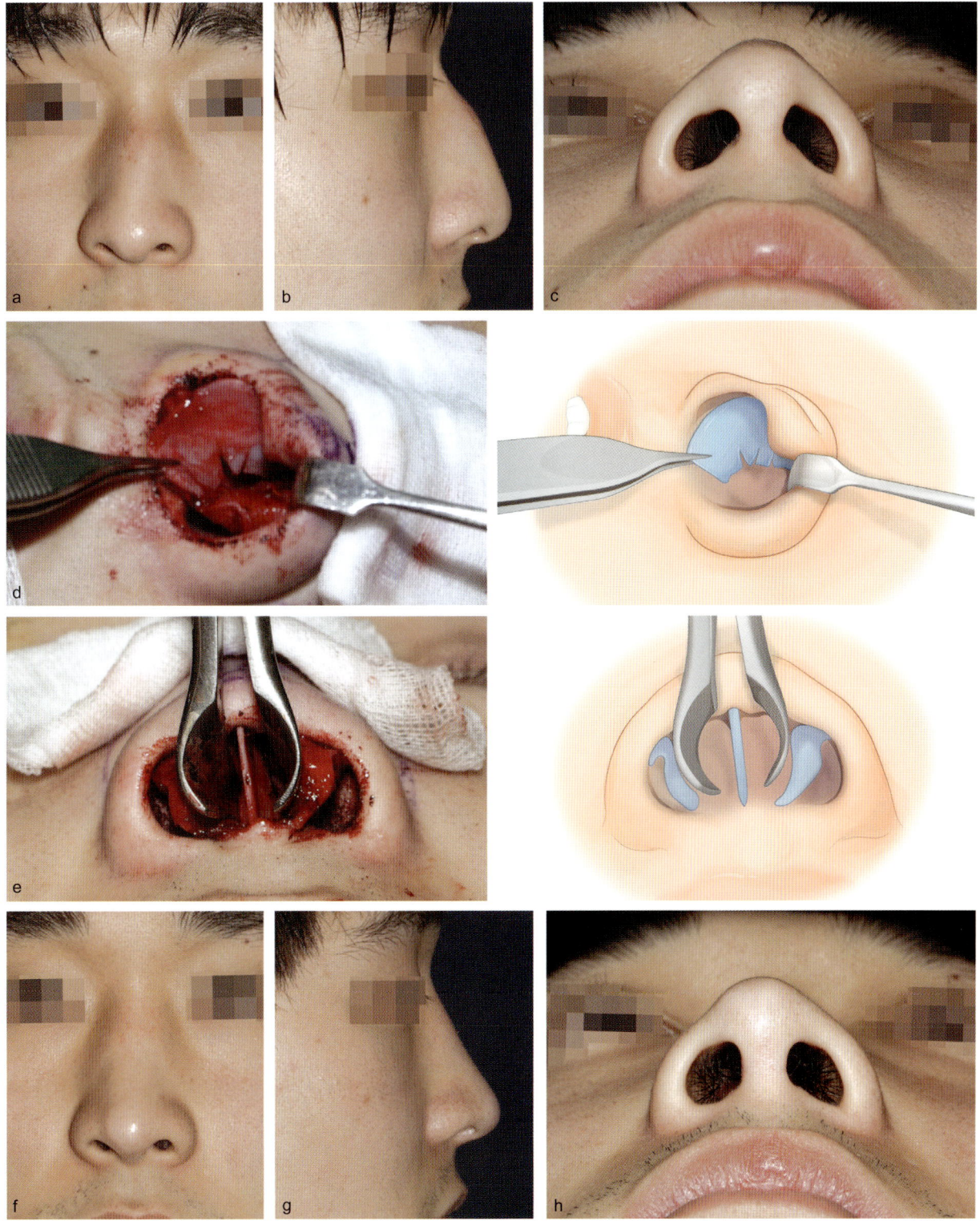

图 9-13　楔形切除矫正背侧鼻中隔偏曲　a、b、c. 术前观（歪鼻伴有驼峰、鼻孔不对称和鼻尖下垂）；d. 为矫正背侧和尾侧端的鼻中隔偏曲，行楔形切除鼻中隔尾侧端和背侧，有时可联合应用板条型移植物；e. 鼻中隔背侧和尾侧端变直；f、g、h. 术后观（2 年）

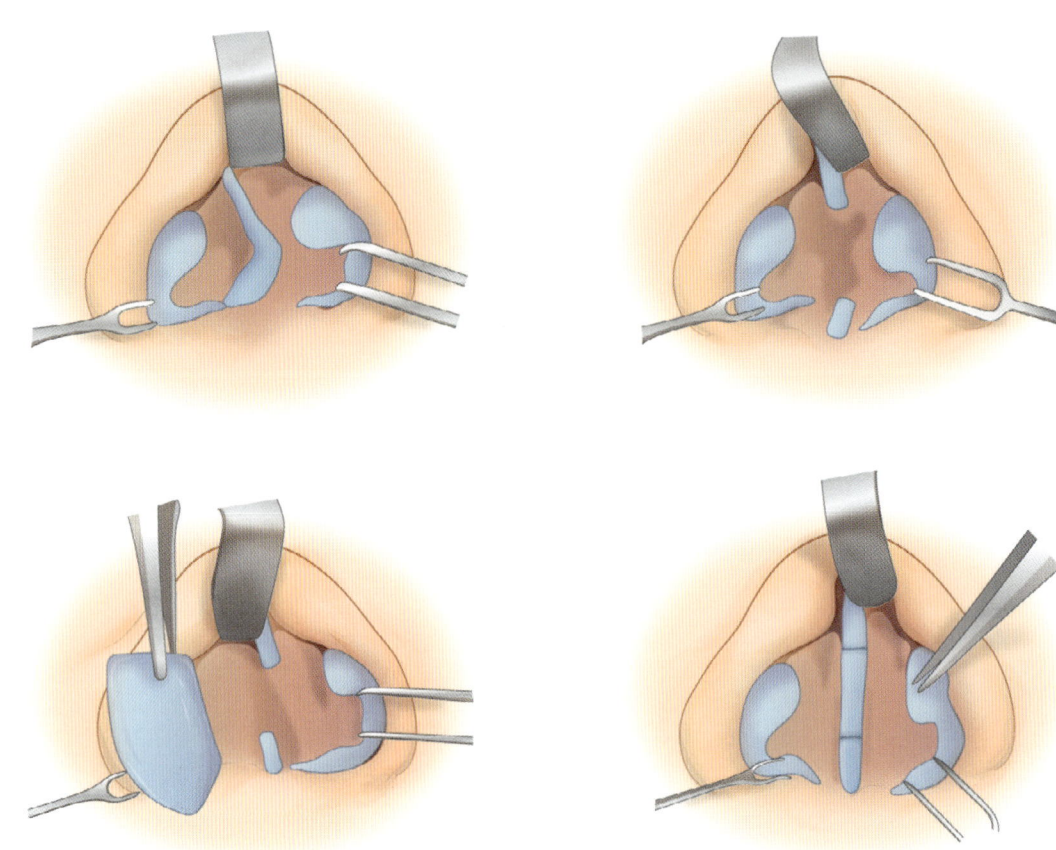

图 9-14　鼻中隔尾侧端偏曲的重建

（4）鼻中隔尾侧端偏曲的矫正

鼻中隔尾侧端偏曲形态多样，每个类型的矫正方法也不同。

①鼻中隔尾侧端位于鼻前棘的正中，但由于长度过长，使鼻中隔呈 C 形或 S 形偏曲（图 9-15）：鼻中隔尾侧端行部分切除术，以缩短长度。在凹进去的一侧行划痕切开，使用板条型移植物加强或行褥式缝合。

②鼻中隔尾侧端偏移鼻前棘正中，呈 C 形或直线形偏曲（图 9-16）：鼻中隔尾侧端行部分切除后固定于鼻前棘。

（5）鼻中隔重建

鼻中隔重度变形，特别是鼻中隔尾侧端严重骨折或变形时，将鼻中隔整块取出，在体外修复平整后原位植入，即体外鼻中隔成形术（图 9-17）。分离所有与鼻中隔软骨相连的组织，如上外侧软骨和鼻翼软骨，整块取出鼻中隔，保留部分与鼻骨相连的鼻中隔软骨。取出的鼻中隔选取平整的部分，重建 L 形支架，再原位植入。重建的鼻中隔要与鼻骨和前鼻棘牢固固定，防止术后并发中鼻拱塌陷或歪鼻。将上外侧软骨缝合于鼻中隔支架，可根据需要延长鼻中隔尾侧端，增加鼻尖支持。复位鼻中隔黏软骨膜，褥式缝合。

（6）鼻中隔手术的并发症

并发症有鼻中隔血肿、鼻中隔穿孔、中鼻拱的塌陷及感染等（图 9-18）。中鼻拱的塌陷是因为保留的 L 形支架宽度过小所致，必须保留至少 10mm 的宽度。鼻中隔血肿可引发鼻中隔穿孔、鼻气道阻

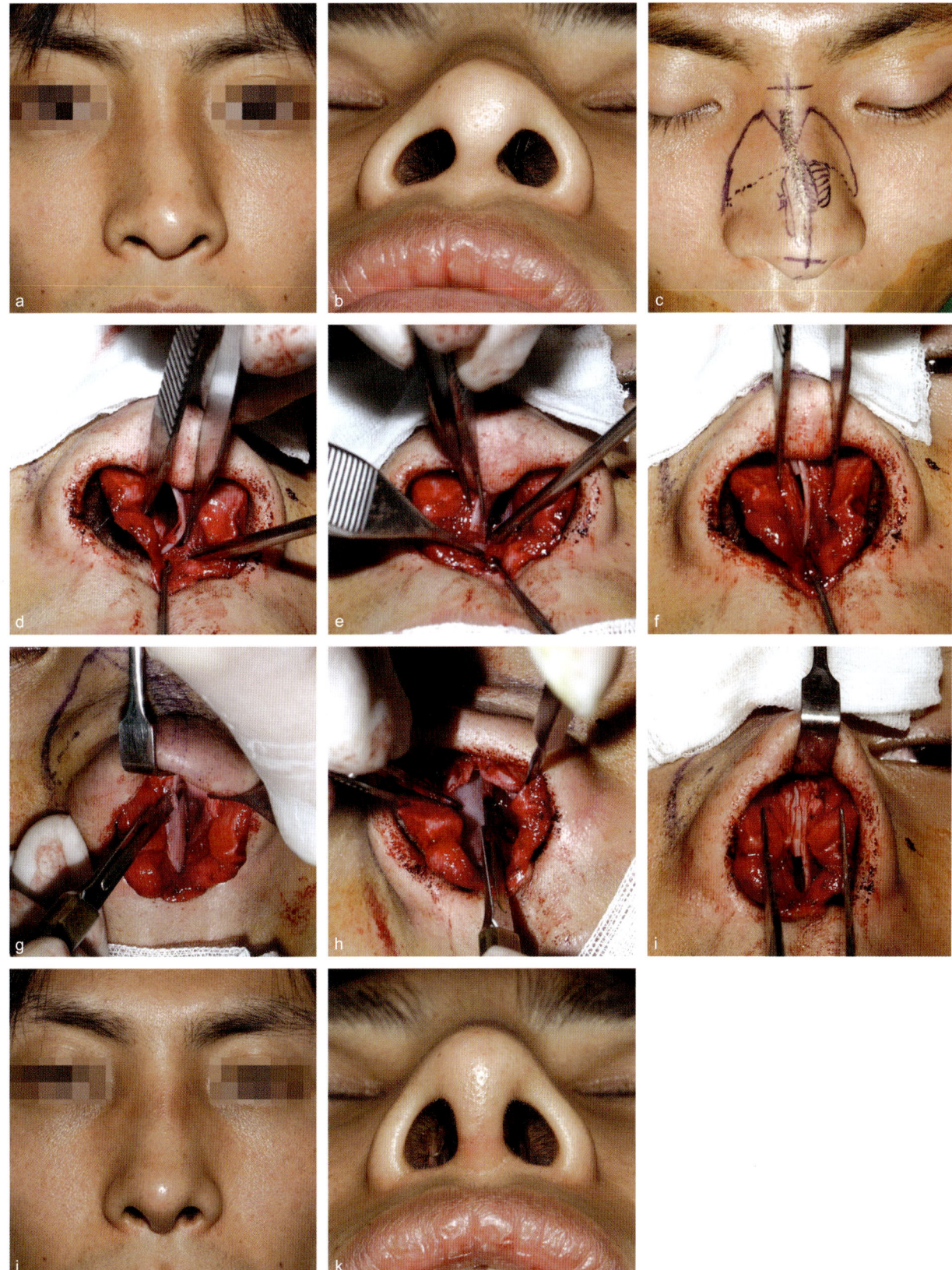

图 9-15-1　鼻中隔尾侧端偏曲　[病例 1]　a、b、c. 术前观（歪鼻伴鼻孔不对称）；d. 鼻中隔尾侧端 C 形偏曲（下端位于前鼻棘）；e. 节段切除 3mm 宽的鼻中隔尾侧端；f. 直的鼻中隔尾侧端固定于前鼻棘；g. 左背侧鼻中隔的修剪；h. 左侧 L 形支架的划痕切开；i. 右侧鼻中隔背侧植入撑开移植物；j、k. 术后观

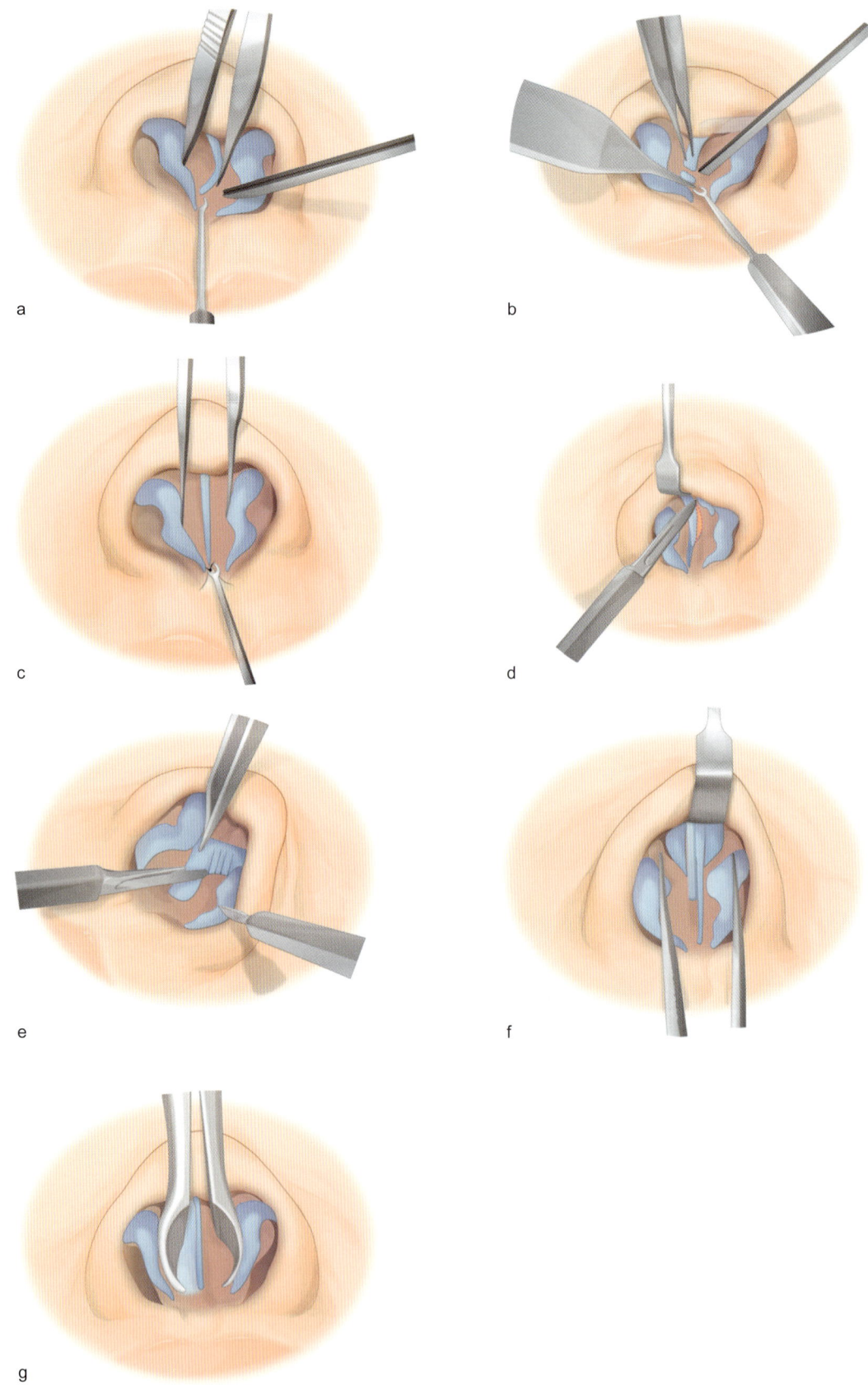

图 9-15-1 鼻中隔尾侧端偏曲 ［病例 1］

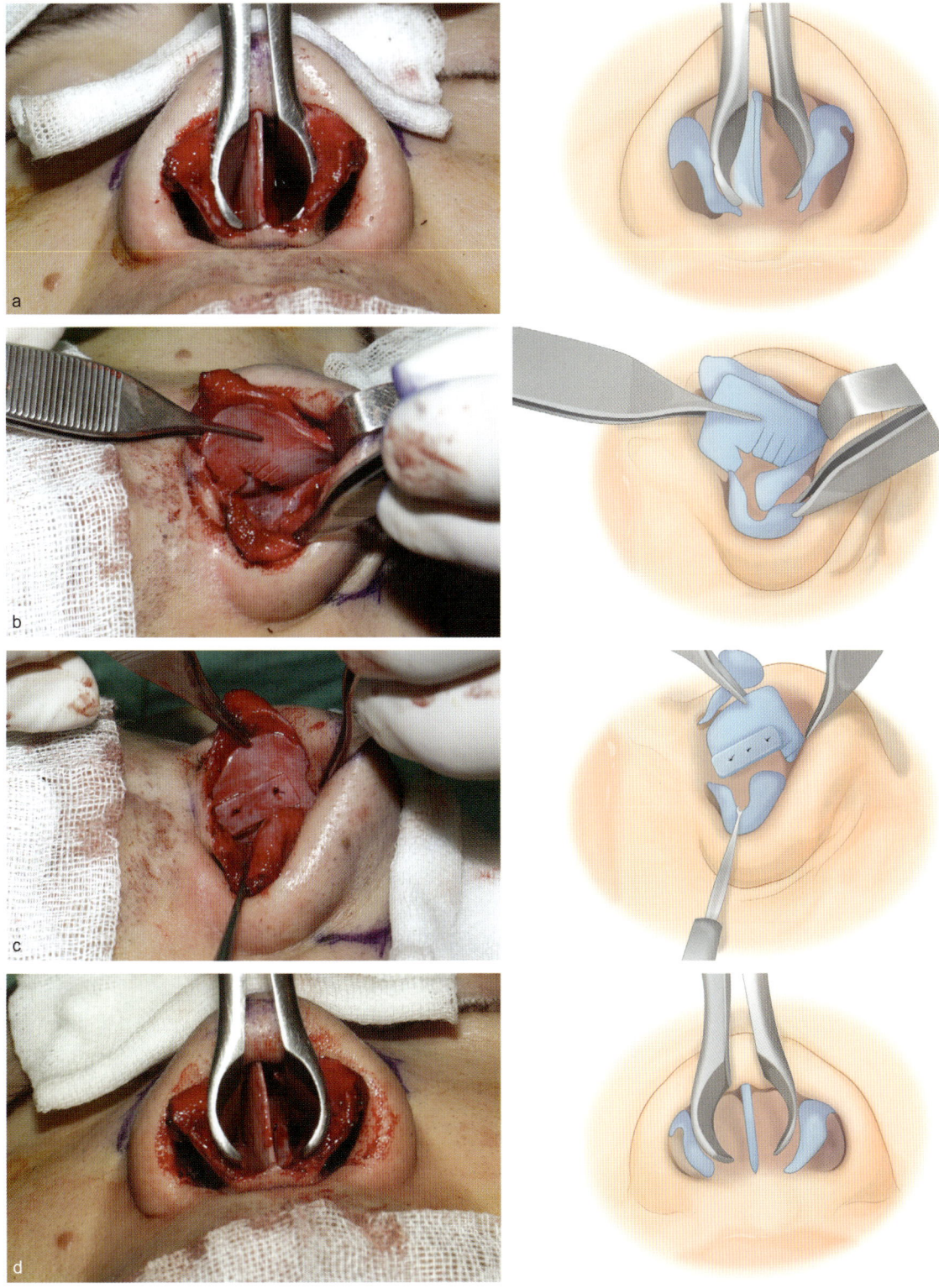

图 9-15-2　鼻中隔尾侧端偏曲　[病例 2]　a. 鼻中隔尾侧端向右侧偏曲；b. 鼻中隔尾侧端和背侧的全层划痕切开和楔形切除；c. 左侧鼻中隔尾侧端的板条型移植物；d. 矫正术后

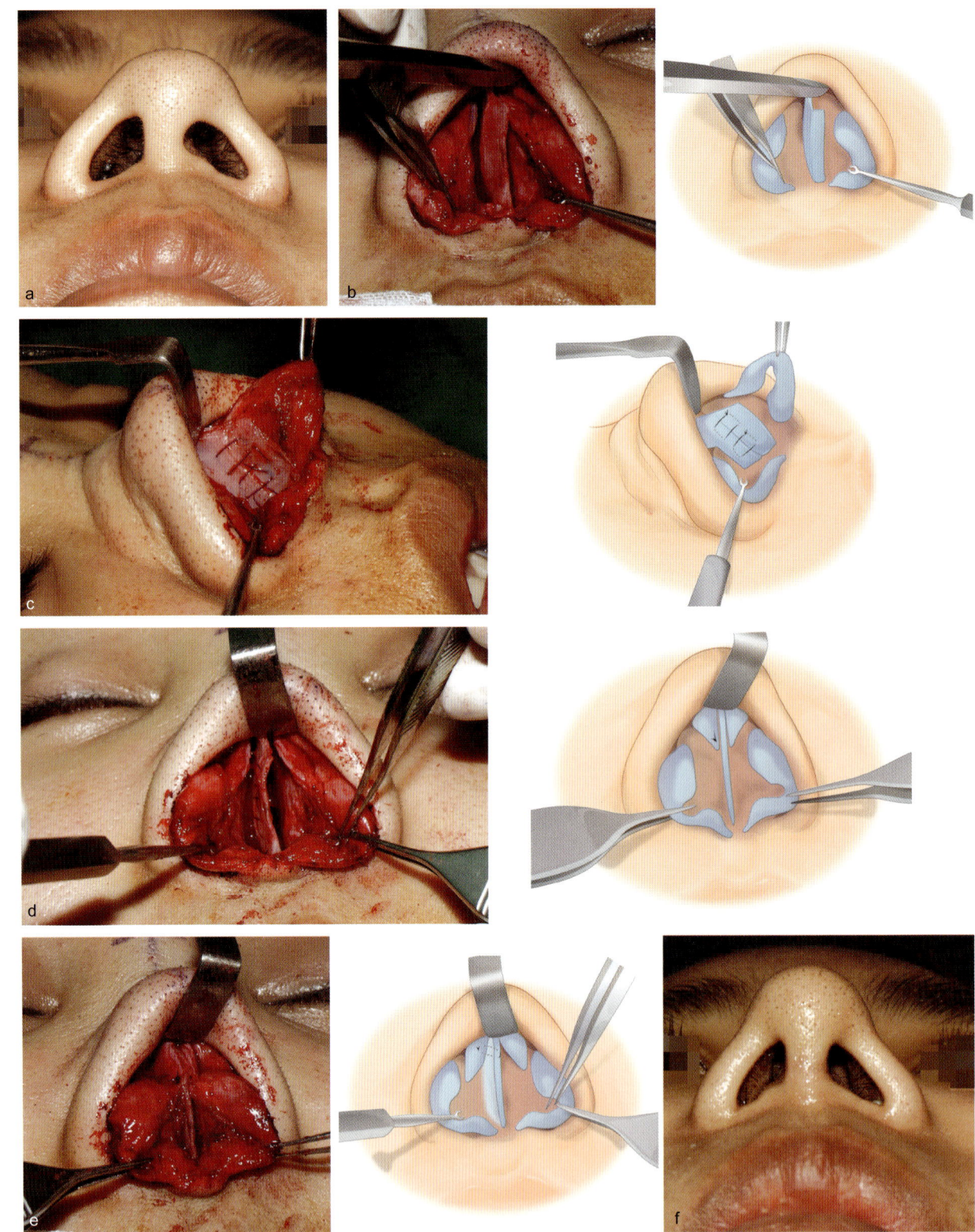

图 9-15-3 鼻中隔尾侧端偏曲 ［病例3］ a. 术前观；b. 既往的鼻中隔尾侧端骨折是偏曲的原因；c. 水平褥式缝合矫正偏曲的鼻中隔尾侧端；d. 偏曲的鼻中隔尾侧端矫正良好；e. 上端鼻中隔偏曲使用褥式缝合矫正；f. 术后观

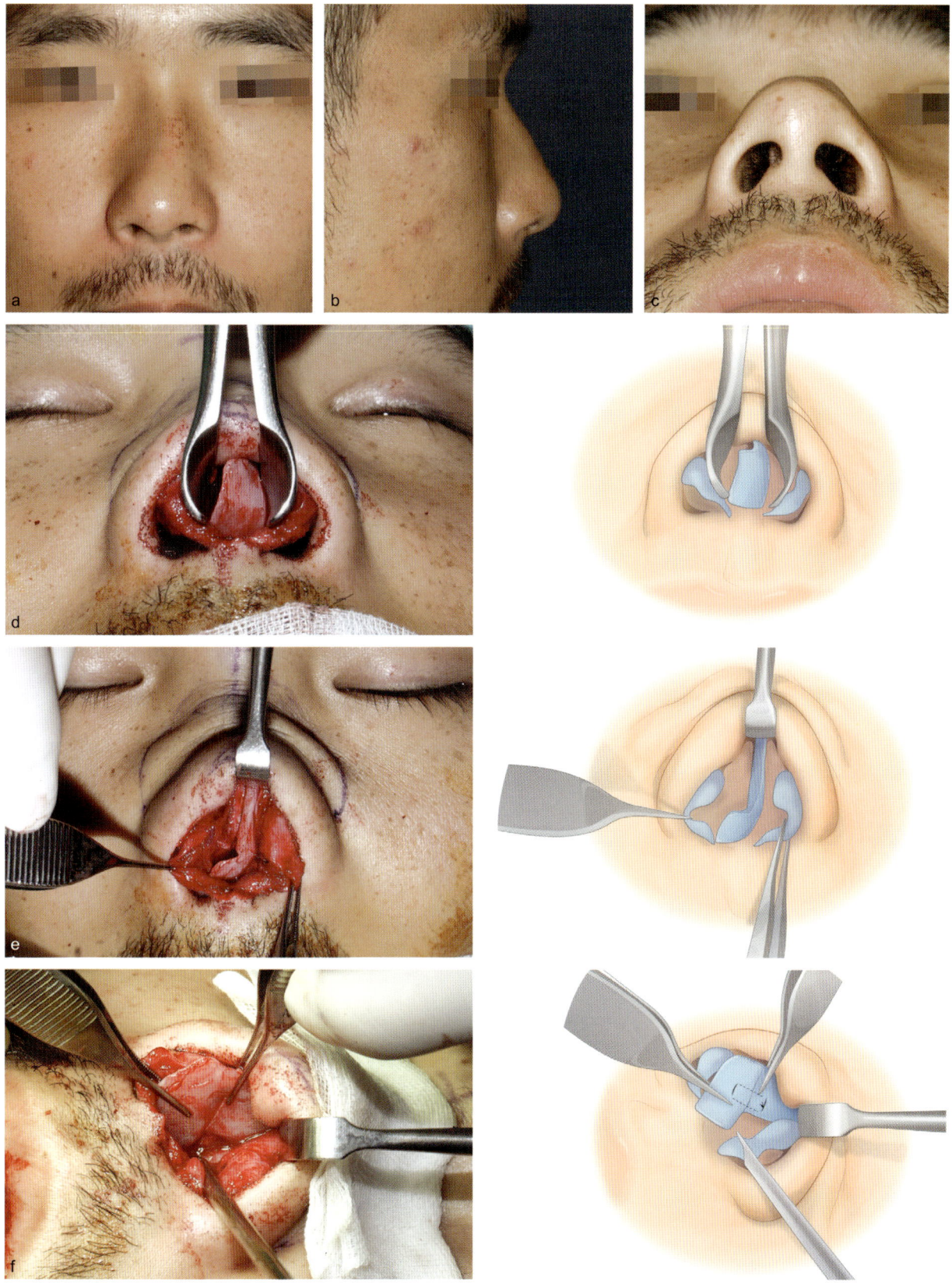

图 9-15-4 鼻中隔尾侧端偏曲 ［病例4］ a、b、c. 术前观；d、e. 鼻中隔尾侧端偏曲；f. 切除偏曲的鼻中隔背侧和尾侧端部分，在体外矫正展平后重新植入和固定

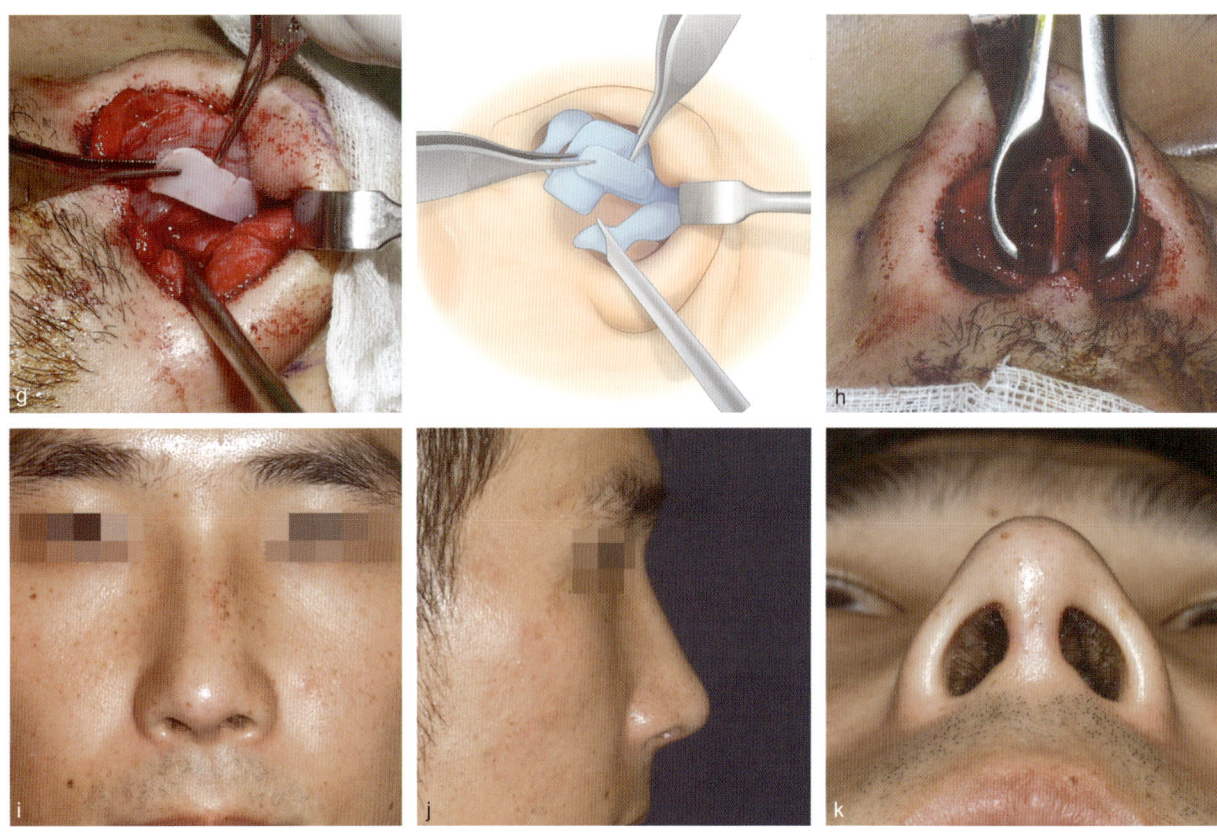

图 9-15-4 续　鼻中隔尾侧端偏曲　[病例 4]　g. 板条型移植物；h. 鼻中隔尾侧端变直；i、j、k. 术后观

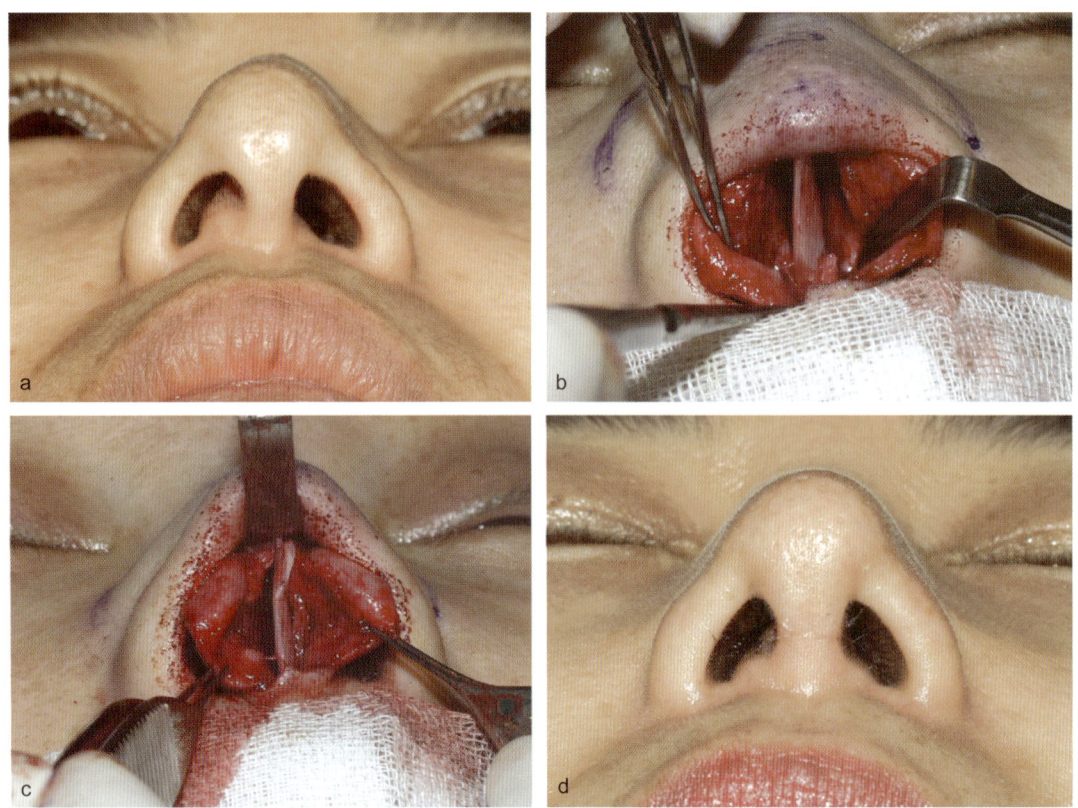

图 9-16　鼻中隔尾侧端偏曲的矫正　a. 术前观；b. 鼻中隔尾侧端从前鼻棘移位；c. 节段切除鼻中隔尾侧端后，固定于前鼻棘；d. 术后观

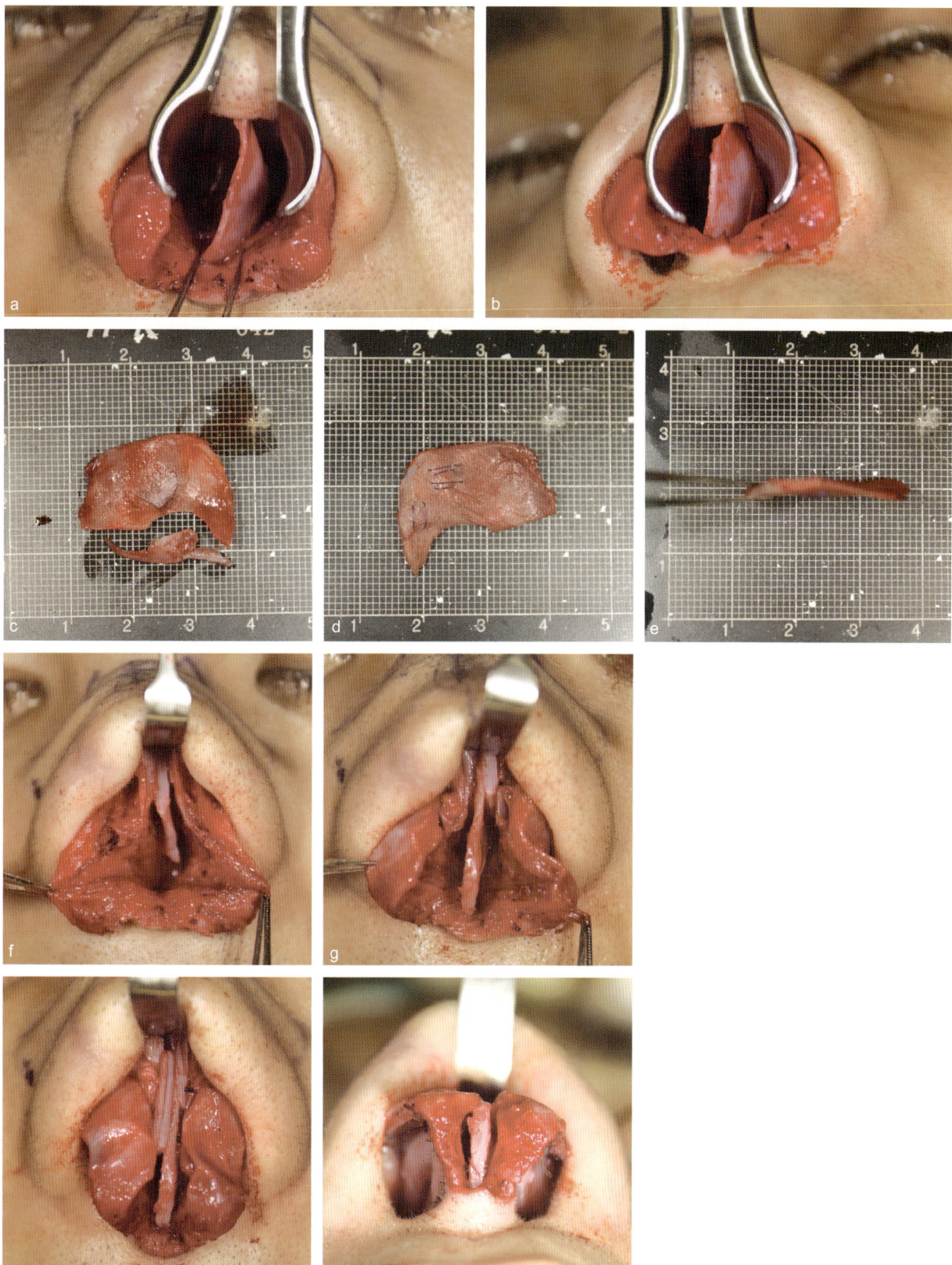

图 9-17 **体外鼻中隔成形术** a、b. 偏曲的鼻中隔尾侧端和背侧；c. 保留近鼻骨的鼻中隔背侧部分，切除畸形的鼻中隔软骨，去掉严重卷曲的部分；d. 划痕切开和水平褥式缝合使软骨平整；e. 变平整的软骨；f. 保留下的鼻中隔背侧部分；g. 固定修平的鼻中隔软骨；h. 右背侧鼻中隔行撑开移植物；i. 鼻中隔尾侧端变直

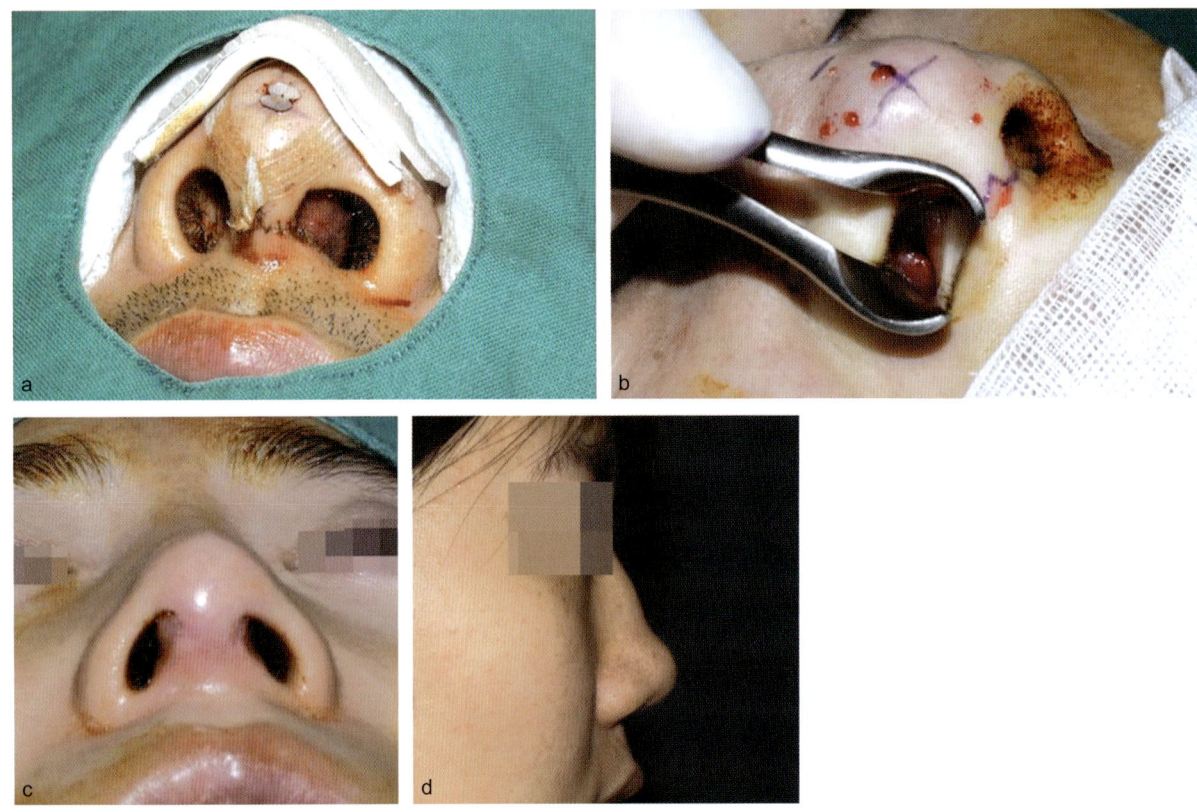

图 9-18　鼻中隔手术的并发症　a. 鼻中隔血肿；b. 鼻中隔感染；c. 鼻中隔瘘管；d. 中鼻拱塌陷

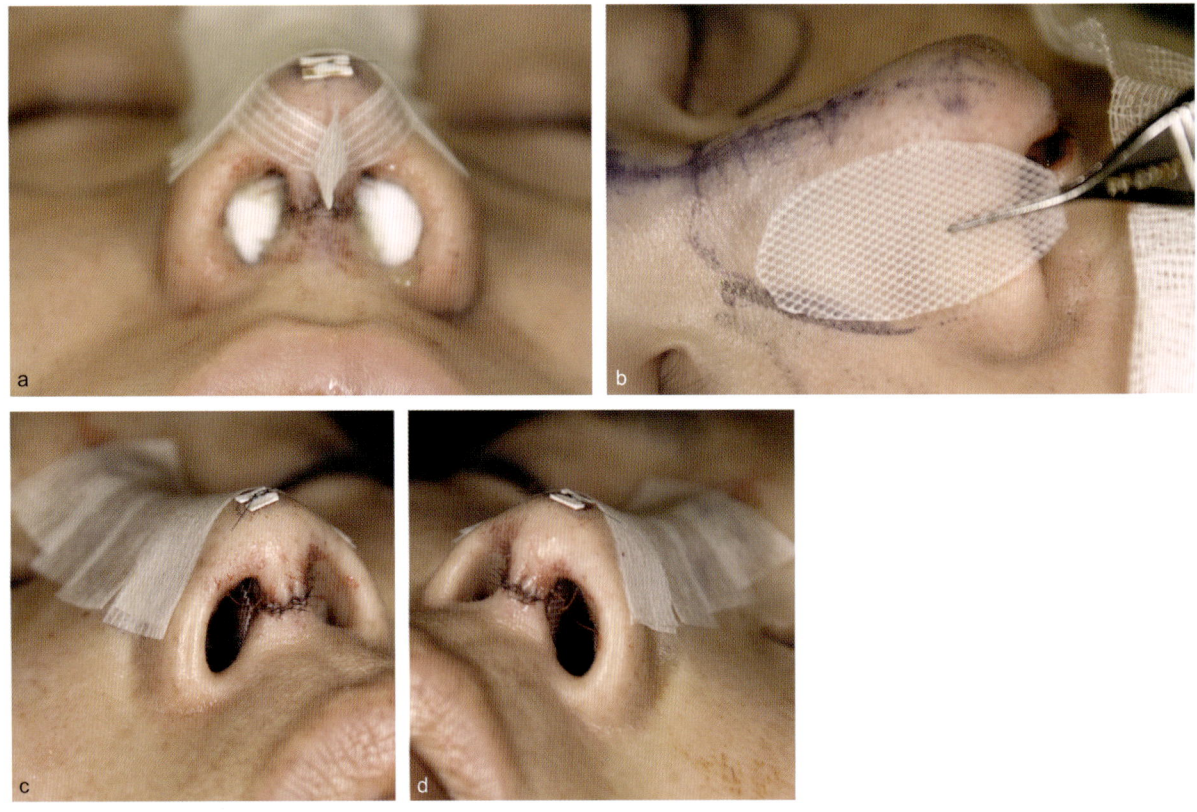

图 9-19　鼻中隔术后的包扎　a. 膨胀海棉压迫包扎；b、c、d. 鼻腔内硅胶片缝合包扎

塞及鼻中隔感染等症状。术中应仔细止血,术后用膨胀海绵或硅胶板压迫(图 9-19)。并发鼻中隔血肿时,在鼻中隔下端切开 1cm 左右,引流血肿后用膨胀海绵等包扎(图 9-20)。鼻中隔重度感染可引起鼻中隔软骨的消融,导致严重的鼻畸形,需要切开排脓和给予抗生素治疗。

为了矫正软骨性鼻背的偏曲,可在背侧鼻中隔矫正基础上植入撑开移植物。如前所述,这是于鼻中隔背侧和上外侧软骨间植入移植物的手术方法。可在凹进去的一侧或两侧植入撑开移植物,于鼻背

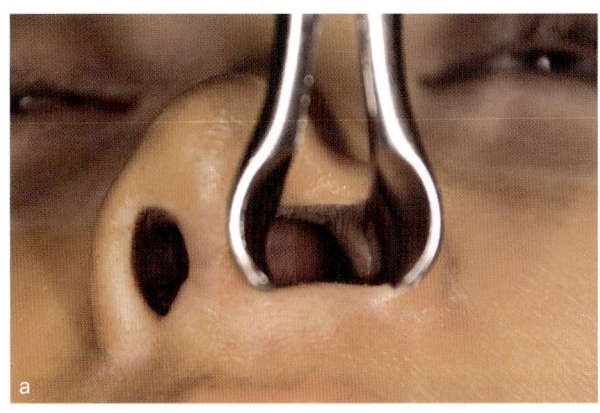
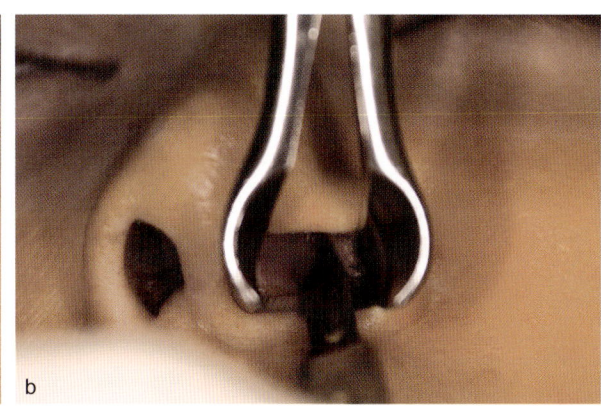
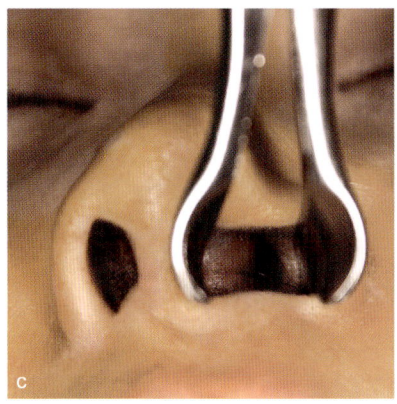
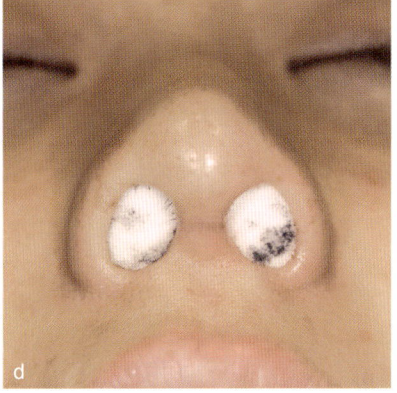

图 9-20　**鼻中隔血肿的引流**　a.鼻中隔血肿;b、c.于鼻中隔最低部行水平切开;d.清除血肿后行膨胀海绵填塞

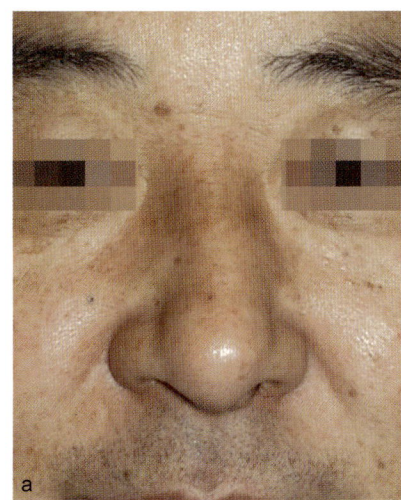
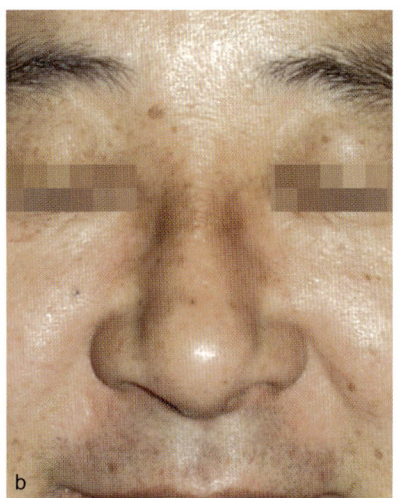

图 9-21　**歪鼻的矫正**　a.术前观;b.术后观(驼峰部分切除,外侧和内侧截骨术,鼻中隔尾侧端和上端偏曲的矫正,患者不愿意接受鼻尖整形)

高度或略下的位置植入。移植物置于鼻背高度时，使鼻背宽度增加，起着修饰作用（图 9-21、9-22）。

移植物首选鼻中隔软骨。此外，可使用耳软骨、肋软骨及筛骨垂直板等组织。植入的移植物用 5-0 PDS 线缝合在鼻中隔，再与上外侧软骨缝合。

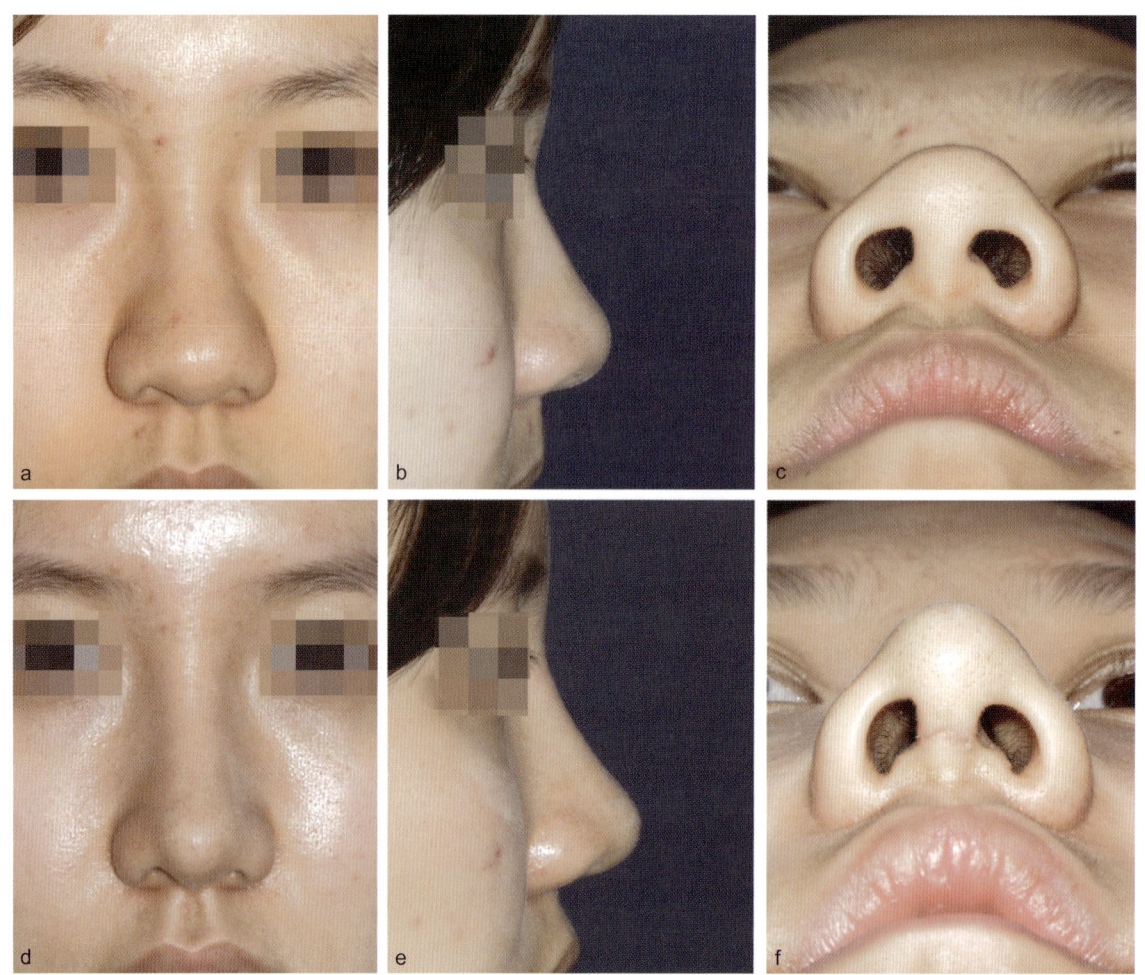

图 9-22　歪鼻的矫正　a、b、c. 术前观；d、e、f. 术后观（矫正性鼻整形术，使用假体行鼻背部隆鼻，鼻中隔软骨制成的鼻小柱支撑移植物，鼻尖整形）

撑开移植物的作用包括：①增宽内鼻阀，使气道通畅；②从美学角度上，使眉间到鼻尖的曲线更自然；③预防中鼻拱的塌陷。

内鼻阀指上外侧软骨与鼻中隔尾侧端形成的夹角，对气道通畅起着重要作用（图 1-24）。不同于西方人，韩国人的内鼻阀角度通常在 15 度以上。内鼻阀的狭窄会引起鼻塞，应注意。

（三）骨性鼻背的矫正：截骨术

截骨术在手术的后期施行，以减轻截骨术引起的肿胀。合并有驼峰需要截除时，骨膜剥离范围要尽可能小，以维持鼻骨稳定。截骨时需要综合考虑鼻骨长度、鼻骨拱的宽度及对称性、骨和软骨比例。先行内侧截骨，后施行外侧截骨。如需要行中间截骨时，在外侧截骨前施行。

行截骨时必须为完全性截骨。截骨不完全或青枝骨折时，可引起术后歪鼻复发（图 9-23）。截骨术后，鼻骨需能左右移动，且保持一定的稳定性。内侧截骨线和外侧截骨线未相接时，行经皮外侧截骨，使截骨线连续，称为完全性截骨（图7-26）。

有时候虽施行了鼻中隔成形术和截骨术，但未能矫正歪鼻。这是因为鼻中隔骨部，即梨骨的垂直部分严重偏曲所致，需要用Walsham镊夹断骨性鼻中隔矫正（图9-24）。

严重的歪鼻矫正术后仍有轻微的偏曲，此时可使用自体软骨或真皮脂肪瓣行鼻背部隆鼻修饰（图9-25）。

歪鼻多伴有鹰钩鼻或鞍鼻（图9-26）。特别是二次手术的病例，由于鼻中隔并发症导致中鼻拱塌陷时，需要重建鼻中隔L形支架。

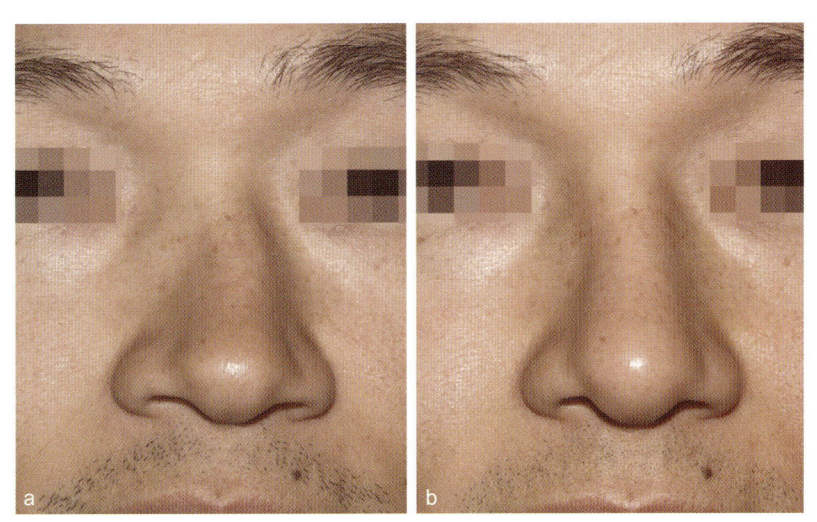

图9-23 歪鼻矫正术后复发 a.术前观；b.术后观（6个月，可见骨性偏曲的复发）

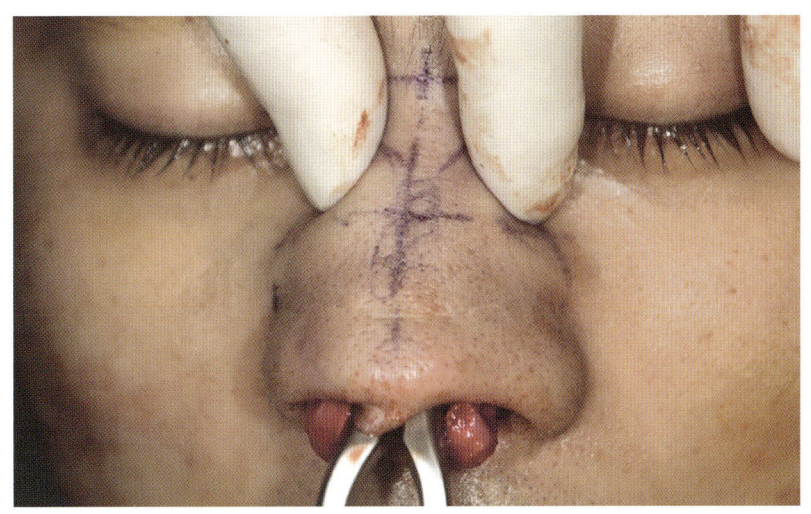

图9-24 使用鼻中隔复位钳矫正骨性鼻中隔偏曲

（四）下鼻甲

1. 下鼻甲结构

鼻甲是位于鼻腔外侧壁的沿气流方向水平附着的三个突出结构，自上而下称为上鼻甲、中鼻甲及

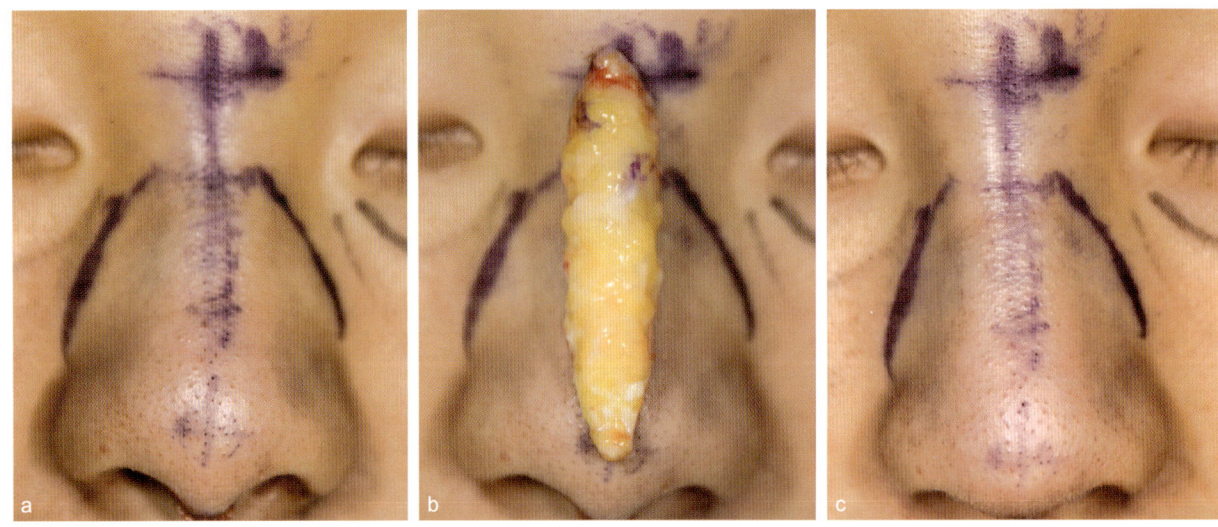

图 9-25 **假体或真皮脂肪瓣移植物的作用** 剩余的偏曲部分可使用假体或自体组织修饰（真皮脂肪瓣）

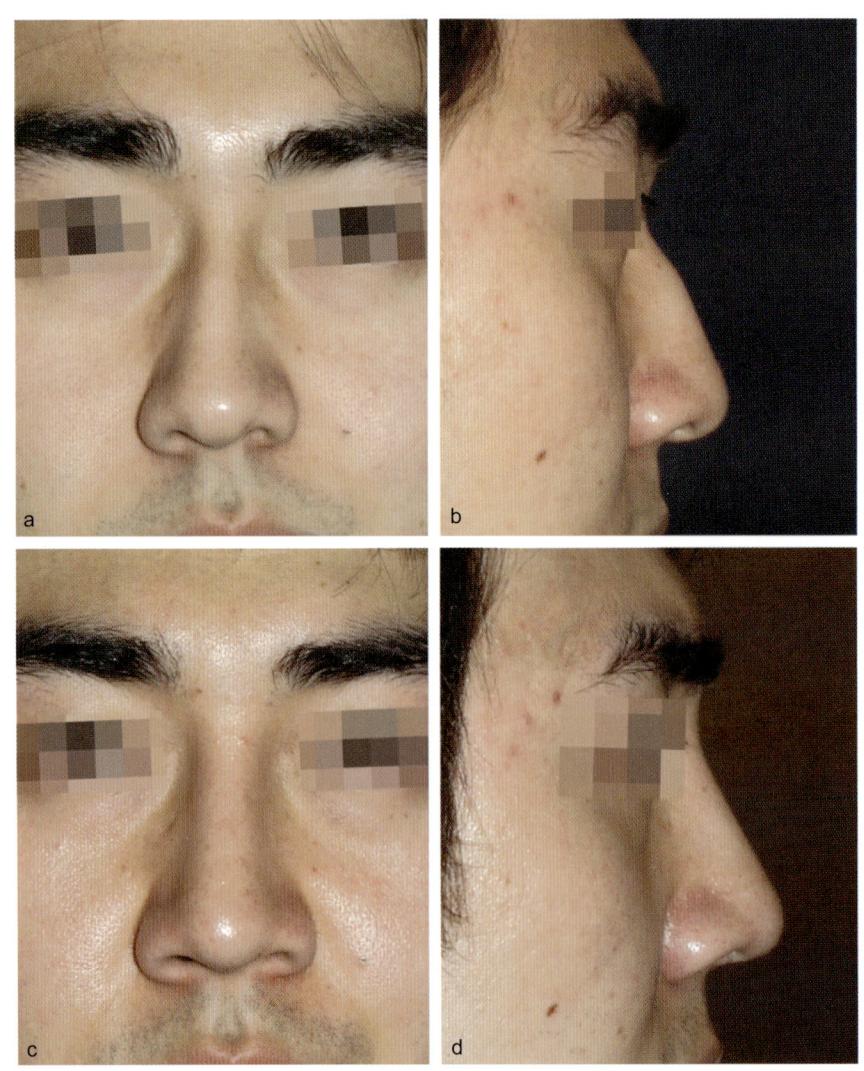

图 9-26 **歪鼻伴驼峰鼻** a、b. 术前观；c、d. 术后观（驼峰切除术，截骨术，鼻中隔撑开移植物，硅胶假体隆鼻，鼻尖整形）

下鼻甲（图1-29）。其中，下鼻甲最大，由骨和黏膜构成。下鼻甲受自主神经系统支配，可引起黏膜的充血和收缩。因此，三分之二以上的正常人两侧鼻腔轮流呼吸。下鼻甲的功能是调节吸入空气的湿度和温度。

2. 歪鼻矫正时需要处理下鼻甲的原因

歪鼻多伴有鼻中隔偏曲，偏曲对侧的下鼻甲肥大，称为代偿性肥大（图9-27）。关于下鼻甲肥大有两种假说。一种是鼻中隔偏曲致一侧鼻腔增大，使下鼻甲适应性肥大；另一种是肥大的下鼻甲推移鼻中隔向对侧偏曲。歪鼻时，因鼻中隔偏曲和下鼻甲肥大致两侧鼻腔都出现通气障碍。

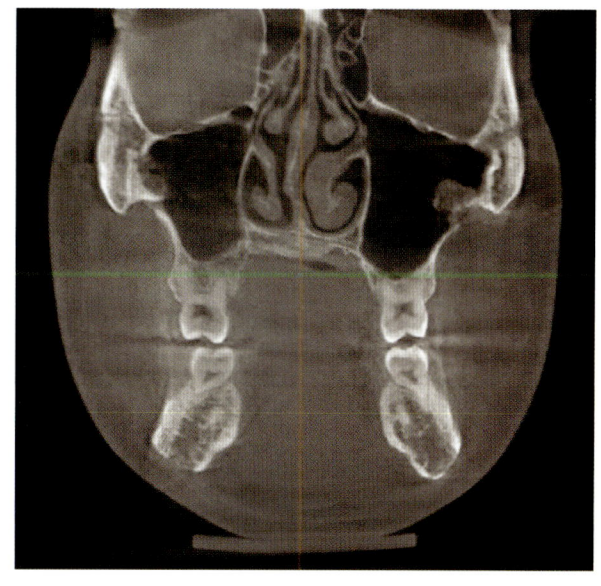

图 9-27　左侧下鼻甲代偿性肥大

歪鼻矫正行外侧截骨时，使肥大的下鼻甲内移接触鼻中隔，使鼻腔缩小而加重鼻塞。肥大的下鼻甲向外侧推移鼻骨致偏曲复发，也可压迫鼻中隔引起鼻中隔偏曲。为了缓解鼻塞症状，也需要处理肥大的下鼻甲。

3. 下鼻甲的矫正方法

下鼻甲的矫正方法有外截骨术、射频消融及下鼻甲成形术等（参见第7章）。

（五）鼻尖的矫正

歪鼻有时可伴有鼻尖不对称或偏曲（图9-28）。通过术前检查，分析确定引起鼻尖不对称和偏曲的原因。两侧鼻翼软骨高度和形状不对称可导致鼻尖不对称或偏曲（图9-29），但多数时候是因为上外侧软骨的不对称或鼻中隔尾侧端的偏曲所致（图9-30）。术中纠正这些原因才能达到满意的鼻部效果（图9-31）。

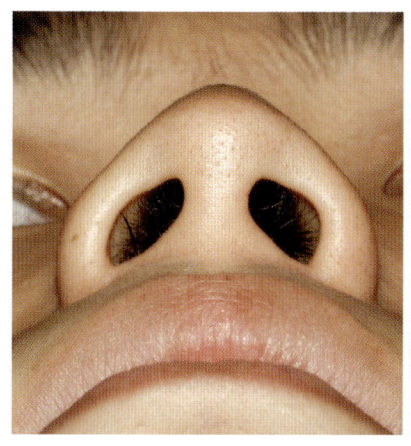 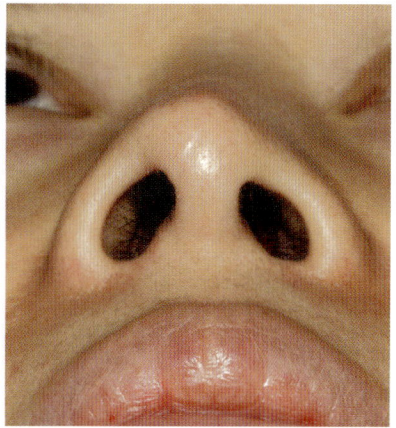

图 9-28　鼻尖和鼻翼的不对称

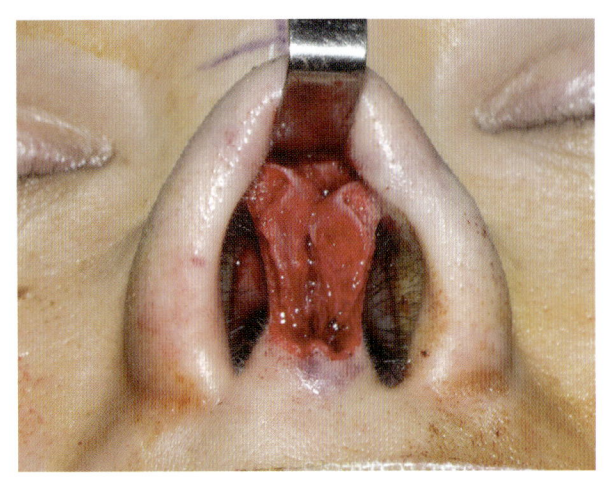

图 9-29　鼻翼软骨的不对称

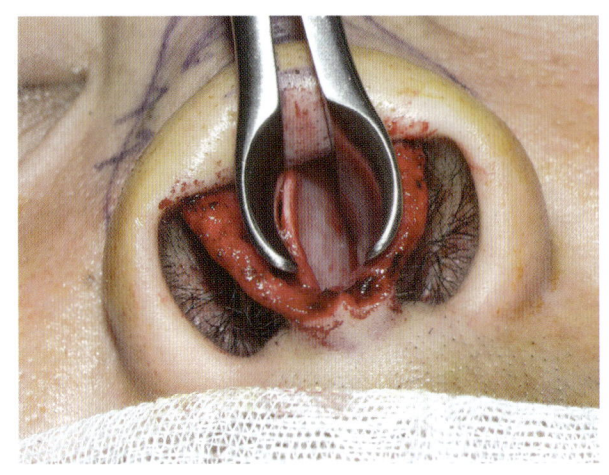

图 9-30　鼻中隔尾侧端的偏曲

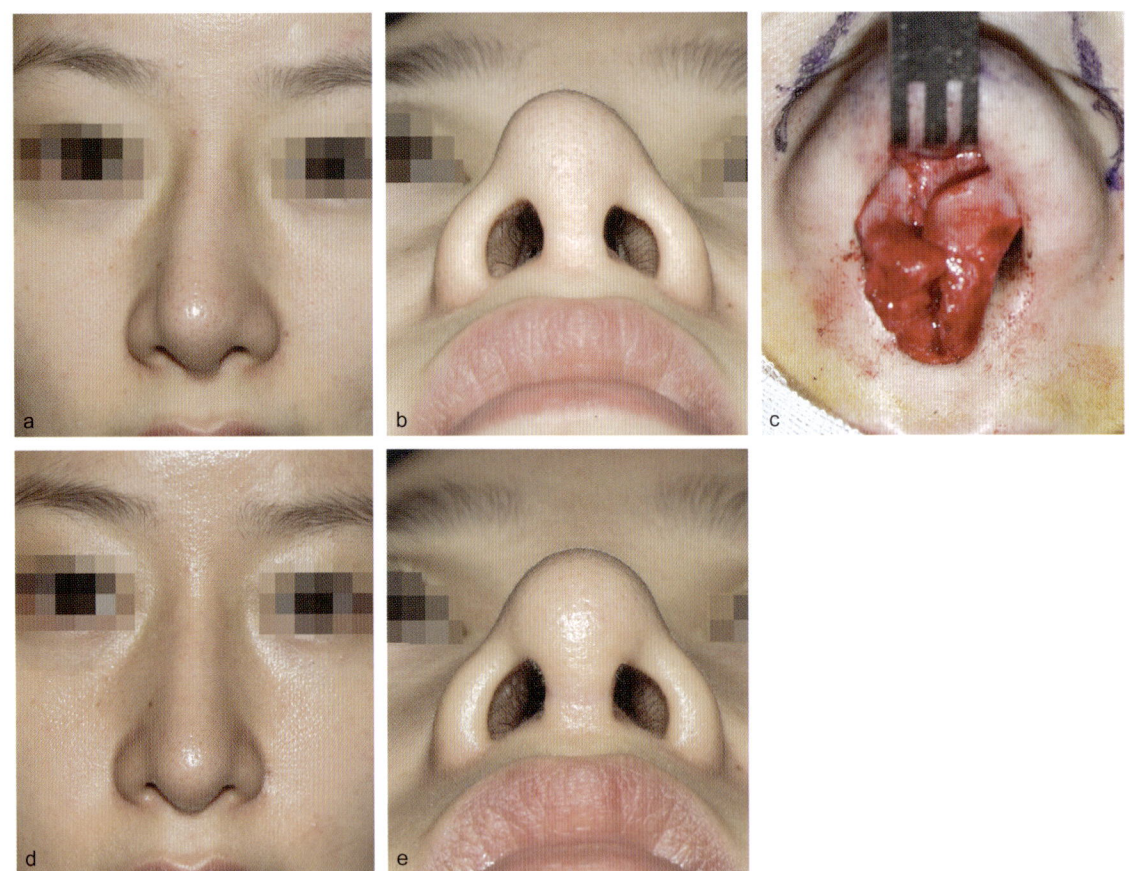

图 9-31-1　歪鼻伴鼻尖的偏曲　a、b. 术前观（可见歪鼻伴有鼻尖和假体偏曲）；c. 鼻翼软骨的不对称；d、e. 术后观：（假体置换，截骨术等矫正性鼻整形术，右侧外侧脚重叠移植物，鼻小柱支撑移植物，鼻尖整形）

（六）歪鼻伴面部不对称时的矫正

伴有面部不对称时，使歪鼻更明显。这时，需要全面考虑引起面部不对称的原因及与歪鼻的关系，同时还应考虑与咬合相关的功能性问题。对面部不对称的患者，单纯的歪鼻矫正不能达到满意的效果，术前应告知患者。

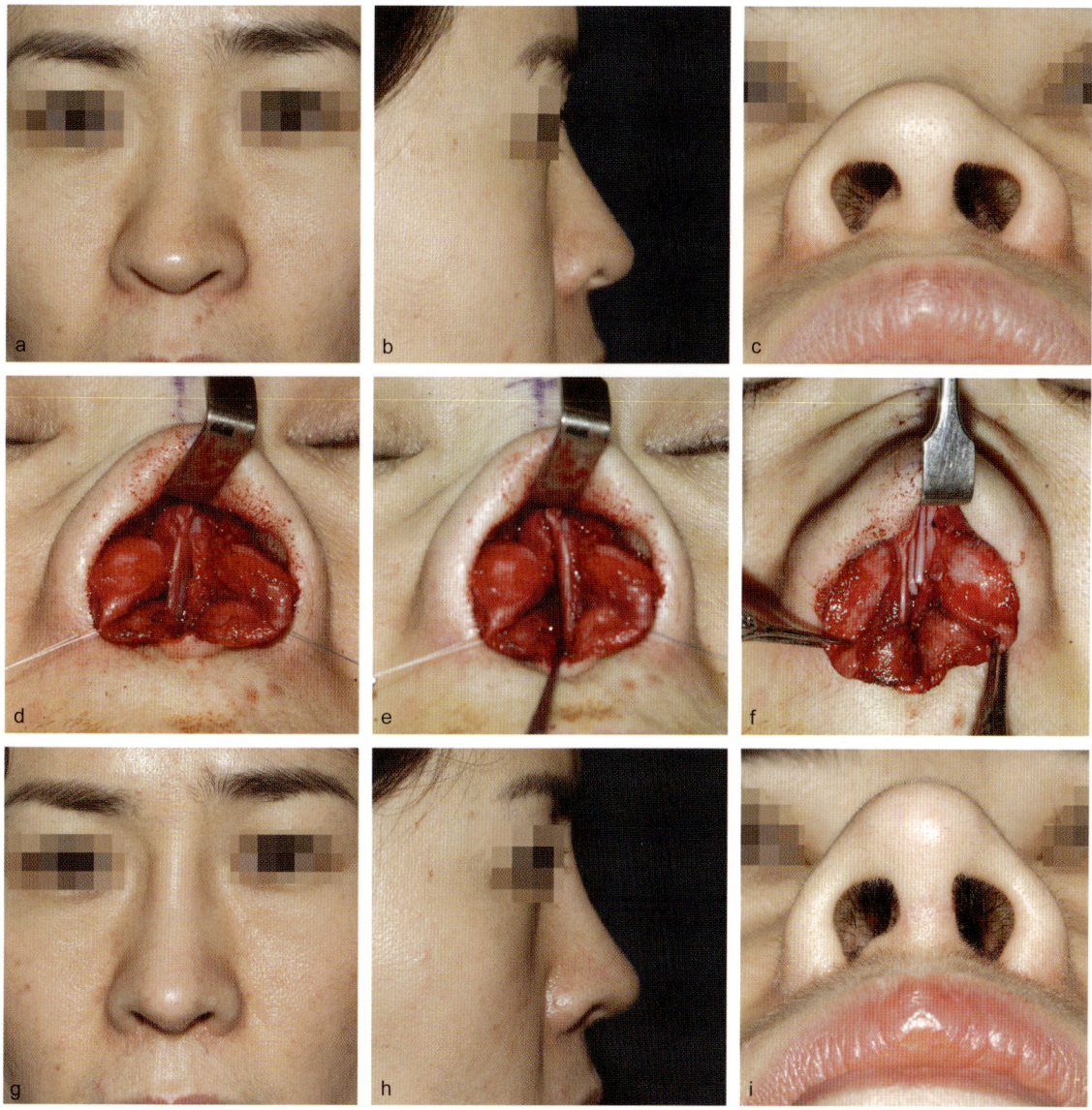

图 9-31-2 歪鼻伴鼻尖的偏曲　a、b、c. 术前观（可见歪鼻伴鼻尖不对称）；d. 鼻中隔尾侧端偏离前鼻棘至右侧，导致鼻中隔尾侧端偏曲；e. 节段切除鼻中隔尾侧端，重置于前鼻棘；f. 左侧鼻中隔撑开移植物；g、h、i. 术后观

参考文献

1. Daniel RK. Mastering rhinoplasty. Berlin: Springer, 2010.
2. Dhong ES. Septorhinoplasty: Endoscopic approach and reinforcement of nasal support line. J Korean Soc Aesthetic Plast Surg. 2010, 16(3): 111.
3. Gunter JP, Rohrich RJ: Management of the deviated nose. Importance of septal reconstruction. Clin Plast Surg, 1988, 15: 43.
4. Rees TD. Surgical correction of the severely deviated nose by extramucosal excision of the osseocartilagenous septum and replacement as a free graft. Plast Reconstr Surg, 1997, 100(1): 250.
5. Rohrich RJ, Gunter JP, Deuber MA, et al. The deviated nose: Optimizing results using a simplified classification and algorithmic approach. Plast Reconstr Surg, 2002, 110: 1509.
6. Gunter JP, Rohrich RJ, Adams WP. Dallas rhinoplasty: nasal surgery by the masters. 3nd ed. St. Louis, MO: Quality Medical Pub, 2007.

第 10 章

挛缩导致的短鼻矫正

一、挛缩导致的鼻畸形

挛缩是指鼻整形术后瘢痕组织或包膜引起收缩导致鼻内部和外形改变的状态。挛缩导致的鼻内、外部变形如下：

(一) 鼻翼软骨挛缩导致的变形

1. 鼻翼软骨向头侧的牵拉移位，导致鼻尖向头侧旋转，鼻长度缩短，鼻孔过度外露，称为朝天鼻畸形（图 10-1）。

2. 一侧或两侧的鼻翼软骨因挛缩出现塌陷，导致鼻尖的夹捏畸形，严重时因内鼻阀和外鼻阀塌陷而致鼻塞（图 10-2）。

(二) 鼻背部软组织挛缩导致的变形

鼻背的硅胶包膜沿假体两侧缘引起挛缩，会使假体两侧的界限呈"11"字样显现（图 10-3）。在分类繁杂的鼻整形术中，挛缩导致的朝天鼻畸形的矫正手术是最难的手术之一，原因包括（图 10-4）：①鼻内部瘢痕组织多。②因既往多次手术和感染导致鼻内部正常组织结构被破坏。③挛缩的皮肤和黏膜不易延长。④既往手术中已切取使用软骨，可获取的移植用软骨有限。

第 10 章 挛缩导致的短鼻矫正

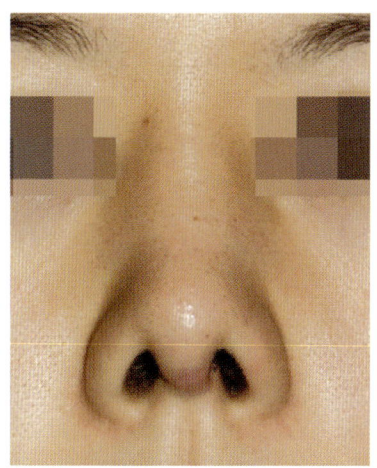

图 10-1 挛缩导致的鼻畸形：短鼻伴鼻孔外露过多

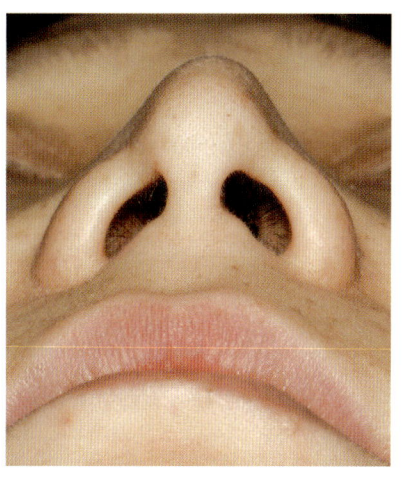

图 10-2 挛缩导致的鼻畸形：外鼻阀塌陷

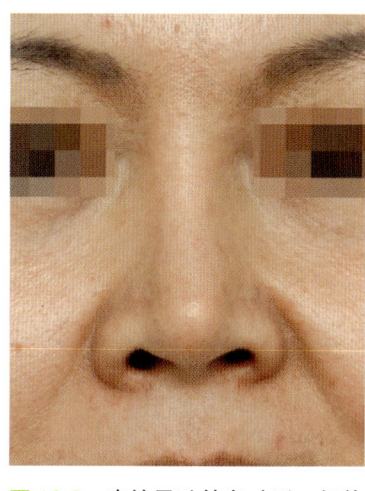

图 10-3 挛缩导致的鼻畸形：假体轮廓的显现

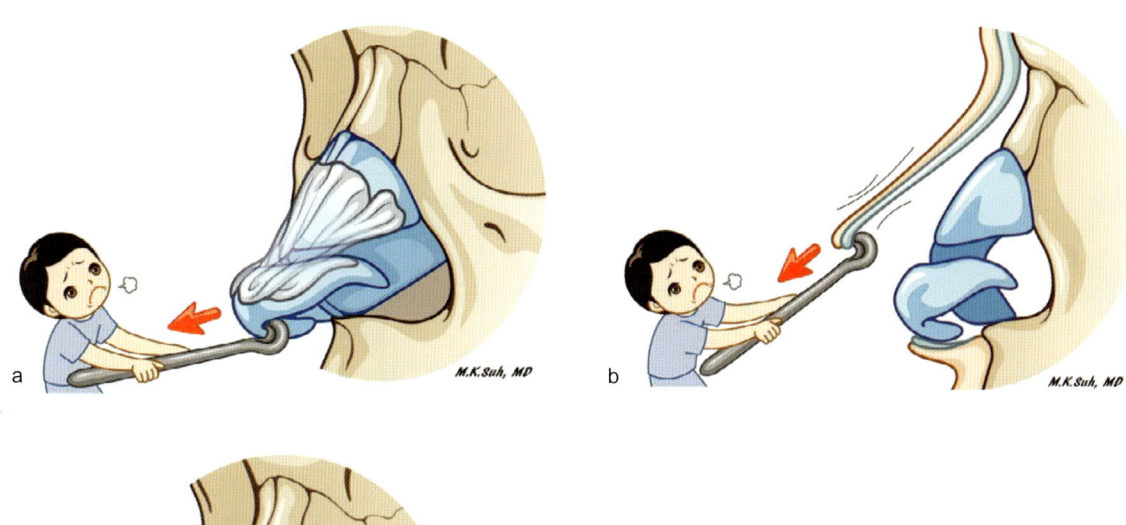

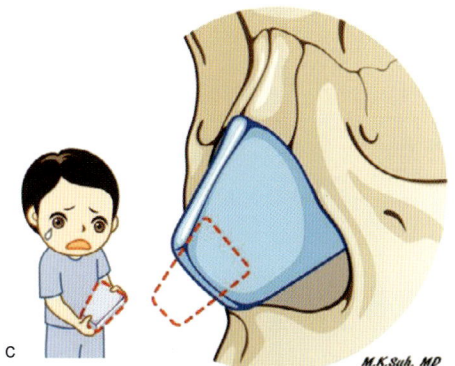

图 10-4 挛缩导致的短鼻畸形矫正时，鼻整形外科医生面对的三个难点　a. 鼻内部瘢痕组织；b. 瘢痕和包膜的粘连使皮肤张力过大；c. 可获取的移植用软骨有限

二、引起挛缩的原因

1. 频繁的手术

在亚洲人，接受多次鼻整形手术的患者比例较高。多次的鼻整形术，使瘢痕过度增生进而并发挛缩。

2. 感染

仅一次感染比多次手术引起的挛缩更严重。

3. 个体差异

即使未继发感染、未接受多次手术，有些患者也可并发挛缩，推测是因为个体体质原因所致。

三、挛缩导致短鼻的矫正

（一）手术时机

建议距最后一次手术至少间隔 1 年再施行手术。但是，在以下情况时需尽早施行手术：①在等待手术时机的时候，挛缩逐渐加重。②假体有外露的危险。③继发感染。④患者因社会活动，需要尽早完成手术。

（二）麻醉

多采用静脉诱导睡眠麻醉下施行手术。诱导睡眠的麻醉药物有异丙酚、氯胺酮及咪达唑仑等，药物的剂型和用量根据每个医生的经验和习惯而有所差异。诱导睡眠后，鼻部行局部浸润麻醉。局麻药使用含 1∶10 万肾上腺素的 2% 利多卡因，如预计手术时间延长时，可混合 0.5% 布比卡因使用。鼻小柱、鼻背及鼻中隔等所有手术部位均匀浸润麻醉（图 10-5）。

使用肾上腺素可以减少出血，延长局麻药的作用时间，还能有效减轻麻药的全身作用。

手术时间过长或需要获取肋软骨时，可选择全身麻醉。

（三）切口

手术均采用开放入路施行。在鼻小柱最窄的部位横行切开。横行切口可设计为倒 V 形或阶梯形，作者习惯用倒 V 形切口（图 10-6）。鼻小柱有手术瘢痕时，沿原切口瘢痕切开（图 10-7）。有时，因鼻

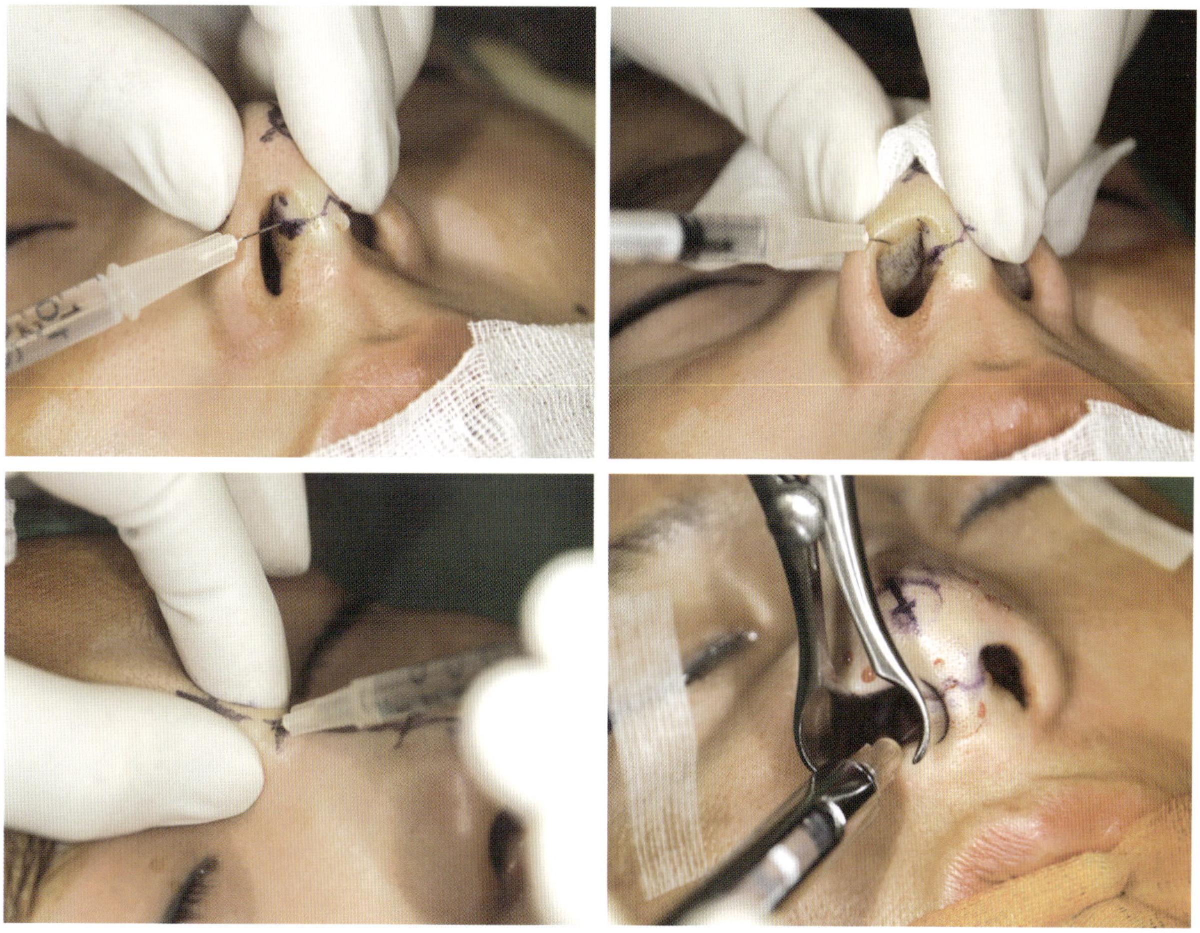

图 10-5 局部浸润麻醉

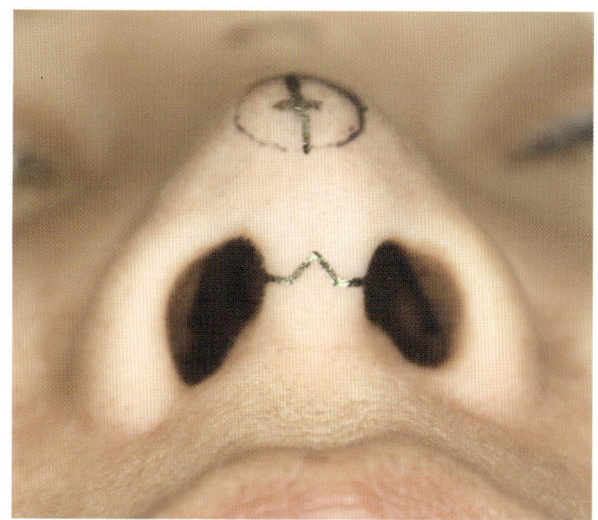

图 10-6 倒 V 形切口

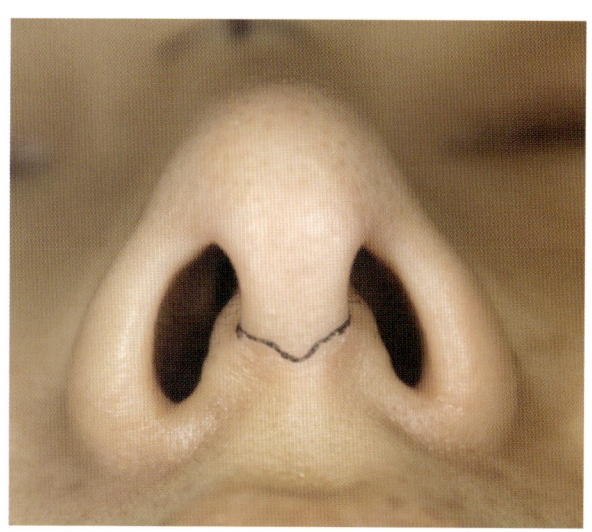

图 10-7 沿原切口瘢痕切开

小柱的原切口设计不合理，需要在原切口下方切开时，应注意两次切口间的组织可能坏死，最好是间隔 1 年以上施行手术。

鼻小柱的切口向两侧鼻腔内部延伸时，注意不要损伤鼻尖的软三角结构。直接切开软三角会导致开槽畸形、鼻孔不对称，所以应距离鼻翼边缘 3mm 以上切开，以免损伤软三角。鼻腔内两侧的切口沿鼻翼软骨的下缘切开至外侧脚复合体（图 10-8）。鼻腔内部的切口线越长，越有助于皮肤和鼻翼软骨的游离。

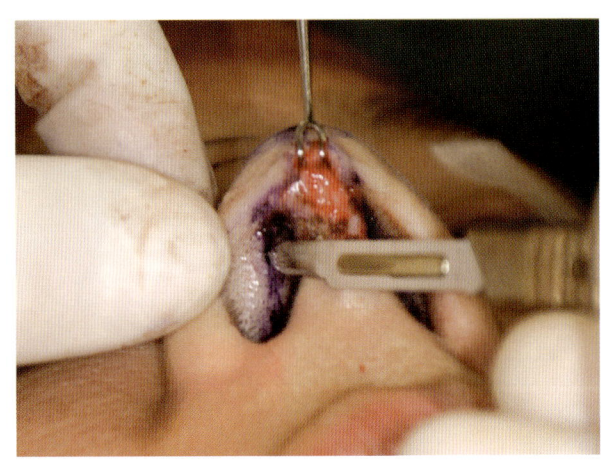

图 10-8　切口延伸至外侧脚复合体

（四）剥离

切开鼻小柱和鼻腔后，剥离鼻翼软骨和瘢痕组织。由于瘢痕组织严重粘连，这个过程既困难又费时间，但对于挛缩短鼻的矫正至关重要，术者应以足够的耐心进行充分的剥离。

原发短鼻的矫正术中最重要的过程是将鼻翼软骨从上外侧软骨充分剥离，并向鼻长度方向延长。但是，对于挛缩导致的短鼻畸形，单纯鼻翼软骨的剥离和移位是不够的。因为，皮肤也同时需要延长，但瘢痕组织紧密粘连于皮肤限制其延长，所以需要将皮肤从瘢痕组织中剥离，这个过程非常重要。瘢痕组织行双平面剥离（图 10-9）。

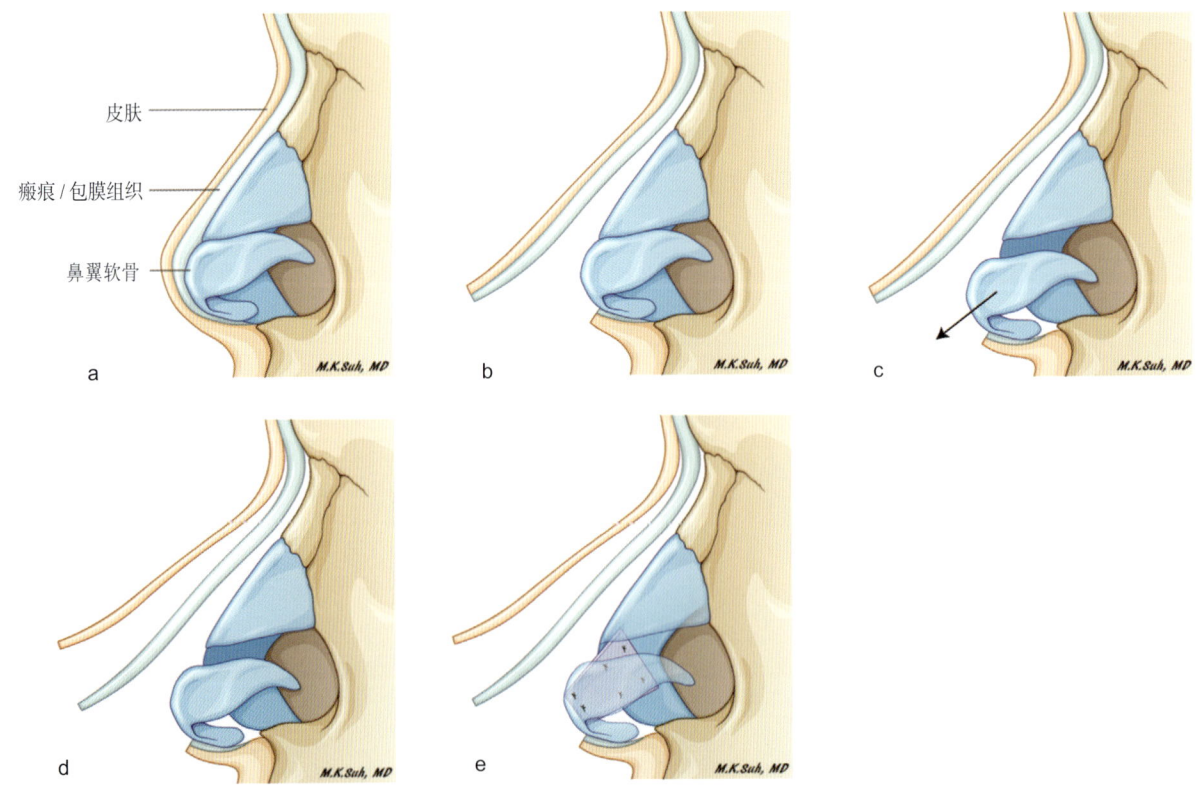

图 10-9　挛缩导致的短鼻畸形的矫正，皮肤-瘢痕组织瓣的双平面分离　b. 深部平面的分离；c. 游离鼻翼软骨；d. 表浅平面的分离；e. 鼻中隔延伸移植物

1. 双平面分离的第一阶段：深部平面剥离

从鼻小柱切口开始剥离。将皮肤和瘢痕组织从鼻翼软骨的中间脚剥离，并向鼻尖部进行。起始部的剥离较为容易，但达鼻尖部时，因瘢痕组织的粘连和既往对鼻尖的多种手术操作，使剥离变得困难。但是，以充分的耐心继续剥离，将会把皮肤和瘢痕组织整块从鼻翼软骨剥离并掀起。

过鼻翼软骨后，沿上外侧软骨的表面向头侧进行剥离。在瘢痕组织或包膜下剥离至鼻根，形成较宽的平面。以上的操作称为深部平面剥离。这一过程后，使皮肤和瘢痕组织成为一体，称为皮肤瘢痕瓣（图 10-10）。

2. 双平面分离的第二阶段：表浅平面剥离（图 10-11）

剥离完深部平面后，开始进行表浅平面的分离。将瘢痕组织从皮肤剥离的过程称为表浅平面的剥离。否则，因瘢痕组织的粘连、牵拉，皮肤不能获得充分的延长。

从皮肤瘢痕瓣的末端开始进行剥离。从皮肤谨慎地剥离瘢痕组织或包膜。尽可能充分剥离皮肤，使皮肤能最大限度地伸展。表浅平面剥离后，形成两个独立的皮肤瓣和瘢痕组织瓣（图 10-12）。

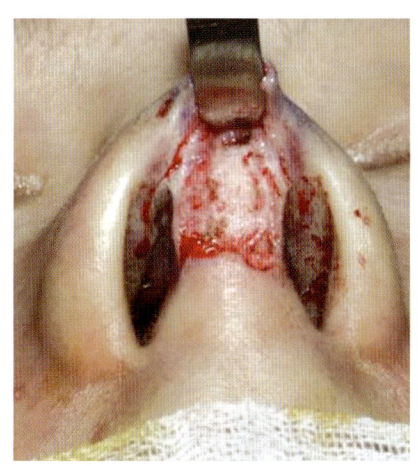 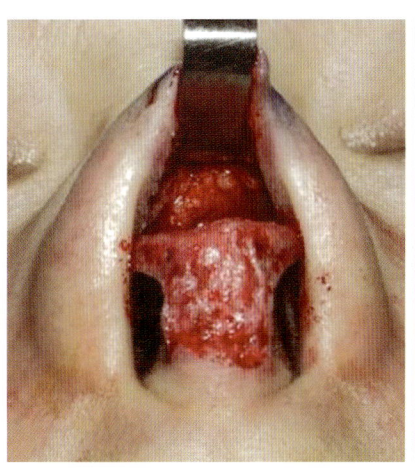 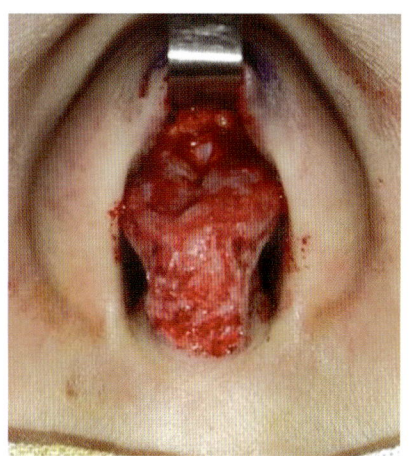

图 10-10　深部平面剥离

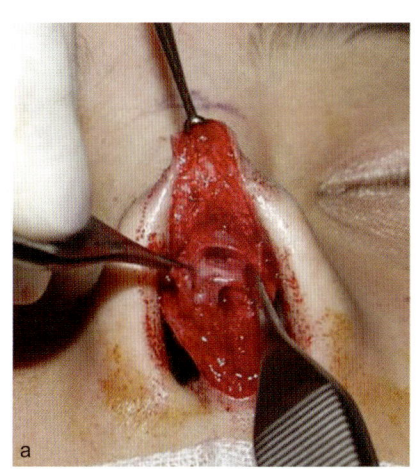 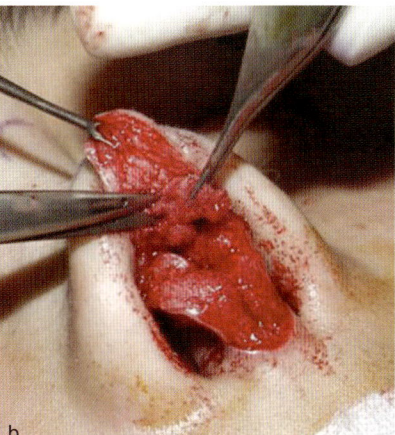 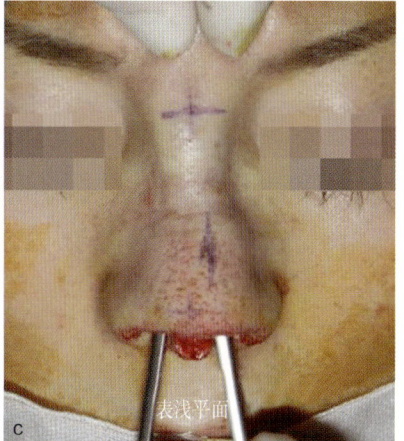

图 10-11　**表浅平面剥离**　a. 镊子夹住瘢痕-包膜组织瓣；b. 分离皮肤和瘢痕-包膜组织瓣；c. 向头侧进行剥离

3. 鼻翼软骨的游离

完成双平面剥离后，开始将鼻翼软骨从上外侧软骨剥离。将两个软骨间的结缔组织和瘢痕组织充分地离断，使鼻翼软骨尽量地远离上外侧软骨，达到鼻延长的目的（图 10-13）。

挛缩导致短鼻畸形时，膜性鼻中隔中的瘢痕组织也限制鼻翼软骨的移动。充分剥离膜性鼻中隔的瘢痕组织，将有助于鼻翼软骨的延长。只保留薄薄的一层黏膜，剥离所有瘢痕组织（图 10-14）。剥离外侧脚复合体部位后，切断附件软骨，可有助于鼻翼软骨的游离和延长（图 10-15）。

4. 鼻中隔剥离

矫正挛缩导致的短鼻畸形时，为了施行鼻中隔延伸移植物，需要显露全部鼻中隔。鼻中隔的剥离参见第 1 章和第 6 章。

5. 鼻中隔软骨的切取

鼻中隔软骨为鼻中隔延伸移植物的首选材料。在既往的手术中，如已切取鼻中隔软骨使用，应

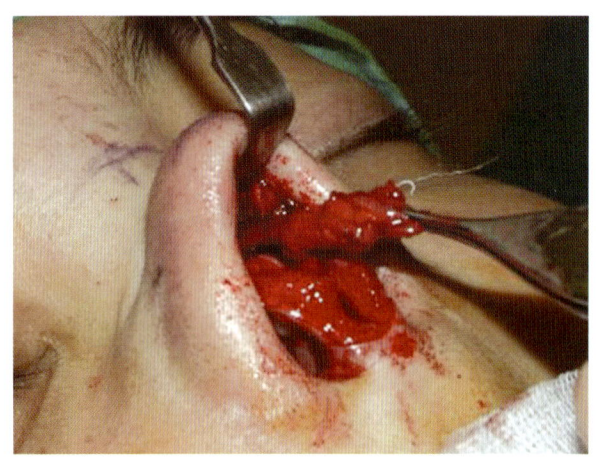

图 10-12　从皮肤分离瘢痕 - 包膜组织瓣

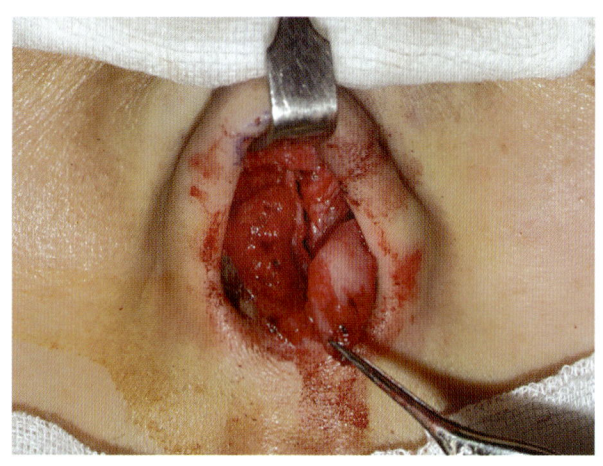

图 10-13　从上外侧软骨游离鼻翼软骨

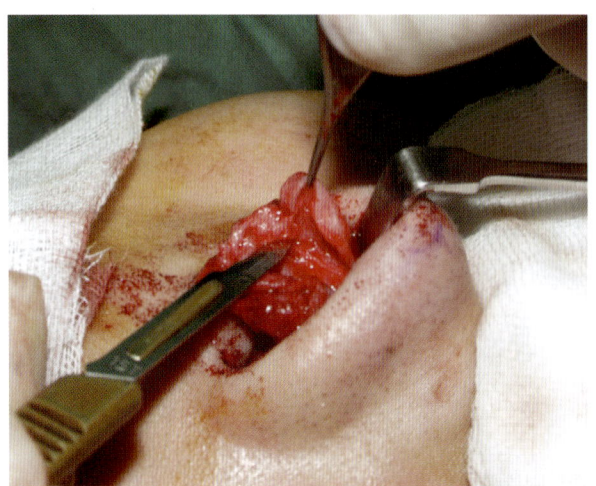
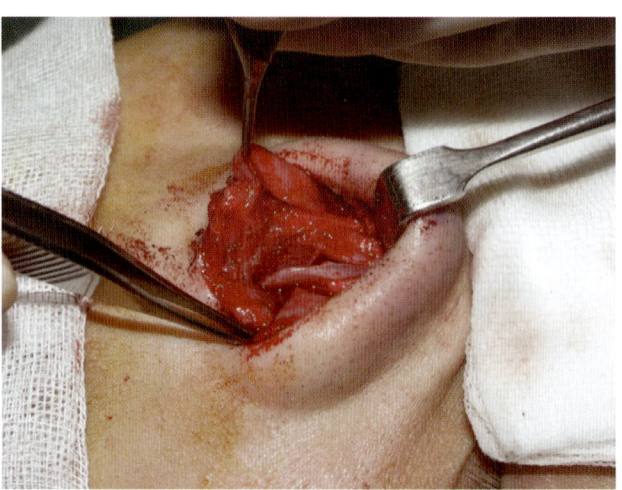

图 10-14　从膜性鼻中隔游离鼻翼软骨内侧脚

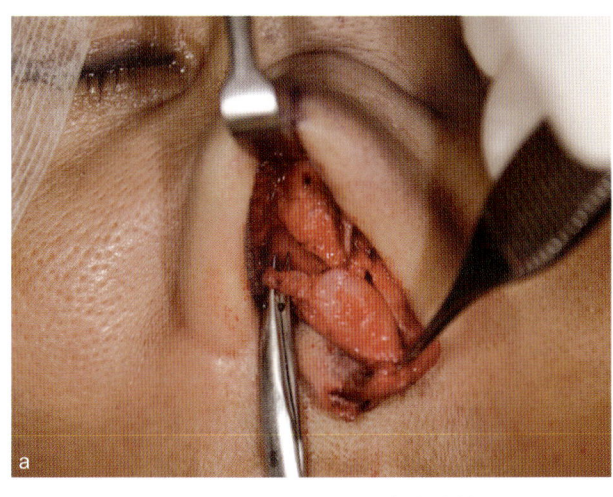 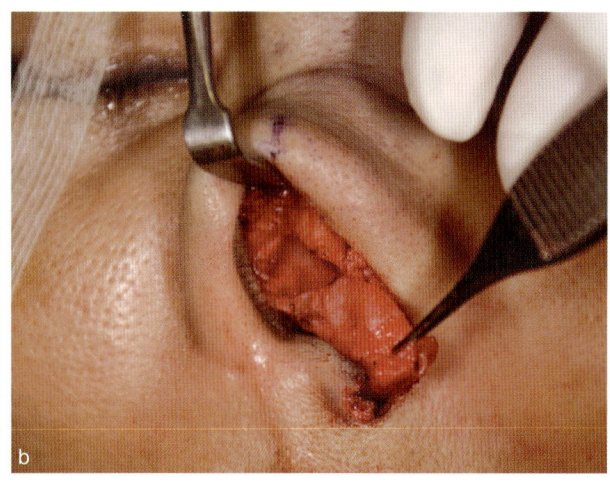

图 10-15　外侧脚复合体的剥离　a.右侧外侧脚复合体的分离；b.附件软骨切断后

选择肋软骨等其他软骨。鼻中隔软骨的切取参见第 1 章。尽可能多地切取鼻中隔软骨，但至少要保留 8~10mm 宽的 L 形支架，以预防中鼻拱塌陷。

6. 延长的鼻翼软骨的固定

鼻翼软骨从上外侧软骨游离、延长后，使用自体软骨移植物固定于适当的位置。通常使用鼻中隔延伸移植物或抑旋转移植物两种。

（1）鼻中隔延伸移植物

这种方法是将切取的自体软骨移植物固定于鼻中隔尾侧端或背侧，再将鼻翼软骨穹窿部固定于此移植物的末端。首选鼻中隔软骨，但是鼻中隔软骨使用受限时，可使用肋软骨。

鼻中隔延伸移植物分为两种类型（图 10-16）。固定于鼻中隔尾侧端的称为板条型鼻中隔延伸移植

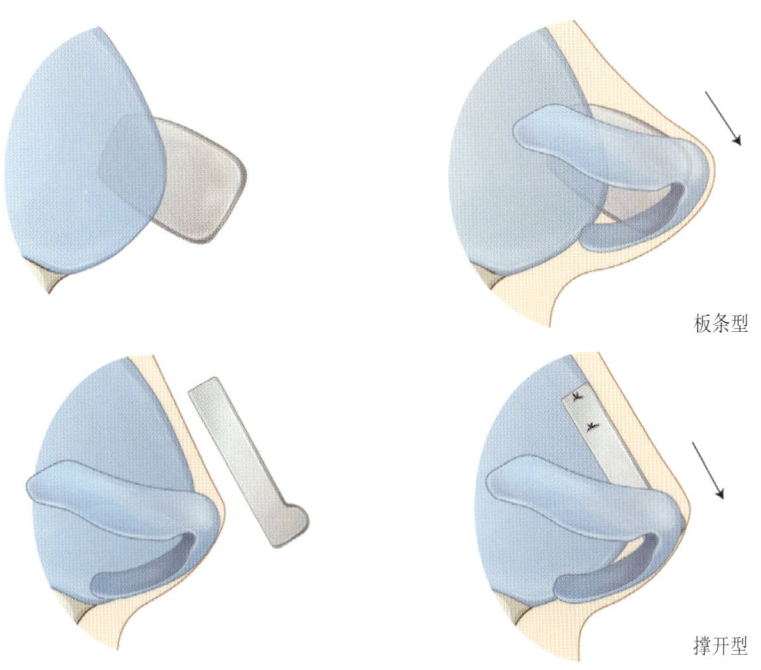

板条型

撑开型

图 10-16　矫正短鼻畸形时使用的鼻中隔延伸移植物的两种主要类型

物,固定于背侧鼻中隔的称为撑开型鼻中隔延伸移植物。对于初学者来说,板条型鼻中隔延伸移植物容易掌握、效果良好,经常使用,作者也多使用板条型延伸移植物(图 10-17)。移植物与鼻中隔重叠 1cm 左右,可固定于鼻中隔末端,或同时固定于末端和背侧。

但是,歪鼻矫正时,固定于上外侧软骨和背侧鼻中隔间的撑开型延伸移植物更为实用(图 10-18)。使用 5-0 PDS 线缝合约 4 针固定移植物。

于移植物末端固定鼻翼软骨时,先固定鼻翼软骨穹窿部(图 10-19),然后固定外侧脚或内侧脚,同样是使用 5-0 PDS 线缝合固定。

(2)抑旋转移植物

鼻翼软骨发育不是很小、向头侧的拉力不是很大时,可使用抑旋转移植物。主要使用耳软骨(图 10-20)。内侧脚薄弱时,移植物会压迫鼻翼软骨穹窿致鼻尖表现点降低。虽然鼻长度有所延长,但鼻尖降低,因此需要施行鼻小柱支撑移植物。

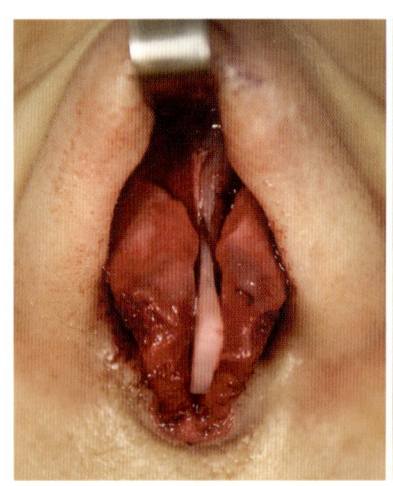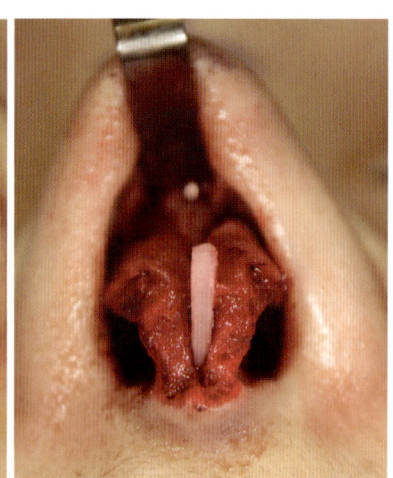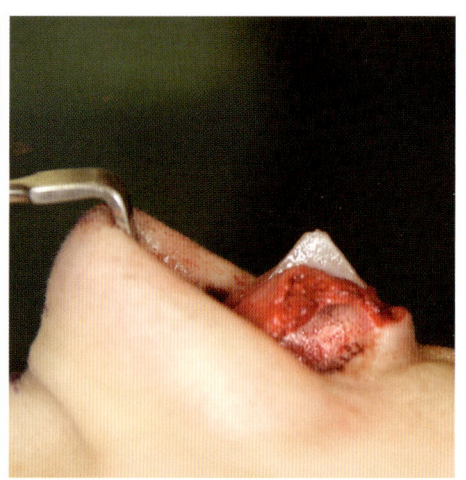

图 10-17 板条型鼻中隔延伸移植物

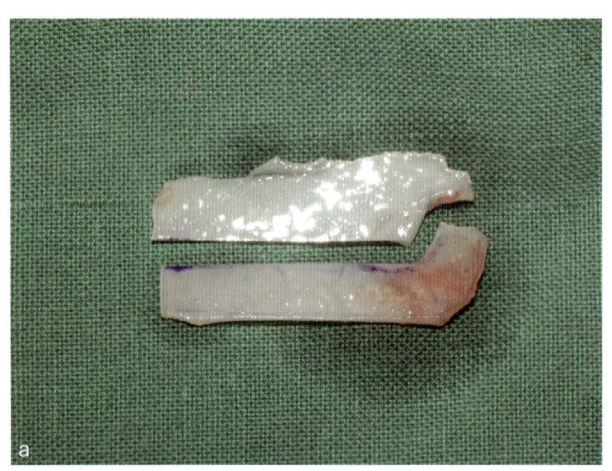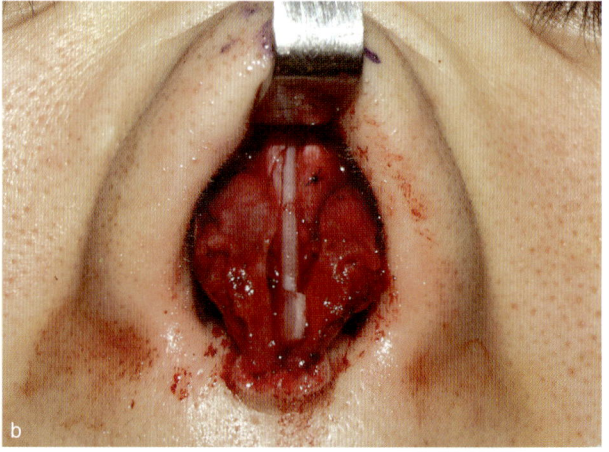

图 10-18 延伸撑开型鼻中隔延伸移植物 a. 鼻中隔软骨制成的曲棍球杆状移植物;b. 左侧上外侧软骨和背侧鼻中隔间的鼻中隔延伸移植物

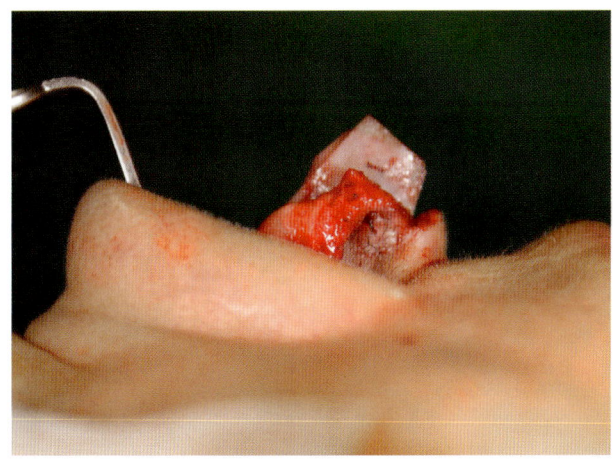 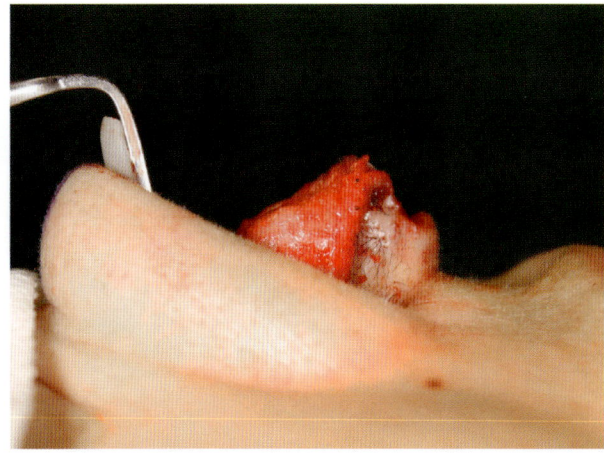

图 10-19　鼻翼软骨穹窿部固定于鼻中隔延伸移植物的末端

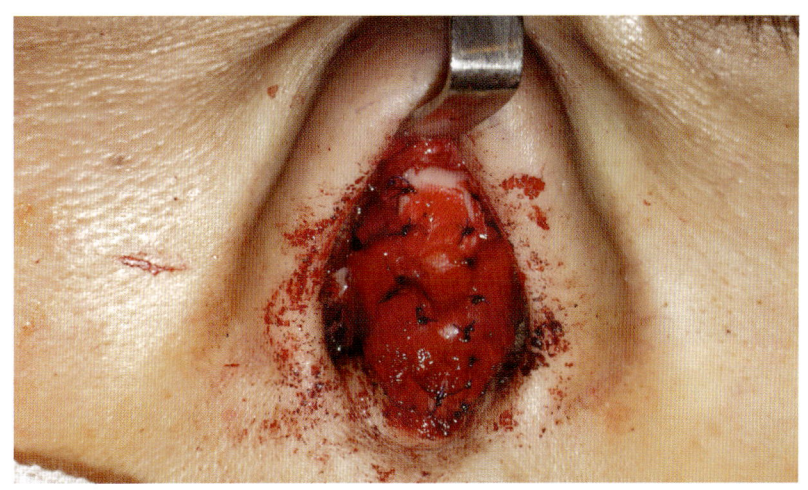

图 10-20　抑旋转移植物

7. 瘢痕或包膜瓣的处理

经双平面剥离后形成的瘢痕或包膜瓣，在以下情况时需要切除（图 10-21）：①表面不平整。②伴有炎性肉芽肿。③伴有钙化。

但是，作者认为，不伴有上述并发症时，尽量不切除，保留瘢痕、包膜瓣，作为软组织活用。即将瘢痕-包膜瓣展开，成为覆盖新假体的软组织，可减少假体显现的并发症，同颞筋膜包绕假体植入。即使不使用假体，在鼻内部作为软组织的一部分，起到加强薄层皮肤的作用（图 10-22）。图 10-23、图 10-24 和图 10-25 是挛缩导致短鼻的矫正术前、术后照片。

8. 难点

矫正挛缩导致的短鼻畸形时，整形外科医生经常遇到如下的难点：①移植用的鼻中隔软骨过小或薄弱。②移植用的鼻中隔软骨偏曲和扭曲。③无法切取鼻中隔软骨。④用于固定的鼻中隔尾侧端偏曲和扭曲。⑤没有可固定移植物的 L 形支架。

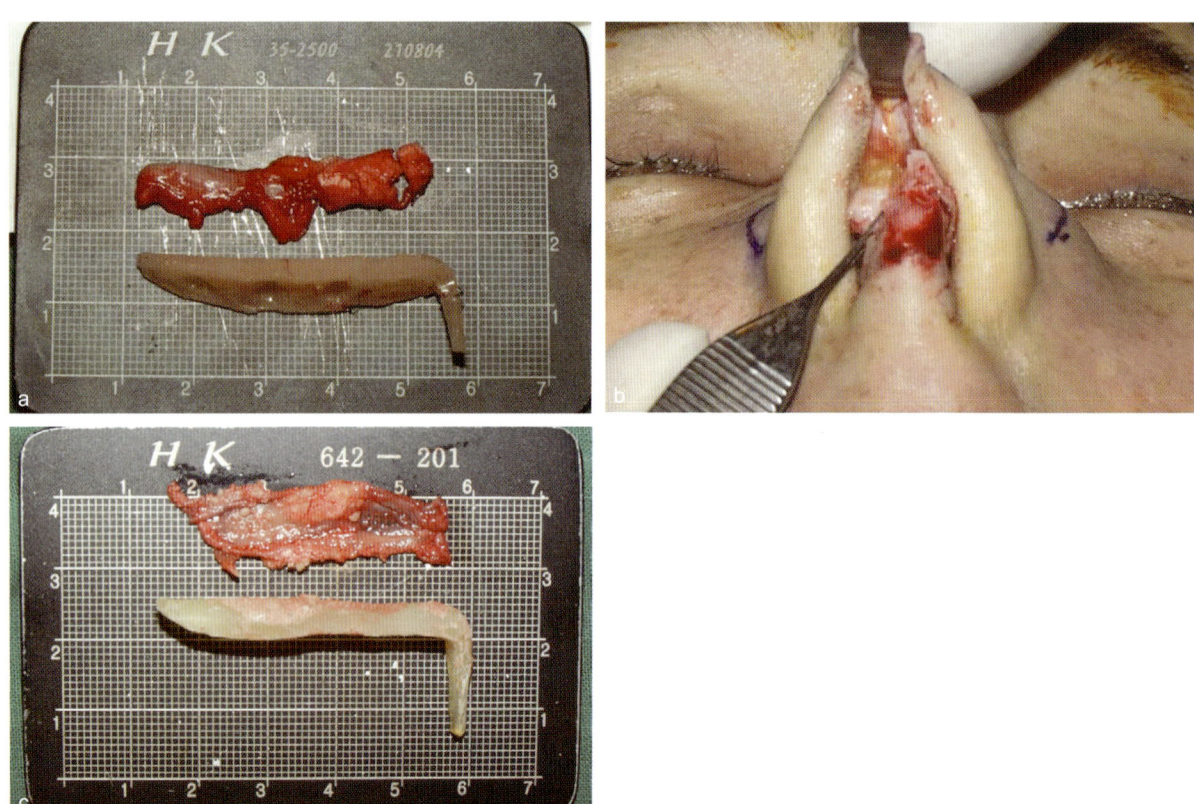

图 10-21 应被切除的包膜　a.厚度不规则的包膜；b.感染的包膜；c.包膜伴有钙化

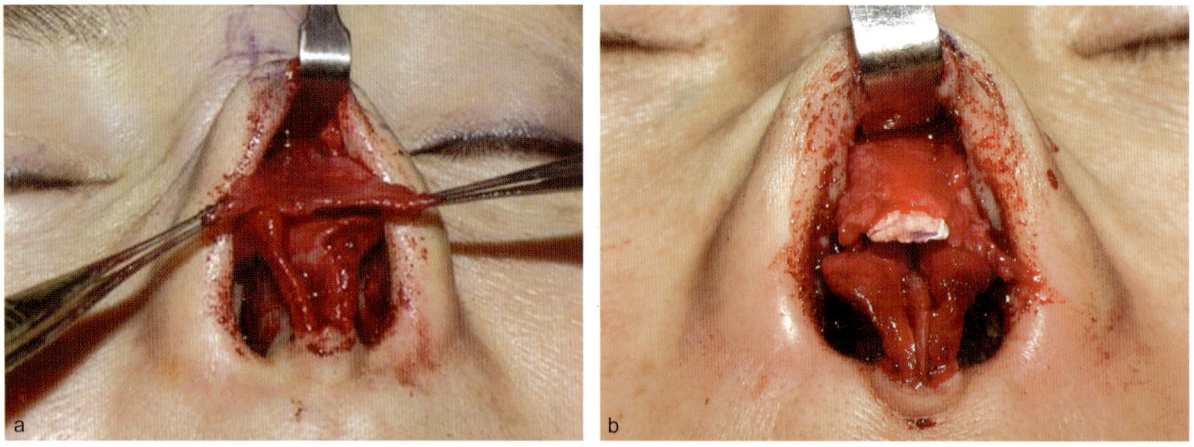

图 10-22 包膜组织瓣　a.包膜组织被纵向切开并展平；b.包膜覆盖新假体（膨体）

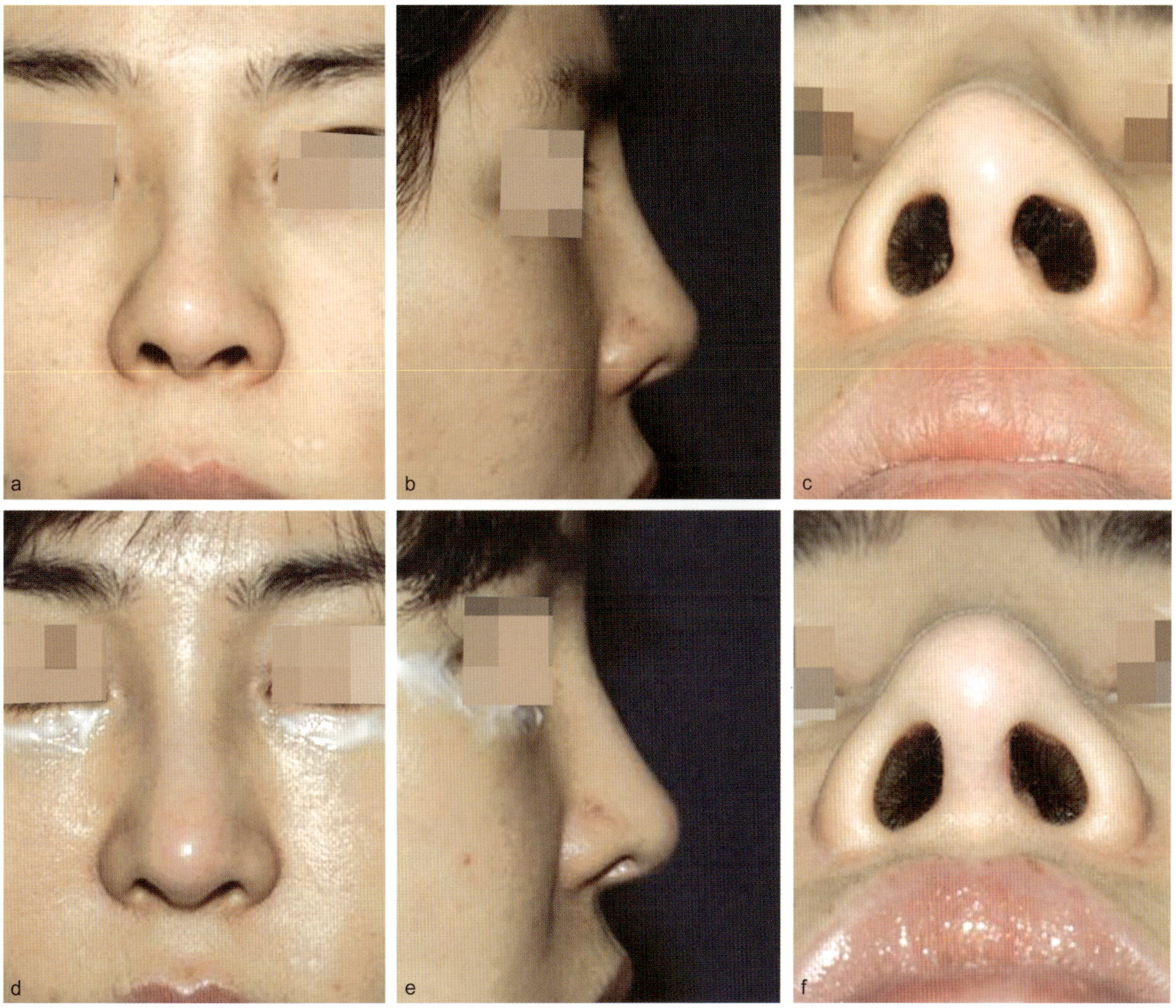

图 10-23 挛缩导致的短鼻畸形的矫正 ［病例 1］ 鼻中隔延伸移植物（延伸撑开型），假体置换 a、b、c. 术前观；d、e、f. 术后观（3 个月），短鼻畸形、鼻孔外露、歪鼻和鼻小柱歪斜均被矫正

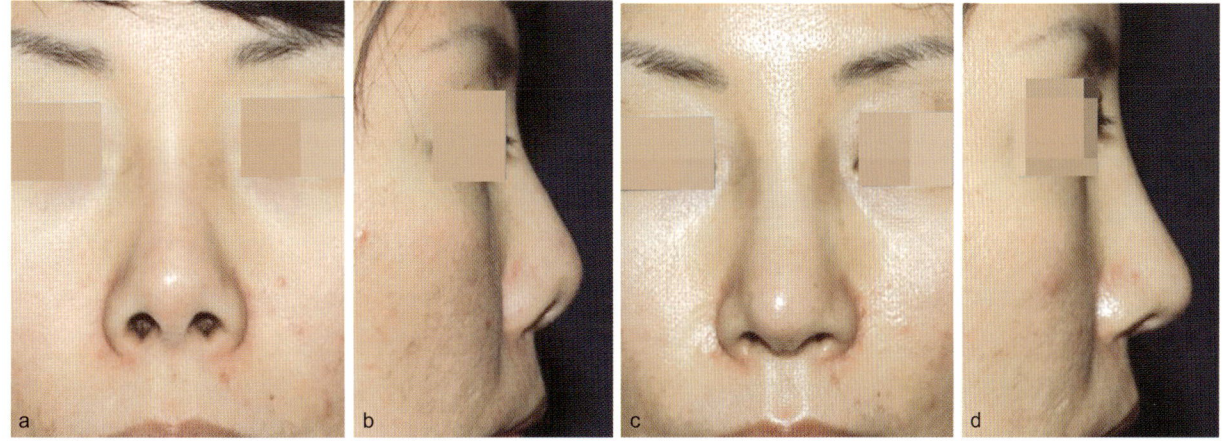

图 10-24 挛缩导致的短鼻畸形的矫正 ［病例 2］ 鼻中隔延伸移植物（板条型），假体置换 a、b. 术前观；c、d. 术后观

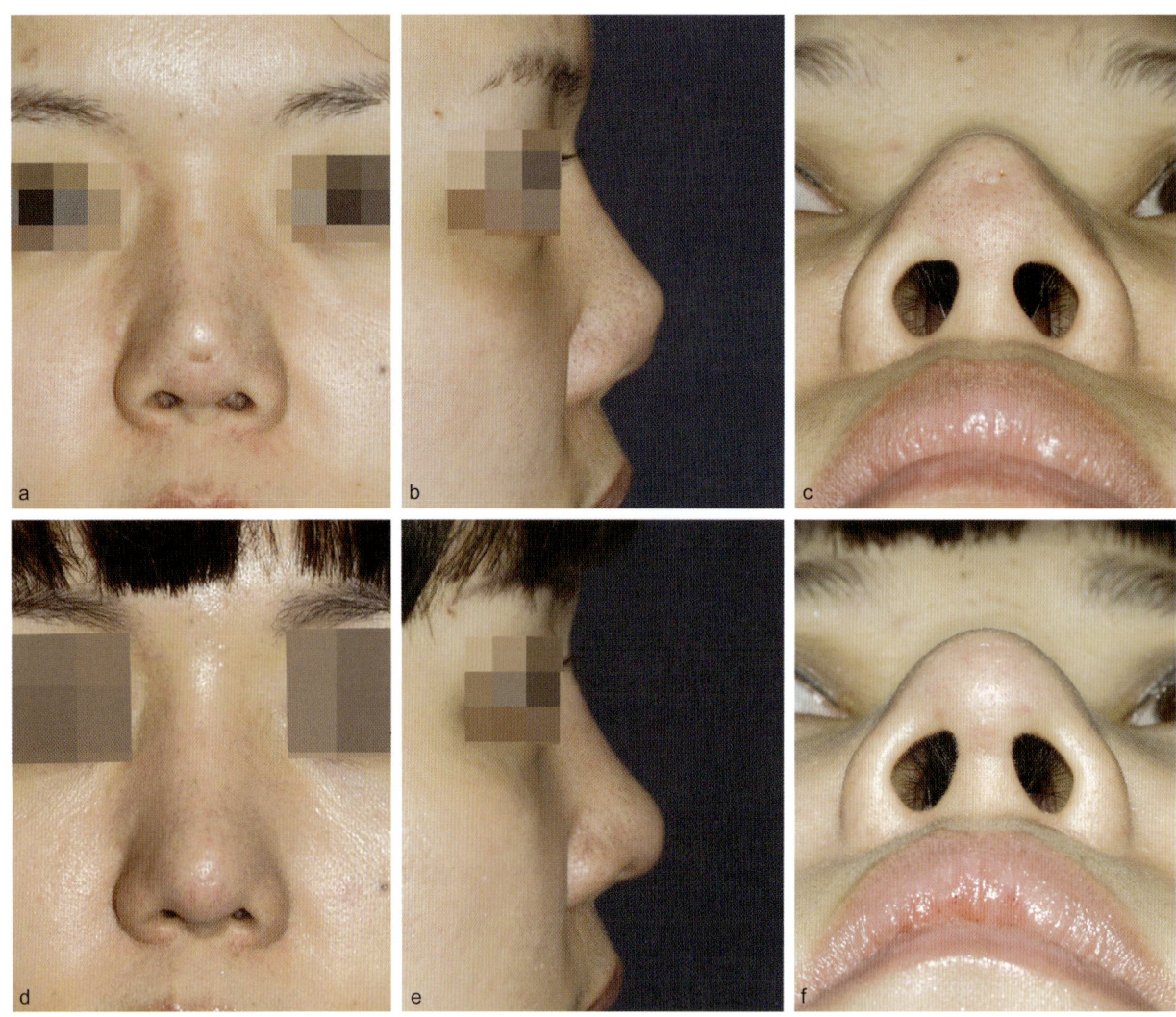

图10-25 挛缩导致短鼻畸形的矫正 ［病例3］ 鼻中隔延伸移植物（板条型），真皮脂肪瓣取代假体 a、b、c. 术前观；d、e、f. 术后观（6个月）

掌握克服这些难点的手术方法，是成为一名高级鼻整形医生的门槛。下面探讨各个难点的解决方法。

（1）移植用的鼻中隔软骨过小或薄弱

鼻中隔延伸移植物的合适长度是1.5~2.0cm。但是，切取的鼻中隔过小、厚度过薄，不能支撑时，可于两侧重叠移植。软骨移植物较小时，将适当的长度延长于鼻中隔下端，使与鼻中隔接触的软骨面积过小，会导致固定困难。这时，可于对侧用软骨加强，对侧加强的软骨可为鼻中隔软骨、耳软骨或同种异体肋软骨（图10-26）。软骨厚度过薄，不能承受力量时，可于对侧重叠后使用以加强（图10-27）。

（2）移植用的鼻中隔偏曲

利用软骨移植物的偏曲曲线，使移植物的末端位于正中线，不影响术后效果（图10-28）。

但是，有时需要将偏曲的软骨移植物修复平整，有两种方法可供选择。一种是将两片偏曲的软骨移植物对称地重叠于鼻中隔尾侧端使用（图10-29）；另一种是将偏曲的软骨移植物通过水平褥式缝合修复平整（图10-30）。

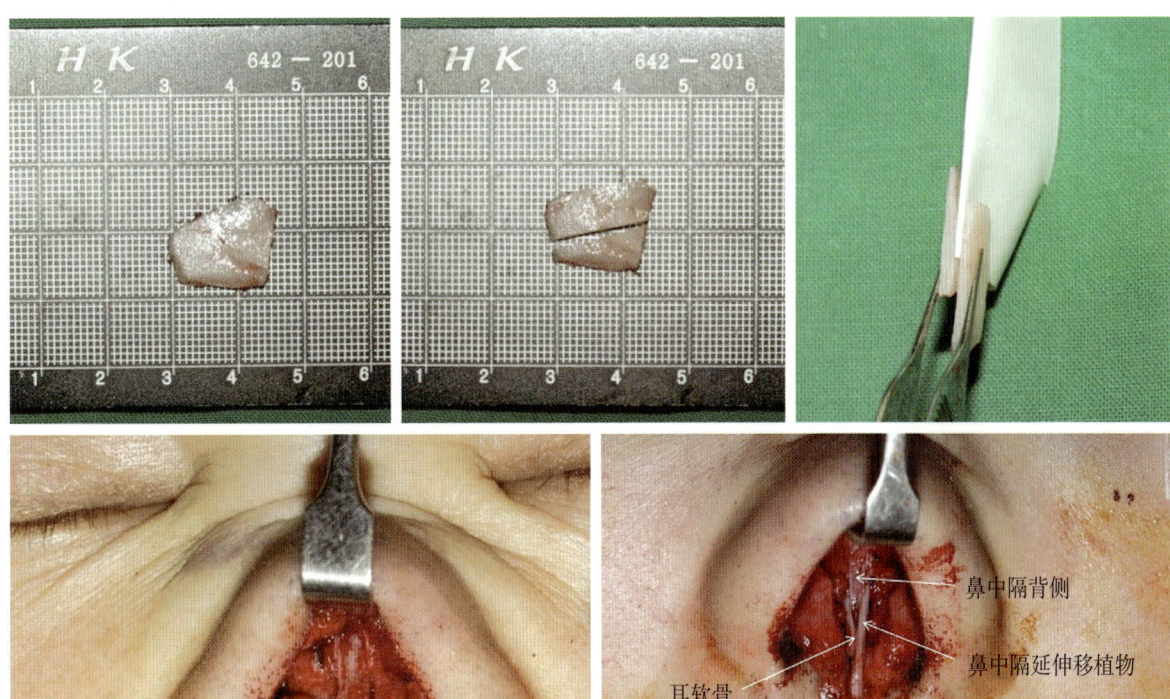

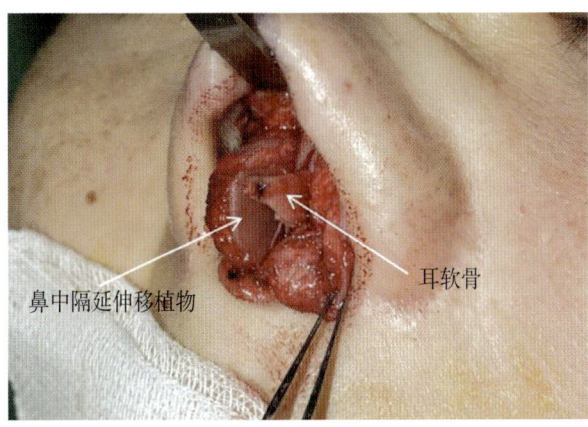

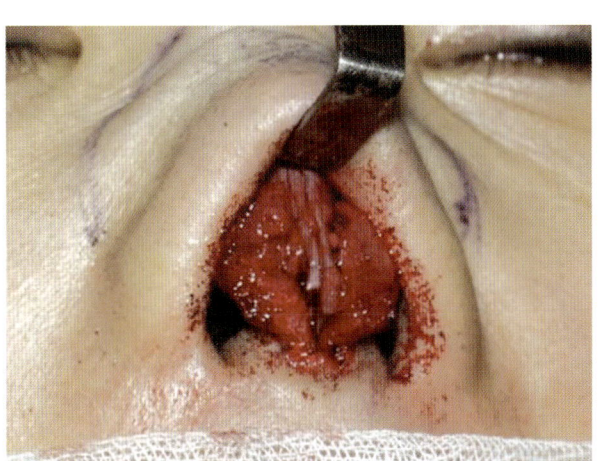

图 10-26　移植物难点：过小的移植物

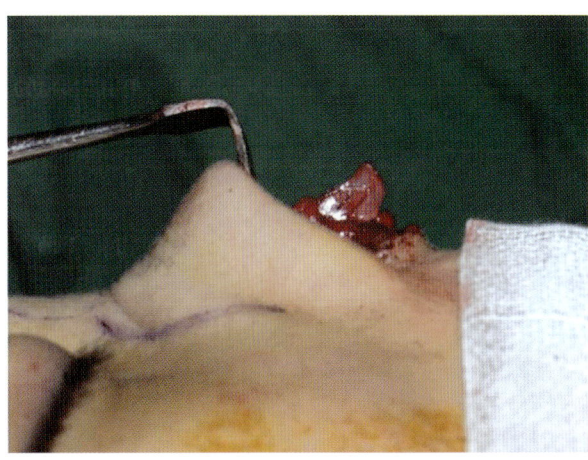

图 10-27　移植物难点：薄弱的移植物

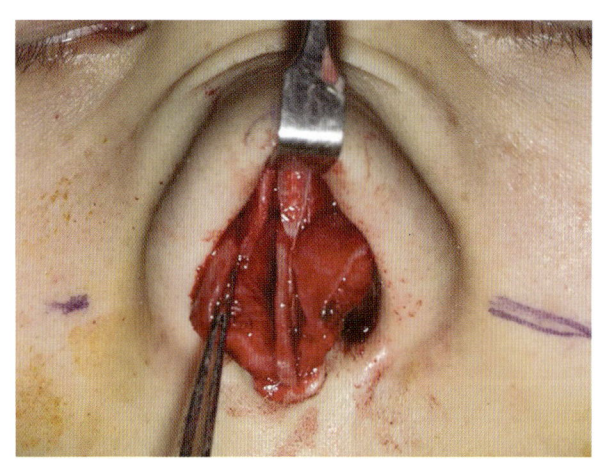

图 10-28　移植物难点：偏曲的移植物（1）

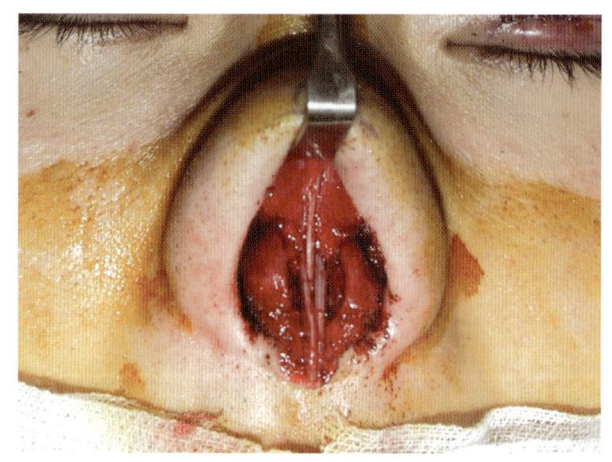

图 10-29　移植物难点：偏曲的移植物（2）

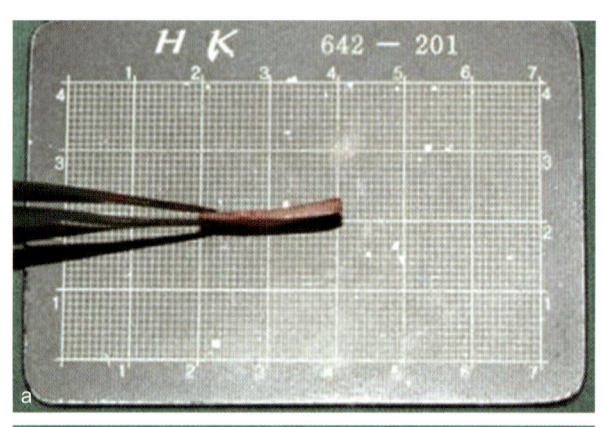

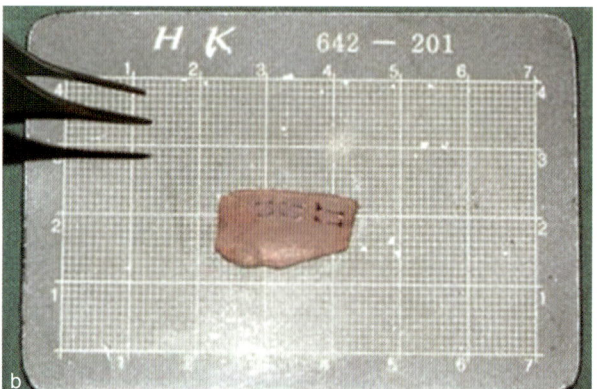

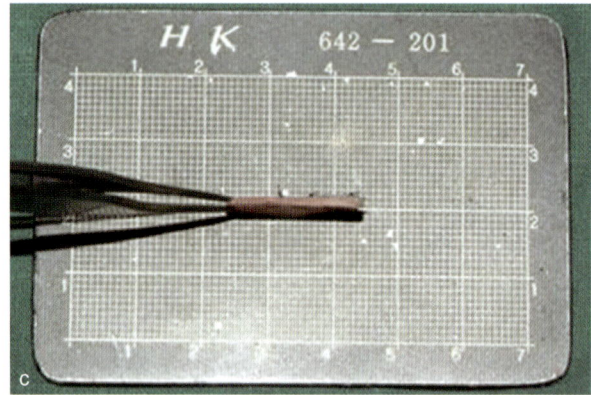

图 10-30　移植物难点：偏曲的移植物（3）　水平褥式缝合可展平偏曲的移植物

（3）无法获取鼻中隔软骨

多种原因可致鼻中隔无法切取。例如，①既往的手术中已使用。②鼻中隔成形术或黏膜下切取时。③鼻中隔软骨骨折。④鼻中隔穿孔。

鼻中隔软骨无法切取使用时，可用耳软骨行抑旋转移植物代替（图 6-125）。如必须施行鼻中隔延伸移植物时，可使用自体肋软骨或同种异体肋软骨。

①自体肋软骨的使用

肋软骨的切取方法在第 1 章有详细描述。切取的肋软骨以长度方向切成多个厚度约 1mm 的薄片，备用（图10-31）。肋软骨的弯曲自切片开始出现，至术后2周停止。但是，大部分弯曲在切片后的1个小时内完成。所以，切片后需要等待30分钟～1小时后使用。两片弯曲的肋软骨移植物对称地重叠固定于鼻中隔末端，可获得与平整移植物同样的效果（图10-32）。

②同种异体肋软骨（IHCC）的使用

有时候，患者拒绝使用自体肋软骨，他们担心手术时间延长或术后胸部留有瘢痕。这时，可使用同种异体肋软骨替代自体肋软骨（图10-33）。目前，越来越多的韩国医生使用同种异体肋软骨，但对其有效性仍存在争议。作者在早期就开始使用此材料，进行过研究并发表过论文，在这里阐述作者的一些观点。

同种异体肋软骨最早是由Dingman和Grabb于1961年首次报道使用，是使用时间较长的材料。同种异体肋软骨在制造过程中，利用渗透压破坏细胞膜，利用过氧化氢溶液或乙醇使蛋白质变性，通过放射线照射杀灭细菌和病毒，所以从流行病学角度来说是安全的。

关于同种异体肋软骨的争议多关于吸收和感染问题。

关于同种异体肋软骨的使用方面有诸多文献报道，例如用于鼻背塌陷的矫正。大部分文献报道了

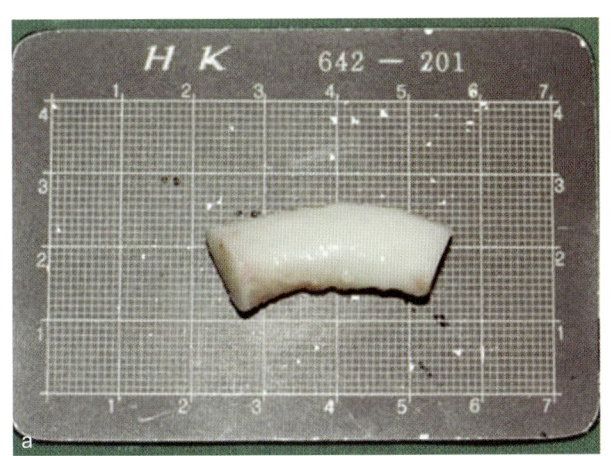
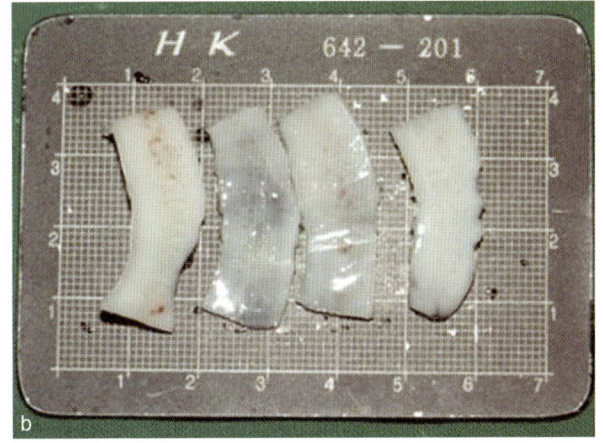

图 10-31　移植物难点：鼻中隔软骨缺如　a.自体肋软骨；b.肋软骨移植物的准备

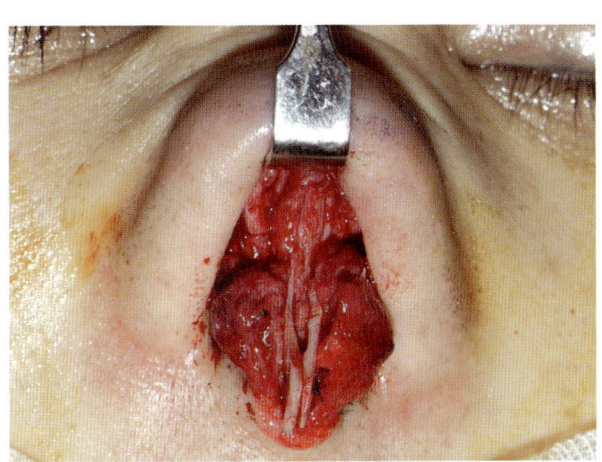
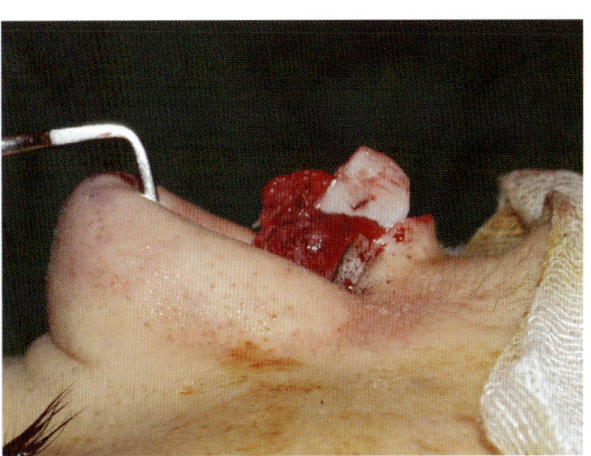

图 10-32　自体肋软骨制成的双侧鼻中隔延伸移植物

较低的吸收率和外形上的良好效果，报道的吸收率一般为1%~30%，与自体肋软骨无差异。相比自体肋软骨，感染率无明显差异。

关于同种异体肋软骨的吸收率（移植物排斥反应），作者认为，同种异体肋软骨的蛋白质抗原经化学处理和放射性照射已达到非活性化。软骨细胞位于腔隙中，不会诱发巨噬细胞和抗体的免疫反应，所以移植物的排斥反应可忽略不计。当然，术中对同种异体肋软骨进行雕刻时，可以裸露部分未被破坏的抗原，诱发免疫反应。但即使这样，免疫反应也局限于表面，使因排斥反应和吸收引起的纤维化局限于表面，并不向深部发展。纤维组织本身也是隔绝免疫反应的一道屏障。因此，只在表面出现细微的吸收，全移植物的吸收在理论上是不可能的。

有文献报道过，同种异体肋软骨移植物被完全吸收。但即使是这样，纤维组织可替代软骨维持组织体积，对外观无改变。像挛缩导致的短鼻矫正，需要移植物抗较强张力时，被替代的纤维组织能否维持延长的鼻部效果是有疑问的。据估计，组织结构和外形可维持10年不会出现改变，但是需要长期的随访研究证实。

同种异体肋软骨的优点是：相比自体肋软骨，无瘢痕，恢复时间短，缩短手术时间，节约手术费用（图10-34）。

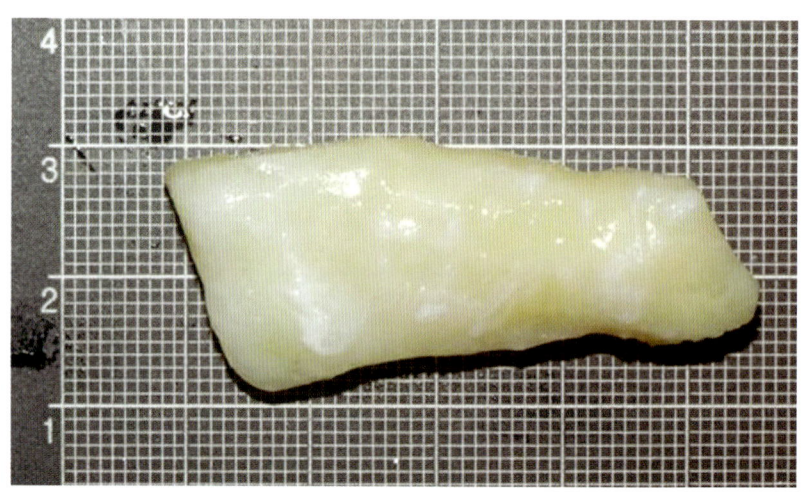

图10-33 同种异体肋软骨（IHCC）

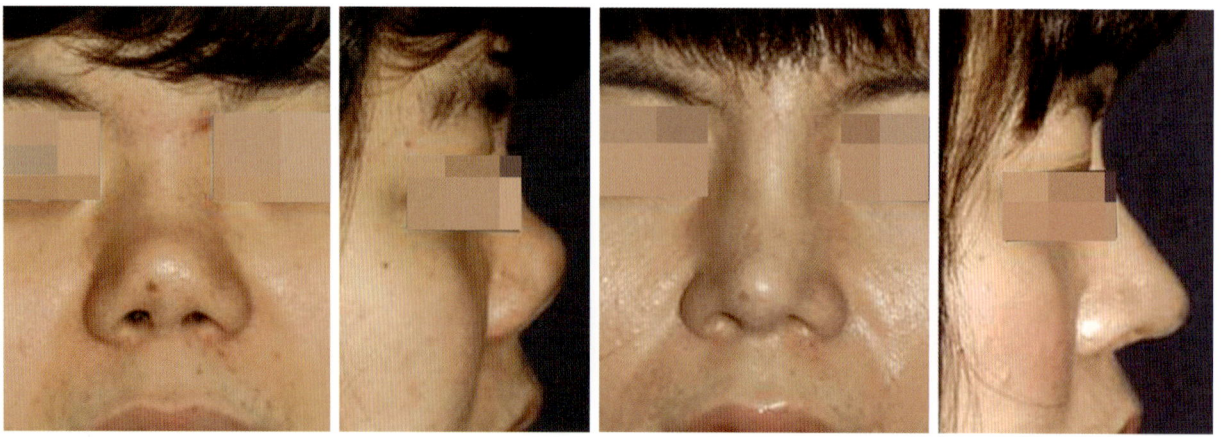

图10-34 使用同种异体肋软骨矫正挛缩导致的短鼻畸形　由于感染，患者共接受5次鼻整形手术，在最后一次手术中取出假体。此后，出现挛缩导致的短鼻畸形。这个患者施行了同种异体肋软骨制成的鼻中隔延伸移植物和假体隆鼻

同种异体肋软骨的品质随捐赠者的年龄有差异，制造公司处理软骨的过程也会影响品质。所以，应选择优质的产品，用于缝合固定的部分要平整致密。

同种异体肋软骨的使用过程中偶尔会出现移植物的骨折。较自体肋软骨，同种异体肋软骨因制造过程的原因容易骨折。特别要注意固定鼻翼软骨部分的撕裂骨折（图 10-35）。为了避免撕裂骨折，选用的同种异体肋软骨固定部分质地要致密，并使用圆针缝合。

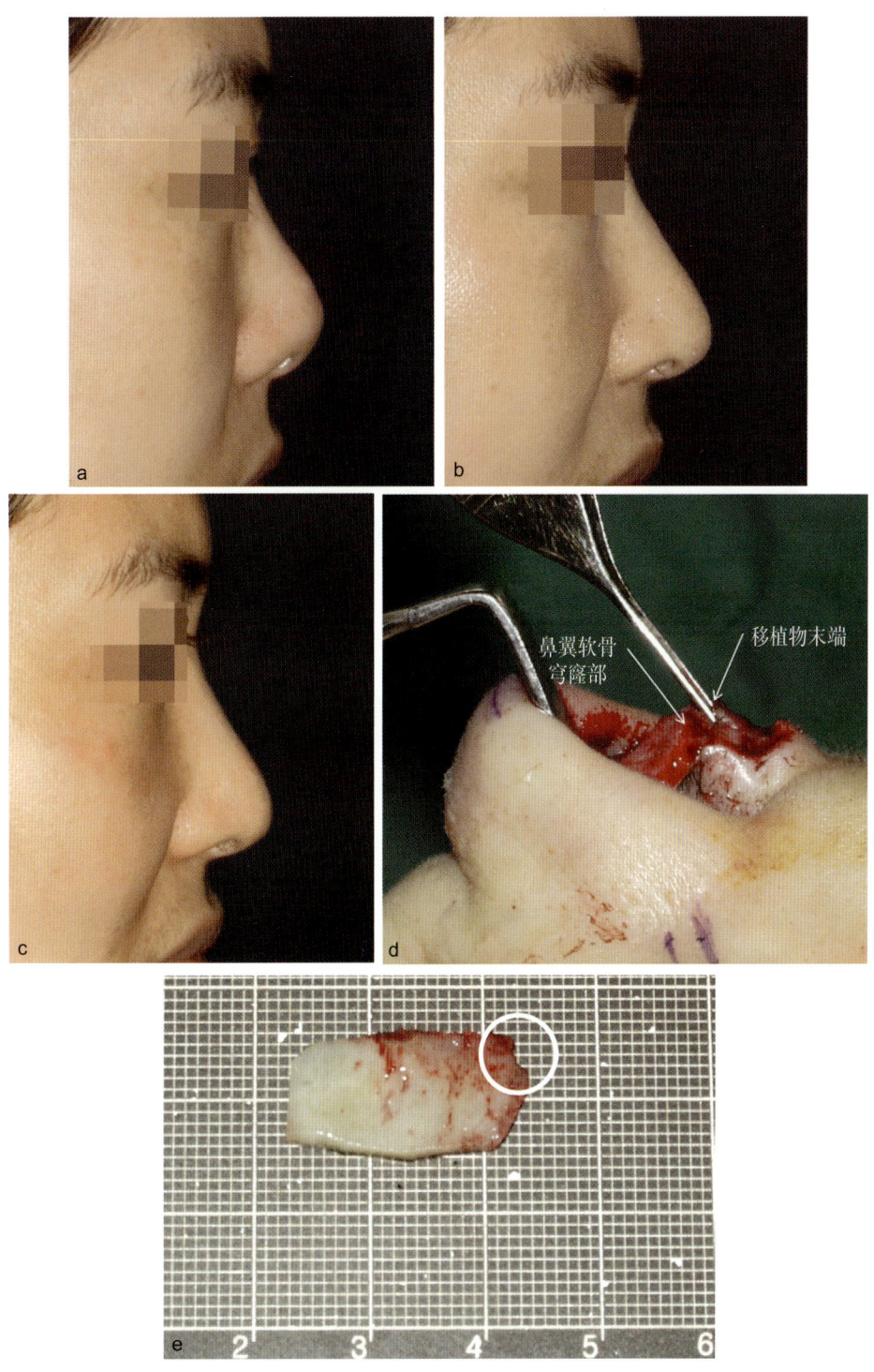

图 10-35　**同种异体肋软骨的撕脱骨折**　a. 术前观，挛缩导致的短鼻畸形；b. 术后观（8 个月，同种异体肋软骨制成的鼻中隔延伸移植物）；c. 轻度的鼻尖降低（术后 18 个月）；d. 由于同种异体肋软骨移植物的撕脱骨折导致鼻翼软骨穹窿部向上移位；e. 移植物尖部的撕脱骨折

（4）用于固定的鼻中隔尾侧端偏曲和扭曲

在偏曲的鼻中隔（L形支架）末端固定软骨移植物时，会使移植物偏离中线，导致鼻尖偏曲或不对称。所以，需要矫正偏曲或扭曲的鼻中隔尾侧端后，再固定移植物。鼻中隔末端偏曲的形式多样（图10-36）。矫正鼻中隔末端偏曲的方法参见第8章。

图10-37是经过多次手术后并发挛缩导致短鼻患者的照片。鼻中隔末端呈S形偏曲，且鼻中隔背侧也偏曲。鼻中隔背侧行楔形切除，修复平整后使用板条型移植物加强。鼻中隔末端行2~3mm的带状切除术，后用板条型移植物加强。修复L形支架平整后，使用肋软骨施行鼻中隔延伸移植物，矫正短鼻。

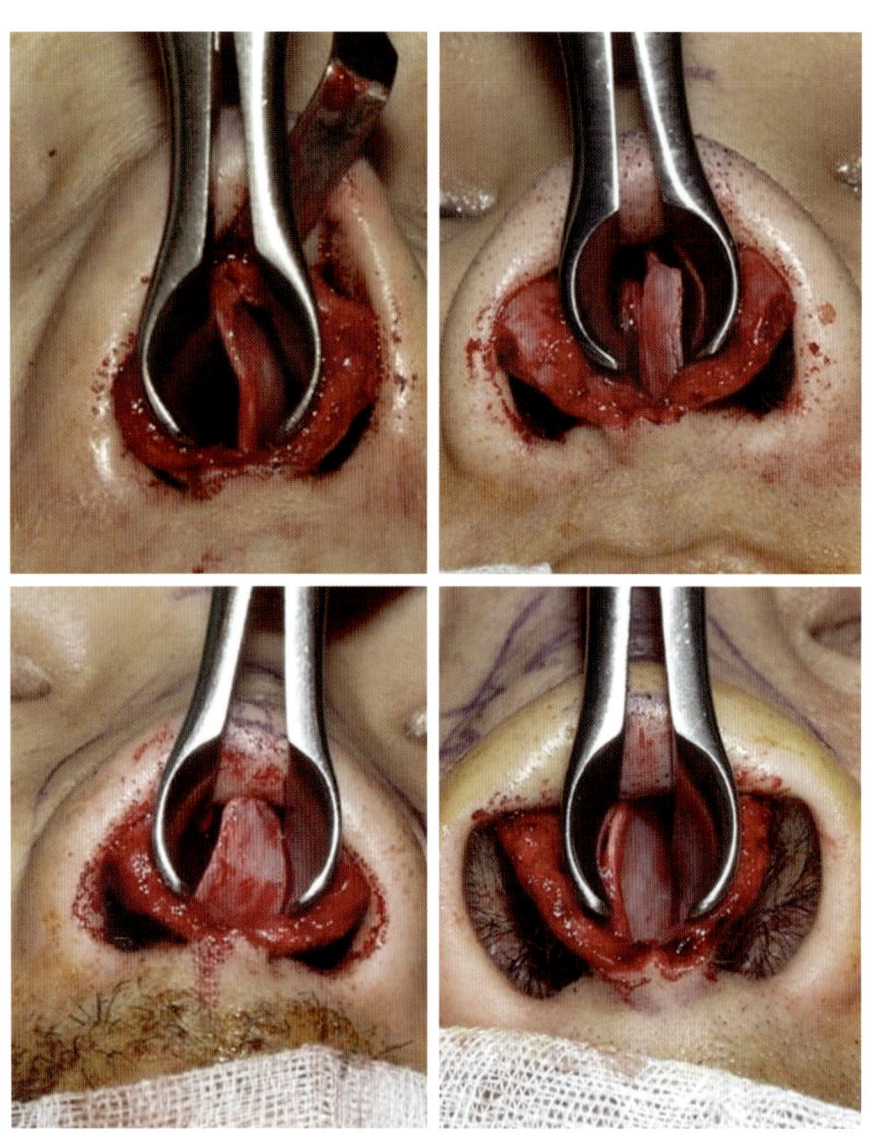

图10-36　不同类型的鼻中隔尾侧端偏曲

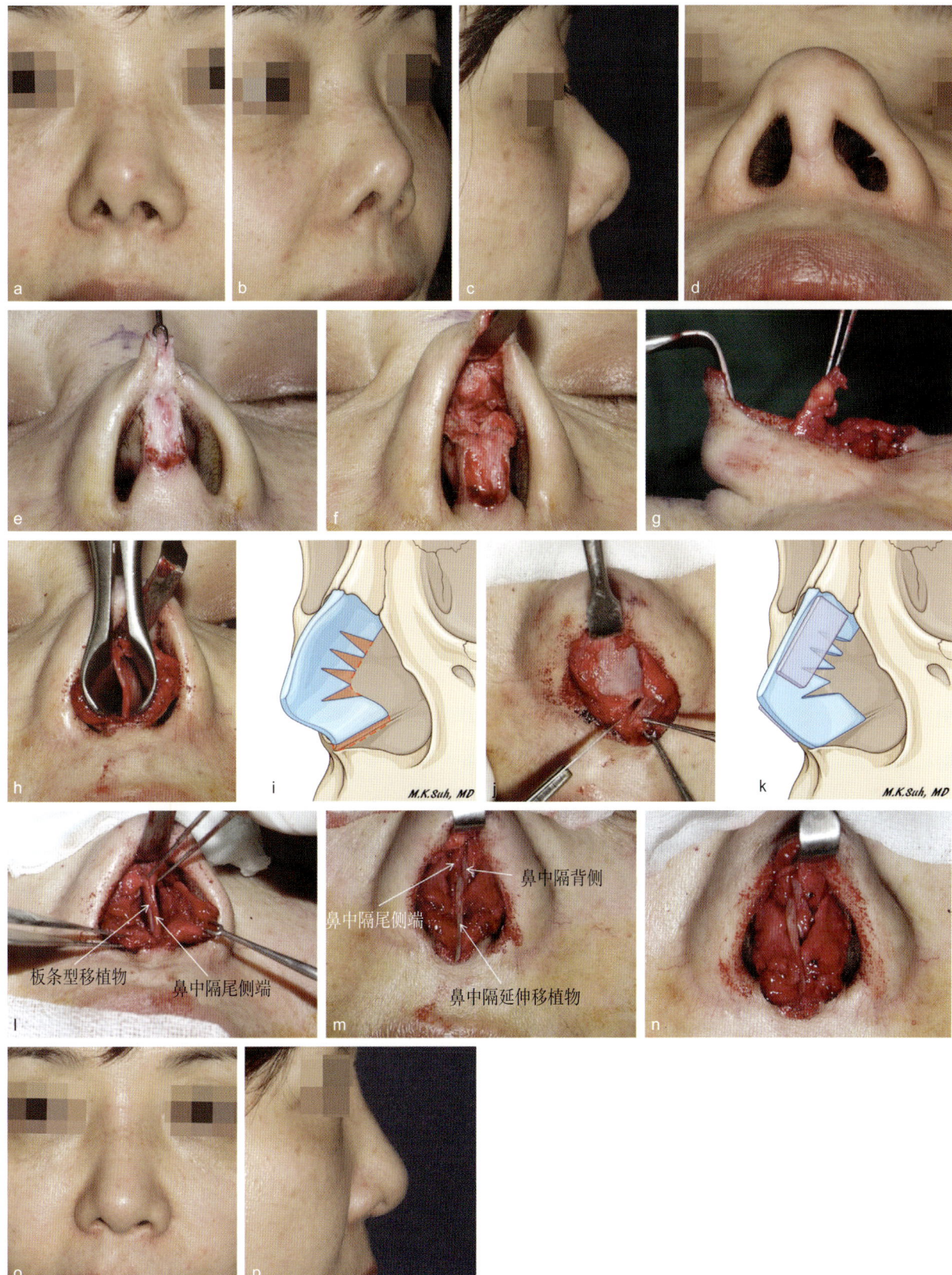

图 10-37　a、b、c、d. 术前观；e. 可见瘢痕组织；f. 深层平面的分离；g. 表浅平面的分离后形成瘢痕包膜瓣；h. S 形偏曲的鼻中隔尾侧端和背侧端；i、j. 鼻中隔尾侧端的带状切除和背侧端的楔形切除；k、l. 鼻中隔背侧的板条型移植物；m. 肋软骨制成的鼻中隔延伸移植物固定于矫正直的鼻中隔尾侧端；n. 鼻翼软骨的穹窿部固定于移植物末端；o、p. 术后观

第 10 章　挛缩导致的短鼻矫正

（5）没有可固定移植物的L形支架

感染等原因导致鼻中隔L形支架缺如或塌陷时，无法固定移植物。这时有两种方法可供选择。

①抑旋转移植物

抑旋转移植物与鼻中隔状态无关，是将移植物固定于上外侧软骨的方法，即使鼻中隔缺如也可使用。但是，上外侧软骨必须保持完整，无塌陷（图10-38）。

②使用肋软骨重建中鼻拱

图10-39是经过多次手术后并发挛缩导致的短鼻患者，术中的照片显示鼻中隔缺如。这时，使用肋软骨重建中鼻拱，并延长鼻长度。虽然这是一项复杂的、高难度的手术，但是可获得满意的外形，并改善功能障碍。图10-40是另一个手术实例。

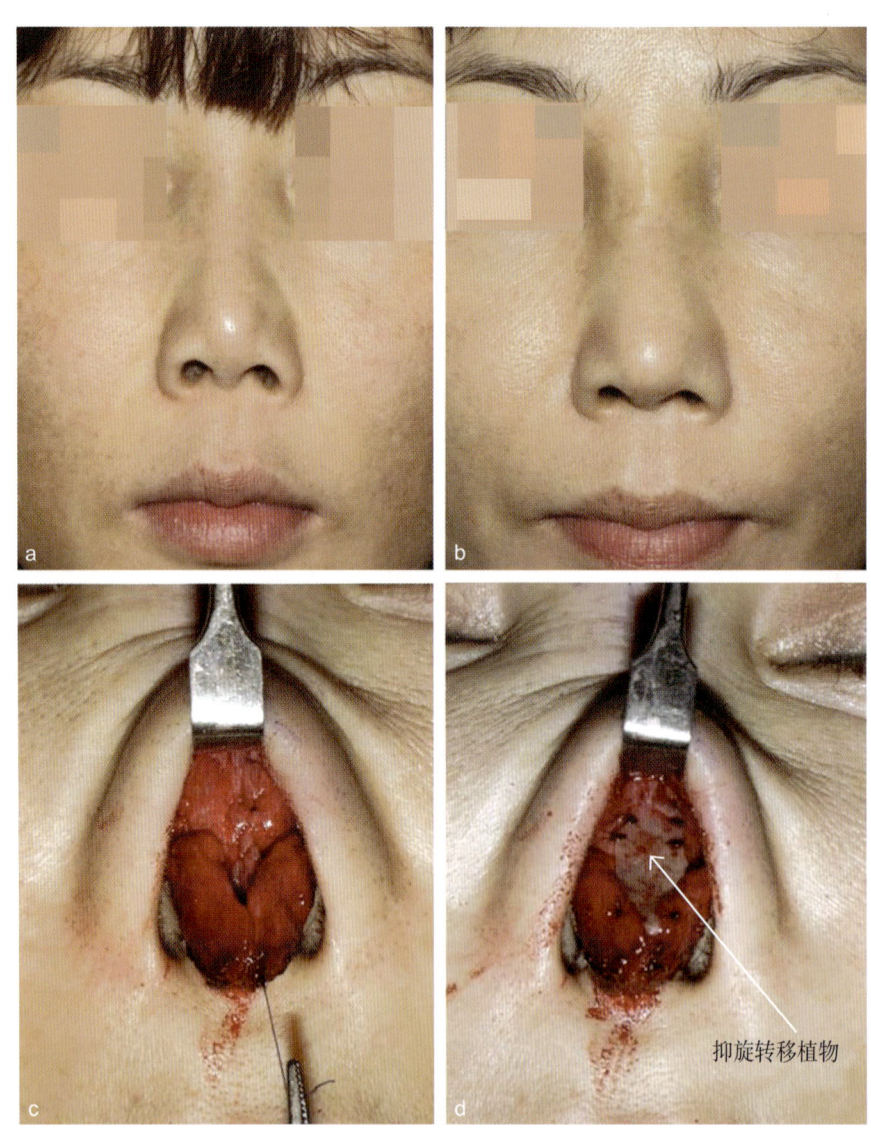

图10-38　抑旋转移植物矫正挛缩导致的短鼻畸形　a.术前观；b.术后观；c.鼻翼软骨的游离；d.抑旋转移植物

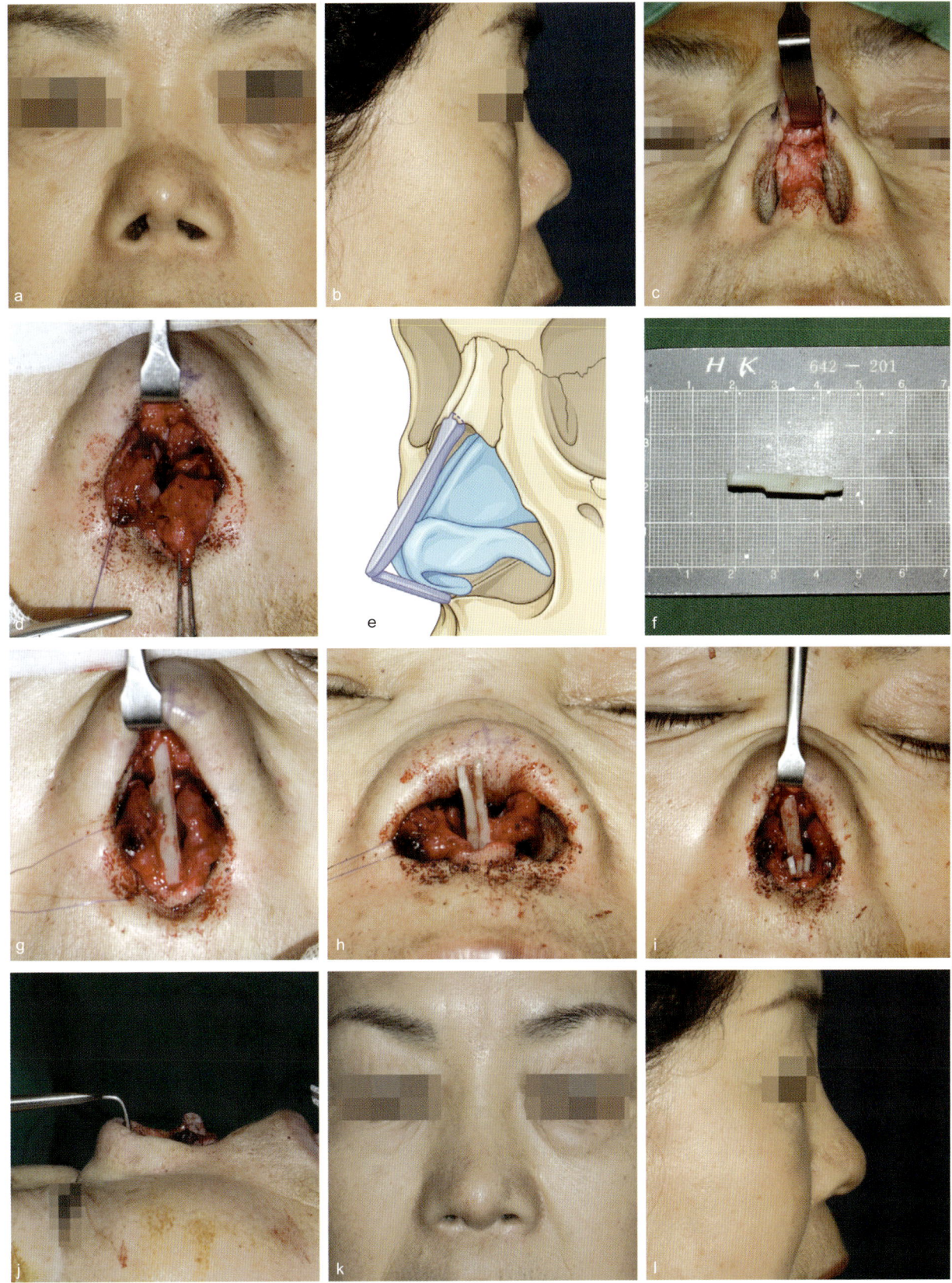

图 10-39 挛缩导致的短鼻畸形矫正和中鼻拱重建 ［病例1］ a、b. 术前观；c、d. 可见很多瘢痕组织，鼻中隔L形支架缺如；e. 同种异体肋软骨重建中鼻拱；g. 同种异体肋软骨固定于楔形的鼻骨末端；h. 鼻小柱支撑移植物；i. 于鼻小柱支撑移植物上固定鼻背软骨；k、l. 术后观

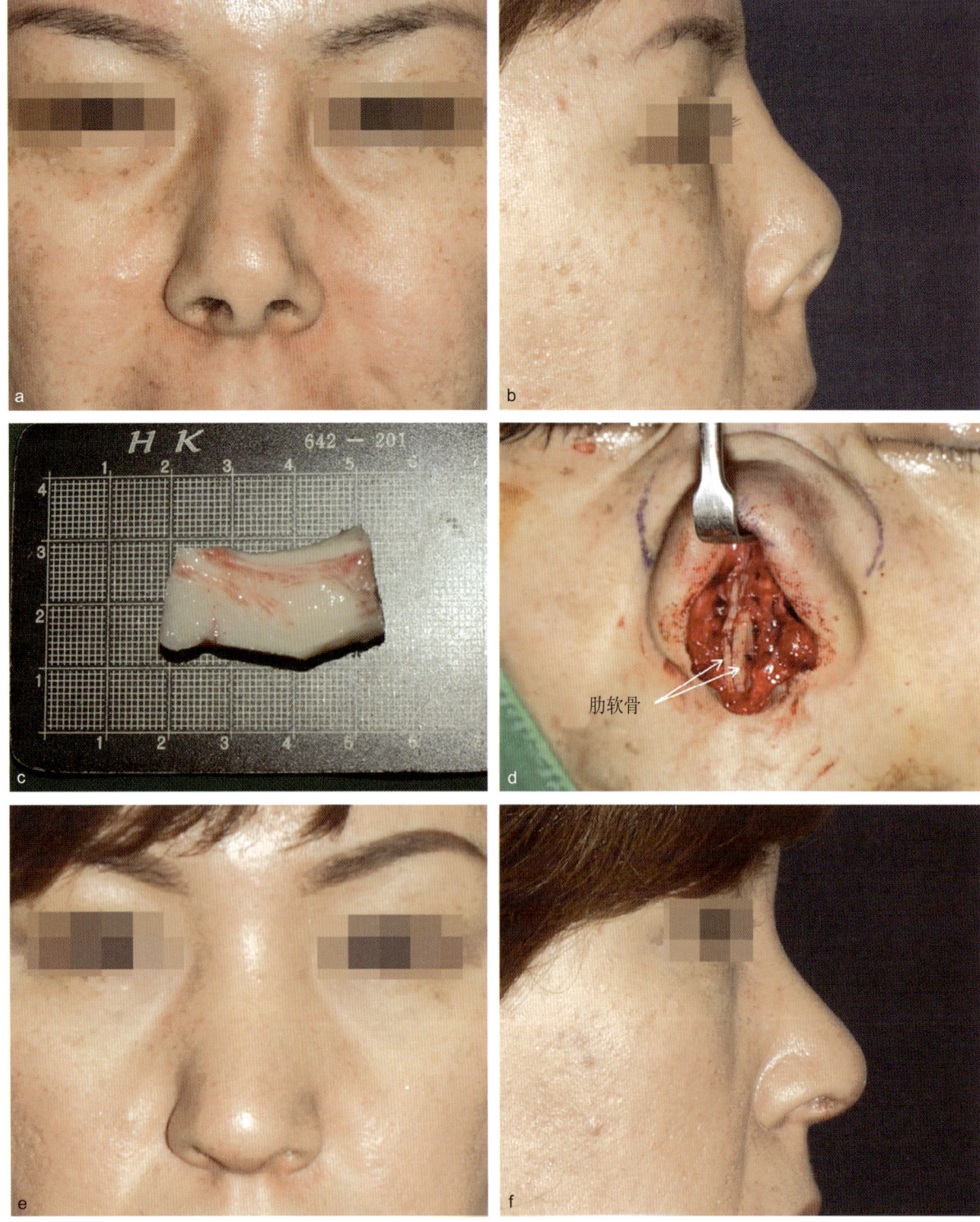

图 10-40 挛缩导致的短鼻畸形矫正和中鼻拱重建 ［病例 2］ a、b. 术前观；c. 肋软骨的切取；d. 肋软骨移植物重建中鼻拱；e、f. 术后观

9. 包扎

为了减轻肿胀和预防出血，要加压包扎（图 10-41）。利用纸胶布压迫固定，再使用热塑板加强。鼻中隔使用凡士林纱条或膨胀海绵压迫，一般压迫 2 天左右，如有出血倾向，可延长至术后 5 天。压迫包扎和切口缝线于术后 5 天拆除。

10. 术后管理

术后的 2~3 天，肿胀会加重，宜冰敷，采取头高体位。为了减轻肿胀，可行 830nm 波长的 LED 照射，瘀紫明显时可用维生素 K 软膏。

并发鼻背部血肿时，术后 7 天血肿才能液化，7 天后用 18G 的针头穿刺抽出并加压包扎（图 10-42）。鼻中隔血肿时，在鼻中隔末端的一侧切开 5~10mm，引流血肿后加压包扎。切口不缝合，有利于后期形成的血肿引流（图 9-21）。

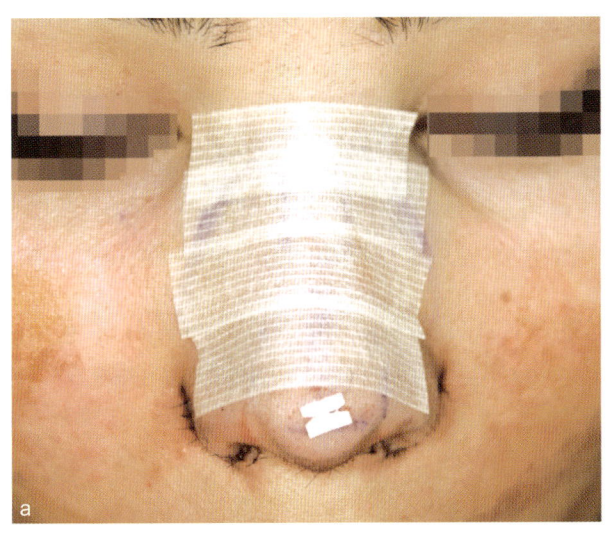
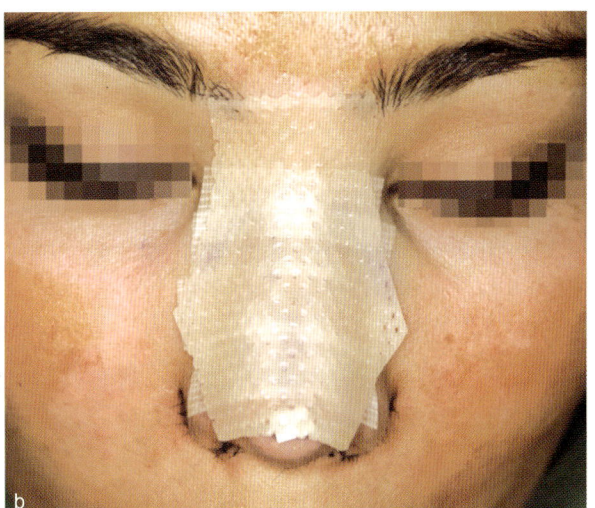
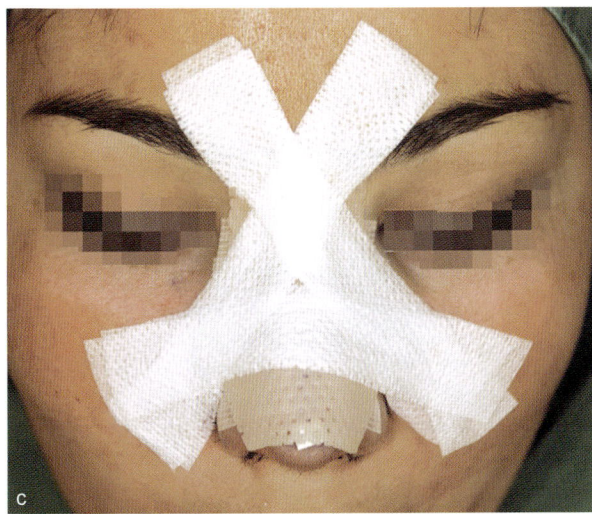

图 10-41　包扎

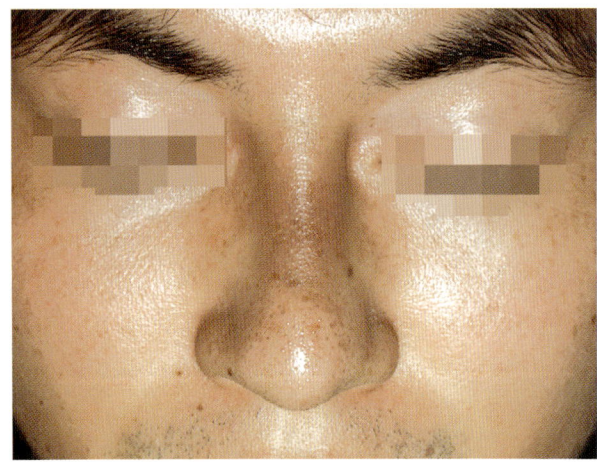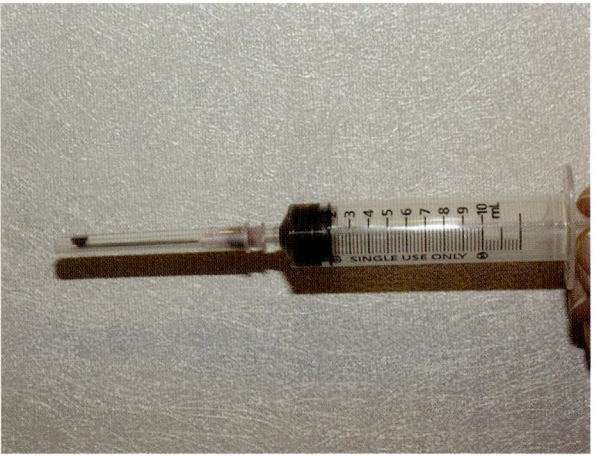

图 10-42　血肿的抽吸

参考文献

1. Demirkan F. Irradiated homologous costal cartilage: versatile grafting material for rhinoplasty. Aesthetic Plast Surg, 2003, 27: 213.
2. Dingman RO, Grabb WC. Costal cartilage homografts preserved by radiation. Plast Reconstr Surg, 1961, 28: 562.
3. Gruber JP. Lengthening the short nose. Plast Reconstr Surg, 1993, 91(7): 1252.
4. Guyuron B, Behmand, RA. Caudal nasal deviation. Plast Reconstr Surg, 2003, 111: 2449.
5. MH Paik. Correction of short nose. Arch Aesth Plast Surg, 2005, 11(1): 22-26.
6. MK Suh. Contracted short nose correction using irradiated homologous costal cartilage. Arch Aesth Plast Surg, 2010, 16(3): 117-124.
7. Strauch B, Wallach SG. Reconstruction with irradiated homograft costal cartilage. Plast Reconstr Surg, 2003, 2405.
8. Welling DB. Irradiated homologous cartilage grafts. Long-term results. Arch Otolaryngol Head Neck Surg, 1988, 114: 291.

第11章 其他鼻整形

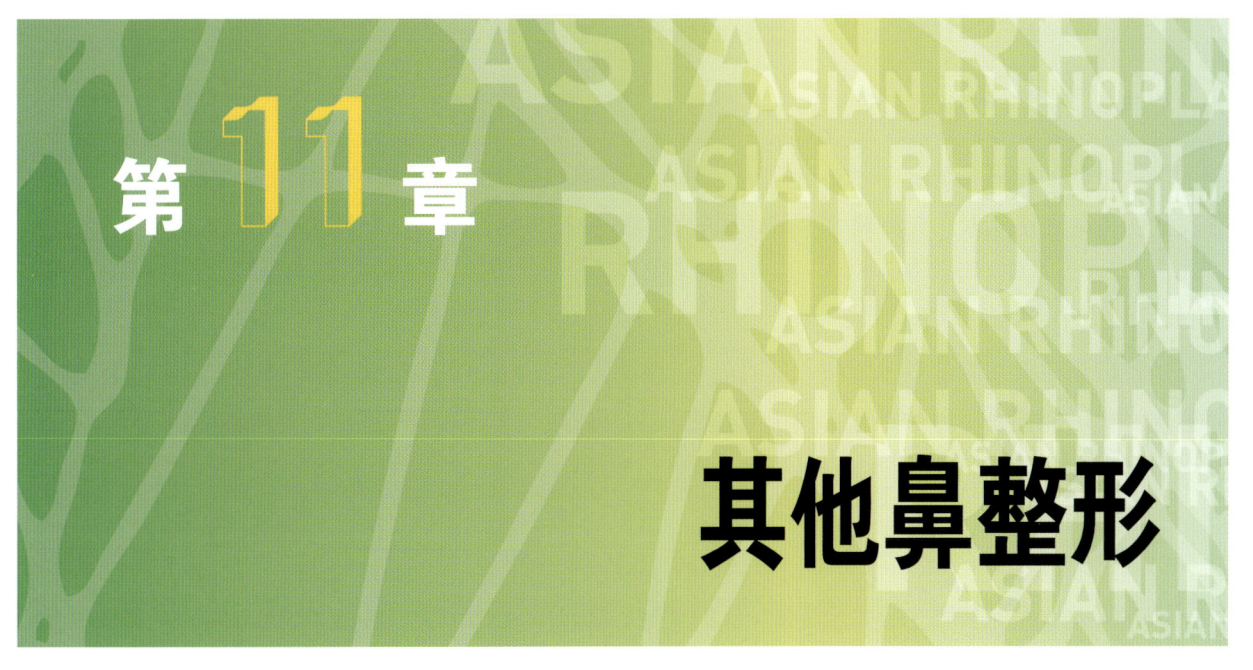

一、鼻翼缩小术

（一）背景

与西方人不同，亚洲人的鼻孔和鼻翼宽，向两侧扁平（图11-1）。特别是越南人，鼻孔和鼻翼很宽，要求整形的患者很多。亚洲人的鼻外形与西方人不同，施行鼻翼缩小术时，不能完全以西方人的审美观为标准。

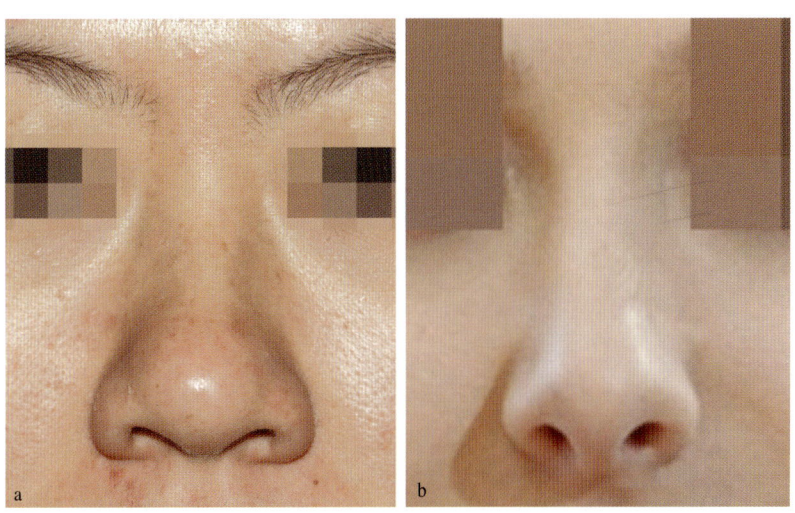

图 11-1　**亚洲人和白种人的鼻孔和鼻翼**　相比白种人（b），亚洲人（a）的鼻孔和鼻翼宽大、扁平

（二）手术方法

根据患者的鼻翼条件，手术方法分为三种。①鼻翼缘宽大：鼻翼楔形切除（weir excision）。②鼻基底宽：鼻基底切除术。③鼻翼、鼻基底同时宽：联合行鼻翼楔形切除和鼻基底切除术。

1. 鼻翼楔形切除术

是将鼻翼楔形切除的手术方法（图 11-2）。在鼻翼沟上 1mm 切开，较鼻翼沟更佳。切口上缘超过鼻翼沟时，可能损伤鼻外侧动脉，应引起注意。切开肌层，但不要损伤黏膜。楔形切除的宽度一般为 2~4mm。

2. 鼻基底切除

该方法为切除鼻基底，缩小鼻槛和鼻底的宽度（图 11-3）。如切除的量小于 3mm 时，可直接缝合；如切除超过 3mm，应将切口向鼻翼沟延伸。

3. 鼻翼切除和鼻基底切除

鼻翼缘宽大合并鼻孔基底宽的时候，可联合行鼻翼楔形切除和鼻基底切除术（图 11-4）。

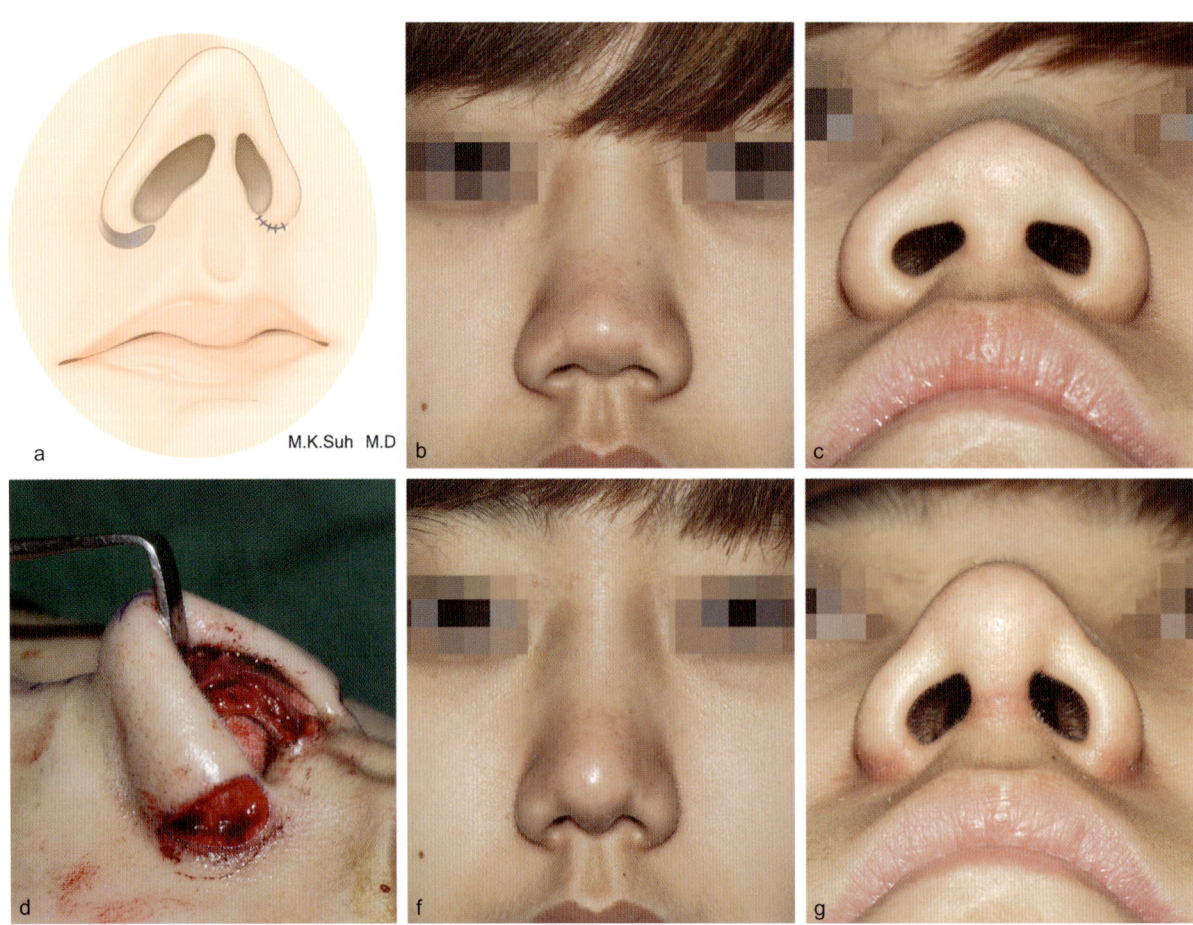

图 11-2-1　鼻翼楔形切除　设计切口于鼻翼沟上 1mm 处，缝合切口无须行皮下组织的缝合（b、c. 术前观；d. 术中观；e、f. 术后观）

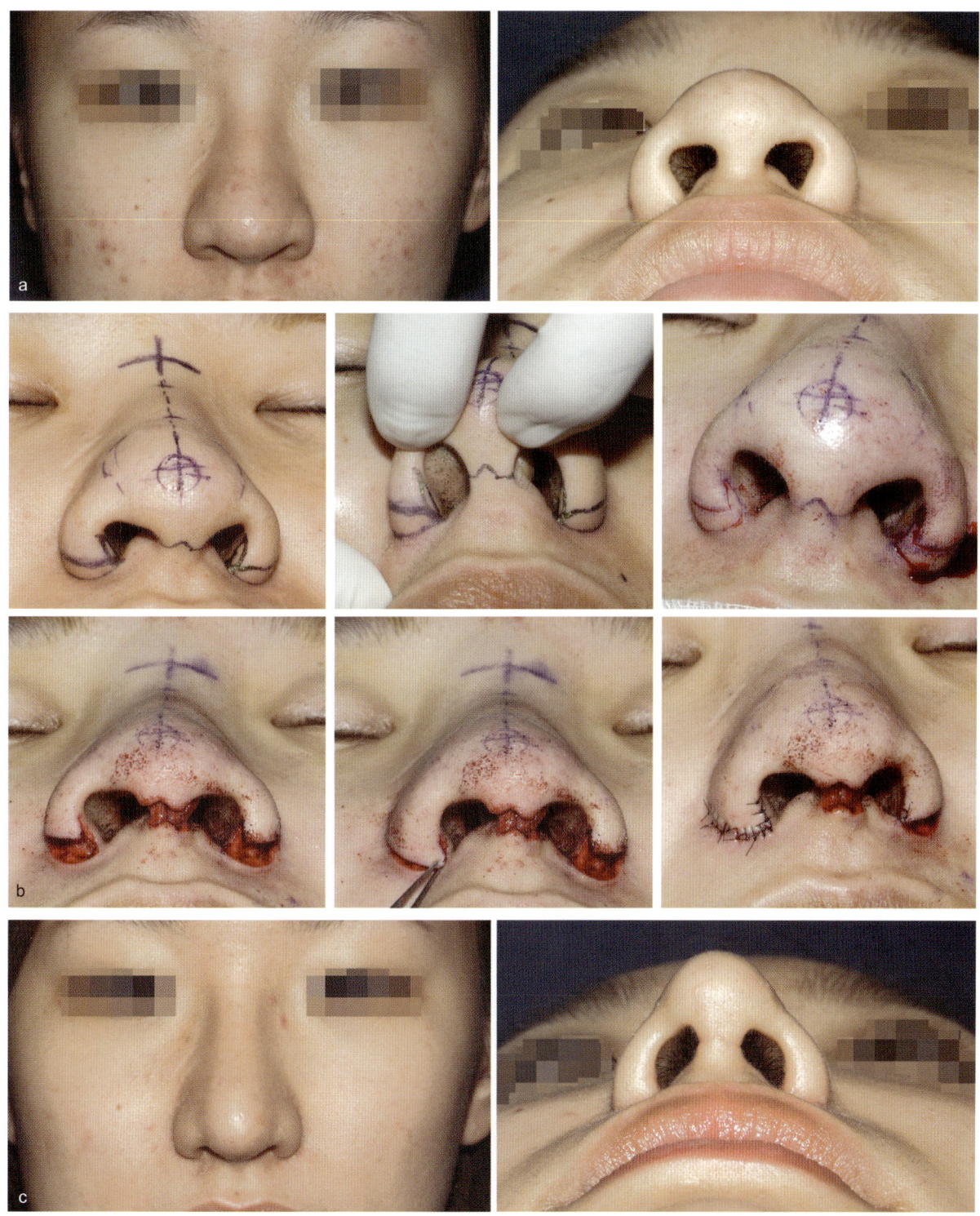

图 11-2-2 倒三角形鼻孔伴鼻翼肥厚病例的矫正（鼻翼楔形切除术，鼻翼缘厚度缩小术，应用鼻小柱支撑移植物的鼻尖整形） a. 术前观；b. 手术过程；c. 术后观

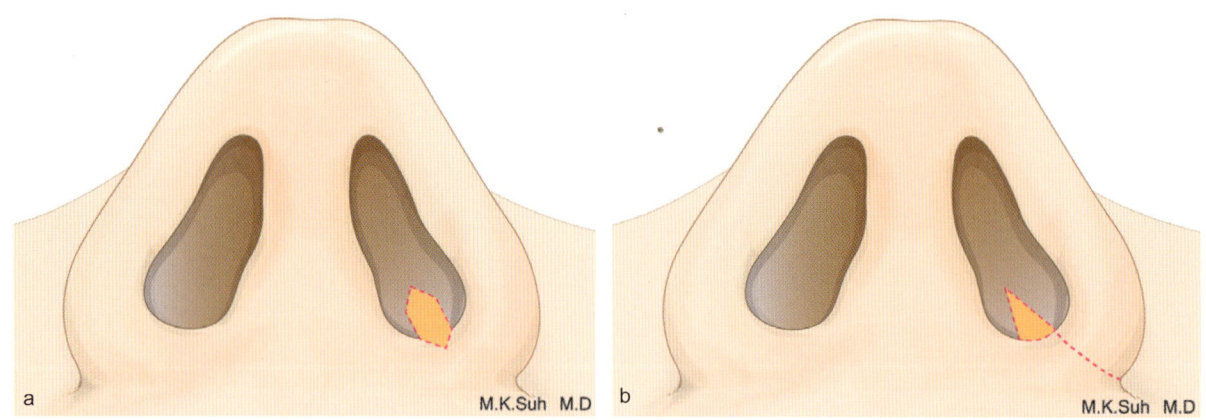

图 11-3 鼻孔基底的缩小 鼻孔基底切除量较小时，可单纯缝合（a）；但切除量较大时，切口需沿鼻基底向外侧延伸（b）

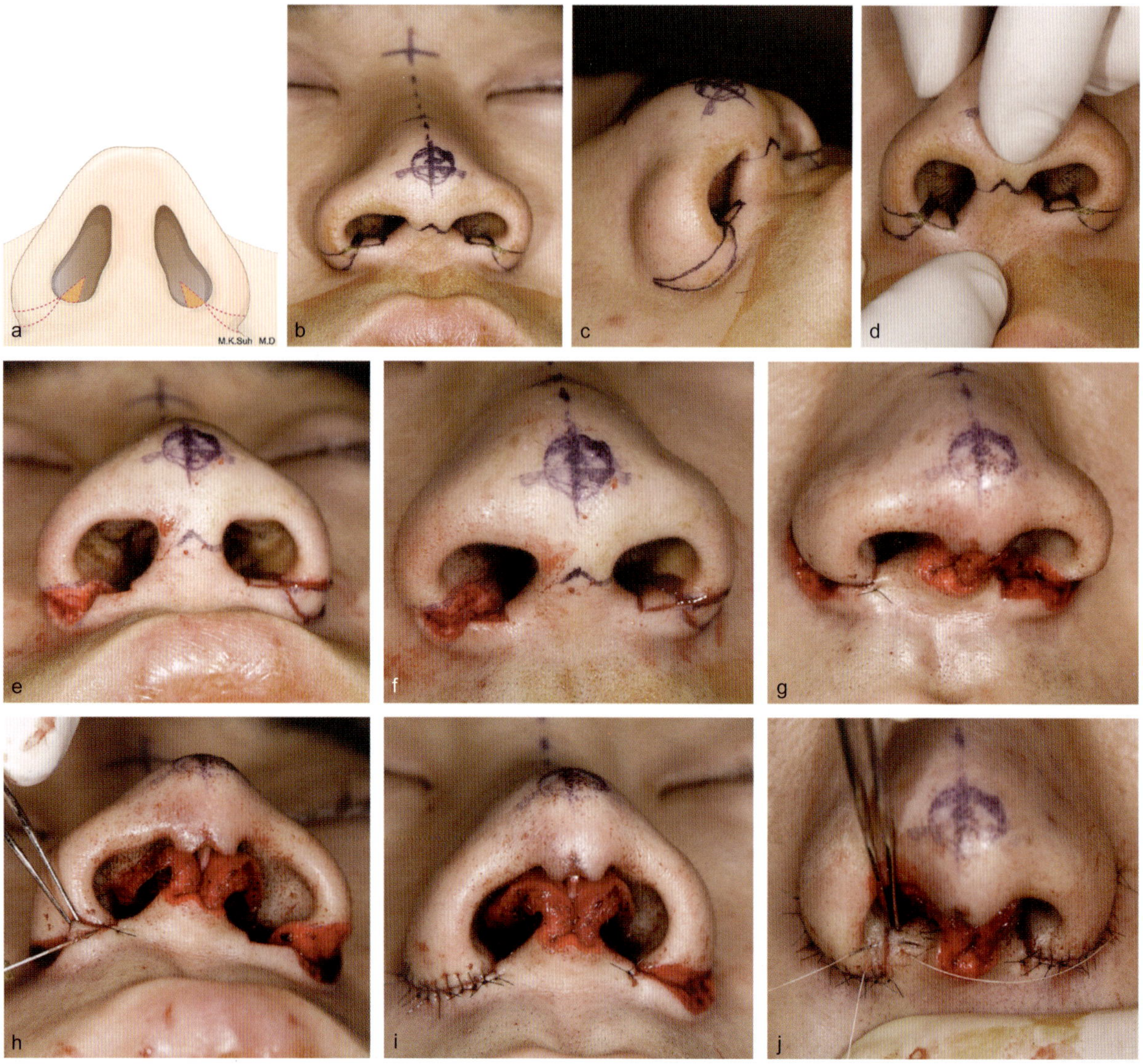

图 11-4-1 鼻翼楔形切除和鼻孔基底缩小术（手术过程） a、b、c、d. 设计；e、f. 鼻翼和鼻孔基底的切除；g. 右侧鼻翼基底缝合至鼻槛；h、i. 皮瓣的修整；j. 鼻孔基底需行外翻缝合，以预防内陷畸形（Q 形畸形）

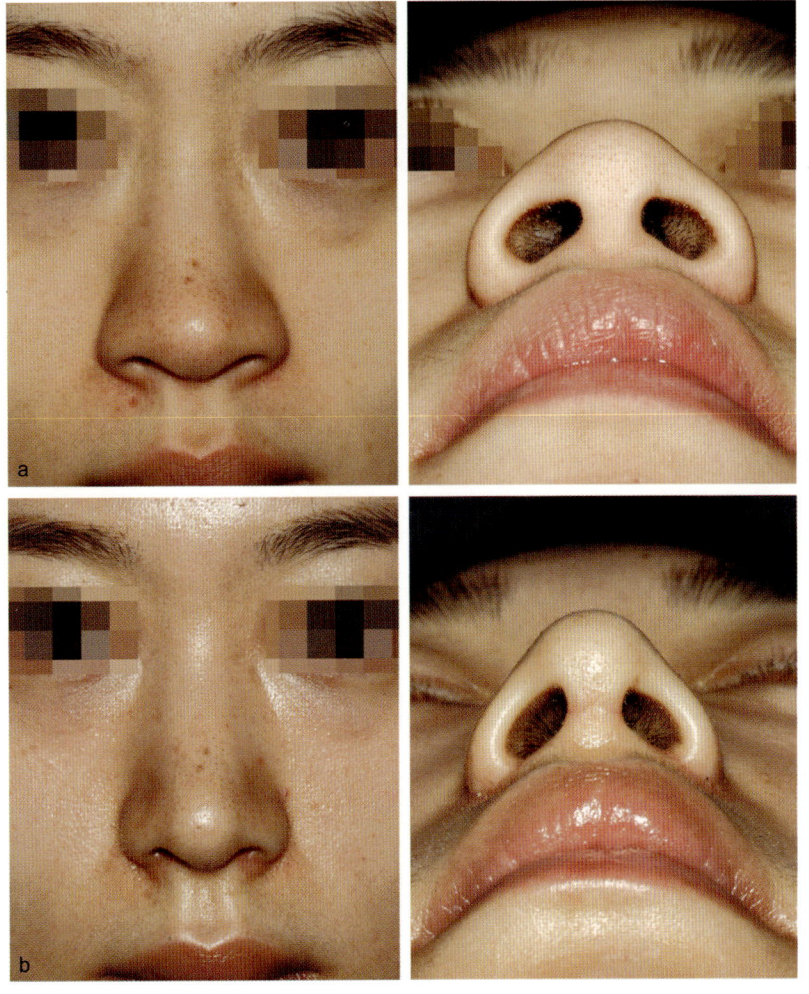

图 11-4-2　病例　a、b.术前观；c、d.术后观

4.鼻翼折迭

是不切除鼻翼或鼻基底，通过缝合，缩短鼻翼宽度的方法（图 11-5）。该手术简单，无瘢痕，缺点是效果持续时间短。

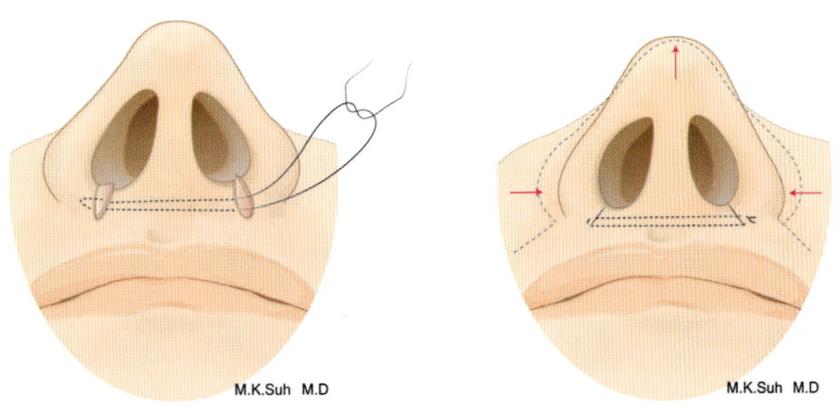

图 11-5　鼻翼缩紧

二、鼻翼退缩的矫正

引起鼻翼退缩的原因有如下几种（图 11-6）：
- 先天性：①鼻翼软骨的发育不全。②鼻翼软骨的头侧异位。
- 后天性：①鼻翼软骨头侧部分的过度切除。②瘢痕挛缩。

整形外科医生提出过多种方法：

（一）鼻翼轻度退缩

将鼻翼软骨的外侧脚从附件软骨分离后，重新定位于下方（图 11-7）。

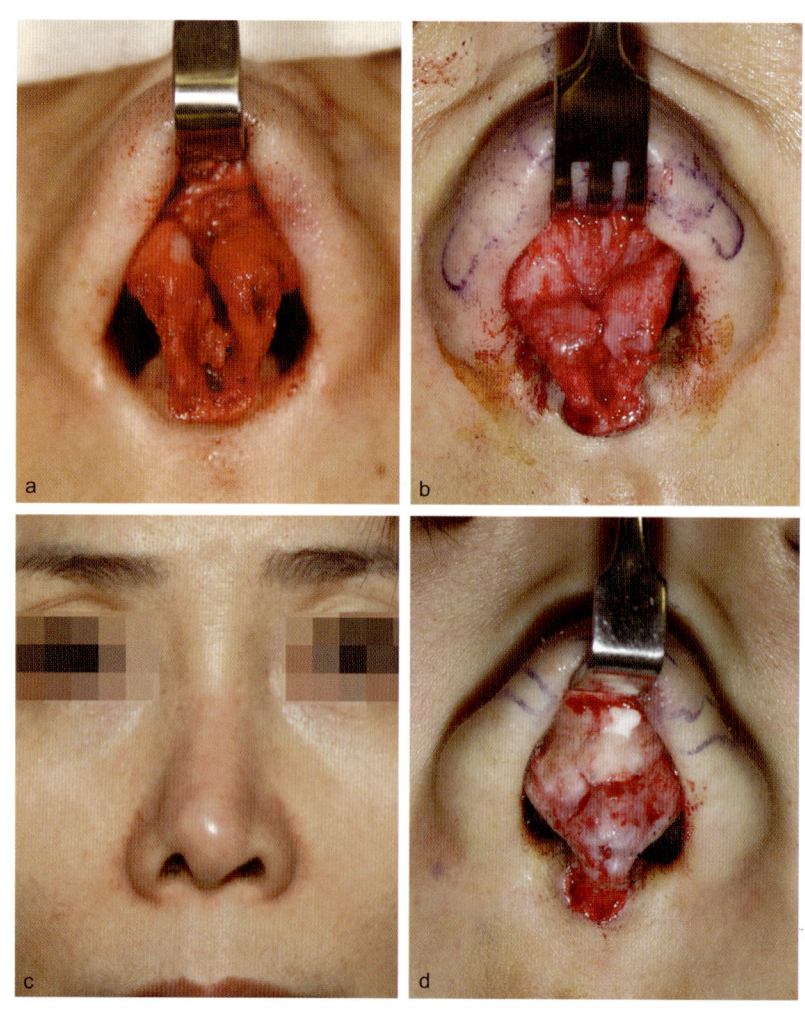

图 11-6　鼻翼退缩的原因　a.鼻翼软骨向头侧旋转；b.鼻翼软骨外侧脚头侧部分过度切除导致鼻翼软骨向头侧旋转；c、d.瘢痕挛缩

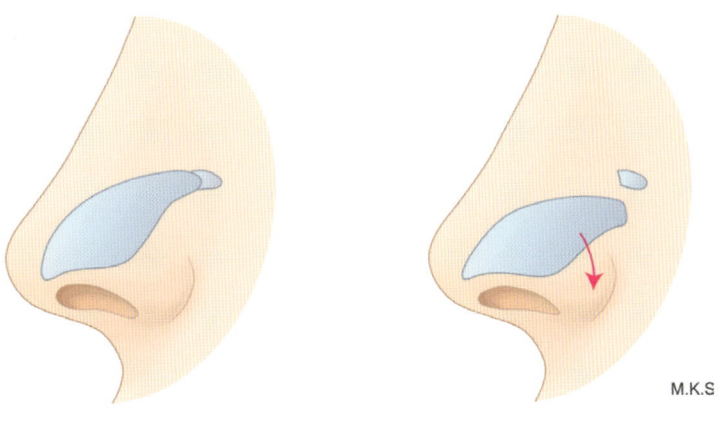

图 11-7　鼻翼轻度退缩的矫正

(二)更确切的矫正方法

1. 鼻翼轮廓移植物(图 11-8)

该方法是沿鼻翼缘植入长条形鼻中隔或耳软骨移植物。手术方法简单,易掌握,效果良好(图 11-9)。

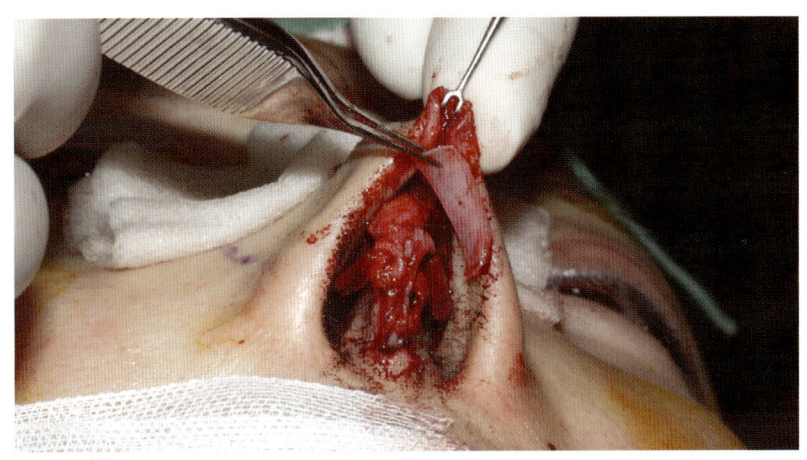

图 11-8　鼻翼轮廓移植物

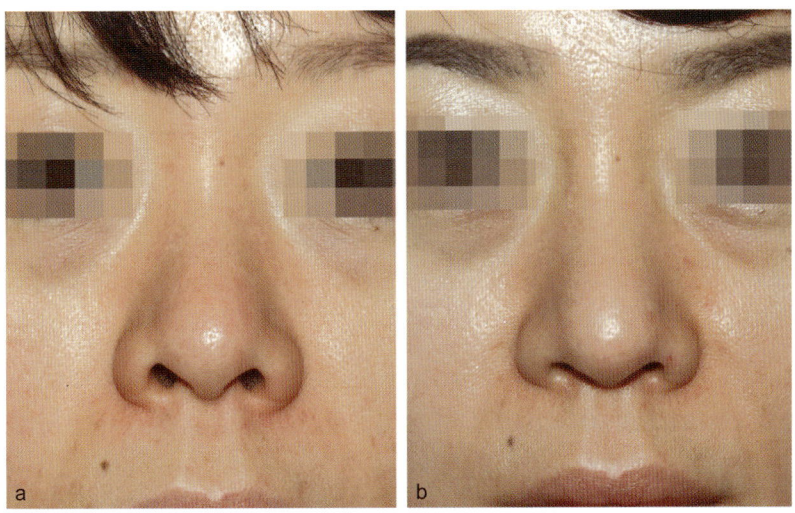

图 11-9　鼻翼轮廓移植物的术前、术后观　a. 术前观;b. 术后观

2. 延伸的鼻翼轮廓移植物和鼻前庭的 V-Y 推进

该手术方法作者已使用了较长时间。其适用于鼻翼皮肤紧、鼻翼轮廓移植物效果不佳时，可在最大限度上获得效果的改善（图 11-10）。鼻翼轮廓移植物的近侧端固定于鼻翼软骨的穹窿部，远侧端植

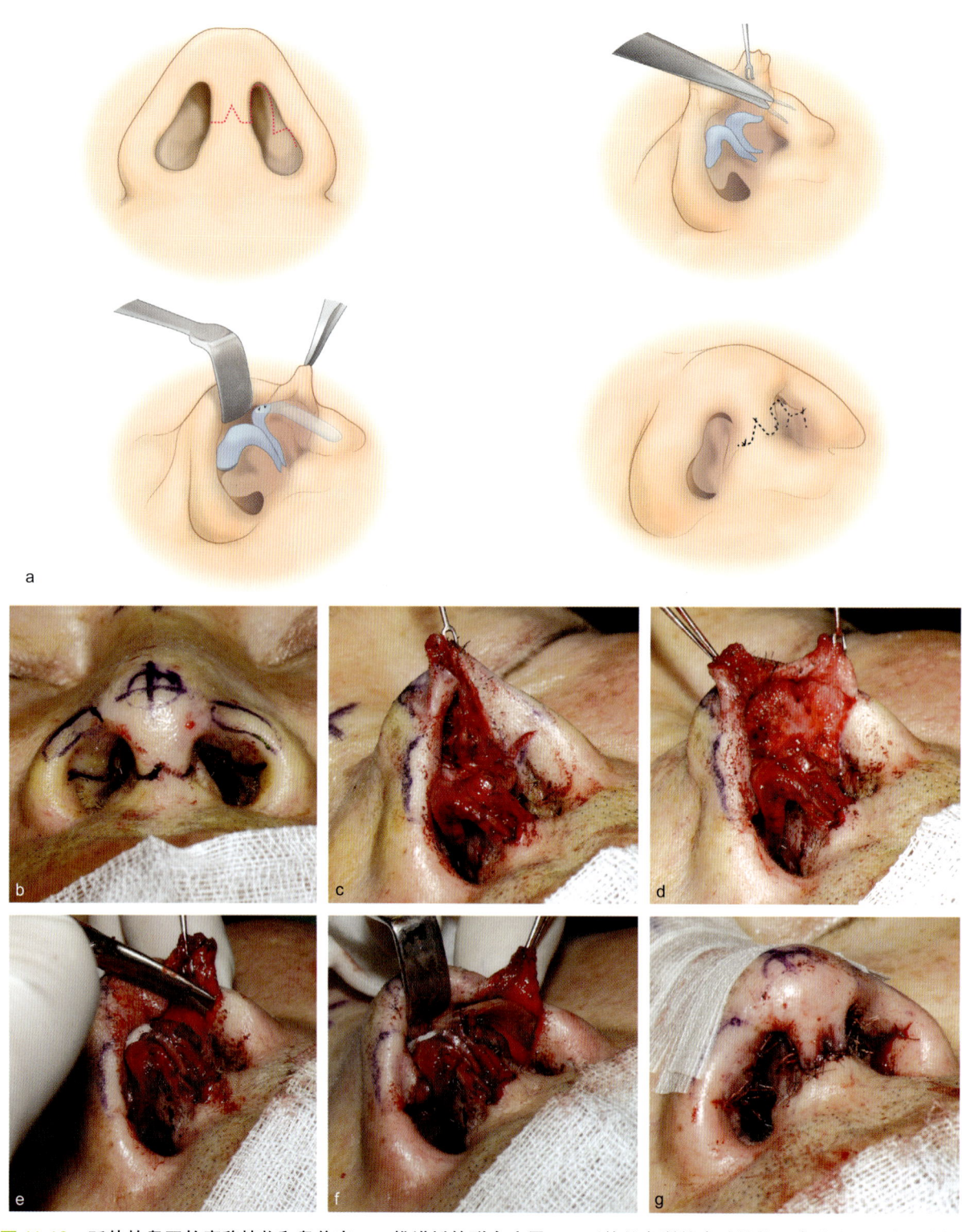

图 11-10　延伸的鼻翼轮廓移植物和鼻前庭 V-Y 推进瓣的联合应用　a. 延伸的鼻翼轮廓移植物和鼻前庭 V-Y 推进瓣联合应用的示意图；b、c. 鼻前庭 V-Y 推进瓣的设计；d. 掀起 V-Y 推进瓣；e. 制备远端移植物腔；f. 植入鼻翼轮廓移植物；近侧端缝合固定于鼻翼穹窿，远侧端置入皮下组织；g. V-Y 推进瓣的修剪和缝合

入到鼻翼缘的软组织腔内，移植物远侧端近鼻翼面沟。同时于鼻前庭行 V-Y 推进。对严重的鼻翼退缩也可达到很好的效果（图 11-11）。

3. 外侧脚支撑移植物

适用于重度鼻翼退缩、夹捏鼻畸形或鼻翼塌陷的病例，为非常有效的手术方法（图 11-12、6-140）。

4. 复合移植物

是与鼻翼缘平行切开鼻前庭，分离鼻翼缘向下，使用耳郭皮肤 - 软骨复合移植物修复鼻前庭缺损的手术方法。复合移植物主要使用耳甲腔皮肤 - 软骨移植物或鼻中隔软骨黏膜移植物（图 11-13）。多数患者可获得良好的效果（图 11-14），但是严重的鼻翼退缩伴皮肤张力大的病例，偶可引起天窗形凸出瘢痕，应引起注意（图 11-15）。

5. 软骨间移植物

是分离上外侧软骨和鼻翼软骨的外侧脚，植入鼻中隔软骨移植物的手术方法（图 11-16）。

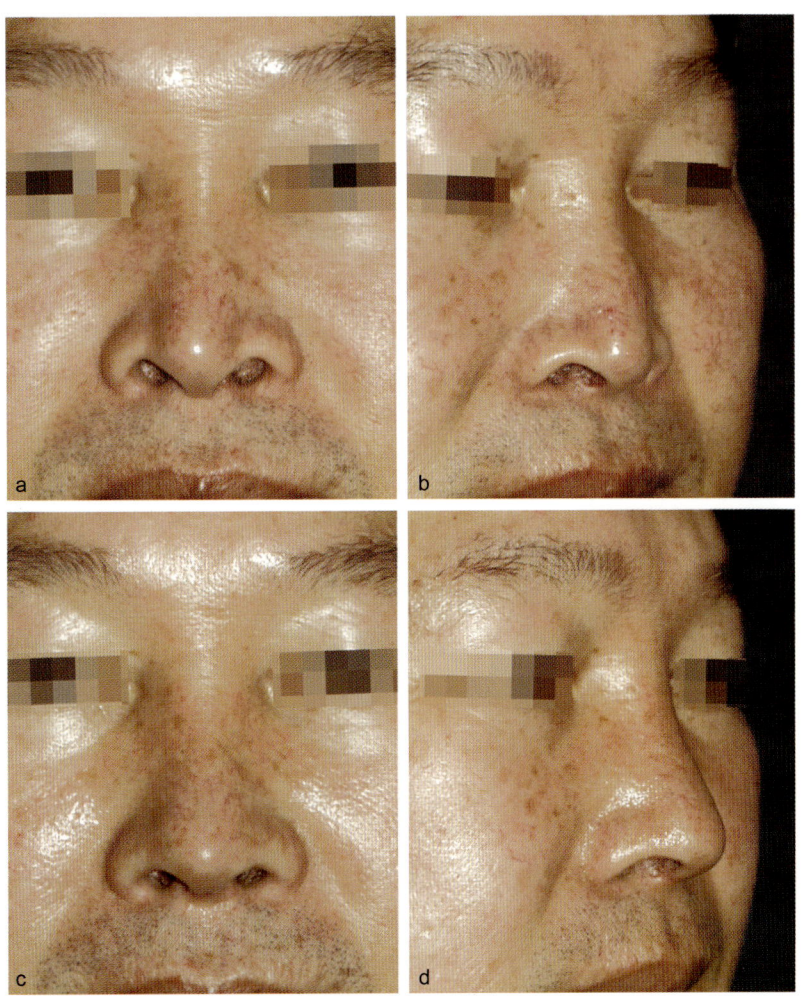

图 11-11　延伸的鼻翼轮廓移植物和鼻前庭 V-Y 推进瓣联合应用的病例术前、术后观　a、b. 术前观；c、d. 术后观

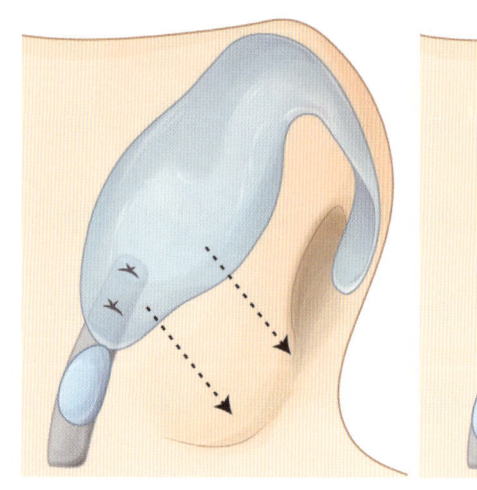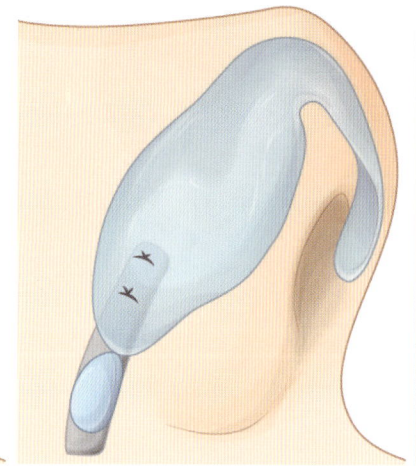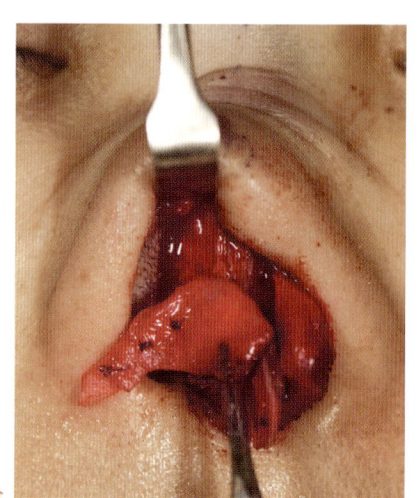

图 11-12　外侧脚支撑移植物

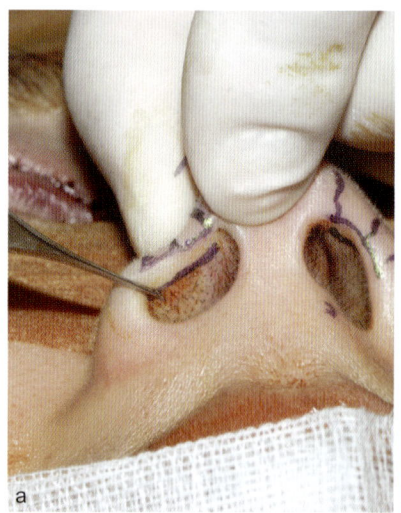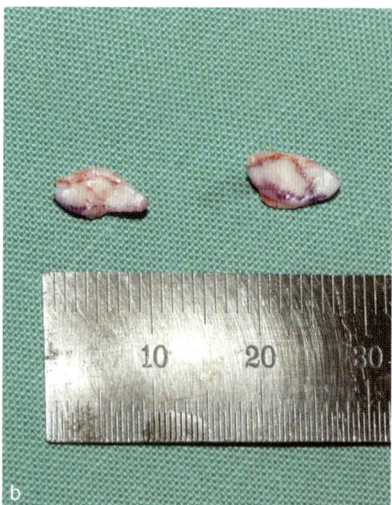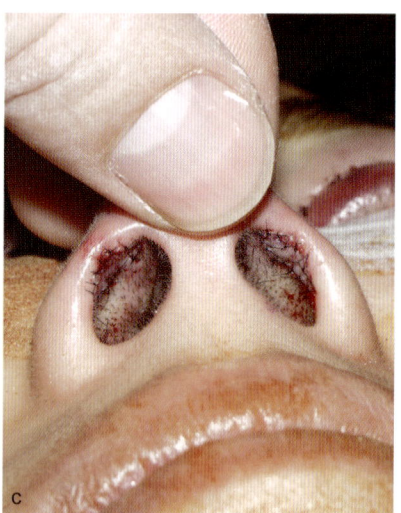

图 11-13　复合移植物矫正鼻翼退缩　a.鼻前庭切口；b.耳软骨复合移植物；c.小心缝合移植物

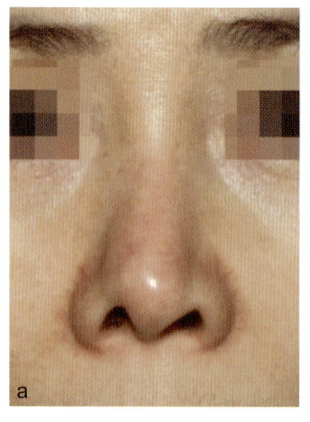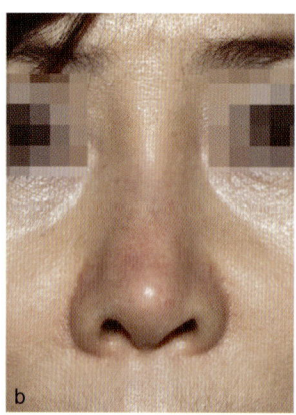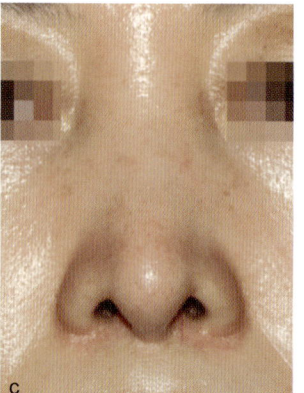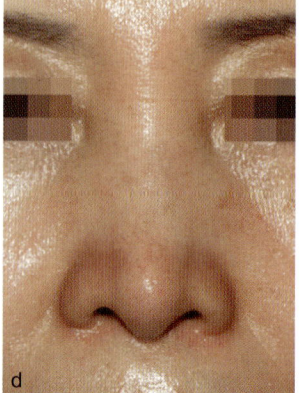

图 11-14　复合移植物的术前、术后观　a.右侧鼻翼退缩（术前观）；b.右侧行复合移植物后（术后观）；c.双侧鼻翼退缩（术前观）；d.双侧行复合移植物后（术后观）

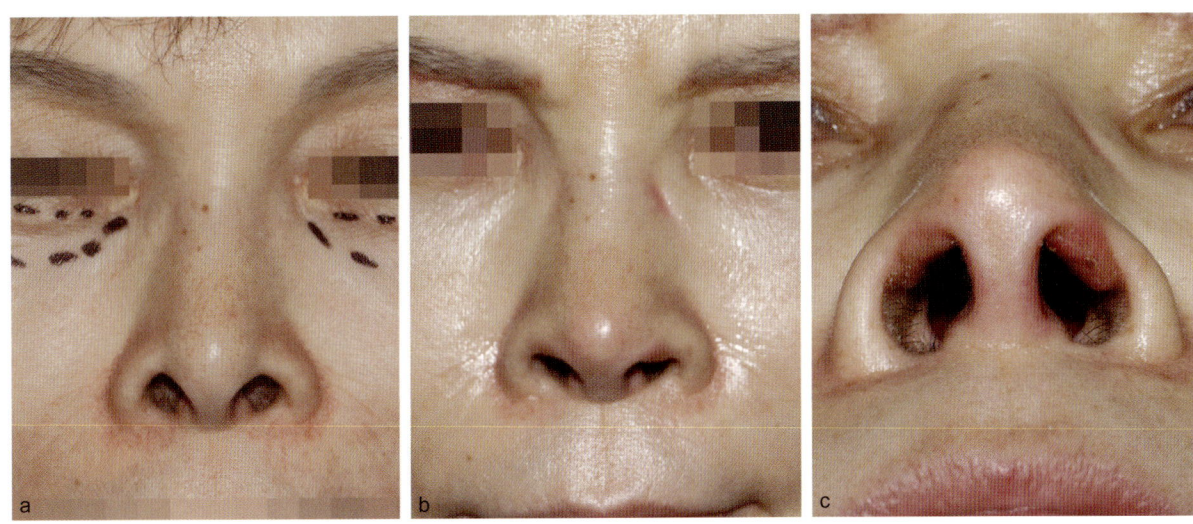

图 11-15　复合移植物导致的天窗形凸出瘢痕　a. 术前观；b. 术后观；c. 复合移植物似天窗形凸出瘢痕

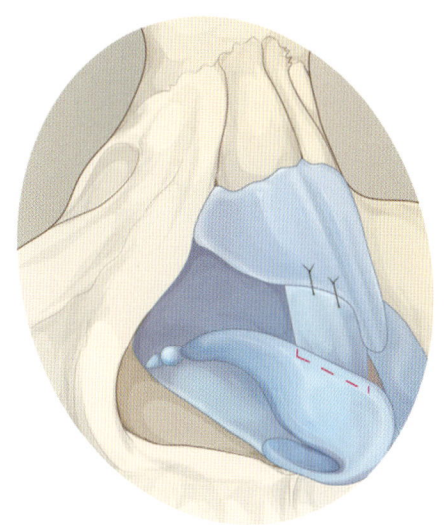

图 11-16　软骨间移植物

三、鼻小柱整形

（一）鼻小柱退缩的矫正

1. 鼻小柱退缩的定义

连接鼻孔最高点和最低点的长轴将椭圆形鼻孔一分为二。假设从这个轴到鼻翼缘的距离为 AB，到鼻小柱的距离为 BC，正常情况下 AB=BC，BC 距离为 1~2mm。BC 间距小于 1~2mm 时，称为鼻小柱退缩。鼻小柱退缩多为鼻小柱下端向头侧退缩，伴有锐性的鼻唇角（图 11-17）。

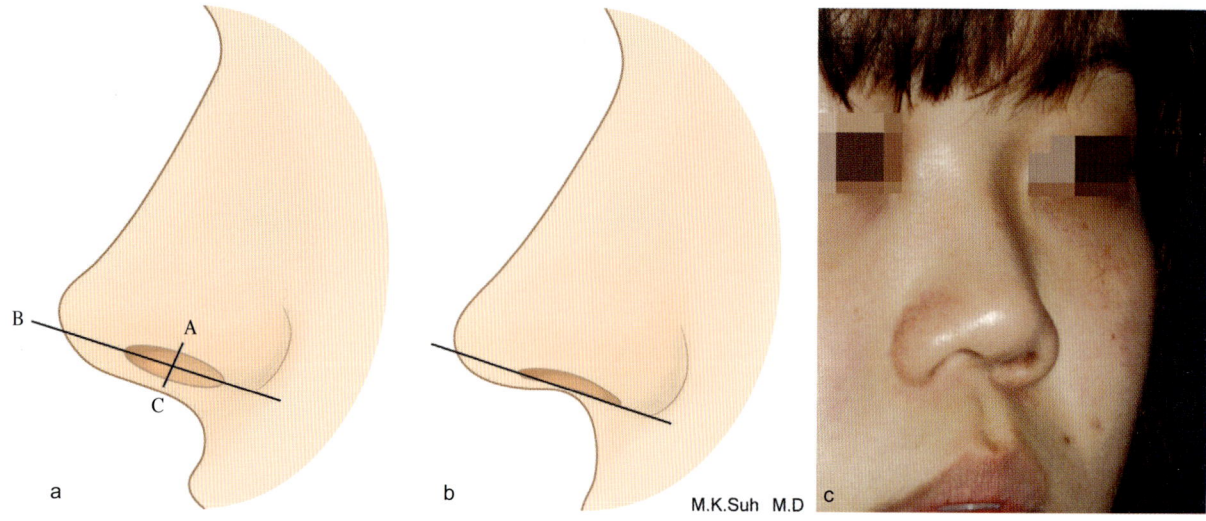

图 11-17　鼻翼和鼻小柱关系　a.正常的鼻翼-鼻小柱关系；b.鼻小柱退缩；c.鼻小柱退缩的病例

2. 鼻小柱退缩的原因

（1）鼻中隔尾侧端长度不足或缺如。

（2）前鼻棘和前上颌骨发育不良。

（3）鼻中隔尾侧端过度切除。

（4）瘢痕挛缩。

3. 手术方法

（1）内侧脚前方的软骨移植物

内侧脚不薄弱时，于内侧脚和皮肤之间植入软骨移植物矫正鼻小柱退缩，多使用耳软骨或鼻中隔软骨（图 11-18）。于鼻小柱内侧切开，分离皮肤和内侧脚，制备移植物腔，植入软骨（图 11-19）。植入的软骨可不固定，如有需要，可经皮缝合牵引固定。对于皮肤厚、内侧脚薄弱的亚洲人，这个方法效果欠佳（图 11-20）。

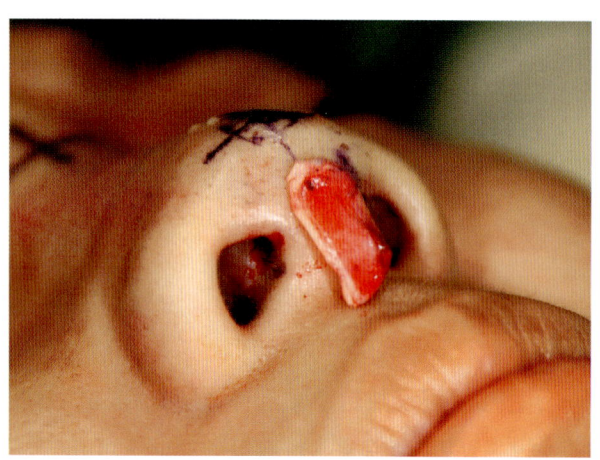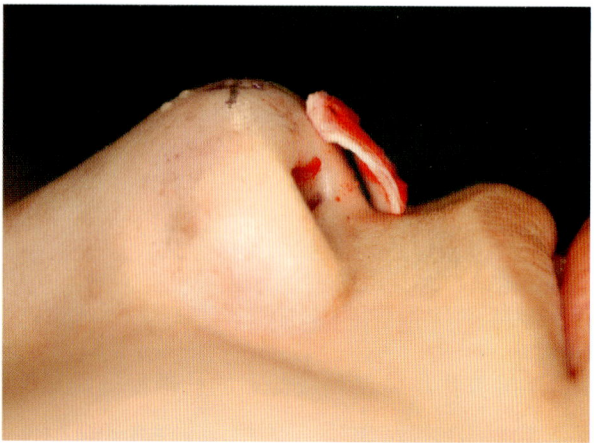

图 11-18　矫正鼻小柱退缩的软骨移植物

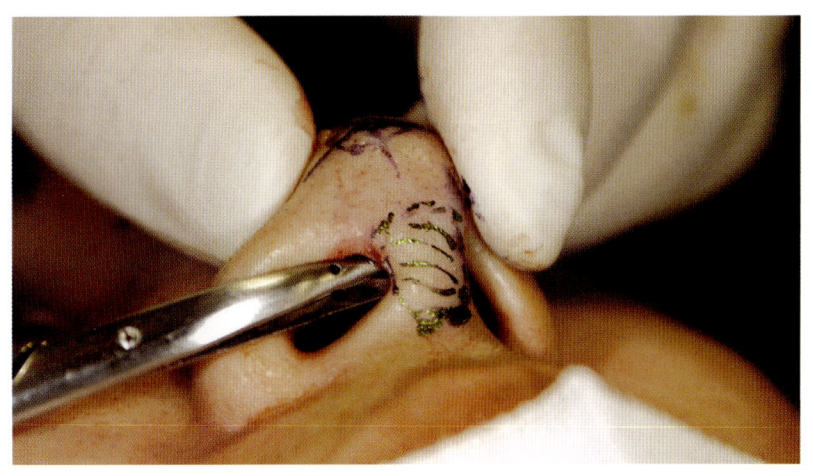

图 11-19　经鼻小柱缘切口制备移植物腔

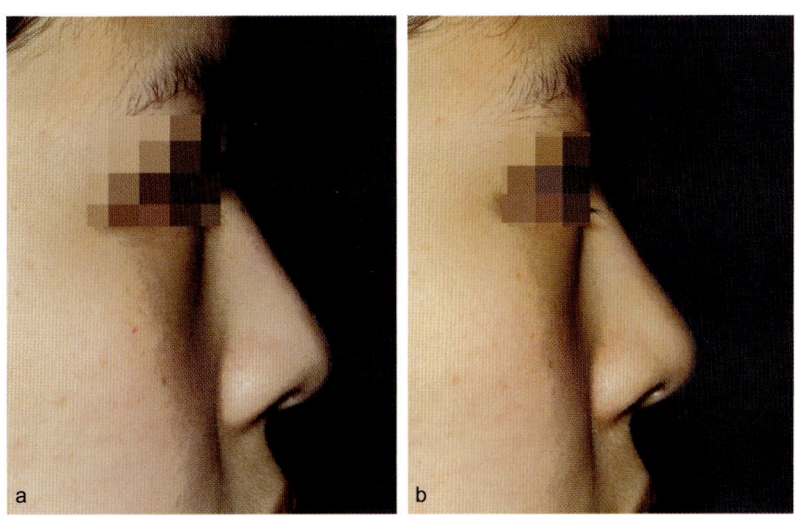

图 11-20　鼻小柱退缩病例的术前、术后观　a.术前观；b.术后观

（2）植入假体

前上颌骨或前鼻棘发育不全时，于前鼻棘或鼻中隔尾侧端植入假体矫正。选择口内入路，在龈黏膜上 4~5mm 切开，显露前鼻棘和鼻中隔尾侧端并制备假体腔。植入的假体使用可吸收线缝合固定于前鼻棘或鼻中隔尾侧端的软组织（图 11-21）。

假体大小为 3~4mm×10~12mm，厚度为 6mm 以下。皮肤薄的患者，使用过厚的假体时，会显现假体轮廓。应注意，前鼻棘或鼻中隔尾侧端偏曲的患者不能使用此方法。术后鼻唇角增大，鼻尖略向头侧旋转。

（3）鼻中隔延伸移植物

对于鼻小柱退缩的患者，鼻中隔延伸移植物的适应证包括：①鼻小柱重度退缩。②内侧脚薄弱、皮肤厚的患者。③既往手术导致瘢痕挛缩的患者。④鼻中隔尾侧端缺损的患者。

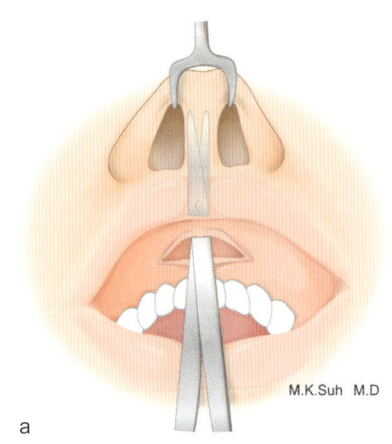
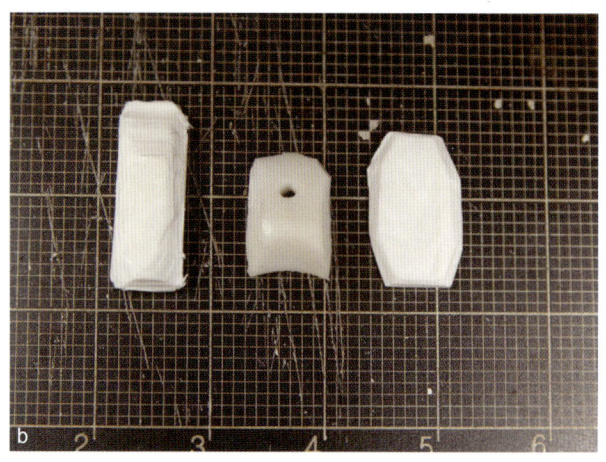

图 11-21　鼻小柱退缩的矫正　a.制备假体腔；b.矫正鼻小柱退缩的假体

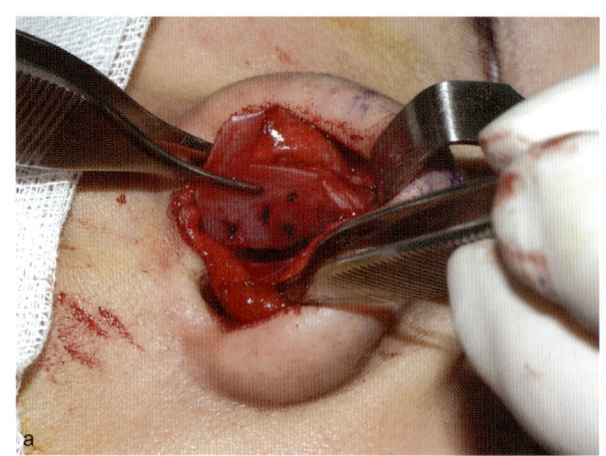
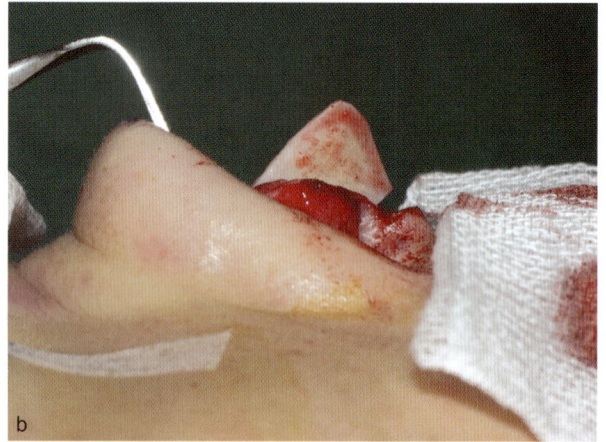

图 11-22　鼻中隔延伸移植物最常用的两种软骨　a.鼻中隔软骨；b.肋软骨

鼻中隔延伸移植物的手术方法参见第6章，主要使用鼻中隔软骨或肋软骨（图 11-22）。

鼻中隔延伸移植物的尾侧端向下尽量延伸至前鼻棘，使鼻小柱基底充分地突出（图 11-23）。

（二）鼻小柱下垂的矫正

鼻小柱下垂与鼻小柱退缩正相反，是指鼻小柱突出鼻翼缘过多、向尾侧端下垂的状态（图 11-24）。

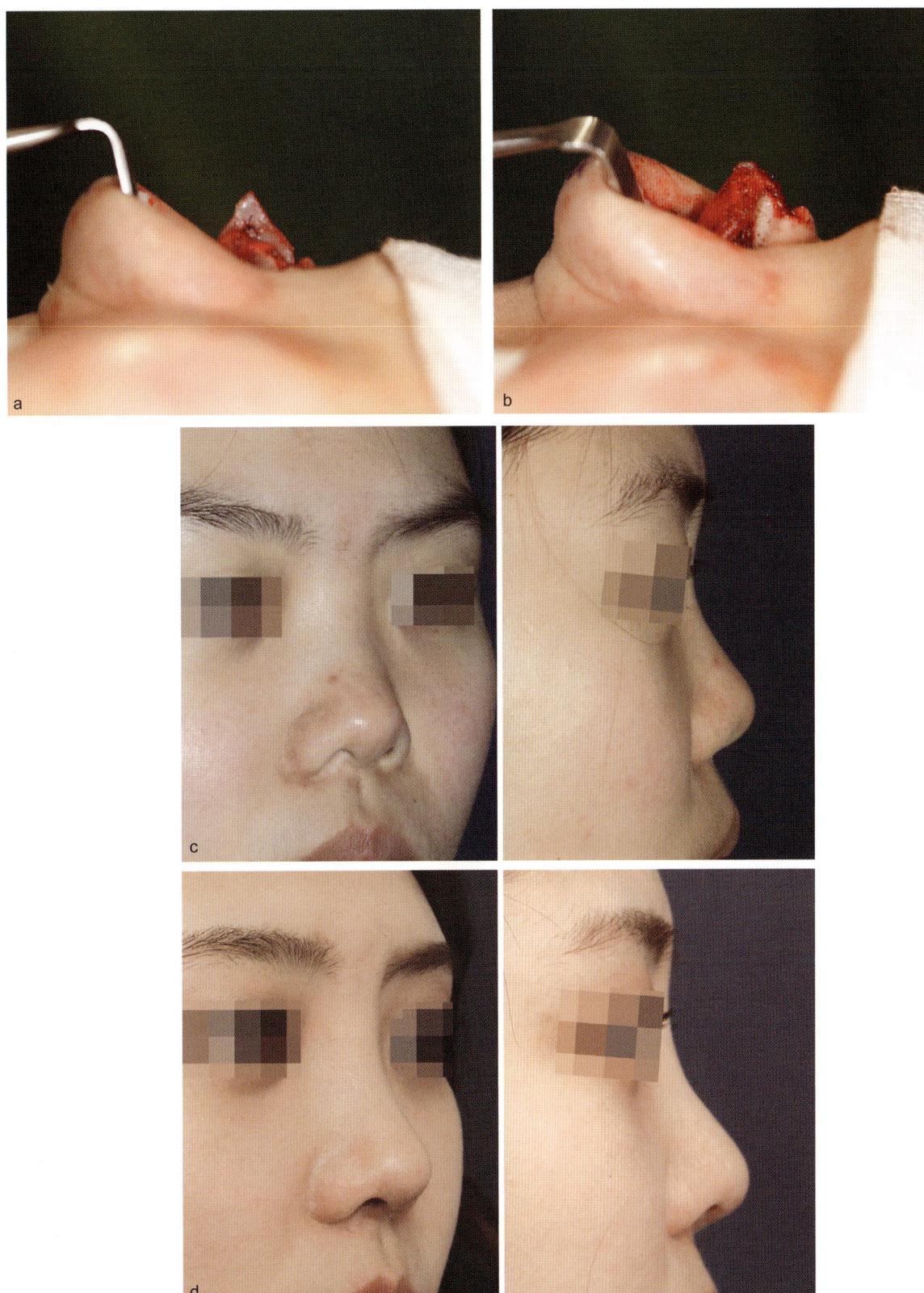

图 11-23 鼻中隔延伸移植物的鼻小柱突出作用　a. 鼻中隔软骨制成的鼻中隔延伸移植物；b. 鼻翼软骨固定于移植物；c. 鼻小柱退缩的术前观；d. 术后观

1. 原因

（1）鼻中隔尾侧端过长。

（2）鼻翼软骨内侧脚过宽（图 11-25）。

（3）鼻翼软骨内侧脚过长，弯曲向下致下垂（图 11-26）。

2. 手术方法

根据以上不同原因的手术方法如下：

（1）鼻中隔软骨尾侧端和膜性鼻中隔的带状切除，缝合鼻翼软骨内侧脚与鼻中隔尾侧端（图 11-27、11-28）。

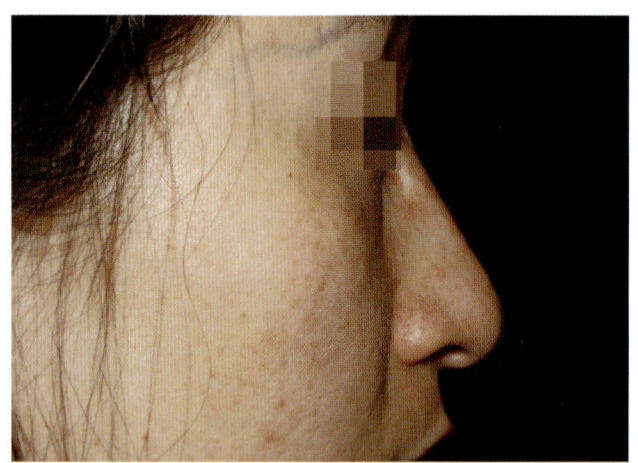

图 11-24　鼻小柱下垂

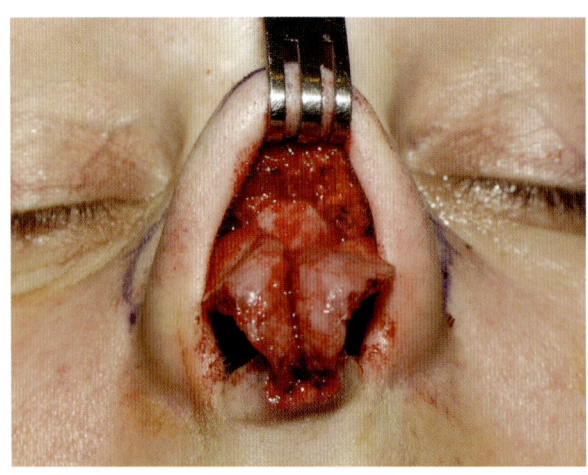

图 11-25　鼻小柱下垂的原因：内侧脚宽大

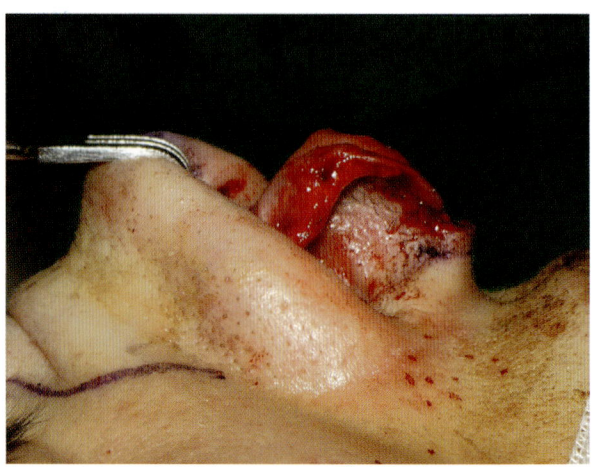

图 11-26　鼻小柱下垂的原因：长且弯曲的内侧脚

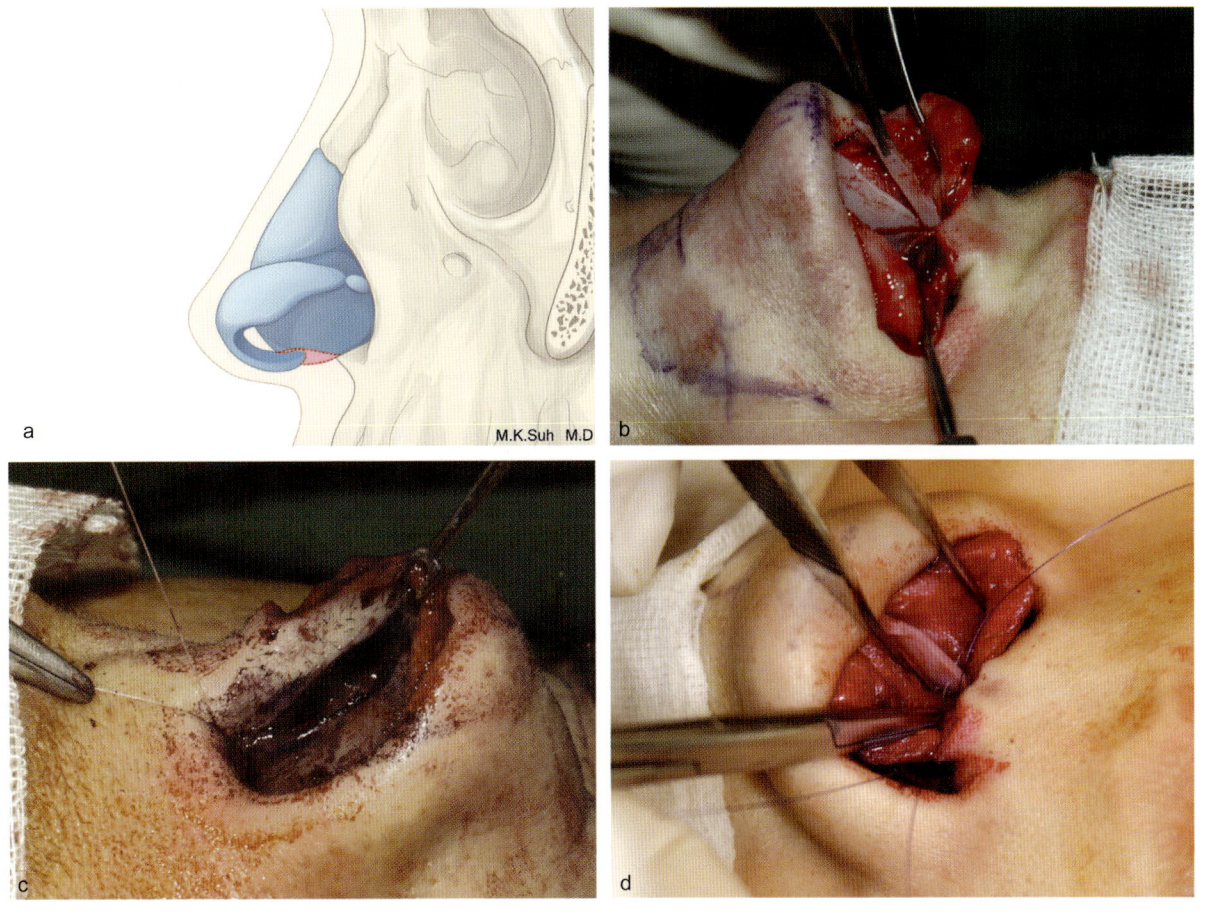

图 11-27　鼻中隔软骨尾侧端和膜性鼻中隔的带状切除　a. 鼻中隔软骨尾侧端带状切除和内侧脚与鼻中隔尾侧端缝合的示意图；b. 鼻中隔软骨尾侧端带状切除；c. 膜性鼻中隔的带状切除；d. 内侧脚与鼻中隔尾侧端的缝合

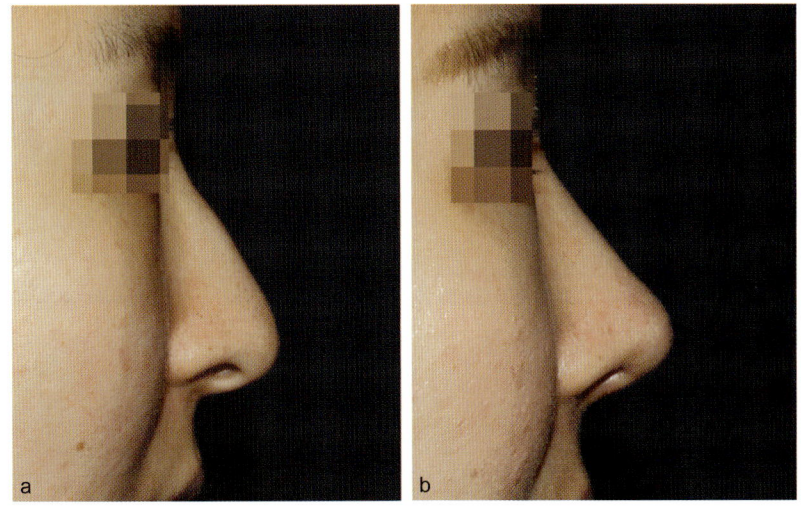

图 11-28　鼻小柱下垂矫正的术前、术后观（鼻中隔软骨尾侧端和膜性鼻中隔的带状切除，内侧脚与鼻中隔尾侧端的缝合）　a. 术前观；b. 术后观

（2）鼻翼软骨内侧脚尾侧端的带状切除（图11-29、11-30）。

（3）鼻翼软骨内侧脚的部分切除或带状切除（图11-31、11-32）。

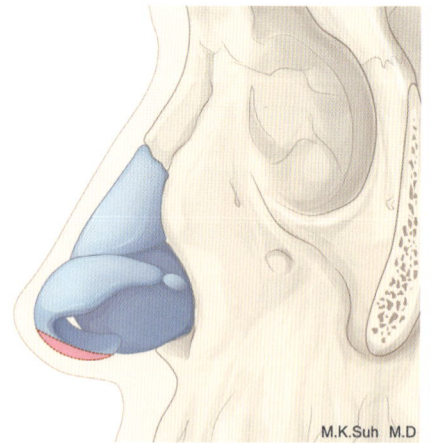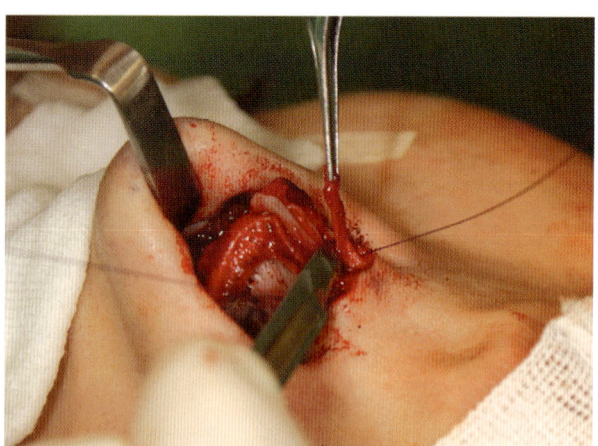

图 11-29　内侧脚尾侧端的带状切除

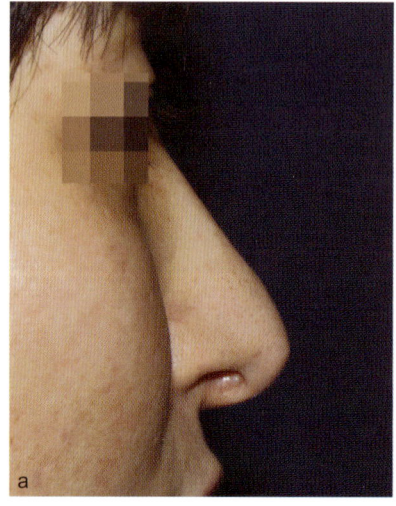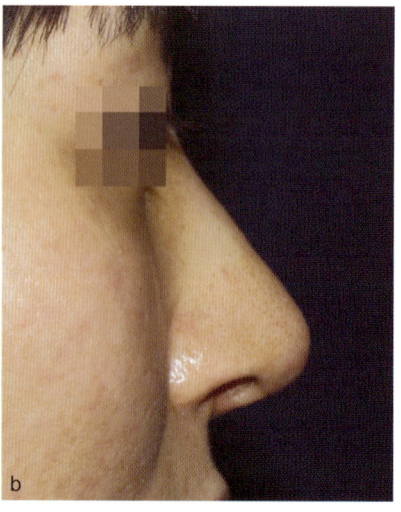

图 11-30　鼻小柱下垂矫正的术前、术后观（内侧脚尾侧端的带状切除，内侧脚与鼻中隔尾侧端的缝合）　a. 术前观；b. 术后观

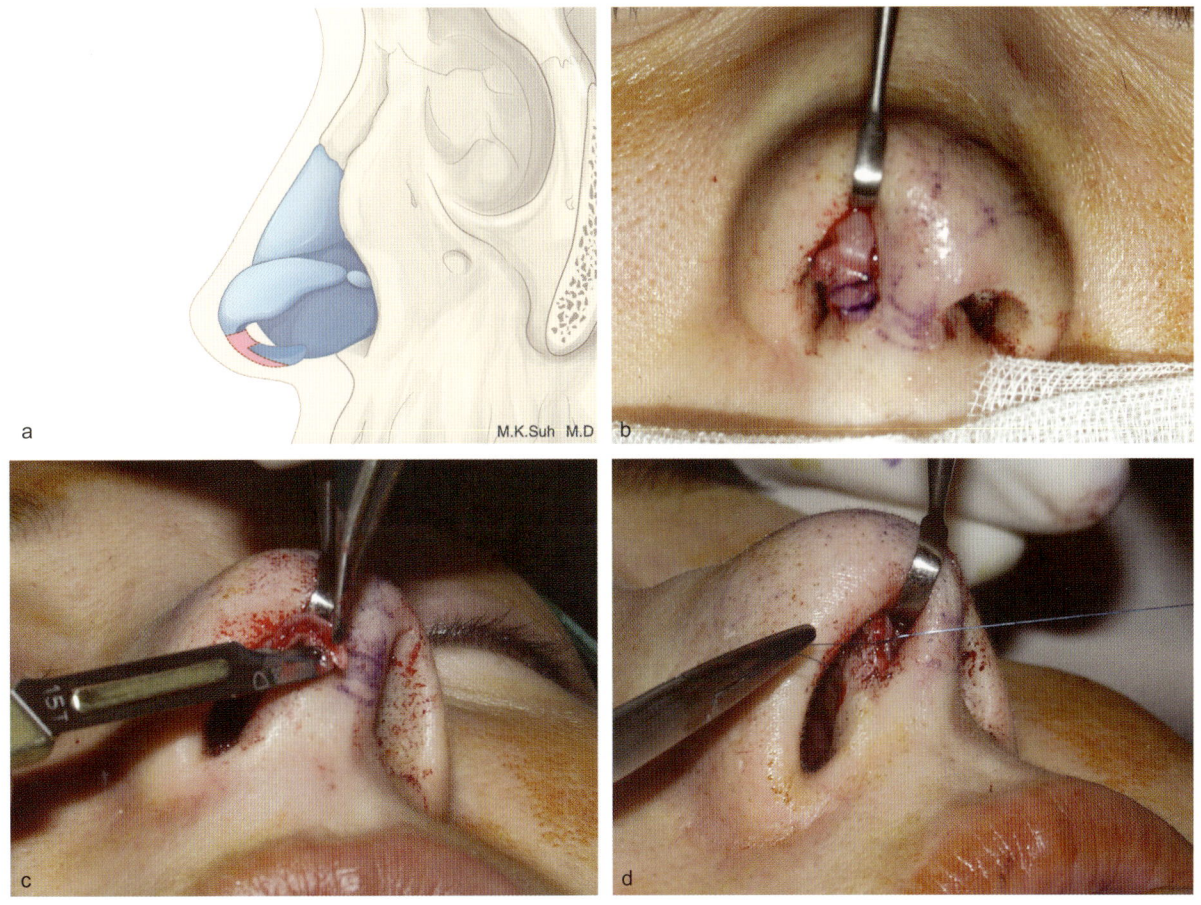

图 11-31 鼻翼软骨内侧脚的节段切除和带状切除 a.鼻翼软骨内侧脚的节段切除和带状切除的示意图；b.鼻翼软骨内侧脚的带状切除；c.鼻翼软骨内侧脚的节段切除；d.内侧脚与尾侧端缝合，所有以上操作均可在鼻腔内切口内施行

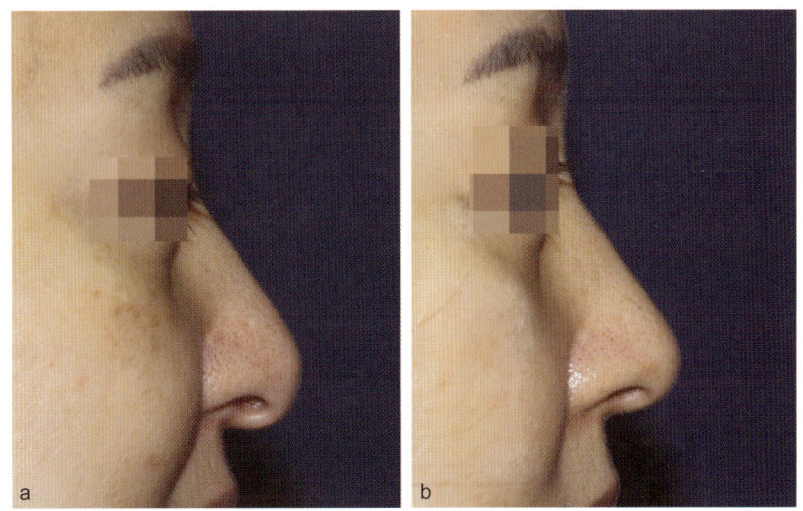

图 11-32 病例的术前、术后观（鼻翼软骨内侧脚的节段切除和带状切除，联合内侧脚与鼻中隔尾侧端的缝合） a.术前观；b.术后观

第 11 章 其他鼻整形

参考文献

1. Bennett GH. The long term effects of alar base reduction. Arch Facial Plast Surg, 2005, 7: 94.
2. Gunter JP, Friedman RM. The lateral crural strut graft: Technique and clinical applications in rhinoplasty. Plast Reconstr Surg, 1997, 99: 943.
3. Guyuron B. Alar base surgery. Dallas rhinoplasty: Nasal surgery by the masters. 2nd ed. St. Louis: QMP, 2007.
4. Millar DR. The alar cinch in the flat, flaring nose. Plast Reconstr Surg, 1980, 65: 669.
5. Millard DR. A rhinoplasty tetralogy. Boston, Little Brown And Company, 1997.
6. Rohrich RJ, Raniere J, Ha RY. The alar contour graft: Correction and prevention of alar rim deformities in rhinoplasty. Plast Reconstr Surg, 2002, 109: 2495.
7. Ronald P. Gruber. The intercartilagenous graft for actual and potential alar retraction, Plast Reconstr Surg, 2008, 121(5): 288-296.
8. Tardy ME. Rhinoplasty: The art and the science. Philadelphia: Sauinders, 1997.
9. Gunter JP. Classification and correction of alar-columellar discrepancies in rhinoplasty. Plast Reconstr Surg, 1996, 97: 643.